U0189156

Cell Therapy for Brain Injury

脑卒中
干细胞移植治疗

原著 [美] David C. Hess

主审 徐如祥 王廷华　　　主译 张洪钿 习杨彦彬 饶军华

中国科学技术出版社

·北 京·

图书在版编目（CIP）数据

脑卒中干细胞移植治疗 /（美）大卫·C. 赫斯 (David C. Hess) 原著；张洪钿，习杨彦彬，饶军华主译 . — 北京：中国科学技术出版社，2023.7

书名原文：Cell Therapy for Brain Injury

ISBN 978-7-5046-9997-8

Ⅰ . ①脑… Ⅱ . ①大… ②张… ③习… ④饶… Ⅲ . ①干细胞移植－应用－脑血管疾病－诊疗 Ⅳ . ① R743

中国国家版本馆 CIP 数据核字 (2023) 第 039069 号

著作权合同登记号：01-2022-3671

First published in English under the title

Cell Therapy for Brain Injury

edited by David C. Hess

Copyright © Springer International Publishing Switzerland 2015

This edition has been translated and published under licence from Springer Nature Switzerland AG.

All rights reserved.

策划编辑	宗俊琳　郭仕薪	
责任编辑	延　锦	
文字编辑	张　龙	
装帧设计	佳木水轩	
责任印制	徐　飞	

出　版	中国科学技术出版社	
发　行	中国科学技术出版社有限公司发行部	
地　址	北京市海淀区中关村南大街 16 号	
邮　编	100081	
发行电话	010-62173865	
传　真	010-62179148	
网　址	http://www.cspbooks.com.cn	

开　本	889mm×1194mm　1/16	
字　数	400 千字	
印　张	16	
版　次	2023 年 7 月第 1 版	
印　次	2023 年 7 月第 1 次印刷	
印　刷	北京盛通印刷股份有限公司	
书　号	ISBN 978-7-5046-9997-8/R·3019	
定　价	158.00 元	

（凡购买本社图书，如有缺页、倒页、脱页者，本社发行部负责调换）

译校者名单

主　审　徐如祥　王廷华

主　译　张洪钿　习杨彦彬　饶军华

副主译　李晓莉　栗超跃　陈琳　颜青

译校者（以姓氏笔画为序）

习杨彦彬　昆明医科大学基础医学院神经科学研究所

王　茜　　昆明医科大学基础医学院神经科学研究所

王华廷　　昆明医科大学基础医学院神经科学研究所

王修琪　　中国中医药大学东直门医院

卢敏南　　昆明医科大学基础医学院神经科学研究所

刘芮村　　中国中医药大学东直门医院

严国纪　　昆明医科大学基础医学院神经科学研究所

李　珊　　昆明医科大学基础医学院神经科学研究所

李炫璇　　东南大学医学院

李晓莉　　东南大学附属中大医院神经内科

张国珍　　中国中医药大学东直门医院

张洪钿　　中国人民解放军总医院神经外科医学部

陈　琳　　北京中医药大学东直门医院

金晓宇　　东南大学医学院

赵思源　　中国中医药大学东直门医院

赵浩然　　昆明医科大学基础医学院神经科学研究所

赵黎明　　河南省人民医院脑血管病五病区

饶军华　　广东省科学院动物研究所

栗超跃　　河南省人民医院脑血管病五病区

徐如祥　　四川省医学科学院·四川省人民医院

董晓函　　昆明医科大学基础医学院神经科学研究所

颜　青　　湖南省株洲市中心医院

檀雅欣　　昆明医科大学基础医学院神经科学研究所

内容提要

　　本书引进自 Springer 出版社，是一部重点向神经内科及其他科室临床医生传达脑卒中和创伤后脑损伤的干细胞移植治疗的实用指南。全书共 18 章，从基础干细胞生物学和细胞治疗原理，到脑卒中细胞治疗的作用机制、脑卒中模型的临床前数据、正在进行的临床试验、MRI 细胞成像与追踪、脑卒中神经干细胞及细胞治疗的独特视角，深入讨论了这一领域的众多话题。每章都由各个领域的知名学者撰写，为读者展示了丰富的专业知识。本书内容系统，阐释全面，可作为神经科学家、干细胞生物学家、研究人员或制药及生物技术公司临床试验人员的必备读物，也可为该领域的研究人员提供理论支持。

译者前言

缺血性脑卒中（cerebral ischemia）是世界范围内导致死亡和残疾的主要原因之一。随着医学进步，虽然脑卒中患者的生存率得到了显著提高，但存活患者中有超过 80% 的患者遗留神经功能障碍，以运动感觉功能障碍，目前尚无有效治疗手段。以干细胞为代表的细胞替代治疗有望为罹患相关疾病的患者带来治愈的希望。干细胞治疗脑卒中的基本机制涉及抗凋亡、抗炎、促进血管及神经的再生、形成新的神经细胞及神经回路、抗氧化与血脑屏障保护等多个方面。研究表明干细胞能够修复受损的神经组织，具有治疗脑卒中后遗症、恢复神经功能的潜力。

国际及国内的很多基础研究团队都具备足够的能力生产临床级别的干细胞，这些细胞经过大量的临床前动物实验验证，都取得了很好的效果。然而人体的中枢神经解剖结构及病理生理过程与啮齿类动物有较大差别，实验室生产的细胞在脑卒中临床实际应用中效果究竟如何；这些细胞有数十种，各自特征不同，研究深度也不同，哪些或哪种细胞是最佳、最适合的种子细胞；干细胞治疗脑卒中整个过程要经历哪些阶段；脑卒中临床干细胞移植的数量、途径、移植方法和疗程等关键问题，这些都没有准确的答案。

译者所在团队在世界上率先开展了缺血性脑卒中慢性期颅内立体定向多靶点移植的临床试验，与世界上著名干细胞临床转化移植治疗脑卒中的科学家 David C. Hess 教授多次进行学术探讨与交流，对其学术观点很认同。此次有幸得到 Hess 的邀约，将其在脑卒中干细胞临床转化应用领域的大作 *Cell Therapy for Brain Injury* 引进国内，并翻译成中文版供相关从业者参考。相信通过阅读此书，上述的问题会一一解开。

干细胞作为新兴的治疗手段，是目前脑卒中后遗症治疗最有前途的手段之一，但同时我们也要认识到，目前干细胞临床移植还在起步阶段，仍有很多未知领域需要我们去探索，我们既不能否定干细胞的巨大治疗潜力，也要看到临床转化应用过程可能存在的风险，同时还需要基础科学家与临床科学家相互协作，促进其有效、安全地转化到临床应用中。

"沉舟侧畔千帆过，病树前头万木春。"我们相信脑卒中造成的偏瘫、失语和神经功能障碍等顽疾终将被人类的智慧所攻克。

中国人民解放军总医院神经外科医学部　张洪钿

昆明医科大学基础医学院神经科学研究所　弓杨彦彬

广东省科学院动物研究所　饶云华

目 录

第1章　脑损伤细胞移植治疗概述
Introduction to Cell Therapy in Brain Injury

David C. Hess　著

饶军华　译　　张洪钿　校

极具前景的神经保护剂 NXY-059 在 SAINT Ⅱ 急性脑卒中临床试验中失败，导致大型制药公司对急性脑卒中"神经保护剂"的前景产生了怀疑[1-4]。虽然 NXY-059 的失败临床前数据质量提供了重要教训，但白蛋白、粒细胞集落刺激因子（granulocyte colony stimulating factor，G-CSF）和镁等神经保护剂治疗急性脑卒中的一连串失败仍在继续[5,6]。尽管有强有力的临床前数据支撑，但近期孕酮治疗轻度创伤性脑损伤（traumatic brain injury，TBI）的研究还是失败了，这已引发人们对神经保护在急性脑损伤中是否具有可行性的担忧。这种失败案例并不局限于急性脑卒中和脑损伤，帕金森病、肌萎缩侧索硬化和阿尔茨海默病的慢性神经保护剂治疗也有类似案例[7-9]。现在下结论说急性神经保护剂在脑卒中治疗中已经"无效"还为时过早，因为有希望的治疗方法仍在研发中；然而，客观地讲，许多大型制药公司已开始对此缺乏信心。

尽管如此，人们仍然希望针对脑卒中和急性脑损伤的"修复"或"恢复"策略可能成为药物研发一个更具前途并最终成功的领域。1998 年的一项重要发现：老年人海马齿状回存在神经再生，这一发现不同于之前认为成年大脑中神经元只会死亡而不会再生的看法，大脑具有更好的可塑性和康复潜能[10]。此外，在"恢复"方法中，治疗性干预的时间窗更长使更多患者在没有时间压力的情况下得到更好地诊断和治疗。此外，许多残疾脑卒中患者除了尝试康复外别无选择，因此仍有大量的临床需求未被满足。

虽然"干细胞治疗"这个术语经常被使用，但用"细胞治疗"或"基于细胞的治疗"更为准确，因为在许多情况下，这些细胞可能并非真正的干细胞，而是祖细胞或其他不严格符合干细胞标准的细胞。一个有趣的、与细胞疗法相关的方法是使用细胞的条件培养液（conditioned medium，CM）而不是细胞本身。Brian Johnstone 和 Keith March 将在第 14 章介绍一种利用脂肪干细胞条件培养液的治疗方法。

细胞治疗急性脑损伤是一种很有前途的治疗方法，是"第 3 次治疗的浪潮"。小分子或化学制剂的方法在急性脑卒中和脑损伤治疗中已失败，目前还没有一种经美国食品药品管理局（Food and Drug Administration，FDA）批准、可用于急性脑卒中或脑卒中康复的药物（图 1-1）。"生物制剂"在治疗癌症和自身免疫性疾病中非常成功，但目前只有一种经 FDA 批准的治疗方法即组织型纤溶

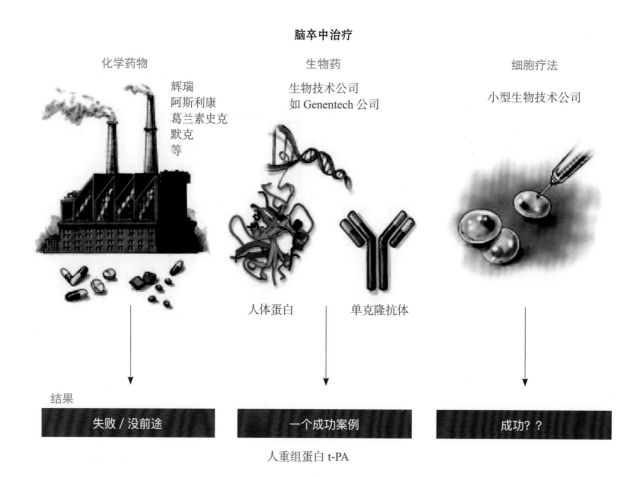

▲ 图 1-1 脑损伤的三种治疗方法

值得注意的是，从拉栓到刺激蝶腭神经节，再到远端肢体缺血预适应的血压袖带，这些设备也有治疗潜力

酶原激活物（tissue-type plasminogen activator，t-PA）。细胞治疗是否会被 FDA 批准用于治疗脑卒中尚待观察。目前，细胞治疗领域的大多数参与者都是小型生物技术公司或学术研究小组，大型制药公司仍在观望早期临床试验的结果。Martin Bednar 将在第 2 章中阐述制药行业对细胞治疗的观点。

虽然细胞疗法在治疗脑卒中和脑损伤方面仍然有希望，但也存在过度"炒作"。患者、护理人员、患者家属和媒体经常对"干细胞"这个词抱有不切实际的期望。在这个社交媒体发达的数字时代，直接面向消费者（direct to consumer，DTC）的营销更易伤及到患者及其家庭[11]。患者的绝望和对干细胞的大肆宣传导致了"干细胞旅游"的出现，使患者及其家属经常到海外进行昂贵且未经证实的治疗，每次治疗的费用大概为 47 000 美元。在美国，如果细胞是非同源的且干预剂量超过了最低限度，FDA 会对细胞疗法进行监管。同源功能是指干细胞在供体和受体体内具有相同的功能。因此，在对骨髓衰竭的受体进行骨髓移植，骨髓细胞不受监管，但如果骨髓细胞用于修复大脑即为非同源的细胞移植，须受到 FDA 的监管。

从社会的角度看，只有在专业协会支持下的监管机构（如 FDA）的监督，才能保护患者及其家属不受现代"蛇油推销员"和不择手段的经营者的伤害。同时，我们必须坚持临床前和临床试验的最高标准。只有严格的临床前试验和随机、盲法的临床试验才能解决对干细胞治疗和"干细胞旅游"大肆炒作的问题。由于在脑卒中和其他神经系统疾病临床试验中出现大量失败案例，现在有人呼吁在报道临床前试验结果时，应采取更严格的方法学并增加其透明度[12]，这包括随机分组、分配的隐蔽性、盲法、样本量估算和阴性研究报告。临床医生组织及来自学术界、产业组织、美国国立卫生研究院（National Institute of Health，NIH）和 FDA，脑卒中学术行业圆桌会议（stroke academic industry roundtable，STAIR）和干细胞作为脑卒中治疗新兴范式委员会（stem cell as an emerging paradigm for stroke，STEPS）已公布标准，以确保将最佳的方案引入临床试验，并以最佳的设计进行临床试验[13-17]。

一、细胞类型和干预时机

修复性和恢复性的细胞疗法提出了多种细胞类型、给药途径和给药时机的建议。虽然干预的最佳时机和最佳路径尚不明确，但可能与使用的细胞类型有关。细胞治疗的"黄金时期"可能是受伤后的第 1 周或几周内，此时大脑正处于活跃重塑期（图 1-2）。在此期间，可采用血管内［静脉注射（intravenous，IV）和动脉内注射（intra-arterial，IA）］给药途径，在这个早期时间点也存在一些挑战。可能没有足够的时间来分离和扩增特定类型的自体干细胞，并在短时间内进行移植。此外，脑卒中患者病情可能仍然不稳定，存在脑水肿和脑疝的风险，这使得临床试验变得更为复杂。虽然我们缺乏关于细胞疗法最佳时机的广泛临床前数据，但一项临床前研究表明，静脉内注射间充质干细胞（mesenchymal stem cell，MSC）在啮齿类动物脑卒中后 1 个月仍然有效，但在较晚时间点的数据缺乏[18]。

骨髓来源的干细胞种类繁多（图 1-3）。迄今为止，最广泛的临床前和临床试验经验是使用骨髓单核细胞、MSC 和 MultiStem（一种专有的塑料附着）。

自体骨髓单核细胞（bone marrow mononuclear cell，BM-MNC）可快速分离，不需要扩增，并可在 72h 内回输到患者体内。迄今为止，急性脑卒中的临床试验已证明其安全性[19]。Charles Cox 等（见第 15 章）采用了该方法，将自体骨髓单核细胞应用于中、重度脑损伤的患儿。Taguchi 等将自体骨髓单核细胞移植到脑卒中后 7～10 天的较晚"亚急性期"患者体内（见第 4 章）。他们从脑卒中后 7～10 天的患者身上分离出骨髓单核细胞，并在当天将其回输到患者体内。在脑卒中后的 1～3 个月窗口期，Oh Bang（见第 3 章）将患者的自体 MSC 在牛血清中进行体外扩增，并完成了静脉移植自体 MSC 的 STARTING 试验，对受试者随访 5 年证明了该治疗方法的安全性，有活动迹象。Oh Bang 现在报道了其正在进行的 STARTING 2 试验，他们将 MSC 在脑卒中患者的自体血清中扩增，以便调节 MSC 在移植前的状态。

另外的方法是使用现成的、源自健康捐赠者的同种异体细胞，这种细胞类型既不需要人类白细胞抗原（human leukocyte antigen，HLA）匹配，也不需要从脑卒中患者身上分离，随时可用于早期脑卒中患者治疗。Athersys 公司已启动 MultiStem 的早期临床试验，MultiStem 是一种与 MSC 不同的同种异体"现成的"的塑料附着细胞。这项多中心、多国、随机、双盲、有安慰剂对照的试验纳

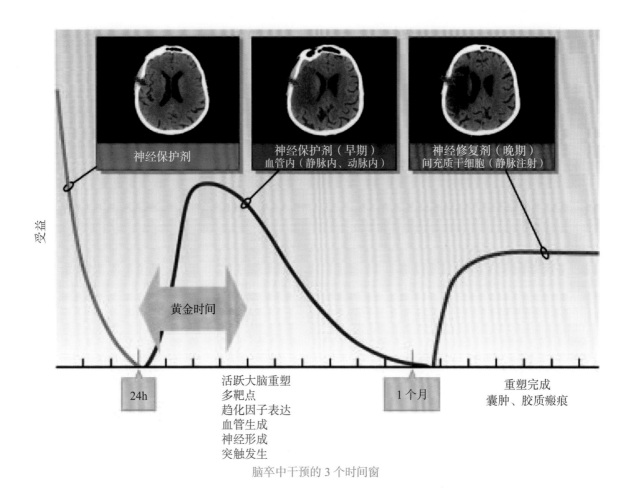

▲ 图 1-2 用于干预的三个主要时间窗

急性窗口期是神经保护的最佳时期，将在最初几小时（＜6h）内迅速关闭；修复治疗的早期窗口期（24h～7天），是修复治疗的黄金时期，此时大脑正在重塑，有免疫系统的靶器官（如脾）参与修复；修复治疗的慢性窗口期（＞1个月），需要进行脑内细胞移植治疗（参考文献 [15]）

入 136 例患者参与，剂量递增，并于 2014 年底至 2015 年初完成注册[20]。该试验使用的细胞剂量为每个患者 12 亿个细胞，高于其他血管内试验的剂量；该试验针对的是一组"同质"的中、重度脑卒中患者，他们的大脑皮质受累，脑卒中后 24～48 小时 NIHSS（National Institutes of Health Stroke Scale，NIHSS）基线值为 8～20[20]。这个早期时间窗口是指神经保护窗口的末期和恢复窗口的早期。第 5 章将对 MultiStem 的研发进行综述。

随着心血管介入治疗设备的使用量和实用性的增加，以及荷兰随机临床试验"积极"结果的呈现，一种可在许多介入心脏病试验中使用的方法将有更多的机会用于 IA 细胞疗法。Yavagal 等率先在犬模型中使用 IA 移植 MSC 进行测试，并将在第 6 章中对 IA 方法进行讨论。

临床前研究表明，神经干细胞（neural stem cell，NSC）和诱导多能干细胞（induced pluripotent stem cell，iPSC）来源的神经祖细胞，在脑卒中后的第 1 周进行脑内干细胞移植可能比在以后的时间点干预更有效。这种方法在早期仍存在供给方面的挑战，它还不能像静脉注射那样在社区医院推广。斯坦福大学 Steinberg 的研究小组（见第 7 章）回顾了 NSC 的使用，以及他们自己开发的基于

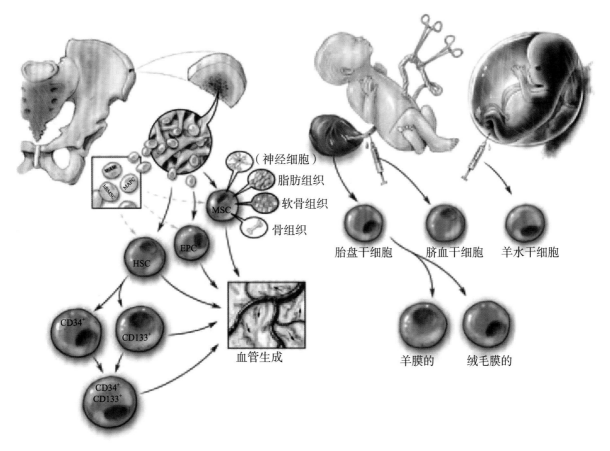

▲ 图 1–3　骨髓细胞和脐带血、胎盘和羊水细胞的范围

hBMSC. 人骨髓间充质干细胞；MAPC. 多潜能成体祖细胞；HSC. 造血干细胞；MSC. 间充质干细胞；EPC. 内皮祖细胞

神经干细胞的脑内治疗脑卒中的方法。作为一种细胞疗法，iPSC 来源的神经祖细胞（iPS-derived neural progenitor cell，iPSC-NP）具有巨大的潜力，可在自体方法中使用或者更可能在采用 HLA 匹配细胞生物库的同种异体方法中使用。在最佳时机和给药方面还需要做更多的工作，对其致瘤潜能仍存在担忧（见第 9 章和第 10 章）。与血管内入路不同的是，这些有 NSC 的脑内入路没有发生明显的细胞植入，有证据表明移植的细胞融入了脑回路，也有证据表明细胞对宿主大脑产生了有益的旁分泌作用。使用生物可降解的基质也可能提高移植细胞的治疗效果（加州大学洛杉矶分校的 Tom Carmichael 研究小组在第 13 章对这部分内容进行讨论）。

在几个月之后，吸引干细胞的趋化因子如基质细胞衍生因子 –1（stromal derived factor-1，SDF-1）在内皮细胞和血管周围星形胶质细胞上的表达减少，减少细胞"归巢"至损伤区域。此外，胶质细胞已增生，囊肿开始形成。血管内输入细胞不太可能"归巢"至组织中。此时，靶器官（如脾）和调节系统免疫系统的窗口可能已经关闭。由于脑和免疫目标的"归巢"已无可能，脑内立体定向移植是最好的方法。Steinberg 小组的 Nathan C. Manley 将在第 7 章中综述从 20 世纪 90 年代开始的、由 Layton Biosciences 公司赞助的畸胎癌衍生 NT2 细胞的 Ⅰ 期和 Ⅱ 期临床试验。他们还简要回顾了 San Bio 公司人间充质干细胞系 SB263 的早期临床试验。环磷酰胺（Cyclophosphamide，CTX）人类神经干细胞系的开发在 Regeneron 公司赞助的"开放标签、单点、剂量递增（open-label，single-site，dose-ascending，PISCES）临床试验"中达到顶峰，Keith Muir 和 John Sinden 将在第 8 章进行相关回顾。较晚时间点的优势之一是脑卒中患者的临床病程趋于平稳，患者有一个稳定的基线，允许更好地测量、确定干预效果。此外，患者已尝试所有的康复努力，收效甚微，造成临床需求未被满足，因而愿意旅行并参加临床试验。

二、细胞效能

移植后大量细胞死亡，迁移不良。增加干细胞的"效力"，增加它们的存活、归巢、迁移、植入潜能和分泌旁分泌因子的分泌能力，可能会改善患者的预后。在一些动物模型中，用低氧和其他因素（如 SDF-1）和药物（如米诺环素）预处理干细胞可以改善移植的效果，这部分内容将在第 11 章中讨论。某种形式的细胞预处理很可能会在所有细胞治疗试验中变得普遍。

三、细胞的磁共振成像示踪

移植后，磁共振成像可以跟踪细胞的体内迁移、归巢及定植。这在临床前的动物模型中已成功实现。利用磁共振成像来追踪移植细胞、细胞标记和安全问题由 Bhagelu R. Achyut 和 Ali S. Arbab 在第 12 章中介绍。

四、新生儿脑卒中与缺氧缺血

新生儿脑卒中和缺氧缺血性脑病（围产期窒息）为细胞疗法提供了机会。年幼的大脑具有更强的可塑性和修复潜力。脑瘫患儿的父母迫切需要新的治疗方法，且许多人都知道"干细胞治疗"。脑瘫是一种异质性疾病，James Carroll 将在第 16 章中阐述在脑瘫中使用细胞疗法的特殊挑战。Masahiro Tsuji 将在第 17 章中对新生儿脑卒中进行特别阐述。

五、总结

随着最近对运动员和有头部损伤的士兵的脑震荡及慢性创伤性脑病的关注增加，人们对包括细胞疗法在内的广泛治疗方法产生了浓厚的兴趣。虽然关于细胞疗法治疗轻度创伤性脑损伤的数据很少，但 Charles Cox 在第 15 章的概述中有很多关于中、重度创伤性脑损伤患者的数据。伴随炎症级联反应的 TBI 继发期是细胞疗法的潜在时间窗。本章回顾了创伤性脑损伤的病理生理学、过去和现在的治疗方法，以及在早期临床试验中前景看好的自体骨髓单核细胞疗法的发展。

在接下来的几年里，我们应该从正在进行的和将要进行的试验中获得安全性、"活性"和有效性的数据。基于 iPS 治疗脑卒中的临床试验将需要更长的时间，因为还存在安全和供给问题。设计严格的细胞治疗试验和适当的结果测量显得至关重要。Steven Cramer 将在第 18 章中讨论该问题。在未来 10 年，"干细胞治疗"的迷雾将会消散，我们将开始了解细胞治疗对患者及其家属是否可行。

致谢

感谢佐治亚摄政大学医学插图系的 Michael Jensen 先生提供的 3 张医学插图。

参 考 文 献

[1] Diener HC, Lees KR, Lyden P, Grotta J, Davalos A, Davis SM, et al. NXY-059 for the treatment of acute stroke: pooled analysis of the SAINT I and II trials. Stroke. 2008;39(6):1751–8. doi:10.1161/STROKEAHA.107.503334. PubMed PMID: 18369171.

[2] Dirnagl U, Macleod MR. Stroke research at a road block: the streets from adversity should be paved with meta-analysis and good laboratory practice. Br J Pharmacol. 2009;157(7):1154–6. doi:10.1111/j.1476–5381.2009.00211.x. PubMed PMID: 19664136; PubMed Central PMCID: PMC2743833.

[3] Minnerup J, Sutherland BA, Buchan AM, Kleinschnitz C. Neuroprotection for stroke: current status and future perspectives. Int J Mol Sci. 2012;13(9):11753–72. doi:10.3390/ ijms130911753. PubMed PMID: 23109881; PubMed Central PMCID: PMC3472773.

[4] Savitz SI. Cosmic implications of NXY-059. Stroke. 2009;40(3 Suppl):S115–8. doi:10.1161/ STROKEAHA.108.535112. PubMed PMID: 19064771.

[5] Ringelstein EB, Thijs V, Norrving B, Chamorro A, Aichner F, Grond M, et al. Granulocyte colony-stimulating factor in patients with acute ischemic stroke: results of the AX200 for Ischemic Stroke trial. Stroke. 2013;44(10):2681–7. doi:10.1161/ STROKEAHA.113.001531. PubMed PMID: 23963331.

[6] Ginsberg MD, Palesch YY, Hill MD, Martin RH, Moy CS, Barsan WG, et al. High-dose albumin treatment for acute ischaemic stroke (ALIAS) Part 2: a randomised, double-blind, phase 3, placebo-controlled trial. Lancet Neurol. 2013;12(11):1049–58. doi:10.1016/ S1474– 4422(13)70223–0. PubMed PMID: 24076337; PubMed Central PMCID: PMC3929943.

[7] Ahlskog JE. I can't get no satisfaction: still no neuroprotection for Parkinson disease. Neurology. 2007;69(15):1476–7. doi:10.1212/01.wnl.0000277645.60799.0e. PubMed PMID: 17923609.

[8] Brew BJ. Lost in translation: again, another failed neuroprotection trial. Neurology. 2007;69(13):1308–9. doi:10.1212/01. wnl.0000277530.05450.ff. PubMed PMID: 17893290.

[9] Gordon PH, Meininger V. How can we improve clinical trials in amyotrophic lateral sclerosis? Nature Rev Neurol. 2011;7(11):650–4. doi:10.1038/nrneurol.2011.147. PubMed PMID: 21947135.

[10] Eriksson PS, Perfilieva E, Bjork-Eriksson T, Alborn AM, Nordborg C, Peterson DA, et al. Neurogenesis in the adult human hippocampus. Nature Med. 1998;4(11):1313–7. doi:10.1038/3305. PubMed PMID: 9809557.

[11] Liang BA, Mackey TK. Stem cells, dot-com. Sci Transl Med. 2012;4(151):151cm9. doi:10.1126/scitranslmed.3004030. PubMed PMID: 22972840.

[12] Landis SC, Amara SG, Asadullah K, Austin CP, Blumenstein R, Bradley EW, et al. A call for transparent reporting to optimize the predictive value of preclinical research. Nature. 2012;490(7419):187–91. doi:10.1038/nature11556. PubMed PMID: 23060188; PubMed Central PMCID: PMC3511845.

[13] Savitz SI, Chopp M, Deans R, Carmichael T, Phinney D, Wechsler L, et al. Stem Cell Therapy as an Emerging Paradigm for Stroke (STEPS) II. Stroke. 2011;42(3):825–9. doi:10.1161/ STROKEAHA.110.601914. PubMed PMID: 21273569.

[14] Savitz SI, Cramer SC, Wechsler L, Consortium S. Stem cells as an emerging paradigm in stroke 3: enhancing the development of clinical trials. Stroke. 2014;45(2):634–9. doi:10.1161/ STROKEAHA.113.003379. PubMed PMID: 24368562.

[15] Albers GW, Goldstein LB, Hess DC, Wechsler LR, Furie KL, Gorelick PB, et al. Stroke Treatment Academic Industry Roundtable (STAIR) recommendations for maximizing the use of intravenous thrombolytics and expanding treatment options with intra-arterial and neuroprotective therapies. Stroke. 2011;42(9):2645–50. doi:10.1161/STROKEAHA.111.618850. PubMed PMID: 21852620.

[16] Fisher M, Feuerstein G, Howells DW, Hurn PD, Kent TA, Savitz SI, et al. Update of the stroke therapy academic industry roundtable preclinical recommendations. Stroke. 2009;40(6):2244–50. doi:10.1161/STROKEAHA.108.541128. PubMed PMID: 19246690; PubMed Central PMCID: PMC2888275.

[17] Saver JL, Albers GW, Dunn B, Johnston KC, Fisher M, Consortium SV. Stroke Therapy Academic Industry Roundtable (STAIR) recommendations for extended window acute stroke therapy trials. Stroke. 2009;40(7):2594–600. doi:10.1161/ STROKEAHA.109.552554. PubMed PMID: 19478212; PubMed Central PMCID: PMC2761073.

[18] Shen LH, Li Y, Chen J, Zacharek A, Gao Q, Kapke A, et al. Therapeutic benefit of bone marrow stromal cells administered 1 month after stroke. J Cereb Blood Flow Metab: Off J Int Soc Cereb Blood Flow Metab. 2007;27(1):6–13. doi:10.1038/ sj.jcbfm.9600311. PubMed PMID: 16596121.

[19] Savitz SI, Misra V, Kasam M, Juneja H, Cox CS, Jr., Alderman S, et al. Intravenous autologous bone marrow mononuclear cells for ischemic stroke. Ann Neurol. 2011;70(1):59–69. doi:10.1002/ ana.22458. PubMed PMID: 21786299.

[20] Hess DC, Sila CA, Furlan AJ, Wechsler LR, Switzer JA, Mays RW. A double-blind placebocontrolled clinical evaluation of MultiStem for the treatment of ischemic stroke. Int J Stroke: Off J Int Stroke Soc. 2014;9(3):381–6. doi:10.1111/ijs.12065. PubMed PMID: 23692637.

第2章 基于细胞的脑卒中治疗：行业观点

Cell-Based Therapeutics in Stroke: An Industry Perspective

Martin M. Bednar 著

饶军华 译　李晓莉 校

一、背景

据估计，680 万 20 岁以上的美国人曾患过脑卒中[1]。每年大约有 79.5 万美国人新发或再发脑卒中，其中，约 61 万人为首次发病，18.5 万人为复发脑卒中。脑卒中在美国位于全因死亡率的第 4 位，是全球第 2 大死因，仅次于缺血性心脏病[2]。在美国和世界范围内所有主要死亡原因中，脑卒中是独一无二的，因为除组织型纤溶酶原激活物之外[3]，没有任何被批准的特殊治疗方法可以改善其损伤后的预后。尽管 t-PA 溶栓治疗在近 20 年前就已被批准用于急性脑卒中治疗，但其在世界范围内的应用仍然极为有限，脑卒中领域仍在继续寻找神经保护和修复的策略。

尽管 20 世纪 90 年代被称为大脑的 10 年，但从 20 世纪 90 年代末到 21 世纪的头 10 年[4]，脑卒中领域约有 10 年时间普遍没有任何突破。在此期间，尽管所有的神经保护策略经脑卒中治疗学术行业圆桌会议仔细审查和推荐，但其临床试验均宣告失败[5]。

也许并不令人惊讶的是，由于在治疗急性神经系统疾病（如脑卒中和创伤性脑损伤）的尝试中，失败的案例最多，许多大型制药公司开始淡化神经科学在治疗领域的重要性[6]。因此，需要采取鼓舞人心的转型策略，以重振对这一世界主要死亡和致残疾病药物开发的信心。

神经系统药物开发不受重视的一个重要原因是缺乏临床可推演的动物疾病模型。这在已发表超过 1000 项临床前脑卒中研究中显得尤为明显，至今尚无一种神经保护剂（t-PA 为溶栓药，而非神经保护药）被批准用于临床治疗。当动物模型设计得当，且能够概括疾病的某些方面（如治疗干预的时间、功能终点的使用）时，它可能被视为有用且必要的筛查工具，但这并不足以消除对中枢神经系统（central nervous system，CNS）疾病治疗的风险。然而，动物模型可推演性的缺乏导致了一个重大的难题，一般来说，临床研究需要大量的资源（患者、专业人员和资金），这就使得临床研究方法的数量受到限制，也因此限制了人们对该领域的整体热情，脑卒中和 TBI 神经保护疗法的普遍失败可能还有其他原因：①在推测的有限时间窗拯救神经元；②寻找具有单一作用机制的潜在疗法来治疗具有多个冗余系统器官的复杂疾病。

二、下一代脑卒中治疗策略

新兴的中枢神经系统药物开发的解决方案有两个方面。虽然两种策略都没有专门针对脑卒中或脑外伤，但它们可能是主要的受益者。这种"新思路"既源于药物开发策略的范式转变，也源于该领域取得的重大科学进展。

这种颠覆性思维的第一部分是限制对动物模型的重视程度。众所周知，最近科研人员在改进临床前脑卒中模型方面做了大量工作，如使用更相关种属动物、老年动物、并发症动物，以及可能比生化和病理学的急性测量更能反映结果的慢性终点事件。然而，改进后的脑卒中研究指南尚未提供临床可推演的证据。目前，尽管动物模型在评估大多数人类中枢神经系统疾病的药物疗效的作用仍然非常有限，但其在确定药物毒性和早期临床试验适当暴露 / 剂量限制方面仍存在价值。因此，更合理的策略可能是一旦某种疗法在严格的动物实验中证明了适当的安全性，就应把该治疗方法推进临床试验中。临床前试验应确定特定器官毒性及安全性的适当暴露 / 限制剂量。这些有前途的疗法随后被用于临床试验。小规模、集中的临床试验将严格评估安全性并确定相关药效学活性，以提供安全性分析、风险缓解和对机制的基本原理更有信心。这是一个相当大胆且必要的举措，从动物转向人类，以了解疗效的早期信号。对于脑卒中来讲，这种早期的、替代临床终点的研究正在演变中，如神经成像［如磁共振成像测量水含量和血流方向、血脑屏障（blood brain barrier，BBB）的完整性］及生化标记、通过使用脑脊液（cerebrospinal fluid，CSF）或基于血液的标记和（或）研究磁共振成像波谱，可以将生化信号与具有细胞活力或活性的某些指标相结合。虽然这些替代标记缺乏充分的验证，但它们被视为"适合目的"，是有赖于脑卒中动物模型改进的一个重大进步。

脑卒中领域的第二个催化剂是干细胞方面的深度科学的爆发。人类中枢神经系统干细胞在大约15 年前才被发现[8]，其进展相当显著。神经修复是神经保护的一种令人兴奋的替代（和补充）策略，它消除了后者带来的似乎严重的时间限制。然而，应用于脑卒中的神经修复概念的出现并非没有缺点。甚至可以说，利用干细胞治疗中风的技术能力已经超出了我们对它们在这种疾病中如何有效的理解。

三、脑卒中细胞移植治疗需要考虑的因素

干细胞移植治疗有多个方面需要考虑。

1. 细胞来源

广义地讲，有三种来源的外源细胞可能用于脑卒中治疗：胚胎、成体多能干细胞和诱导多能干细胞。此外，虽然本章重点讨论了外源性干细胞疗法的策略，但也考虑了促进内源性神经干细胞发挥更大的作用。例如，一种可能的方法是局部给予营养因子，以促进内源性神经干细胞增殖、迁移、分化和（或）存活的效率[9]。

2. 细胞类型

如果成体干细胞被认为是"黄金标准"，哪种类型的细胞应该被优先考虑？我们应该考虑来自神经系统的干细胞，尽管非中枢神经系统细胞，特别是自体间充质干细胞有许多优势（无或最小免疫原性和致瘤能力，无伦理问题），而且似乎也能像神经干细胞一样有效地改善动物模型的结果。迄今为止，大多数临床试验都是使用来自骨髓的自体间充质干细胞[10]，但也使用了来自各种替代来源的成体干细胞（包括从脐带[11]、嗅鞘细胞[12]、脂肪组织[13]和胎盘[14]获取的细胞）。动物模型的数据表明[15]，无论给药途径如何，间充质干细胞都是有效的。间充质干细胞似乎也能调节局部炎症反应，有助于修复和恢复不利环境。许多使用自体间充质干细胞的临床试验已经证实了其安全性和可行性，尽管对脑卒中结果的评估尚未发现其有效的明确证据，部分原因可能是样本数量有限造成的。当涉及大规模生产和有明确生产时间要求时，自体疗法将面临挑战，而异体疗法引起免疫反应的风险更高。

3. 干细胞的作用机制

目前尚不清楚干细胞是如何介导神经修复的。当考虑干细胞如何改善脑卒中后的结果时，人们可能会想到"3R"：修复、替代和重新定向（图 2-1）。当然，这些角色并不一定相互排斥。

(1) 修复：关于这点，需要考虑免疫应答调节的作用、可溶性营养因子的释放，通过局部效应和（或）生态位上调来创造一个更宽松的环境，并指示特定内源性干细胞的命运。营造更有利的环境（直接或通过促进血管生成减少神经炎症、改善局部脑血流，无论是直接还是通过促进血管生成）应该平衡增强可塑性与下调抑制神经通路之间的关系，可为中枢神经系统提供必要的反馈，以维持内环境稳态[16]。间充质干细胞在许多病理情况下已证明了移植实验的成功。如此广泛的保护 / 修复作用表明，这些细胞可释放多种多样的因子。生长因子可能有助于产生有益的作用[17]。最近"外泌体"备受关注[18-20]，它是一组在大小和含量上都非常不均一的可在多种条件下发挥治疗作用分泌性脂囊泡。尽管不同的外泌体可能有竞争性作用，但外泌体既为 MSC 的有益作用提供了理论基础，也正在孕育一个诊断和治疗的新领域，以提高对组织损伤的认识，并在多种病理情况下帮助特定组织修复。

(2) 替代（包括转移分化）：一般情况下，病理部位外源性干细胞的长期功能性移植 / 整合更多的是例外而不是规律[12, 21, 22]。尽管如此，即使是将一小部分干细胞整合到梗死区，也可能出现有意义的改善。目前，还不清楚在某些脑卒中患者中是否存在一个或多个可能促进环境改善的关键变量，也不清楚基因多态性、伴随药物治疗或整体医疗状况是否以目前尚不清楚的方式发挥作用。此外，在脑卒中 / 半暗区内源性细胞分泌的营养因子可能是神经修复的重要机制。

(3) 再定向（支架、桥）：这是一个相对较新的概念，是修复和替换机制的混合体。外源性干细胞是脑卒中部位修复的先决条件，有利于促进内源性干细胞定向迁移至损伤部位[23]。外源移植的干细胞在脑卒中部位的存在有限一般策略，尽管内源性迁移的干细胞似乎能够整合并改善该区域的细胞结构。

即使在上述每一种策略中，也有多种机制可以发挥神经修复的作用，就像有多种机制来调节不断发生的内源性神经可塑性一样。这些包括调节抑制回路和促进更积极的修复。上面的讨论旨在强调干细胞的"单一"方法实际上是一种多向性策略，它可使该领域超越单一的作用机制方法来解决非常复杂的损伤。

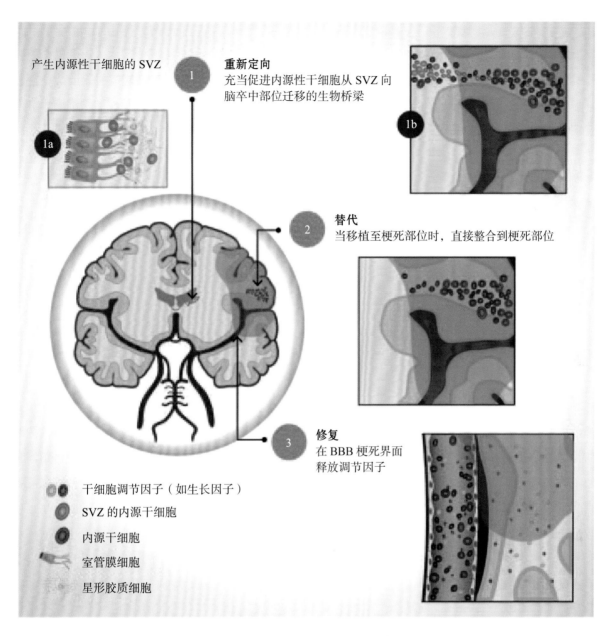

▲ 图 2-1　结果 / 临床试验的综合方法

干细胞在脑卒中修复中发挥有利作用的 3 种常用机制（1～3）。在脑卒中病灶内直接移植外源性（自体或异体）干细胞，可使内源性干细胞从室管膜下区（subventricular zone，SVZ）再定向至梗死区，促进它们的局部移植和（或）营养效应，移植的外源细胞可以通过替换梗死周围区域的细胞和（或）提供更有利的局部环境而直接起作用。通过激活第二信使和（或）释放营养因子、外泌体等，外周输入（如静脉注射）的干细胞可能在血脑屏障界面发挥作用，促进梗死周围区域形成更有利的环境

　　当然，上述任何一种方法都需要创造更有利的环境以允许任何 / 所有神经元和胶质细胞的分化和表达，从而建立一个有效和高效的网络。这与内源性成分或外源性干细胞的传递（或两者兼而有之）的细胞扩增无关。

　　在考虑用细胞移植疗法治疗脑卒中时，还有以下关键点需要讨论。

　　(1) 干细胞给药途径：给药途径在很大限度上取决于干细胞作为脑卒中后治疗的作用。目前，

许多关于脑卒中的干细胞研究使用静脉注射，这更多地出于实用性，而非对其作用机制的理解。如果干细胞的主要作用是提供第二信使信号或生长因子，然后为大脑修复提供一个更为有利的修复内环境（如脱落的外泌体已被证明具有跨越血脑屏障的能力），那么即使干细胞通过血脑屏障的能力有限也不会妨碍外周（静脉或动脉内）给药途径[15]。有动物模型数据表明，静脉注射干细胞可能与直接将干细胞直接注射到大脑损伤部位一样有效。在同一动物模型中比较干细胞不同的输入路径可能有很大的价值，而不一定要求有临床场景的可推演性。如果打算将多能或专能干细胞作为梗死区域的替代细胞，或者目的是作为一个连接神经发生的内部来源和脑卒中区域的生物桥梁，那么就必须开发将干细胞立体定向输注到合适的大脑区域的策略。

(2) 干细胞干预时机：缺血性脑损伤伴有的炎症反应，主要包括 CNS 内源性（如小胶质细胞上调）和外源性（如白细胞和细胞因子上调）激活[24]。炎症反应可以被看作是经精心策划的，或者被视为动机良好但调控欠佳的过程。一个关键的问题是什么时候用干细胞疗法进行干预。如果持续的（至少是初始的）炎症反应有利于自我修复（如清除坏死碎片、促进更宽松的环境），那么早期的下调可能会适得其反。可能只有通过直接干预和对相关临床终点（可能还有影像学 / 生化）的严格、系统的评估才能得到最终答案。

(3) 主要终点测量的时间：传统上，脑卒中后 3 个月时是测定神经系统结果和功能的关键终点。这是在至关重要的 t-PA 研究中使用的时间点，并且在近 20 年继续用于大量假定的神经保护治疗和神经恢复治疗的评估时间点。但评估功能改善的最佳时间点是什么？脑卒中后神经系统的恢复持续 1 年或更长时间，对于可能提供细胞置换、整合或以其他方式提高可塑性的疗法，可能需要相当长的一段时间（几周或几个月）来建立这些新的 / 修复的网络，除了一段时间让患者的身体机能能得到真正改善之外。这可能尤其适用于特别有说服力的方式，如演讲。这个时间周期可能比专注于抢救缺血神经元的神经保护剂要长，然而，很少有超过 3 个月的随机、双盲安慰剂对照试验。

(4) 联合治疗：这种模式经常被积极地讨论，但很少付诸实施。原因有很多，如了解每种治疗方法单独和联合使用的最佳剂量，以及确保动物毒理学研究能支持临床项目。过多的排列通常会导致治疗方法的独立应用。也就是说，在 TBI 大鼠模型的研究中，与单独使用相比[25]，在损伤 1 周后静脉注射人脐带血细胞和 G-CSF 的组合，能显著减少 TBI 引起的行为缺陷。行为的改善也补充了与神经发生改善相关的炎症上组织说减少。这种联合治疗策略在最近一项慢性脑卒中患者的临床试验中得到实施，这些患者于脑卒中后 6 个月至 5 年入组[21]。在此研究中，受试者在将自体外周血干细胞（CD34+）植入脑内之前需连续注射 5 天的 G-CSF。经过 12 个月的随访，与对照组相比，G-CSF 和自体 CD34+ 干细胞联合治疗的患者在神经和功能量表和 MRI 评估中均有显著改善。虽然这是一个小的临床研究（n= 15），数据却是非常鼓舞人心的。

最近 1 项对 10 例脑卒中患者（脑卒中后 6 个月至 20 年）的小型研究大大增加了联合治疗的复杂性[11]。通过全身和局部给药，这些受试者使用多种干细胞进行治疗，如嗅鞘细胞、神经祖细胞、脐带间充质细胞和施万细胞。尽管极小的样本量影响了结论的说服力，而且多细胞疗法和给药途径可能会限制该策略的使用，但考虑到更直接的临床试验设计带来的令人鼓舞的结果，安全性和有效性研究结果还是得以报道。

非侵入性成像将在神经修复治疗研究中，特别是在干细胞和基因疗法领域，发挥越来越重要的作用。这两个领域的结果信息不足，部分原因是采用的样本量较小。在帕金森病中，神经影像已经是了解预后的一整套方法的一部分[26]。非侵入性影像是一种手段，该方法通过寻找一个可以传递相关药效学活性并证明更大规模临床研究的替代（中间）生物终点来消除潜在机制的风险。例如，弥散张量成像（diffusion tensor imaging，DTI）评估水肿，功能磁共振成像（functional magnetic resonance imaging，fMRI）评估结构（脑、血脑屏障）完整性。神经影像学也可用于干细胞可视化，它可以非侵入方式在一段时间内确定干细胞的最终位置和生存能力[27]。这些数据可能与替代生化标志物和（或）临床终点相关。

当人们考虑一种潜在的治疗方法是否会改善脑卒中的预后时，还有一些其他的关键因素需要考虑，但许多因素都超出了细胞疗法这一章的范围。对任何潜在的治疗都至关重要的一个话题是脑卒中的类型。这不仅与涉及灰质或白质（或涉及特定纤维束）的梗死部位有关，因为这些不同的解剖部位肯定有独特的策略，而且还与患者个体的损伤有关[28]。若未来脑卒中临床试验使用终点分析的话，应考虑患者基线的特定损伤状况（或在临床试验的入组时间）和一个潜在的、灵活的时间点到分析的终点（基于特定损伤）的加权，可能会从开始治疗起延长 6～12 个月。

四、总结

总之，由于对脑卒中病理生理学复杂性的认识还不完全，致使人们面对这种毁灭性疾病时缺乏可选择的治疗方式。对脑卒中干细胞疗法的验证是一个尚未被充分认知的新兴领域，然而，这些不应成为阻碍对脑卒中治疗（特别是干细胞疗法）研究的理由。到目前为止的数据表明：静脉注射自体干细胞是最务实的策略，其安全性和易于给药均已被证实，而且还具有至少可与局部干细胞给药更积极的途径相媲美的疗效。虽然最佳的细胞类型仍待研究，但间充质干细胞显然已成为研究热点。评估脑卒中疗法（干细胞和其他潜在疗法）迫切需要的是能够在早期临床试验中量化以降低这些项目的风险，为使在规模更大、对照更少的临床试验中证实其强大疗效提供信心。令人鼓舞的是，脑卒中和脑外伤的细胞疗法临床试验已经超越了神经细胞替代的思维模式，而使用其他类型的干细胞（如间充质细胞）可能通过创造一个更有利的环境促进内源性神经修复和再生。对这些复杂和毁灭性疾病显然需要尝试多种治疗方法，干细胞疗法在未来可能有助于实现这一目标。

参 考 文 献

[1] Go AS, Mozaffarian D, Roger VL, ct al. IIcart disease and stroke statistics- update. Circulation. 2014;129:e28–e292.

[2] http://who.int/mediacentre/factsheets/fs310/en/. Accessed: 16 June 2014.

[3] The National Institute of Neurological Disorders and Stroke rt-PA Stroke Study Group. Tissue plasminogen activator for acute ischemic stroke. N Eng J Med. 1995;333:1581–1587.

[4] Hachinski V. Neurology: from nihilism to therapy. Arch Neurol. 2000;57:58.

[5] Neuhaus AA, Rabie T, Sutherland BA, et al. Importance of preclinical research in the development of neuroprotective strategies for ischemic stroke. JAMA Neurol. 2014. doi:10.1001/jamaneurol.2013.6299. Accessed: 3 Mar 2014.

[6] Miller G. Is pharma running out of brainy ideas? Science. 2010;329:502–504.

[7] O'Collins VE, Macleod MR, Donnan GA, Horky LL, van der Worp BH, Howells DW. 1026 experimental treatments in acute stroke. Ann Neurol. 2006;59:467–477.

[8] Eriksson PS, Perfilieva E, Bjök-Eriksson T, et al. Neurogenesis in the adult human hippocampus. Nat Med. 1998;4:1313–7.

[9] Hoag H. Brain food. Nature. 2014;510:S6–S7.

[10] Miller RH, Bai L, Lennon DP, Caplan AI. The potential of mesenchymal stem cells for neural repair. Discov Med. 2010;9:236–42.

[11] Guan Y-M, Zhu Y, Liu X-C, et al. Effect of human umbilical cord blood mesenchymal stem cell transplantation on neuronal metabolites in ischemic rabbits. BMC Neurosci. 2014;15:41–50.

[12] Chen L, Xi H, Huang H, et al. Multiple cell transplantation based on an intraparenchymal approach for patients with chronic phase stroke. Cell Transplant. 2013;22 Suppl 1:s83–91.

[13] Gutiérrez-Fernández M, Rodríguez-Frutos B, Otero-Ortega L, et al. Adipose tissue-derived stem cells in stroke treatment: from bench to bedside. Discov Med. 2013;16:37–43.

[14] http://www.clinicaltrials.gov/ct2/show/NCT01310114?term=PDA+001&rank=2. Accessed: 16 June 2014.

[15] Vu Q, Xie K, Eckert M, et al. Meta-analysis of preclinical studies of mesenchymal stromal cells for ischemic stroke. Neurology. 2014;82:1277–1286.

[16] Bavelier D, Levi DM, Li RW, et al. Removing brakes on adult brain plasticity: from molecular to behavioral interventions. J Neurosci. 2010;30(45):14964–14971.

[17] Shichinohe H, Ishihara T, Takahashi K. Bone marrow stromal cells rescue ischemic brain by trophic effects and phenotypic change toward neural cells. Neurorehabil Neural Repair. 2014. [Epub ahead of print] doi:10.1177/1545968314525856. Accessed: 14 Mar 2014.

[18] Yeo RWY, Lai RC, Tan KH, at al. Exosome: a novel and safer therapeutic refinement of mesenchymal stem cell. Exosomes Microvesicles. 2013;1:1–12.

[19] Zhang B, Yin Y, Lai RC, et al. Mesenchymal stem cells secrete immunologically active exosomes. St cells Dev. 2014;23:1233–1244.

[20] Ibrahim AG-E, Cheng K, Marba´n E. Exosomes as critical agents of cardiac regeneration triggered by cell therapy. Stem Cell Reports. 2014;2:606–19.

[21] Chen D-C, Lin S-Z, Fan J-R, et al. Intracerebral implantation of autologous peripheral blood stem cells in stroke patients: a randomized phase II study. Cell Transplant. 2014. doi:10.3727/096368914X678562.

[22] Cramer S, Steinberg G. A novel phase 1/2A study of intraparenchymal transplantation of human modified bone marrow derived cells in patients with stable ischemic stroke. April 7, 2014, presentation, American Association of Neurological Surgeons annual meeting, San Francisco. "Transplantation cell therapy offers hope to stroke patients." Science Daily 2014. www.sciencedaily.com/releases/2014/04/140407153808.htm. Accessed: 7 Apr 2014.

[23] Tajiri N, Kaneko Y, Shinozuka K, Ishikawa H, et al. Stem cell recruitment of newly formed host cells via a successful seduction? Filling the gap between neurogenic niche and injured brain site. PLOS ONE. 2013;8:e74857. Published Sept. 4, 2013.

[24] Lemmens R, Steinberg GK. Stem cell therapy for acute cerebral injury: what do we know and what will the future bring? Curr Opin Neurol. 2013;26:617–625.

[25] Acosta SA, Tajiri N, Shinozuka K, et al. Combination therapy of human umbilical cord blood cells and granulocyte colony stimulating factor reduces histopathological and motor impairments in an experimental model of chronic traumatic brain injury. PLoS ONE. 2014;9:e90953. doi:10.1371/journal.pone.0090953.

[26] Hayashi T, Onoe H. Neuroimaging for optimization of stem cell therapy in Parkinson's disease. Expert Opin Biol Ther. 2013;13:1631–1638.

[27] Ha BC, Jung J, Kwak BK. Susceptibility-weighted imaging for stem cell visualization in a rat photothrombotic cerebral infarction model. Acta Radiol. 2014 Feb 26. pii: 0284185114525605. [Epub ahead of print].

[28] Cramer SC. Stratifying patients with stroke in trials that target brain repair stroke. Stroke. 2010;41:S114–S116.

第3章　脑卒中自体间充质干细胞移植治疗

Autologous Mesenchymal Stem Cell Therapy in Patients with Stroke

Oh Young Bang　著

饶军华　译　颜青　校

一、脑卒中患者自我修复和目前脑卒中治疗的局限性

与癌症和冠心病一样，脑卒中是导致死亡的主要原因之一，也是导致成年人身体残疾最常见的原因。目前治疗脑卒中的唯一特定疗法是抗凝、外科手术修复异常血管和溶栓治疗。然而，溶栓治疗只能应用于特定的患者，各种保护脑组织免受缺血性损伤的方法在临床实践中收效甚微。因此，很大比例的脑卒中幸存患者遗留有严重的残疾。虽然在脑卒中后的早期阶段，康复治疗对最大程度恢复患者神经功能有着重要意义，但尚无确定的具体治疗方法来修复已丧失的脑功能。

细胞治疗是脑卒中治疗领域的一个新兴范式，它和急性再通疗法及神经保护药一起被认为是有明确促进神经功能障碍患者再生修复的潜在策略。各种类型的细胞已经被应用于改善脑卒中后的功能与恢复，其中包括胚胎干细胞（embryonic stem cell，ESC）、永生化多能干细胞（immortalized pluripotent stem cell，iPSC）、神经干细胞 / 祖细胞、单核细胞，细胞系和非神经元性成体干细胞（如MSC）。本篇重点介绍成体干细胞治疗的临床应用，特别是自体间充质干细胞在脑卒中患者中的应用。

二、间充质干细胞是脑卒中患者细胞治疗的候选干细胞

理想的移植候选细胞是自体移植，即易于获取并能培养出足够的细胞剂量，不受免疫抑制；根据 FDA 的建议，需要最少的操作；具有适当的干细胞特性，即具有自我更新能力、可迁移到损伤区域并进行位点特异性分化的非致癌细胞。间充质干细胞符合上述所有标准，间充质干细胞可以迁移到受损的脑区发挥"营养作用"并自我更新，据报道没有致癌作用。在最小的培养扩增条件下（培养期不超过 60 天，培养传代数不超过 10 代），可以很容易获得足够数量的间充质干细胞。国际细胞学会将培养扩增的自体 MSC 列为临床细胞系。然而，他们也指出由于缺乏安全使用的数据，ESC、iPSC、异体成体干细胞和转基因干细胞还没有准备好用于临床转化（www.cellmedicinesociety.org）。

移植细胞的选择可能取决于被认为最有益的机制。即使是使用相同类型的细胞进行移植，移植细胞的有益作用也可能因疾病而有所不同[1]。在脑卒中的干细胞治疗中，无论使用的是哪种类型的细胞（MSC[2] 和 iPSC[3]），大多数临床前研究都强调需要增强自我修复系统而非替代受损的细胞。最近的一项研究表明，尽管 iPSC 来源的神经干细胞可诱导神经发生，但 iPSC 来源的 NSC 是通过营养支持来增强内源性神经发生，其作用方式类似于成人非神经干细胞（如 MSC），而不是通过外源性 iPSC 来源的 NSC 来代替原有的细胞。因此，MSC 可能是脑卒中细胞疗法的一个很好的选择，因为 MSC 可以在受损的大脑中分泌多种包括神经营养因子在内的生物活性物质，这可能与增强神经发生、血管生成和减轻炎症反应有关[4, 5]。

MSC 可从多种组织中获得，如骨髓、脂肪、肝和脐带血。由于从骨髓和脐带血中提取的 MSC 可以通过连续培养分离得到，因此应用也最为广泛。从其他组织中提取 MSC 需要胶原酶的消化，这一步骤可能会损伤 MSC。脂肪源性 MSC 被认为是骨髓 MSC 的良好替代品，因为与骨髓 MSC 相比，脂肪源性 MSC 在增殖能力和分泌蛋白组方面具有许多优势[6, 7]。此外，最近分离和培养技术方面也取得了进展，如尽量减少胶原酶接触和使用骨髓过滤器快速净化和防止污染[8]。

三、MSC 治疗脑卒中患者的临床试验

2005 年首次报道使用 MSC 治疗脑卒中患者后[9]，最近的一些临床试验已经使用干细胞治疗脑卒中患者。虽然所有对脑卒中患者的临床试验都显示 MSC 治疗是安全可行的，但这些试验的结果引发了重要的问题。具体来说，这些试验在患者特征，细胞治疗时间，细胞移植的剂量、类型及治疗途径方面存在差异。此外，未充分考虑包括病变的位置/范围在内的许多可能对移植成功产生至关重要影响的因素。最后，这些试验对功能改善、不良反应和前处理筛选试验的安全性没有标准化（表 3-1）。

我们已经报道了脑卒中亚急性期[10]干细胞应用研究（stem cell application research and trial in neurology，STARTING）试验的结果，这是一项在脑卒中亚急性阶段静脉应用胎牛血清扩增的自体 MSC 的随机对照试验。在该研究中，患者被随机分为两组，静脉注射自体体外培养 MSC 组（$n=16$）和对照组（$n=36$）。经改良 Rankin 评分（modified Rankin score，mRS）的观察者-盲法评估（图 3-1），发现静脉内自体 MSC 移植在长期内（约 5 年）对脑卒中患者是安全的，并可改善神经功能。最近，Honmou 等报道了 12 例慢性脑卒中患者在使用自体 MSC（自体血清扩增培养）后神经系统的改善显著[11]。然而，移植 MSC 在脑卒中后的功能获益机制尚不清楚。临床试验表明，细胞治疗后不久，功能改善就会出现，并随着时间的推移而减弱，这表明 MSC 的作用是通过营养支持介导的，而不是替换受损细胞[9]。

一项成本-效益分析显示，干细胞疗法的社会价值为 166 500 美元，而且在广泛假设（如效果大小、年龄和功能统计）下均具有成本效益[12]。然而，值得注意的是，没有一项研究旨在评估 MSC 在脑卒中患者中的疗效。所有的研究都旨在评估相比于传统治疗，干细胞治疗缺血性脑卒中患者中的可行性和安全性。大多数都是小样本量的研究，一些研究甚至没有对照组。此外，各研究

表 3-1　脑卒中患者间充质干细胞或骨髓单核细胞的临床试验

作者，参考文献	研究设计	脑卒中	细胞用量	操作	给药途径	疗效	不良反应	安全试验
自体骨髓单核细胞								
Suarez-Monteaqudo, 2009[40]	无对照组，治疗组 n=5 1年 f/u	慢性脑缺血或慢性 IHC	N/A	使用生理盐水分离	脑内给药	N/A	无	N/A
Battistella, 2011[41]	无对照组 治疗组 n=6 6个月 f/u	亚急性 MCA 梗死	$(1\sim5)\times10^8$	使用含人白蛋白的生理盐水分离	动脉内给药	N/A	200 天后发作	N/A
Savitz, 2011[42]	无对照组 治疗组 n=10 6个月 f/u	急性（24~72h）大面积 MCA 梗死	$1\times10^6/kg$		静脉给药	由历史对照转变为 mRS 1	无	细胞活性，MSC 表面标记，细菌、真菌、支原体
Friedrich, 2012[43]	无对照组 治疗组 n=20 6个月 f/u	急性（3~7天）非腔隙性梗死	2.2×10^8		动脉内给药	40%mRS 0~2 分	无	细胞活性
Li, 2013[44]	对照组 n=40 治疗组 n=60 6个月 f/u	急性（5~9d）颅内出血	1.33×10^{13}	使用生理盐水分离	脑内给药	NIHSS 及 Barthel 评分改善	无	细胞活性
自体骨髓间充质干细胞								
Bang, 2005[9]	对照组 n=25, 治疗组 n=5 1年 f/u	亚急性大面积 MCA 梗死	1×10^8	使用胎牛血清体外培养扩增	静脉给药	3 个月 Barthel 评分改善	无	细胞活性，MSC 表面标记，细菌、真菌、病毒、支原体
Lee, 2010 (STARTING trial)[10]	对照组 n=36 治疗组 n=16 5年 f/u	亚急性大面积 MCA 梗死	1×10^8		静脉给药	mRS 评分 0~3 分的患者在 MSC 治疗组中增加，对照组中未增加	无	
Hommou, 2011[11]	无对照组 治疗组 n=12 1年 f/u	亚急性转慢性	1×10^8	使用自体清体外培养扩增	静脉给药	NIHSS 评分日变化率的改善	无	细胞活力，MSC 表面标记，细菌、梅毒、真菌、病毒、支原体、内毒素
Bhasin, 2011[45]	对照组 n=6 治疗组 n=6 24周 f/u	慢性脑缺血或慢性 ICH	$(5\sim6)\times10^7$	使用无血清培养基（干细胞专用）体外培养扩增	静脉给药	运动功能适度改善，Barthel 评分上升	无	细胞活力，支原体、病毒、内毒素

N/A. 不适用；f/u. 随访；ICH. 脑内出血；MCA. 大脑中动脉；mRS. 改良 Rankin 评分；MSC. 间充质干细胞；NIHSS. 美国国立卫生研究院脑卒中量表；STARTING. 干细胞应用研究和神经学试验

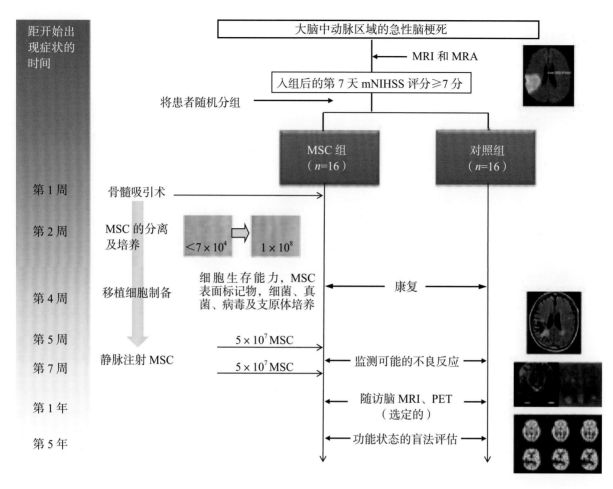

▲ 图 3-1 神经病学干细胞应用研究与试验（启动）研究方案

mNIHSS. 改良的美国国立卫生研究院脑卒中量表；PET. 正电子发射断层成像；MRA. 磁共振血管成像；MRI. 磁共振成像；MSC. 间充质干细胞

对功能改善的评估也不同。因此，判定 MSC 治疗是否能改善脑卒中患者的功能预后还为时过早[13]。在最近心脏病领域的一份 Meta 分析中，研究人员将 50 篇研究报道（登记 2625 例患者）纳入分析，且所有患者均接受了超声心动图评估和长期随访，最终得出结论：与标准疗法相比，成人骨髓细胞移植改善了缺血性心脏病患者的左心室功能、梗死体积和重构，且这些益处持续存在[14]。有趣的是，最近的一项研究表明，患者对干细胞治疗将改善功能抱有毫无根据的心理预期[15]。这些幻想可能是不恰当的媒体报道和信息缺乏造成的，也可能成为在脑卒中患者中进行干细胞疗法随机对照试验的障碍。

就安全性而言，在成年脑卒中患者的干细胞临床试验中，尚无不良细胞相关事件的报道。最近的一项使用血管内（静脉或动脉内）MSC 给药的前瞻性临床试验 Meta 分析，其中包括 1012 例患有缺血性脑卒中、克罗恩病、心肌病、心肌梗死、移植物抗宿主病的参与者和健康志愿者，显示 MSC 治疗与任何系统并发症、感染（除短暂发热）、恶性肿瘤或死亡都无关[16]。

四、临床试验应用 MSC 治疗脑卒中患者的考量

为了使干细胞治疗能有效地促进脑卒中后的恢复，必须满足以下标准[17]：治疗既安全又有效；适用于广泛的脑卒中患者包括脑卒中亚型（缺血性 / 出血性）、时间（急性 / 慢性）和血管区域；物美价廉。

此时，需要严谨的推理来重复脑卒中患者的试验结果。制定脑卒中治疗学术行业圆桌会议建议是为了提高神经保护和神经恢复药物的临床前和临床研究质量，并减少两者之间的分歧[18]。根据这些建议，研究应该是随机对照试验。在随机分组后，实验过程不能采用盲法，因为不能对对照组患者进行骨髓假抽吸。MSC 的剂量应基于平均体重，与动物实验中使用的剂量相当 $[(1 \times 10^5) \sim (3 \times 10^6)$ 个细胞 / 大鼠$]$。患者的选择应该基于病变的严重程度、病变位置及使用的时间。虽然给药的最佳时间窗口尚未确定，但脑卒中亚急性期应该是试验的首选候选时间窗，即急性期之后，当患者可能会经历快速的恶化或好转时，在血脑屏障（blood-brain barrier，BBB）关闭和脑梗死灶中趋化因子表达（即基质细胞衍生因子 –1α）表达消失之前。由于所有临床前研究均在大脑中动脉闭塞的动物模型上进行，因此应选择大脑中动脉区域（或前循环）梗死的脑卒中患者。中、重度神经功能障碍患者可能是理想的试验候选者。无论采取何种干预措施，患有严重脑卒中的患者预后都很差，而轻度脑卒中的患者则不适合这些具有潜在风险的试验性治疗。除了量化的临床结果外，实验室和神经影像学检查结果也应作为疗效的替代指标。最后，患者随访时间应超过 90天。然而，长期监测（＞6 个月）可能是不必要的，因为自体 MSC 是临床细胞系，在给药后几天至几周内死亡[19]。

最近，干细胞作为脑卒中治疗新兴范式委员会提出脑卒中干细胞疗法的临床前和临床试验指南。委员会提出了从基础到临床研究[20]、早期临床试验[19]和 Ⅱ / Ⅲ 期临床试验[21]的指南。

五、MSC 干细胞治疗临床应用需要解决的问题

虽然到目前为止，干细胞疗法的临床试验主要集中在自体 MSC 或骨髓细胞应用于脑卒中患者中应用的可行性和安全性，但还需要进一步的试验来了解干细胞的治疗效果。虽然在 STARTING 试验中 mRS 评分为 0～3 分的患者的比例在 MSC 治疗后显著增加，但许多 MSC 组患者仍存在明显残疾[10]。

目前，干细胞疗法的主要障碍：获取足够的干细胞需要较长的培养周期、迁移到受损脑区的 MSC 数量相对较少、干细胞在有毒环境中死亡、移植干细胞的营养支持有限、使用异种血清带来朊病毒疾病和人畜共患病传播的风险[22]。为了克服这些障碍，应解决下列问题。

1. 同种异体细胞

同种异体 MSC 可能是自体 MSC 一个很好的代替品，原因有很多。首先，脑卒中常发生在老年，常伴有慢性疾病，这些患者的 MSC 生长速度下降。另外，尽管造血骨髓干细胞的滴度终生保持不变，但 MSC 的数量随着年龄的增长而显著下降[23]。其次，越早给 MSC，越多的 MSC 能迁移到脑梗死区。异体 MSC 的使用缩短了获得足够数量细胞所需的时间。最后，骨髓 MSC 既具有免疫

抑制作用，又具有免疫优势，很少或不表达Ⅱ类主要组织相容性抗原或共刺激分子[24]。但有报道称异体骨髓MSC与血清接触后可被补体损伤，与自体MSC相比，同种异体MSC输注后的生存能力大大降低[25]。

2. 治疗方式

MSC的应用方式可能会显著影响传递到靶区的细胞数量，以及不良反应的发生率。系统性引入干细胞的一个主要问题是细胞可能会被困在过滤血液的器官中（首过效应）。为了避免这种情况，采用减少肺粘连和改善系统地引导细胞归巢的策略，其中包括使用血管扩张药、减少使用的细胞数量或不同的给药途径。例如，动脉内给药的路径可以绕过肺循环；与静脉注射相比，在缺血的大脑中产生了更好的干细胞和持久的干细胞[26]。然而，动脉入路可能导致动脉闭塞、脑卒中的发生。据报道，动脉入路在脑卒中后恢复方面并不优于静脉入路[26, 27]。直接比较静脉和动脉内输送MSC的疗效研究相对较少。尽管MSC疗法的静脉和动脉给药均可达到功能恢复的目的，但其给药方式可能从根本上改变其作用机制[28]。

3. 细胞外囊泡

干细胞治疗相关的可能存在的问题包括肿瘤形成、血管闭塞引起梗死、在穿越血脑屏障时由于细胞体积较大导致细胞数量的局限性（特别是在脑卒中的慢性阶段），以及内化的MSC在体外培养时所使用的异种血清（胎牛/牛血清）可能导致人畜共患病[22]。干细胞可分泌细胞外囊泡（如微泡、外泌体）及可溶性因子（如营养因子）。利用干细胞衍生的细胞外囊泡进行细胞治疗可以避免上述细胞相关问题，并可能代表了一种新的、临床可行且相对安全的模式。我们最近报道了脑卒中触发了MSC来源的细胞外囊泡的动员[29]。大范围缺血性脑卒中患者循环中，MSC来源的外囊泡数量增加。然而，这些外囊泡的作用，以及它们在脑卒中期间的生物分布尚不清楚。我们和其他人的研究表明，静脉注射来自MSC培养基的细胞外囊泡可以促进大鼠脑卒中后的功能恢复和神经血管的可塑性[30]。

4. 血脑屏障

修饰后的分子>400Da的无法通过血脑屏障，这可能影响脑卒中患者细胞治疗的效果。甘露醇作为一种收缩和打开血脑屏障的渗透药，与干细胞联合使用时可能改善脑卒中患者的预后。在一项临床前研究中，在MSC治疗前使用静脉注射甘露醇的方法对血脑屏障进行处理可以导致梗死大脑中营养因子的增加[31]。甘露醇已广泛应用于临床，在未来的临床试验中应考虑使用甘露醇来对血脑屏障进行保护。

5. 培养扩增的条件

现有的培养方法还需要改进。在长时间的体外培养扩增过程中，MSC的特性可能发生显著变化[5]。已经报道了几种提高MSC增殖、存活能力和营养支持并减少其衰老的扩增培养方法。①缺氧条件（即与骨髓类似的条件）对MSC十分有益并可能会刺激MSC表现出适应反应。据报道，低氧（0.1%～2% O_2）预处理可增加抗凋亡基因表达、营养因子释放、缺血耐受性和CXC趋化因子受体4表达[32-36]。②用营养因子处理可能会改变MSC的特性。我们的研究表明，在MSC培养过程中，体外营养因子处理，增强了缺血脑组织的营养支持，并进一步增加了MSC营养因子的产生，提示了MSC的自分泌调节[37]。

在脑卒中后获得的 MSC 可能是细胞疗法的最佳选择。来自脑卒中患者的 MSC 可能比来自健康捐赠者的 MSC 更好。与正常大鼠来源的 MSC 相比，来自大鼠脑卒中模型的 MSC 显示其营养因子基因表达增加，并增强了对内源性脑实质细胞的恢复能力[38]。相反，脑卒中患者 MSC 经过长期稳定的培养扩增后，其特征可能发生改变，血液中 MSC 的信号可能在给药时消失[5]。我们的数据表明，用缺血血清进行培养扩增可以构成一种新的、可行的（使用国际细胞医学会临床级细胞系）、有效的脑卒中神经恢复预处理方法（未发表数据）。与用胎牛血清培养的间充质干细胞相比，在脑缺血条件下，用急性期获得的自体血清预处理的间充质干细胞表现出更高的细胞增殖率和更多营养因子的释放，并有更好的存活率。鉴于这些临床前结果，我们最近启动了 STARTING-2，该项目旨在评估间充质干细胞治疗缺血性脑卒中患者中的应用效果[39]。本临床试验将确定在自体缺血血清中培养并在脑卒中后尽快获得的自体 MSC 的有效性和安全性。该试验（NCT01716481）在 http://clinicaltrials.gov 注册。

6. 患者的选择

细胞治疗候选患者的选择应根据脑卒中的严重程度、病变部位和脑卒中的慢性程度进行优化。由于这种治疗的实验性，基于细胞治疗脑卒中的临床试验仅研究了伴有严重残疾或慢性脑卒中患者，有时是在脑卒中发作数年后进行。然而，这些病例很难证明治疗效果。脑卒中动物模型的临床前研究已经证明了神经发生的重要性；移植的干细胞可促进某些脑区的内源性神经发生包括脑室膜下区[5, 18]。我们的一项使用 MSC 的临床试验数据显示，在前室区域严重受损的患者，其内生性神经发生受到了限制，对间充质干细胞反应较差[27]。因此，在以神经恢复特别是以刺激内源性神经发生为治疗策略的临床试验中，排除这些患者似乎是合理的。

六、正在进行的临床试验

在撰写本文时，我们知道至少有 9 项使用成体干细胞 / 祖细胞治疗缺血性脑卒中的临床试验（http://clinicaltrials.gov，表 3–2）。值得注意的是，这些试验中有一些是随机对照研究，旨在测试 MSC 治疗的有效性，有两项研究是测试脑卒中患者中同种异体 MSC 的有效性和安全性。

考虑到最近在理解干细胞治疗脑卒中后恢复机制的进展，必须建立系统的临床方案。在 STARTING-2 试验中，我们正在结合缺血预适应使用缺血血清，处理血脑屏障，严格筛选候选者，以提高 MSC 的治疗效果和安全性[39]。

七、结论

干细胞疗法的治疗效果有望提升，ESC 和近期的 iPSC 在短期内不太可能被用于脑卒中患者的治疗。符合 FDA 关于干细胞临床应用规定并提高治疗效果的策略需要进一步的临床前和临床试验（图 3–2）。这些策略应该考虑从实验室（不同的细胞来源和培养过程）到临床（患者的选择、血脑屏障的处理和结果测定）的进展。

表 3-2 正在进行的成人脑卒中患者间充质干细胞疗法的临床试验

地 点	诊 断	样本量 (n)	细胞来源	给药途径	距离上一次发作的时间	剂 量	结果评估
Univ. Hospital Grenoble, France	缺血性脑卒中	治疗组=30	自体 BM-MSC	静脉注射	<6周	N/A	1. 可行性和耐受性的安全性研究 2. 临床及功能效果
Chaitanya Hospital, India	缺血或出血性脑梗死	治疗组=50	自体 BM-MNC	鞘内注射	N/A	1×10^8 个细胞	1. 身体/面部肌肉力量的改善 2. 行走/语言/视觉的改善
Imperial college, UK	前循环梗死	治疗组=10	自体 CD34$^+$ 干细胞	动脉内给药	<7天	N/A	1. 安全性 2. mRS 量表及 NIHSS 量表评分的改善
Aldagen, USA	MCA 梗死	治疗组=60 对照组=40	表达高水平酶的自体同充质干细胞（ALD-401）	颈动脉给药	13～19天	N/A	1. 安全性 2. 1 年期疗效（NIHSS、mRS、BI、EQ-5D）
Southern Medical Univ., China	MCA 梗死	治疗组=60 对照组=30	自体 BM-MSC 或 EPC	静脉注射	<1周	2.5×10^6 个细胞/kg，2次	1. 不良事件发生的数量 2. mRS 及 BI 量表的改变
Wenzhou Medical Univ. China	缺血或出血性脑梗死	治疗组=30	自体 BM-MSC	脑内给药	3～60个月	$(2\sim4) \times 10^6$ 个细胞	1. 12 个月内 NIHSS 与基线相比的变化 2. MRI 上梗死面积的改善
Stemedica Cell Technologies, Inc	慢性缺血性脑卒中	治疗组=33	同种异体 BM-MSC；低氧生长条件	静脉注射	>6个月	$(0.5\sim1.5) \times 10^6$ 个细胞/kg	1. 安全性 2. NIHSS、MMSE、BI、老年抑郁量表
Athersys, Inc, USA	MCA 梗死	治疗组=72 对照组=64	同种异体 BM-贴壁多能成体组细胞（Multistem®）	静脉注射	24～36h	4×10^8 或 12×10^8 个细胞	1. 剂量测定，疗效（90 天 mRS） 2. 移位分析，结果极好，探索：CT/MRI 上的脾和梗死面积
Samsung Medical Center, Korea（STARTING-2 trial）	MCA 梗死	治疗组=40 对照组=20	脑卒中急性期获得的自体血清培养的自体 BM-MSC	静脉注射	<90天	1×10^6 个细胞/kg	1. 疗效，mRS 量表 90 天内的变化 2. 90 天内 NIHSS 评分，mRS 评分，改良 BI 评分，motricity 指数，FugIMeyer 评分的变化

BM-MSC. 骨髓间充质干细胞；MNC. 单核细胞；EPC. 血管内皮祖细胞；N/A. 不适用；NIHSS. 美国国立卫生研究院脑卒中评价量表；mRS. 改良 Rankin 评分；BI. 巴氏指数；MMSE. 小型心理量表；EQ-5D. 欧盟生活质量五维问卷；CT. 计算机断层成像；MRI. 磁共振成像

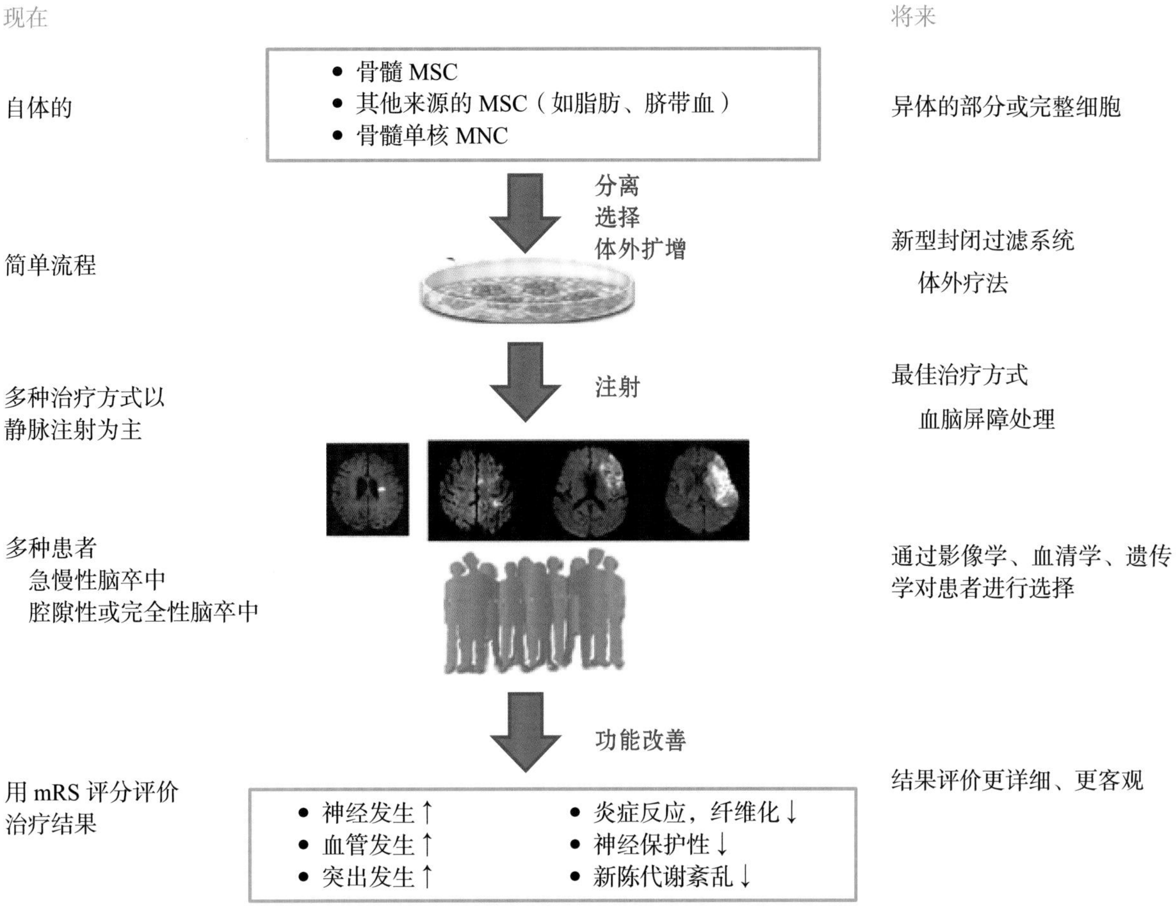

现在   将来

自体的

- 骨髓 MSC
- 其他来源的 MSC（如脂肪、脐带血）
- 骨髓单核 MNC

异体的部分或完整细胞

分离
选择
体外扩增

简单流程

新型封闭过滤系统
体外疗法

注射

多种治疗方式以
静脉注射为主

最佳治疗方式
血脑屏障处理

多种患者
急慢性脑卒中
腔隙性或完全性脑卒中

通过影像学、血清学、遗传学对患者进行选择

功能改善

用 mRS 评分评价
治疗结果

- 神经发生↑
- 血管发生↑
- 突出发生↑
- 炎症反应，纤维化↓
- 神经保护性↓
- 新陈代谢紊乱↓

结果评价更详细、更客观

▲ 图 3-2 成人间充质干细胞在脑卒中治疗中的应用现状及展望

MSC. 间充质干细胞；MNC. 单核细胞

参 考 文 献

[1] Einstein O, Ben-Hur T. The changing face of neural stem cell therapy in neurologic diseases. Arch Neurol. 2008;65(4):452–6. Epub 2008/04/17.

[2] Chopp M, Li Y. Treatment of neural injury with marrow stromal cells. Lancet Neurol. 2002;1(2):92–100. Epub 2003/07/10.

[3] Chang DJ, Lee N, Park IH, Choi C, Jeon I, Kwon J, et al. Therapeutic potential of human induced pluripotent stem cells in experimental stroke. Cell Transplant. 2013;22(8):1427–40. Epub 2012/10/10.

[4] Chen X, Li Y, Wang L, Katakowski M, Zhang L, Chen J, et al. Ischemic rat brain extracts induce human marrow stromal cell growth factor production. Neuropathology (Official Journal of the Japanese Society of Neuropathology). 2002;22(4):275–9. Epub 2003/02/05.

[5] Li WY, Choi YJ, Lee PH, Huh K, Kang YM, Kim HS, et al. Mesenchymal stem cells for ischemic stroke: changes in effects after ex vivo culturing. Cell Transplant. 2008;17(9):1045–59. Epub 2009/01/31.

[6] Nakanishi C, Nagaya N, Ohnishi S, Yamahara K, Takabatake S, Konno T, et al. Gene and protein expression analysis of mesenchymal stem cells derived from rat adipose tissue and bone marrow. Circ J (Official Journal of the Japanese Circulation Society). 2011;75(9):2260–8. Epub 2011/07/13.

[7] Chen Y, Wang G, Zeng L. Adipose tissue or bone marrow, store for purchasing mesenchymal stem cells? Circ J (Official journal of the Japanese Circulation Society). 2011;75(9):2060–1. Epub 2011/08/06.

[8] Chan TM, Harn HJ, Lin HP, Chou PW, Chen JY, Ho TJ, et al. Improved human mesenchymal stem cell isolation. Cell Transplant. 2014;23(4):399–406. Epub 2014/05/13.

[9] Bang OY, Lee JS, Lee PH, Lee G. Autologous mesenchymal stem cell transplantation in stroke patients. Ann Neurol. 2005;57(6):874–82. Epub 2005/06/02.

[10] Lee JS, Hong JM, Moon GJ, Lee PH, Ahn YH, Bang OY. A long-term follow-up study of intravenous autologous mesenchymal stem cell transplantation in patients with ischemic stroke. Stem Cells. 2010;28(6):1099–106. Epub 2010/05/28.

[11] Honmou O, Houkin K, Matsunaga T, Niitsu Y, Ishiai S, Onodera R, et al. Intravenous administration of auto serum-expanded autologous mesenchymal stem cells in stroke. Brain. 2011;134(Pt 6):1790–807. Epub 2011/04/16.

[12] Svensson J, Ghatnekar O, Lindgren A, Lindvall O, Norrving B,

Persson U, et al. Societal value of stem cell therapy in stroke—a modeling study. Cerebrovasc Dis. 2012;33(6):532–9. Epub 2012/05/11.

[13] Boncoraglio GB, Bersano A, Candelise L, Reynolds BA, Parati EA. Stem cell transplantation for ischemic stroke. Cochrane Database Syst Rev. 2010;(9):CD007231. Epub 2010/09/09.

[14] Jeevanantham V, Butler M, Saad A, Abdel-Latif A, Zuba-Surma EK, Dawn B. Adult bone marrow cell therapy improves survival and induces long-term improvement in cardiac parameters: a systematic review and meta-analysis. Circulation. 2012;126(5):551–68. Epub 2012/06/26.

[15] Kim YS, Chung DI, Choi H, Baek W, Kim HY, Heo SH, et al. Fantasies about stem cell therapy in chronic ischemic stroke patients. Stem Cells Dev. 2013;22(1):31–6. Epub 2012/07/13.

[16] Lalu MM, McIntyre L, Pugliese C, Fergusson D, Winston BW, Marshall JC, et al. Safety of cell therapy with mesenchymal stromal cells (SafeCell): a systematic review and metaanalysis of clinical trials. PLoS One. 2012;7(10):e47559. Epub 2012/11/08.

[17] Adams HP Jr, Nudo RJ. Management of patients with stroke: is it time to expand treatment options? Ann Neurol. 2013;74(1):4–10. Epub 2013/05/31.

[18] Stroke Therapy Academic Industry Roundtable (STAIR). Recommendations for standards regarding preclinical neuroprotective and restorative drug development. Stroke. 1999;30(12):2752–8. Epub 1999/12/03.

[19] Savitz SI, Chopp M, Deans R, Carmichael T, Phinney D, Wechsler L. Stem Cell Therapy as an Emerging Paradigm for Stroke (STEPS) II. Stroke. 2011;42(3):825–9. Epub 2011/01/29.

[20] Stem Cell Therapies as an Emerging Paradigm in Stroke Participants. Stem Cell Therapies as an Emerging Paradigm in Stroke (STEPS): bridging basic and clinical science for cellular and neurogenic factor therapy in treating stroke. Stroke. 2009;40(2):510–5. Epub 2008/12/20.

[21] Savitz SI, Cramer SC, Wechsler L. Stem cells as an emerging paradigm in stroke 3: enhancing the development of clinical trials. Stroke. 2014;45(2):634–9. Epub 2013/12/26.

[22] Spees JL, Gregory CA, Singh H, Tucker HA, Peister A, Lynch PJ, et al. Internalized antigens must be removed to prepare hypoimmunogenic mesenchymal stem cells for cell and gene therapy. Mol Ther (The Journal of the American Society of Gene Therapy). 2004;9(5):747–56. Epub 2004/05/04.

[23] Caplan AI. Why are MSCs therapeutic? New data: new insight. J Pathol. 2009;217(2):318–24. Epub 2008/11/22.

[24] Trounson A, Thakar RG, Lomax G, Gibbons D. Clinical trials for stem cell therapies. BMC Med. 2011;9:52. Epub 2011/05/17.

[25] Li Y, Lin F. Mesenchymal stem cells are injured by complement after their contact with serum. Blood. 2012;120(17):3436–43. Epub 2012/09/12.

[26] Pendharkar AV, Chua JY, Andres RH, Wang N, Gaeta X, Wang H, et al. Biodistribution of neural stem cells after intravascular therapy for hypoxic-ischemia. Stroke. 2010;41(9):2064–70. Epub 2010/07/10.

[27] Yang B, Migliati E, Parsha K, Schaar K, Xi X, Aronowski J, et al. Intra-arterial delivery is not superior to intravenous delivery of autologous bone marrow mononuclear cells in acute ischemic stroke. Stroke. 2013;44(12):3463–72. Epub 2013/10/12.

[28] Eckert MA, Vu Q, Xie K, Yu J, Liao W, Cramer SC, et al. Evidence for high translational potential of mesenchymal stromal cell therapy to improve recovery from ischemic stroke. J Cereb Blood Flow Metab. 2013;33(9):1322–34. Epub 2013/06/13.

[29] Kim SJ, Moon GJ, Cho YH, Kang HY, Hyung NK, Kim D, et al. Circulating mesenchymal stem cells microparticles in patients with cerebrovascular disease. PLoS One. 2012;7(5):e37036. Epub 2012/05/23.

[30] Xin H, Li Y, Cui Y, Yang JJ, Zhang ZG, Chopp M. Systemic administration of exosomes released from mesenchymal stromal cells promote functional recovery and neurovascular plasticity after stroke in rats. J Cereb Blood Flow Metab. 2013;33(11):1711–5. Epub 2013/08/22.

[31] Borlongan CV, Hadman M, Sanberg CD, Sanberg PR. Central nervous system entry of peripherally injected umbilical cord blood cells is not required for neuroprotection in stroke. Stroke. 2004;35(10):2385–9. Epub 2004/09/04.

[32] Hu X, Yu SP, Fraser JL, Lu Z, Ogle ME, Wang JA, et al. Transplantation of hypoxia-preconditioned mesenchymal stem cells improves infarcted heart function via enhanced survival of implanted cells and angiogenesis. J Thorac Cardiovasc Surg. 2008;135(4):799–808. Epub 2008/04/01.

[33] Liu H, Liu S, Li Y, Wang X, Xue W, Ge G, et al. The role of SDF-1–CXCR4/CXCR7 axis in the therapeutic effects of hypoxia-preconditioned mesenchymal stem cells for renal ischemia/ reperfusion injury. PLoS One. 2012;7(4):e34608. Epub 2012/04/19.

[34] Liu H, Xue W, Ge G, Luo X, Li Y, Xiang H, et al. Hypoxic preconditioning advances CXCR4 and CXCR7 expression by activating HIF-1alpha in MSCs. Biochem Biophys Res Commun. 2010;401(4):509–15. Epub 2010/09/28.

[35] Pasha Z, Wang Y, Sheikh R, Zhang D, Zhao T, Ashraf M. Preconditioning enhances cell survival and differentiation of stem cells during transplantation in infarcted myocardium. Cardiovasc Res. 2008;77(1):134–42. Epub 2007/11/17.

[36] Tang YL, Zhu W, Cheng M, Chen L, Zhang J, Sun T, et al. Hypoxic preconditioning enhances the benefit of cardiac progenitor cell therapy for treatment of myocardial infarction by inducing CXCR4 expression. Circ Res. 2009;104(10):1209–16. Epub 2009/05/02.

[37] Choi YJ, Li WY, Moon GJ, Lee PH, Ahn YH, Lee G, et al. Enhancing trophic support of mesenchymal stem cells by ex vivo treatment with trophic factors. J Neurol Sci. 2010;298(1–2):28–34. Epub 2010/09/25.

[38] Zacharek A, Shehadah A, Chen J, Cui X, Roberts C, Lu M, et al. Comparison of bone marrow stromal cells derived from stroke and normal rats for stroke treatment. Stroke. 2010;41(3):524–30. Epub 2010/01/09.

[39] Kim SJ, Moon GJ, Chang WH, Kim YH, Bang OY. Intravenous transplantation of mesenchymal stem cells preconditioned with early phase stroke serum: current evidence and study protocol for a randomized trial. Trials. 2013;14:317. Epub 2013/10/03.

[40] Suarez-Monteagudo C, Hernandez-Ramirez P, Alvarez-Gonzalez L, Garcia-Maeso I, de la Cuetara-Bernal K, Castillo-Diaz L, et al. Autologous bone marrow stem cell neurotransplantation in stroke patients. An open study. Restor Neurol Neurosci. 2009;27(3):151–61. Epub 2009/06/18.

[41] Battistella V, de Freitas GR, da Fonseca LM, Mercante D, Gutfilen B, Goldenberg RC, et al. Safety of autologous bone marrow mononuclear cell transplantation in patients with nonacute ischemic stroke. Regen Med. 2011;6(1):45–52. Epub 2010/12/24.

[42] Savitz SI, Misra V, Kasam M, Juneja H, Cox CS, Jr, Alderman S, et al. Intravenous autologous bone marrow mononuclear cells for ischemic stroke. Ann Neurol. 2011;70(1):59–69. Epub 2011/07/26.

[43] Friedrich MA, Martins MP, Araujo MD, Klamt C, Vedolin L, Garicochea B, et al. Intraarterial infusion of autologous bone marrow mononuclear cells in patients with moderate to severe middle cerebral artery acute ischemic stroke. Cell Transplant. 2012;21(Suppl 1):S13–21. Epub 2012/04/25.

[44] Li ZM, Zhang ZT, Guo CJ, Geng FY, Qiang F, Wang LX. Autologous bone marrow mononuclear cell implantation for intracerebral hemorrhage-a prospective clinical observation. Clin Neurol Neurosurg. 2013;115(1):72–6. Epub 2012/06/03.

[45] Bhasin A, Srivastava MV, Kumaran SS, Mohanty S, Bhatia R, Bose S, et al. Autologous mesenchymal stem cells in chronic stroke. Cerebrovasc Dis Extra. 2011;1(1):93–104. Epub 2011/01/01.

第 4 章　自体骨髓单核细胞治疗急性和亚急性脑卒中

Treatment of Autologous Bone Marrow Mononuclear Cells for Acute and Subacute Stroke: Cell Therapy for Acute/Subacute Stroke

Yukiko Kasahara　Tomohiro Matsuyama　Akihiko Taguchi　**著**

饶军华　**译**　栗超跃　**校**

在发达国家，脑卒中是仅次于心脏病和癌症的第 3 大死亡原因[1]，也是全球致残的主要原因。超过 50% 的脑卒中幸存者无法完全康复，20% 脑卒中患者的日常活动需要照顾[2]。急性缺血性脑卒中是最常见的类型，溶栓是唯一的治疗选择[3]。虽然溶栓治疗对急性脑缺血是有效的，但必须在脑卒中后 4.5h 内干预[4]。此后，除了康复之外，尚无确切的治疗方法。因此，开发新的治疗方法来使脑卒中发生后的神经功能再生显得尤为迫切（图 4-1）。近年来，许多研究集中在以细胞为基础的治疗来修复脑缺血[5-9]。

促进脑卒中后内源性神经再生的细胞主要有两种，单核细胞和间充质干细胞。虽然某些间充质干细胞的临床试验已经证明了其安全性、可行性及对脑卒中患者的初步疗效[10, 11]，但自体间充质干细胞需要细胞培养才能获得所需的剂量，不能立即用于急性脑卒中患者。相比之下，单核细胞可以在数小时内完成制备，并允许自体给药，避免了免疫排斥的问题。

为了开发治疗脑卒中的新疗法，我们在实验性脑卒中模型中研究了骨髓单核细胞的治疗潜力，并开展了各种临床试验。本章总结了近期基础科学和临床研究的发现，这些研究侧重于脑卒中急性 / 亚急性期使用自体骨髓单核细胞来修复受损的大脑。

一、脑缺血后的神经发生

尽管到了 20 世纪中叶，人们才逐渐认识到成年哺乳动物大脑的神经可以再生，但人们已经意识到在成年哺乳动物的整个生命周期中，大脑会不断产生新的神经元。在非疾病生理条件下，神经发生主要局限于两个区域，侧脑室的室管膜下区（subventricular zone，SVZ）和海马齿状回的颗粒下区（subgranular zone，SGZ）[12, 13]，在这些区域，独特的生态结构允许神经持续发生[14, 15]。然而，

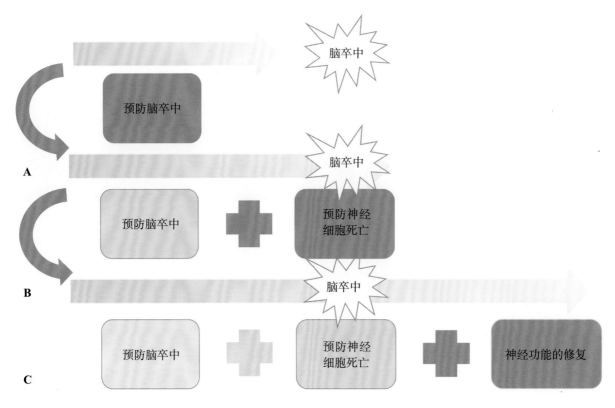

▲ 图 4-1　脑卒中治疗策略的改变

A. 心血管因子的治疗和抗血小板 / 凝血药物的使用对脑卒中发作有明显的预防作用；B. 除了预防脑卒中的发生，在急性期开展溶栓和神经血栓切除术也可以预防脑血管闭塞后神经细胞的死亡；C. 此外，还迫切希望建立新的治疗方法，延长治疗时间窗，拓宽治疗选择，以修复脑卒中后受损的神经功能

越来越多的证据表明，神经干细胞存在于成人大脑的多个区域[16, 17]。此外，尽管这些区域的神经干细胞是否本质上与 SVZ 衍生的神经干细胞相似仍存在争议，但在成年鼠脑中已证实，脑卒中诱导的神经干细胞在大脑皮质存在[18]。缺血性损伤后，内源性神经干细胞的增殖和（或）去分化在不同的大脑区域被激活，如 SVZ、SGZ、纹状体和大脑皮质[19]。这些神经干细胞迁移到受损部位，这些部位神经发生在正常情况下不会出现[20-22]。与脑卒中小鼠模型的结果相似，我们证明了脑卒中患者也存在脑卒中诱发的神经干细胞 / 祖细胞，并且内源性神经发生的高峰大约发生在脑卒中后的 1～2 周[23]。这些发现表明了利用损伤诱导的神经发生来恢复脑梗死患者的功能是一种潜在的创新治疗策略。

然而，这种神经源性反应最终只能产生非常少的成熟神经元，因为大多数脑卒中诱发的神经干细胞 / 祖细胞不能存活，也不能促进脑卒中的功能恢复[20]。因此，适当支持这些脑卒中诱发的神经干细胞 / 祖细胞的存活对脑缺血后的功能恢复至关重要。

二、血管生成对损伤诱导的神经干细胞存活的影响

在梗死周围区域，微血管密度的降低[24]导致大多数损伤诱发的神经干细胞 / 祖细胞不能在那里

存活[20]。脑卒中后血管新生被认为是损伤性神经干祖细胞存活和皮质梗死后功能恢复的关键因素。最近的研究表明，在成人大脑的生理和病理条件下，血管生成和神经发生之间存在密切相关。在成年大鼠身上，睾酮诱发的血管再生导致神经元增加[25]。成年大鼠局灶性脑缺血后[26]，在皮质中内源性神经发生和新生血管形成比较接近。此外，血管生成和神经发生是由一组重叠的分子调控的，例如鞘氨醇 -1- 磷酸在胚胎发育期间的神经发生和血管生成中发挥了关键作用[27]。越来越多的证据表明，血管系统与中枢神经系统的神经发生有着密切关系，最近的治疗策略研究主要集中在促进神经发生与血管生成的关系方面[6, 9]。尽管内源性神经发生和缺血脑皮质中新生血管形成之间的耦合和交叉仍不完全清楚，这些发现清楚地表明，治疗性血管生成可以通过增强脑卒中后神经发生在脑卒中患者功能恢复中发挥重要作用。

三、细胞移植促进脑卒中后神经再生

为了在缺血组织中实现血管生成，已经有人提出一种使用骨髓来源单核细胞的方法，骨髓来源的单核细胞是造血干细胞和内皮干细胞 / 祖细胞的丰富细胞来源。越来越多的证据表明，内皮干细胞 / 祖细胞在维持血管稳态和修复中发挥着重要作用。内皮干细胞 / 祖细胞已被证明通过分化为内皮细胞来促进血管稳态[28]，并作为众多生长因子和血管生成因子［如血管内皮生长因子（vascular endothelial growth factor，VEGF）、肝细胞生长因子和胰岛素样生长因子 -1］的来源[29]。内皮干细胞 / 祖细胞主要来源于骨髓细胞，实验模型（包括肢体[30-33]、心肌[34-37] 和脑缺血[38, 39] 模型）证明其可减少缺血损伤并增强功能恢复。基于这些观察结果，多个使用骨髓来源的内皮干细胞 / 祖细胞的临床试验正在进行，结果显示缺血组织的局部灌注和功能得到改善，前景光明[40-42]。

此外，我们观察到循环中的未成熟骨细胞来源细胞（如内皮干细胞 / 祖细胞）水平降低与脑血管功能受损[39] 和认知功能障碍有关[43, 44]。相反，高水平的骨髓来源的未成熟细胞与缺血脑的新生血管生成有关[45]。

基于上述观察，我们采用一种高度可复制的小鼠模型[46]，研究使用骨细胞来源的干细胞 / 祖细胞对脑卒中的影响。我们发现，脑卒中后移植骨髓单核细胞或造血干细胞可在缺血区边缘诱导新生血管形成，进而重建血流，新生血管的形成对缺血脑皮质的神经干细胞的存活至关重要，它支持神经干细胞的存活，有助于功能改善[7, 9, 47]。为将上述发现与临床试验联系起来，我们研究了用于脑卒中骨髓移植的适当细胞数量和最佳治疗时间窗，结果发现，骨髓单核细胞的最低需要数量为 1×10^6/kg，并且骨髓单核细胞给药的治疗时间窗为在脑卒中后 2～14 天[47]。值得注意的是，这个治疗时间窗与脑卒中后内源性神经再生的峰值重叠[23]。骨髓单核细胞的这种积极作用被抗血管生成药拮抗[7]。这些发现表明，通过给予骨髓单核细胞实现的治疗性血管生成可能是脑卒中后患者的一种新治疗策略。

尽管内皮干细胞 / 祖细胞（包括骨髓单核细胞移植）和血管生成的机制尚不完全清楚，但最近的一项研究表明，急性脑卒中阶段骨髓单核细胞可通过内皮一氧化氮合酶的激活和 NO 的产生而增加脑血流（cerebral blood flow，CBF），从而导致血管舒张，进而促进血管生成[48]。

基于上述发现，其中包括我院在内的多家机构开展了使用自体骨髓单核细胞治疗急性 / 亚急性脑卒中患者的临床试验。

四、骨髓单核细胞治疗脑卒中患者的临床试验

我们在脑卒中患者中进行了一项通过激活血管生成来促进脑卒中患者神经发生和功能恢复的临床试验。该试验是一项非盲、非控制的 I / IIa 期临床试验，旨在研究自体骨髓单核细胞移植在亚急性脑卒中患者中的可行性和安全性。主要纳入标准为脑卒中患者，美国国立卫生研究院脑卒中评分在脑卒中后第 7 天美国国立卫生研究院脑卒中量表（National Institute of Health Stroke Scale, NIHSS）得分高于 9 分，且在发病后第 7 天 NIHSS 改善低于 6 分。脑卒中后 7～10 天，局部麻醉下行骨髓从髂骨抽吸骨髓细胞 25ml（低剂量组，$n=6$）或 50ml（高剂量组，$n=6$）。自体骨髓单核细胞通过密度梯度法纯化，并在抽吸当天静脉给予。主要观察指标为 NIHSS 恶化评分（主要安全观察指标）分别在脑卒中后第 7 天分别在细胞移植后第 30 天进行评估。我们还评估了细胞移植后 1 个月和 6 个月用稳态 ^{15}O 正电子发射断层成像（positron emission tomography, PET）观察局部大脑血液和氧消耗代谢率的变化。研究结果表明，严重脑卒中患者使用自体骨髓单核细胞疗法是可行的，也是安全的。此外，脑卒中后接受细胞疗法的患者神经系统得以恢复，脑血流和代谢得以改善，这种积极趋势强调了这种方法的潜力。详细研究结果正在提交中。临床结果进一步支持了我们的假设，即脑卒中后骨髓单核细胞移植改善了脑血流和神经元活性，从而加速了功能恢复（图 4-2）。美国、印度、巴西和西班牙等国家也开展了与我们类似的临床试验，将自体骨髓单核细胞移植到脑卒中患者体内取得了良好的效果 [49-52]。尽管给药途径（静脉或动脉内）和脑卒中的阶段（急性或亚急性）不同，但未见细胞治疗有不良反应或安全问题的报道。大多数正在进行的临床试验的最新状态可以通过以下网址检索：http:// clinicaltrials.gov/。

五、脑卒中后细胞治疗的未来发展

虽然一些研究表明骨髓细胞可能是内皮细胞的来源 [53, 54]，越来越多的临床和实验证据表明，真正进入到脑实质的细胞数量似乎很少，临床前研究表明大约 0.02% 的静脉注射细胞进入了大脑 [55-57]。尽管细胞移植显著激活血管生成，但在实验模型中很少观察到移植细胞的存活情况。因此，缺血脑内干细胞向内皮细胞的分化可能在血管生成中并未发挥关键作用。这些发现表明，细胞不需要留在大脑中才能产生功能改善。因此，许多研究者一直在关注细胞的去向和作用。Schwarting 等认为，注射细胞归巢导致脾抑制了免疫细胞（如 T 细胞和单核细胞等）向缺血脑组织浸润，从而使梗死体积减小 [33]。最近有研究报道，在脑卒中的动物模型和患者中，移植用 ^{99m}Tc 标记的骨髓单核细胞 2h 后，肺和脾的放射性计数较高 [51, 56]。我们相信，骨髓单核细胞的治疗作用是通过激活全身微血管及局部反应来实现的。可能涉及多种细胞因子、生长因子和细胞黏附分子，以及这些分子之间的平衡决定了受伤脑组织的命运。

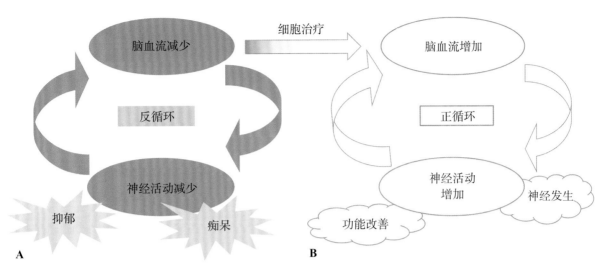

▲ 图 4-2　细胞治疗对微血管的活化作用

A. 脑血管损伤与认知障碍、抑郁、神经活动和脑血流受损密切相关。B. 细胞治疗有望激活大脑微血管，增强脑卒中后的神经再生和功能恢复

　　综上所述，脑卒中实验模型和临床试验的积极结果表明细胞治疗脑卒中的潜力，更大规模的随机对照临床试验是验证该治疗有效性和长期安全性的理想方法。此外，阐明治疗机制是发展新策略以促进脑卒中患者功能恢复的关键因素之一。

参 考 文 献

[1] Pearson TA. Cardiovascular disease in developing countries: myths, realities, and opportunities. Cardiovasc Drugs Ther (sponsored by the International Society of Cardiovascular Pharmacotherapy). 1999;13(2):95–104.

[2] Bonita R, Solomon N, Broad JB. Prevalence of stroke and stroke-related disability. Estimates from the Auckland stroke studies. Stroke J Cereb Circ. 1997;28(10):1898–902.

[3] Adams HP Jr, del Zoppo G, Alberts MJ, et al. Guidelines for the early management of adults with ischemic stroke: a guideline from the American Heart Association/American Stroke Association Stroke Council, Clinical Cardiology Council, Cardiovascular Radiology and Intervention Council, and the Atherosclerotic Peripheral Vascular Disease and Quality of Care Outcomes in Research Interdisciplinary Working Groups: the American Academy of Neurology affirms the value of this guideline as an educational tool for neurologists. Stroke J Cereb Circ. 2007;38(5):1655–711. doi:10.1161/STROKEAHA.107.181486.

[4] Xu ZP, Li HH, Li YH, Zhang Y, Wu Q, Lin L. Feasibility and outcomes of intravenous thrombolysis 3–4.5 hours after stroke in Chinese patients. J Clin Neurosci. 2014;21(5):822–6. doi:10.1016/j.jocn.2013.08.014.

[5] Kim SS, Yoo SW, Park TS, et al. Neural induction with neurogenin1 increases the therapeutic effects of mesenchymal stem cells in the ischemic brain. Stem Cells. 2008;26(9):2217–28. doi:10.1634/stemcells.2008–0108.

[6] Nakagomi N, Nakagomi T, Kubo S, et al. Endothelial cells support survival, proliferation, and neuronal differentiation of transplanted adult ischemia-induced neural stem/progenitor cells after cerebral infarction. Stem Cells. 2009a;27(9):2185–95.

[7] Nakano-Doi A, Nakagomi T, Fujikawa M, et al. Bone marrow mononuclear cells promote proliferation of endogenous neural stem cells through vascular niches after cerebral infarction. Stem Cells. 2010;28(7):1292–302. doi:10.1002/stem.454.

[8] Pendharkar AV, Chua JY, Andres RH, et al. Biodistribution of neural stem cells after intravascular therapy for hypoxic-ischemia. Stroke J Cereb Circ. 2010;41(9):2064–70. doi:10.1161/STROKEAHA.109.575993.

[9] Taguchi A, Soma T, Tanaka H, et al. Administration of CD34 + cells after stroke enhances neurogenesis via angiogenesis in a mouse model. J Clin Invest. 2004b;114(3):330–8.

[10] Eckert MA, Vu Q, Xie K, et al. Evidence for high translational potential of mesenchymal stromal cell therapy to improve recovery from ischemic stroke. J Cereb Blood Flow Metab. 2013;33(9):1322–34. doi:10.1038/jcbfm.2013.91.

[11] Lalu MM, McIntyre L, Pugliese C, et al. Safety of cell therapy with mesenchymal stromal cells (SafeCell): a systematic review and meta-analysis of clinical trials. PloS ONE. 2012;7(10):e47559. doi:10.1371/journal.pone.0047559.

[12] Lledo PM, Alonso M, Grubb MS. Adult neurogenesis and functional plasticity in neuronal circuits. Nat Rev Neurosci. 2006;7(3):179–93.

[13] Ma DK, Bonaguidi MA, Ming GL, Song H. Adult neural stem cells in the mammalian central nervous system. Cell Res. 2009;19(6):672–82.

[14] Alvarez-Buylla A, Garcia-Verdugo JM. Neurogenesis in adult subventricular zone. J Neurosci. 2002;22(3):629–34.

doi:22/3/629 [pii].

[15] Gage FH. Molecular and cellular mechanisms contributing to the regulation, proliferation and differentiation of neural stem cells in the adult dentate gyrus. Keio J Med. 2010;59(3):79–83.

[16] Morshead CM, Reynolds BA, Craig CG, et al. Neural stem cells in the adult mammalian forebrain: a relatively quiescent subpopulation of subependymal cells. Neuron. 1994;13(5): 1071–82.

[17] Yanamoto H, Miyamoto S, Tohnai N, et al. Induced spreading depression activates persistent neurogenesis in the subventricular zone, generating cells with markers for divided and early committed neurons in the caudate putamen and cortex. Stroke J Cereb Circ. 2005;36(7):1544–50. doi:10.1161/01. STR.0000169903.09253.c7.

[18] Nakagomi T, Taguchi A, Fujimori Y, et al. Isolation and characterization of neural stem/progenitor cells from post-stroke cerebral cortex in mice. Eur J Neurosci. 2009b;29(9):1842–52. doi:10.1111/j.1460–9568.2009.06732.x.

[19] Darsalia V, Heldmann U, Lindvall O, Kokaia Z. Stroke-induced neurogenesis in aged brain. Stroke. 2005;36(8):1790–5. doi:01.STR.0000173151.36031.be [pii]10.1161/01. STR.0000173151.36031.be.

[20] Arvidsson A, Collin T, Kirik D, Kokaia Z, Lindvall O. Neuronal replacement from endogenous precursors in the adult brain after stroke. Nat Med. 2002;8(9):963–70. doi:10.1038/nm747.

[21] Parent JM, Vexler ZS, Gong C, Derugin N, Ferriero DM. Rat forebrain neurogenesis and striatal neuron replacement after focal stroke. Ann Neurol. 2002;52(6):802–13. doi:10.1002/ana.10393.

[22] Zhang R, Zhang Z, Wang L, et al. Activated neural stem cells contribute to stroke-induced neurogenesis and neuroblast migration toward the infarct boundary in adult rats. J Cereb Blood Flow Metab. 2004;24(4):441–8.

[23] Nakayama D, Matsuyama T, Ishibashi-Ueda H, et al. Injury-induced neural stem/progenitor cells in post-stroke human cerebral cortex. Eur J Neurosci. 2010;31(1):90–8.

[24] Taguchi A, Zhu P, Cao F, et al. Reduced ischemic brain injury by partial rejuvenation of bone marrow cells in aged rats. J Cereb Blood Flow Metab. 2011;31(3):855–67. doi:10.1038/jcbfm. 2010.165.

[25] Louissaint A Jr, Rao S, Leventhal C, Goldman SA. Coordinated interaction of neurogenesis and angiogenesis in the adult songbird brain. Neuron. 2002;34(6):945–60.

[26] Shin HY, Kim JH, Phi JH, et al. Endogenous neurogenesis and neovascularization in the neocortex of the rat after focal cerebral ischemia. J Neurosci Res. 2008;86(2):356–67.

[27] Mizugishi K, Yamashita T, Olivera A, Miller GF, Spiegel S, Proia RL. Essential role for sphingosine kinases in neural and vascular development. Mol Cell Biol. 2005;25(24):11113–21. doi:25/24/11113 [pii]10.1128/MCB.25.24.11113–11121.2005.

[28] Asahara T, Murohara T, Sullivan A, et al. Isolation of putative progenitor endothelial cells for angiogenesis. Science. 1997;275(5302):964–7.

[29] Majka M, Janowska-Wieczorek A, Ratajczak J, et al. Numerous growth factors, cytokines, and chemokines are secreted by human CD34(+) cells, myeloblasts, erythroblasts, and megakaryoblasts and regulate normal hematopoiesis in an autocrine/paracrine manner. Blood. 2001;97(10):3075–85.

[30] Duong Van Huyen JP, Smadja DM, Bruneval P, et al. Bone marrow-derived mononuclear cell therapy induces distal angiogenesis after local injection in critical leg ischemia. Mod Pathol. 2008;21(7):837–46. doi:modpathol200848 [pii]10.1038/modpathol.2008.48.

[31] Padilla L, Krotzsch E, De La Garza AS, et al. Bone marrow mononuclear cells stimulate angiogenesis when transplanted into surgically induced fibrocollagenous tunnels: results from a canine ischemic hindlimb model. Microsurgery. 2007;27(2):91–7. doi:10.1002/micr.20289.

[32] Tachi Y, Fukui D, Wada Y, et al. Changes in angiogenesis-related factors in serum following autologous bone marrow cell implantation for severe limb ischemia. Expert Opin Biol Ther. 2008;8(6):705–12. doi:10.1517/14712598.8.6.70510.1517/1471 2598.8.6.705 [pii].

[33] Talapkova R, Hudecek J, Sinak I, et al. [The salvage of ischaemic limb by therapeutical angiogenesis]. Vnitr Lek. 2009;55(3):179–83.

[34] Tatsumi T, Matsubara H. Therapeutic angiogenesis for peripheral arterial disease and ischemic heart disease by autologous bone marrow cells implantation. Nihon Rinsho. 2006;64(11): 2126–34.

[35] Tse HF, Siu CW, Zhu SG, et al. Paracrine effects of direct intramyocardial implantation of bone marrow derived cells to enhance neovascularization in chronic ischaemic myocardium. Eur J Heart Fail. 2007;9(8):747–53.

[36] Yokokura Y, Hayashida N, Okazaki T, et al. Influence of angiogenesis by implantation of bone marrow mononuclear cells in the rat ischemic heart. Kurume Med J. 2007;54(3–4):77–84. doi:JST.JSTAGE/kurumemedj/54.77 [pii].

[37] Zen K, Okigaki M, Hosokawa Y, et al. Myocardium-targeted delivery of endothelial progenitor cells by ultrasound-mediated microbubble destruction improves cardiac function via an angiogenic response. J Mol Cell Cardiol. 2006;40(6):799–809. doi:S0022–2828(06)00076–9 [pii]10.1016/j.yjmcc.2006.03.012.

[38] Fan Y, Shen F, Frenzel T, et al. Endothelial progenitor cell transplantation improves long-term stroke outcome in mice. Ann Neurol. 2010;67(4):488–97. doi:10.1002/ana.21919.

[39] Taguchi A, Matsuyama T, Moriwaki H, et al. Circulating CD34–positive cells provide an index of cerebrovascular function. Circulation. 2004a;109(24):2972–5. doi:10.1161/01. CIR.0000133311.25587.DE.

[40] Hamano K, Nishida M, Hirata K, et al. Local implantation of autologous bone marrow cells for therapeutic angiogenesis in patients with ischemic heart disease: clinical trial and preliminary results. Jpn Circ J. 2001;65(9):845–7.

[41] Taguchi A, Ohtani M, Soma T, Watanabe M, Kinosita N. Therapeutic angiogenesis by autologous bone-marrow transplantation in a general hospital setting. Eur J Vasc Endovasc Surg. 2003;25(3):276–8.

[42] Tateishi-Yuyama E, Matsubara H, Murohara T, et al. Therapeutic angiogenesis for patients with limb ischaemia by autologous transplantation of bone-marrow cells: a pilot study and a randomised controlled trial. Lancet. 2002;360(9331):427–35. doi:10.1016/S0140– 6736(02)09670–8.

[43] Taguchi A, Matsuyama T, Nakagomi T, et al. Circulating CD34–positive cells provide a marker of vascular risk associated with cognitive impairment. J Cereb Blood Flow Metab. 2008;28(3):445–9. doi:10.1038/sj.jcbfm.9600541.

[44] Taguchi A, Nakagomi N, Matsuyama T, et al. Circulating CD34–positive cells have prognostic value for neurologic function in patients with past cerebral infarction. J Cereb Blood Flow Metab. 2009;29(1):34–8. doi:10.1038/jcbfm.2008.92.

[45] Yoshihara T, Taguchi A, Matsuyama T, et al. Increase in circulating CD34–positive cells in patients with angiographic evidence of moyamoya-like vessels. J Cereb Blood Flow Metab. 2008;28(6):1086–9.

[46] Taguchi A, Kasahara Y, Nakagomi T, et al. A reproducible and simple model of permanent cerebral ischemia in CB-17 and SCID mice. J Exp Stroke Transl Med. 2010;3(1):28–33.

[47] Uemura M, Kasahara Y, Nagatsuka K, Taguchi A. Cell-based therapy to promote angiogenesis in the brain following ischemic damage. Curr Vasc Pharmacol. 2012,10(3).285–8.

[48] Fujita Y, Ihara M, Ushiki T, et al. Early protective effect of bone marrow mononuclear cells against ischemic white matter damage through augmentation of cerebral blood flow. Stroke J Cereb Circ. 2010;41(12):2938–43. doi:10.1161/STROKEAHA.110.596379.

[49] Moniche F, Gonzalez A, Gonzalez-Marcos JR, et al. Intra-arterial bone marrow mononuclear cells in ischemic stroke: a pilot clinical trial. Stroke J Cereb Circ. 2012;43(8):2242–4. doi:10.1161/STROKEAHA.112.659409.

[50] Prasad K, Mohanty S, Bhatia R, et al. Autologous intravenous bone marrow mononuclear cell therapy for patients with subacute ischaemic stroke: a pilot study. Indian J Med Res. 2012;136(2):221–8.

[51] Rosado-de-Castro PH, Schmidt Fda R, Battistella V, et al. Biodistribution of bone marrow mononuclear cells after intra-arterial or intravenous transplantation in subacute stroke patients. Regen Med. 2013;8(2):145–55. doi:10.2217/rme.13.2.

[52] Savitz SI, Misra V, Kasam M, et al. Intravenous autologous bone marrow mononuclear cells for ischemic stroke. Ann Neurol. 2011;70(1):59–69. doi:10.1002/ana.22458.

[53] Hess DC, Hill WD, Martin-Studdard A, Carroll J, Brailer J, Carothers J. Bone marrow as a source of endothelial cells and NeuN-expressing cells after stroke. Stroke J Cereb Circ. 2002;33(5):1362–8.

[54] Zhang ZG, Zhang L, Jiang Q, Chopp M. Bone marrow-derived endothelial progenitor cells participate in cerebral neovascularization after focal cerebral ischemia in the adult mouse. Circ Res. 2002;90(3):284–8.

[55] Schwarting S, Litwak S, Hao W, Bahr M, Weise J, Neumann H. Hematopoietic stem cells reduce postischemic inflammation and ameliorate ischemic brain injury. Stroke J Cereb Circ. 2008;39(10):2867–75. doi:10.1161/STROKEAHA.108.513978.

[56] Vasconcelos-dos-Santos A, Rosado-de-Castro PH, Lopes de Souza SA, et al. Intravenous and intra-arterial administration of bone marrow mononuclear cells after focal cerebral ischemia: is there a difference in biodistribution and efficacy? Stem cell research. 2012;9(1):1–8. doi:10.1016/j.scr.2012.02.002.

[57] Willing AE, Lixian J, Milliken M, et al. Intravenous versus intrastriatal cord blood administration in a rodent model of stroke. J Neurosci Res. 2003;73(3):296–307. doi:10.1002/jnr.10659.

第 5 章 MultiStem® 治疗中枢神经系统损伤和疾病的临床研究进展：利用成体干细胞产品减轻神经炎症的不利影响

Clinical Development of MultiStem® for Treatment of Injuries and Diseases of the Central Nervous System: Utilization of an Adult Stem Cell Product for Mitigating Adverse Aspects of Neuroinflammation

Robert W. Mays　著

饶军华　译　　栗超跃　校

一、背景

因为动态生物学及通过多种作用机制发挥作用的潜力，在过去 10 年，人们对开发干细胞作为治疗中枢神经系统损伤和疾病的药物越来越感兴趣[1-5]。许多实验室已从多种组织中分离出成体干胞[3,4]，该细胞具有诸多优势包括遗传稳定性好、扩增能力强和免疫原性低，支持同种异体使用[5]。通过其他明确的"干细胞方案"（诱导多能性、遗传修饰、体细胞转移等）或通过独特的自体细胞分离程序，以及专有的细胞分离设备从其他发育阶段（胚胎、胎儿、胎盘、羊水等）分离的干细胞也是学术和行业研究的重点，试图开发有意义的细胞治疗方法，以治疗一系列疾病和损伤[6]。

无论考虑的细胞来源或细胞类型是什么，美国食品药品管理局（Food and Drug Administration, FDA）的指南明确指出，在将干细胞治疗应用于患者之前，必须以一致的、经过验证的方式分离、鉴定和扩大感兴趣的细胞[7]。一种潜在新疗法完成临床试验后，提交生物制药许可证申请（biologics license application, BLA）之前，基于对细胞产品如何发挥作用的机制必须清晰阐明。这是目前科学家研究细胞治疗的挑战——细胞治疗是如何起作用的？大量文献表明：不同的细胞类型，从不同的组织中分离的、在不同的动物模型中、以不同的给药途径、在不同的损伤模型中、在不同的时间、以不同的剂量，几乎普遍证明了细胞介导益处，但这些细胞是如何和怎样发挥作用的机制尚不清楚？如果这些数据真实，表面上也可接受，那么每一种细胞类型的作用机制的基础生物学特征一致吗？同种细胞，以不同途径给药、在不同的损伤和疾病模型中、以不同的给药时间，作用机制相同吗？发挥作用是通过细胞替代？血管生成？免疫系统调节？还是上述情况兼而有之？有没有遗漏的机制描述？

Athersys 公司的科学家与美国和欧洲领先的研究学者合作，专注于研究多能成体祖细胞（multipotent adult progenitor cells，MAPC），这些细胞的临床配方称为 MultiStem。许多描述此细胞基础生物学的文章已经出版。与此同时，将 MAPC 与其他干细胞群体进行比较和对比的实验也有报道。随着对 MAPC 生物学的认知增加，已开展多种疾病动物模型的临床前研究以测试细胞的安全性和有效性。已公布的综合结果使人们对 MAPC 的多种机制有了更清晰的理解，MAPC 可能通过这些机制在使用时以及随后的 MultiStem 产品的人体临床转化和测试中提供益处。本章概述了 MAPC 的重要生物学特性，并总结了该细胞在动物模型中枢神经系统损伤和疾病中的有效性。这些研究的结果导致了一个保守的假设，如 MAPC 在急性 CNS 损伤模型中的获益机制，并帮助确定了目前正在进行的 Ⅰ / Ⅱ 期研究中收集的临床终点，该研究纳入了使用 MultiStem 治疗的急性缺血性脑卒中患者（NCT01436487）。

二、MAPC 的特性

MAPC 是一种成体干细胞，通常从骨髓中分离出来，十多年前就已对其最初特征进行了描述[8]。现已建立并优化了专用培养基配方和生长条件，以保持从啮齿动物[9] 和人类组织中分离的 MAPC 的独特特性、利于干细胞长期培养扩增并保持活性[10, 11]。MAPC 可以从骨髓之外的部位分离到[12]，据报道 MAPC 可以重建间充质细胞谱系之外的组织，如造血细胞[13]、神经外胚层细胞[14] 及其他细胞[8]。MAPC 直径为 15～20μm，与骨髓单核细胞（约 5μm）和传统间充质干细胞（30～35μm）不同[15, 16]。尽管在过去的数十年里已经分离并鉴定了大量的成体干细胞群体[3]，但与其他贴壁成体细胞相比，MAPC 有一个独特的分泌小体[17]，以及延伸的分化能力[18]、转录组[18, 19] 和 microRNA 谱[10, 19]。以下是已报道的 MAPC 生物学与临床研究相关进展。

（一）免疫调节特性

成人基质细胞在生物学中最保守和最重要的转化之一是调节免疫系统的能力。这类细胞在免疫调节方面的科学特性已经被广泛和完整地综述[20-23]，本章不做详细描述。这些细胞的免疫调节生物学特性包括抑制 T 细胞激活、B 细胞激活、自然杀伤细胞激活、树突状细胞成熟的能力，以及对一些炎症细胞因子分泌产生的不同影响。

尽管有证据表明 MAPC 与该类的其他细胞有区别[18]，但 MAPC 是这类细胞的一员。因此，无论在体内还是体外，MAPC 都表现出与上述细胞相同的免疫调节机制[20, 24 27]。MAPC 在其细胞表面不表达可检测到的主要组织相容性复合体（major histocompatibility class，MHC）Ⅱ 类蛋白，这使得其不具有免疫原性，在体外和体内测试中都不激活宿主 T 细胞[24 -27]。最近有报道，在一个同种异体、异型大鼠心脏移植模型中使用 MAPC，当移植到第 3 只动物时[16]，心脏出现 MAPC 介导的心脏耐受和免疫接受。这种耐受性被证明是通过 MAPC 介导的巨噬细胞和 T 调节细胞（treg）在心脏中进入受体。

MAPC 的非免疫原性、耐受性和免疫调节特性使得该临床细胞产品进入到 Ⅰ 期临床研究，用于预防有移植物抗宿主病风险的患者[28]，正在进行的临床研究包括实体器官移植的Ⅰ期临床研究和溃疡性结肠炎的Ⅱ期临床研究。持续研究、明确 MAPC 介导免疫调节功能的分子机制，并将其应用于临床将是成功利用这些功能的关键。同样，开发其他细胞疗法对于治疗有病理基础的免疫细胞功能障碍疾病也很重要[29]。

（二）血管生成的特性

许多细胞疗法（无论是异体的还是自体的，包括不同的成人基质细胞类型，心脏干细胞和"心肌营养"干细胞等）已经在人体完成了Ⅰ期临床研究，并进入治疗急性心肌梗死（acute myocardial infarction，AMI）或心脏修复的后期临床评估[30, 31]。尽管试验时在不同时间点、采用不同剂量、通过不同的入路，这些细胞疗法通常是安全的且耐受性好，具有明显的疗效趋势。

MAPC 临床产品 MultiStem 在Ⅰ期开放标签中对急性心肌梗死患者剂量递增的临床研究[32]，得到了临床前急性心肌梗死小鼠和猪模型的安全性[33]和有效性[34-36]的数据支持。研究结果表明，经皮给 MAPC 对接受细胞治疗的动物心脏功能改善具有统计学意义。

为确定在上述研究中观察到的细胞处理后的受益机制，我们对细胞治疗和空载对照治疗的动物心脏组织进行了分析。与空载对照治疗的动物相比，细胞治疗动物的梗死周围区域的细胞新生血管增加[33, 34]。在其他模型的后续研究证明，MAPC 能在体外生成相关血管[18, 37]，正常小鼠移植 MAPC后血管更通畅[18]，在周围肢体缺血损伤小鼠中血管重建更有效[38]。与同等剂量的其他基质细胞群相比，缺血性脑卒中小鼠缺血半暗区的新生血管增加[39]。

同时，通过蛋白分泌和转录谱对 MAPC 与其他成人干细胞类型进行比较分析[17, 18]。这些研究数据有助于鉴别 MAPC 分泌及差异表达的 3 种蛋白[40]，这些蛋白可启动血管生成和血管形成。这些蛋白的鉴定，以及血管形成所需的生物活性剂量，催生了一种用于心血管损伤治疗的临床生产和批量释放的替代效价的多重检测方法。

三、MAPC 在急性中枢神经系统损伤模型中的疗效评价

为了了解 MAPC 的免疫调节特性，Athersys 公司的科学家与前沿研究学者在急性中枢神经系统损伤和疾病动物模型上开展了一系列合作研究。有一种假说认为，细胞的输入可以下调给药后的炎症反应，同时通过血管生成，为受损伤处于危险状态的神经元和脑组织提供营养支持，该观点很有吸引力。MutiStem 在多个中枢神经系统模型［包括缺氧缺血损伤（hypoxic-ischemic，HI）、脊髓损伤（spinal cord injury，SCI）、缺血性脑卒中和创伤性脑损伤（traumatic brain injury，TBI）］中，被证实具有疗效，现将研究结果总结如下。

（一）缺氧缺血性损伤

佐治亚医学院的 Jim Carroll 博士和 David Hess 博士就 MAPC 对缺氧缺血损伤的影响在新生大鼠上进行了评估[41, 42]。研究数据表明，同种异体或异种异体 MAPC 在海马损伤后 7 天内直接注射

或在诱导损伤后 7 天静脉注射，无论细胞类型或入路，与空载对照治疗组动物相比，单细胞治疗组动物的运动行为显著改善，能维持到 4 周且具有明显的统计学意义。有趣的是，与接受相同剂量的细胞输注至海马组织的动物相比，接受静脉注射细胞的动物在 4 周时的自主活动增加，这表明通过静脉注射效果较好，或者脑实质内直接注射的不良反应较明显。

（二）脊髓损伤

之前与 Case Western Reserve 的 Jerry Silver 博士等合作进行的非平移性脊髓损伤背柱粉碎模型的研究表明，损伤后立即将 MAPC 注射至脊髓，可在损伤后的最初 7 天内降低小胶质细胞 / 巨噬细胞的活化[43]。同时，与空载对照治疗的啮齿动物相比，细胞治疗组动物的轴突末梢死亡回缩减少，并且轴突向损伤部位的再生显著增加且具统计学意义。其他的体外实验和生化数据支持了这一观点，即在体内观察到 MAPC 介导的益处是通过直接调节巨噬细胞的 M_1 表型向 M_2 表型转变，从而减少巨噬细胞介导的轴突死亡，而之前已证明巨噬细胞介导的轴突死亡是长程轴突收缩的主要诱因[44, 45]。

为了阐明 MAPC 对脊髓损伤的潜在益处，我们对一个更相关的挫伤模型进行研究。初步研究确定挫伤模型的最佳给药途径，并确定静脉给药优于脊髓损伤后直接注射（DePaul 等，未发表）。随后，我们通过一系列的结果评估即 Basso Beattie Bresnahan 运动能力评分和 catwalk 匀称指数，来确定脊髓损伤模型中细胞的最佳用药时间窗和最佳单次给药剂量，生理参数包括每 2 周使用代谢笼测定一次排尿量并进行终末尿动力学分析、标记 MAPC 的免疫组化、生物分布及微阵列分析。数据显示，在脊髓损伤诱导 24h 后，单次静脉注射至少 400 万细胞，在治疗后至少 10 周内，运动能力得到持续改善且有统计学意义[46]。此外，与空载对照治疗的动物相比，细胞处理的动物在排尿时膀胱容量更小，剩余容量更小，排尿后压力恢复到基线的水平有所改善，膀胱重量也有所下降；当细胞剂量增加到 800 万时，运动恢复没有明显增强，但明显改善了膀胱功能[47]。

与 BioInVision 合作进行的标记 MAPC 生物分布分析显示，在静脉注射 24h 后，细胞出现在肺、肝和脾。正常细胞计数与组织重量显示，细胞优先归巢到脾，在脊柱中发现的细胞很少。对损伤部位、血液和脾的微阵列分析表明，MAPC 改变了许多损伤诱导通路包括参与免疫细胞的富集、激活和迁移。为了支持这些数据，我们发现，与未处理的动物相比[47]，损伤后 4 天损伤部位免疫组织化学染色中 ED_1 标记的巨噬细胞减少。总之，上述数据表明，在脊髓损伤急性挫伤模型中静脉注射 MAPC 更可能通过外周免疫器官系统发挥作用，而不是通过细胞归巢和直接与损伤部位相互作用[46, 47]。

（三）缺血性脑卒中的初步研究

我们在佐治亚大学完成新生小鼠缺氧缺血损伤研究的同时，还进行了成年大鼠缺血性脑卒中研究，以解决有关使用 MAPC 治疗脑缺血性损伤的相关问题[48]。这些研究数据扩大了对 MAPC 介导益处的理解：①通过脑实质内或静脉途径给予细胞不需要免疫抑制。②两种给药途径均可观察到细胞的有益作用；然而，在静脉注射时，需要更高的剂量才能达到直接注射到大脑的较低剂量（400 万静脉注射，相当于 40 万单位直接注射）所观察到的相同效果。③细胞静脉给药窗口可延长至 7 天，以获得持续显著的益处；然而，越早给药对减少脑卒中后脑组织损失越好（1 天＞2 天＞7 天）。

上述结果有助于我们在提交缺血性脑卒中的试验性新药（investigational new drug，IND）时，制订使用细胞疗法的剂量范围、给药途径和疗效窗口标准。然而，从细胞治疗受损大脑的脑梗死周围区域的检查发现，可检测到的 MAPC 很少，这表明观察到的直接恢复不太可能是 MAPC 迁移到损伤部位而是通过营养因子分泌来支持处于危险状态的组织恢复。

（四）外伤性脑损伤

为更好地理解 MAPC 是如何在已观察到的脑卒中初步研究中所起的神经保护作用[48]，我们与得克萨斯大学休斯顿分校的 Charles Cox 博士合作，开展了一项研究，旨在研究静脉注射 MAPC 与中枢神经系统急性损伤脾脏的潜在关系。之前已有多个实验室的研究论文描述在初始炎症事件（如脑卒中等）发生后，脾脏在加重神经炎症反应中起着十分重要的作用[49-52]。

在啮齿动物 TBI 后的 24h 内注射 MAPC 细胞，证实脾脏作为靶器官介导 MAPC 获益的重要性[53, 54]。损伤后，血脑屏障打开，导致水肿和炎症细胞从周围流入中枢神经系统。源于脾脏的细胞直接导致了脑外伤后 BBB 完整性丧失，因为在之前切除脾脏的动物诱导损伤时，BBB 通透性几乎没有增加[53]。静脉输注 MAPC 可阻断由脾脏介导的血脑屏障通透性增高；有趣的是，当 TBI 损伤后静脉注射时[53]，标记的 MAPC 以剂量依赖的方式在脾脏中增加。除脑外伤、缺血性脑卒中（Bang，未发表）和慢性脊髓损伤外，至少还有两种模型证实了中枢神经系统急性损伤后 24h 内静脉注射的 MAPC 会在脾脏内积累[46, 47]。

TBI 损伤后 24h 内静脉注射 MAPC 还会引起其他免疫和行为的改变。与空载对照治疗的 TBI 动物相比[53]，细胞治疗组的结果显示，来自脾脏的抗炎细胞因子 IL-4 和 IL-10 增加，同时，炎症细胞因子 IL-6 和 γ– 干扰素转录水平降低[53]。与空载对照治疗的动物相比，MAPC 治疗的脑损伤的动物在运动能力、长期空间记忆和记忆检索（治疗后 120 天）方面有显著改善，同时，这些改善与大脑的小胶质细胞激活持续减少有关[55]。上述数据的汇集，为 MAPC 应用于 TBI 或脑震荡损伤的治疗提供了强有力的支持。

（五）继发性缺血性脑卒中损伤研究

在休斯敦大学进行 TBI 研究的同时，Athersys 公司与 Sean Savitz 博士合作，证实了 MAPC 在缺血脑卒中啮齿类动物模型中的有效性[48]。我们设计了一系列的研究来扩展在缺血性脑卒中模型中建立的假设，以及 TBI 模型中关于经 MAPC 介导的脾脏功能变化而获益的新发现。

我们在新品种大鼠中进行了实验，采用新的脑卒中损伤方案，通过一系列更可靠的指标测定，证实在损伤后 24h 内给予 MAPC，统计结果显示具有显著性获益[56]。在治疗 3 天后（诱导损伤 4 天后），与空载对照相比，细胞疗法的脑卒中动物的炎性细胞因子，IL-6 和 IL-1β，在统计学上也显著性降低，同时，细胞疗法的脑卒中动物 IL-10 大约增加了 7 倍。最后，将细胞疗法脑卒中动物的脾脏与给予安慰剂脑卒中动物的脾脏进行比较，我们发现许多具有统计学意义的差异，其中包括在细胞疗法组中，仍保留着脾脏肿块、TUNEL 阳性凋亡细胞的减少，以及 IL-10 转录上调[56]。这些数据使我们更加关注并尝试理解中枢神经系统损伤后 MAPC / 脾脏在分子水平的互作关系。

为了得到更准确的结论，研究人员从脑卒中大鼠模型上分离出脑组织和脾脏组织，这些大鼠在脑卒中损伤 24h 后分别用细胞或安慰剂进行治疗。在治疗后 3 天和 28 天分别从 3 组动物（假损伤和脑卒中后接受安慰剂治疗，以及脑卒中后接受 400 万 MAPC 治疗）中分离组织，核酸分离后进行微阵列分析。在此之前，曾报道过对脑卒中小鼠的大脑进行微阵列分析，小鼠在诱发损伤 24h 后，动物海马区分别接受了 10 万个人类 MSC 或生理盐水注射[57]。此实验产生了大量关于 MSC 介导的脑卒中受益的数据。该研究表明，移植细胞的有益作用很大程度上是通过调节小胶质细胞和（或）嗜酸性粒细胞的激活来调节炎症和免疫反应。

尽管在许多方面相似，但脑卒中 MAPC 微阵列研究的最大区别在于：细胞类型不同（MAPC vs. MSC）、研究的动物种属不同（小鼠 vs. 大鼠）、给药途径不同（静脉注射 vs. 海马注射），以及细胞注射数量的差别（4×10^6 个 vs. 1×10^5 个）。MAPC/大鼠脑卒中研究数据同样表明，尽管是静脉注射细胞，移植 MAPC 细胞降低了脑卒中损伤大脑的炎症状态，同时上调了大脑的抗炎程序和信号通路（Hamilton，未发表）。假设观察到的大脑炎症变化是由于周围免疫细胞（特别是来自脾脏）向损伤部位迁移和浸润减少的结果，安慰剂治疗的脑卒中动物激活的 T 细胞和 M_1 巨噬细胞的微阵列标记的量上调了数百倍，而在细胞疗法的脑卒中动物中，下降到假损伤组水平（Hamilton，未发表）。在脑卒中后前几天，大量激活的细胞从脾脏迁移到脑梗死周围区域已被证实[58]。脾脏细胞迁移与脾脏肿块的减少相关，这与几个组所观察到的情况相似[56, 58, 59]。脑卒中后脾脏组织的微阵列分析表明，与假手术组（即正常的生物能、细胞分裂、氧化磷酸化途径特征等）相比，细胞治疗的动物具有正常健康的脾脏表型，而安慰剂治疗的脑卒中动物促凋亡基因和免疫抑制基因的特征在细胞治疗的损伤动物中没有观察到（Hamilton，未发表）。

为了直接检验脾脏在 MAPC 介导的脑卒中益处中的重要性，我们开展了一系列实验，比较了直接接受 MAPC 治疗的脑卒中动物和在脑卒中损伤前 14 天切除脾脏，后静脉注射细胞的动物[60]。首先观察到的是，在未切除脾脏的脑卒中动物中观察到细胞介导的脾脏功能恢复，而在脾脏切除后进行细胞移植治疗的脑卒中动物中完全丧失[60]。有趣的是，脾脏切除的动物与有脾脏的动物相比时，若不考虑治疗组，脾脏切除动物的初始基线缺陷得分较低，在 4 周的测试期间并没有观察到缺陷的改善。此外，在脑卒中损伤前进行过脾脏切除术的动物与有脾脏的动物相比，梗死体积在统计学上有所减少，与之前报道的相同[51]。对于脑卒中损伤的动物，无论是否有脾脏，在治疗 28 天后，使用 MAPC 的动物，脑组织保存率是原来的 4 倍。值得注意的是，在细胞治疗的动物中，尽管脑组织被保存了下来[60]，但在 28 天内并没有看到显著性的功能恢复。

最后，对脑卒中损伤后有脾脏和无脾脏动物血清的细胞因子比较分析发现[60]，静脉注射 MAPC 治疗后 3 天，IL-6、IL-1β 和 IL-10 在细胞治疗和脾脏状态方面表现出不同的功能。炎症细胞因子 IL-6 和 IL-1β 在脑卒中后静脉注射 MAPC 的动物中明显下调，但在脾脏切除动物中表现不同。在正常脑卒中损伤的动物中，IL-6 水平升高了 3～4 倍，但在无脾脏动物诱发脑卒中后 4 天，IL-6 水平没有增加。这表明脾脏是脑卒中后亚急性期系统性 IL-6 信号的主要来源。MAPC 可以显著降低脾脏切除动物 IL-6 的水平，表明脾脏外有额外的 IL-6 释放，MAPC 可以抑制这种次级释放。另外，MAPC 对 IL-1β 的调节，在脾脏切除的动物中消失。与正常的脑卒中损伤动物相比，脾脏切除后血清中 IL-1β 水平增加了 1.5 倍，而 MAPC 对这一增加没有影响。抗炎因子 IL-10 的水平在 MAPC 处理的脑卒中动物中增加了 7 倍，但在无脾脏动物中完全消失 [60]。这些数据与之前讨论过的其他临床前损伤模型中检测 MAPC 的数据相结合，为干细胞通过调节脾脏而获益的创新和保守机制提供了充分的证据，为将其转化到急性缺血性脑卒中患者的临床试验奠定了基础。

四、临床试验

作为细胞疗法转化应用的一部分，FDA 提供了短期和长期安全参数指南，这些参数必须在进入临床试验前得到验证 [61]。为了符合该指南，Athersys 公司及其合作者在多个实验中评估了 MAPC 的安全性，以及被称为 MultiStem 细胞的临床配方的安全性。在已发表和未发表的报道中，将该细胞移植到多个物种，并通过多种途径给药，均未发现注射干细胞有毒性的证据（参考文献 [33]；Mays，未发表；Ting，未发表）。MAPC 的其他安全性评价已在临床前动物研究中进行，如在良好实验室规范（good laboratory practice，GLP）条件下进行的非肥胖糖尿病 – 严重联合免疫缺陷（nonobese diabetic-severe combined immunodeficiency，NOD-SCID）裸鼠致瘤性研究，在脑卒中损伤大鼠中进行的 GLP 安全性研究，以及脑卒中损伤和缺氧缺血损伤大鼠和新生幼鼠长期（＞1 年）安全性研究（Mays，未发表），均未发现细胞介导的安全性和毒性。对同一动物多次注射细胞后进行免疫致敏分析发现，通过呼吸频率和缺乏异体抗体形成测量，细胞没有反应性 [33]。对来自多个生产流程上的临床级 MultiStem 细胞的基因表达、蛋白表达和单核苷酸多态性进行分析，没有显示出变化或变化无显著性 [10]，表明可以重复生产相同的细胞产物。

这些安全性数据，以及 MAPC 在中枢神经系统损伤急性模型中的疗效评估数据，作为 MultiStem（IND #13852）治疗急性缺血性脑卒中患者的一部分提交。NCT01436487 临床试验是对 136 例急性缺血性脑卒中患者进行双盲、安慰剂对照、剂量递增研究。在撰写本章时，美国 33 个临床点和英国 6 个临床点的临床试验已经开始并积极招募患者。

临床试验的细节包括实验设计，根据纳入和排除标准进行患者评估，主要终点、次要终点和探索性终点 [62]，需要进行的临床操作之前已经发表过。简而言之，该试验是一项 I/II 期临床研究，旨在确定成年缺血性脑卒中患者在患病 24～48h 内应用 MultiStem 细胞疗法的安全性和有效性。该试验由 3 个队列的患者组成。队列 1 是一个低剂量治疗组（4 亿个细胞），8 例患者随机 6：2（细胞疗法：安慰剂）。队列 2 是一个高剂量治疗组（12 亿个细胞），8 例患者随机 6：2（细胞疗法：安慰剂）。这 2 个队列入组后，由一个独立的安全委员会对这些队列的安全性数据进行了评估，确定两种剂量的细胞给药剂量都是安全的，耐受性良好。以 12 亿个细胞的最高耐受剂量将后续招募的患者纳入队列 3。队列 3 包括 120 例患者，按 1：1 随机分组（12 亿细胞治疗：安慰剂）。

安全性和有效性评估的总时间为注射干细胞产品后的 12 个月。患者年龄必须在 18—83 岁（含）且诊断为皮质缺血性脑卒中。我们在所有的动物模型中测试了这些干细胞对脑卒中的功效，且模型都涉及皮质的损伤。另外附加标准是：入组患者为中度到中重度受损患者，其 NIHSS 评分值在 8～20 分。患者必须病情稳定，治疗前 6h NIHSS 评分差值不能＞4 分，因为患者病情的改善或恶化可能会影响对实验数据的解释。患者入组时应排除的标准包括既往的同侧脑卒中病变，或者会使评估复杂化的脑损伤，以及患者之前未曾做过脾脏切除手术。

除了证明这些细胞治疗脑卒中患者的安全性外，主要治疗终点是分析在优化的有意治疗患者群中，MultiStem 治疗组与安慰剂治疗组在第 90 天脑卒中的整体恢复情况，评估标准如下：改良 Rankin 分数 ≤ 2 分，NIHSS 改进 ≥75%，Barthel 指数 ≥95。使用全球统计的数据基础是有很好的文献记载[63]，并被越来越多地认为是一种更好的衡量效益的多维指标，特别是在中枢神经系统疾病方面[64]。复合整体恢复量表曾被用于脑卒中治疗的评估（包括 FDA 唯一批准的组织型纤溶酶原激活物疗法）[65]。在目前多干细胞脑卒中试验中值得关注的其他次要和探索性终点预后测定，包括在第 1 天、第 7 天、第 30 天、第 90 天、第 365 天时的结局指标（NIHSS，改良 Rankin 评分和 Barthel 指数），在基线、第 30 天和第 365 天时，通过磁共振成像测定脑卒中病灶体积，基于临床数据，在基线、第 2 天、第 7 天和第 30 天对细胞介导效应的潜在生物标志物如 IL-10 进行检测，同时测量血液中的各种免疫细胞类型。预计招募工作将完成，主要疗效终点的一线数据将 2015 年初公布。

五、MAPC 治疗的获益及潜力

经过多年过早的宣传和承诺，细胞疗法治疗人类疾病似乎即将实现。细胞的新来源、分离、衍生，以及随之兴起的细胞治疗方法层出不穷。值得注意的是，在过去的两年里，在 clinicaltrials.gov 官网上出现"细胞治疗"作为关键词的试验数量与 12 年前差不多。然而，细胞治疗能否被主流接受的最终障碍将是在临床 Ⅱ 期研究中有效性的证明，以及最关键的临床 Ⅲ 期研究。

在过去的 8 年里，前沿研究转化科学家和医生进行合作研究，在不同的中枢神经系统损伤动物模型中证明 MAPC 的疗效，最终提交了一项研究性新药申请（Investigational new drug application，IND），用于正在进行的治疗急性缺血性脑卒中患者 Ⅰ/Ⅱ 期临床研究中的测试细胞。支持细胞使用的证据指向一种机制，即在最初 24h 静脉注射 MAPC，会导致干细胞以损伤和剂量依赖的方式在脾脏积累（参考文献 [46, 47, 53]；Yang，Busch，未发表）。脾脏在减轻 MAPC 介导的益处中的重要性是毋庸置疑的；在缺血性脑卒中和 TBI 中，在诱导损伤之前切除脾脏会导致细胞介导益处丧失[52, 60]。脾脏切除细胞治疗的脑卒中动物显示，动物血清中 IL-10 未见上调[60]，这一重要结果指明 MAPC 在中枢神经系统损伤后急性期内干预的特异性治疗的生物学意义。最近，Melief 等报道，从骨髓分离出的多能基质细胞，与外周血单核细胞（peripheral blood mononuclear cell，PBMC）在体外实验中孵育，可特异性地诱导 Tregs 上调[66]。基质细胞对 PBMC 的影响需要单核细胞的存在来诱导 Treg，并且伴随着 IL-10 的显著增加。研究人员随后证明，多能基质细胞上调 Tregs 主要是通过单核细胞调节为 M_2 巨噬细胞（一种替代性的激活表型，被认为是抗炎或修复性巨噬细胞）转化，然后分泌包括趋化因子配体 –18（chemokine ligand 18，CCL-18）在内的营养因子，导致 Tregs 的直接上调。PBMC 和 MAPC 的共培养在体外可检测到 CCL-18 的增加（Stubblefield 和 Zilka，未发表）。

此前，Tregs 被证实在脑缺血后具有神经保护作用[67-69]，尽管脑卒中后 Tregs 活动的疗效存在矛盾的数据[70, 71]。MAPC 在急性中枢神经系统损伤模型中的疗效评估数据支持了 MAPC 治疗可上调受损后 Treg 水平的观点，并提示这种上调与未治疗损伤动物细胞的改善有关。已有研究表明，在体外将 MAPC 与巨噬细胞共培养可导致从 M_1 向 M_2 表型极化的变化[43]，在治疗后的前 5 天[54]，与安慰剂治疗组动物相比，在 TBI 发生后 24h 内，静脉注射 MAPC 会导致系统性 M_2 巨噬细胞与 M_1 巨噬细胞显著上调[54]。在治疗 72h 后，与空载对照组相比，脑卒中损伤动物血液中 Tregs 水平显著升高[60]。有趣的是，在一个异型心脏移植模型中，用 MAPC 处理的动物在移植心脏组织中显示了 Tregs 增加，而在环孢霉素处理下移植组织中没有观察到这种情况[16]。现有的 MultiStem 脑卒中临床试验将评估所有脑卒中患者在基线、治疗后第 2 天、第 7 天和第 30 天的 Treg 水平，并以此作为探索终点，并确定细胞治疗和安慰剂治疗患者的 Treg 水平是否存在差异，以及 Treg 水平与临床结果之间是否存在相关性。

其他研究人员开始评估之前在临床试验中测试治疗方法，如增加 Tregs 和调节脾介导损伤的药物，这可能会加速治疗脑卒中的临床开发。Na 等发表的一篇论文描述了一系列体内实验，测试了超激动剂抗体 CD28A 的有效性。已知 CD28A 抗体在小鼠脑卒中诱导后 3～6h 腹腔注射可以增加 Treg 的水平[72]。该抗体曾在免疫功能障碍的 I 期临床研究中测试过，但由于严重的不良反应而停止了临床开发[73]。在脑卒中动物中测试抗体的结果令人欣喜，与生理盐水对照组相比，脑卒中动物大脑局部 Tregs 增加，IL-10 显著增加，功能显著改善，脑组织坏死显著减少。Pennypacker 等进行了 10 年的重要研究，以寻找特定的疗法和调节剂来逆转脾脏对脑卒中恶化的负面影响[74]。

MAPC，或其他细胞疗法，是否可能同时下调或排除对损伤外周免疫反应的不利的、明显的影响（即促进损伤细胞迁移到损伤部位），同时启动或增强修复？伤后恢复是否可将这两者区分开？有趣的是，在继发缺血性脑卒中损伤研究报道中，将脾脏切除后接受 MAPC 治疗的脑卒中大鼠与有脾脏接受细胞治疗的脑卒中大鼠，脾脏切除后接受细胞治疗的动物的脑组织的完整性比脑卒中后未切除脾脏接受细胞治疗的动物高出 2 倍；然而，脾脏切除后接受细胞治疗的动物，与使用安慰剂的动物相比，运动能力或神经系统方面未见明显改善[60]。脾脏切除损伤动物血清 IL-10 水平无上调。一种可能的解释是干细胞阻止或消除免疫细胞向大脑的迁移和浸润，阻止了额外的损害，但由 Tregs 驱动、IL-10 介导的单独修复和（或）恢复过程上调，对于启动或允许内源性神经修复和行为改善是必要的。也许不可能恢复失去的神经功能或改善行为缺陷，如在慢性损伤模型中，除非先停止炎症级联反应才能启动修复程序。这一推测在被证实前，还需要在更多模型中进行成体干细胞实验研究。

在概述中，研究人员介绍了理解细胞治疗获益的机制所面临的挑战，以及其对临床试验设计和有效执行临床试验重要性。在未来几年里，这将成为整个领域的评判标准。本章描述了 MAPC 在各种中枢神经系统损伤模型中进行的转化研究，进而设计和开展 I/II 期临床试验以验证一个保守的假设，即细胞介导的益处是在急性期减轻脾脏及其他周边免疫器官的副作用。支持这一假设的临床数据将对患者、患者家属、临床医生和相信细胞医学未来的研究人员具有重要意义。

致谢

RWM 感谢和我们一起获得临床前数据，以及在本章中所引用临床数据的同道们的努力工作、智力投入和精诚合作，特别是 David Hess 博士、Chuck Cox 博士、Jerry Silver 博士、Jim Carroll

博士和 Sean Savitz 博士。RWM 非常感谢 Athersys 公司的神经科学团队，特别是 Sarah Busch 博士、Samantha Stubblefield 博士、Rochelle Cutrone 博士、Marc Palmer、Sarah Zilka 博士，以及其他所有做出贡献的人，感谢他们持续不断的努力和每天的鼓励。还必须提到的是 Athersys 公司高级管理团队的支持，特别是 Bob Deans 和 Gil van Bokkelen 博士，RWM 资助的项目为本研究开展和引用提供了支持，这些项目包括以下内容：用于开发治疗创伤性脑损伤的 MultiStem 疗法（#1U44NS077511–01）；MultiStem 治疗脊髓损伤的临床开发（OTFBP 资助 # 10833）；和用于治疗缺氧缺血性损伤的成体干细胞产品的临床开发（#R42NS055606）。最后，RWM 要感谢 Jason Hamilton 博士的奉献，他认识到 MAPC 在中枢神经系统中治疗的潜力。虽然斯人已逝，但其贡献将铭刻于心。

参考文献

[1] Boucherie C, Hermans E. Adult stem cell therapies for neurological disorders: benefits beyond neuronal replacement? J Neurosci Res. 2009;87:1509–21.

[2] Kim S, de Vellis J. stem-cell-based cell therapy in neurological diseases: a review. J Neurosci Res. 2009;87:2183–200.

[3] Mays RW, et al. Development of adult pluripotent stem cell therapies for ischemic injury and disease. Expert Opin Biol Ther. 2007;7:173–84.

[4] Ting A, et al. Therapeutic pathways of adult stem cell repair. Crit Rev Oncol Hematol. 2008;65:81–93.

[5] Gnecchi M, et al. Paracrine mechanisms in adult stem cell signaling and therapy. Circ Res. 2008;103:1204–19.

[6] Dimmler S, et al. Translational strategies and challenges in regenerative medicine. Nature Med. 2014;20:814–20.

[7] United States Department of Health and Human Services, Food and Drug Administration. Guidance for Industry Potency Tests for Cellular and Gene Therapy Products. http://www. fda.gov/ BiologicsBloodVaccines/GuidanceComplianceRegulatoryInformat ion/Guidances/ default.htm (2011).

[8] Jiang Y, et al. Pluripotent nature of adult marrow derived mesenchymal stem cells. Nature. 2002;418:41–9.

[9] Breyer A, et al. Multipotent adult progenitor cell isolation and culture procedures. Exp Hematol. 2006;34:1596–601.

[10] Boozer S, et al. Global characterization and genomic stability of human multistem, a multipotent adult progenitor cell. J Stem Cells. 2009;4:17–28.

[11] Roobrouck V, et al. Concise review: culture mediated changes in fate and/or potency of stem cells. Stem Cells. 2011;29:583–9.

[12] Jiang Y, et al. Multipotent progenitor cells can be isolated from postnatal murine bone marrow, muscle, and brain. Exp Hemato. 2002;30:896–904.

[13] Serafini M, et al. Hematopoietic reconstitution by multipotent adult progenitor cells: precursors to long-term hematopoietic stem cells. J Exp Med. 2007;204:129–39.

[14] Jiang Y, et al. Neuroectodermal differentiation from mouse multipotent adult progenitor cells. PNAS. 2003;100 Suppl 1:11854–60.

[15] Fischer U. Pulmonary passage is a major obstacle for intravenous stem cell delivery: the pulmonary first-pass effect. Stem Cells Dev. 2009;18:683–92.

[16] Eggenhofer E, et al. Heart grafts tolerized through third-party multipotent adult progenitor cells can be re-transplanted to secondary hosts with no immunosuppression. Stem Cells Transl Med. 2013;2:595–606.

[17] Burrows G, et al. Dissection of the human multipotent adult progenitor cell secretome by proteomic analysis. Stem Cells Transl Med. 2013;2:745–57.

[18] Roobrouck V, et al. Differentiation potential of human postnatal mesenchymal stem cells, mesoangioblasts, and multipotent adult progenitor cells reflected in their transcriptome and partially influenced by the culture conditions. Stem Cells. 2011;29:871–82.

[19] Aranda P, et al. Epigenetic signatures associated with different levels of differ-entiation potential in human stem cells. PLoS ONE. 2009;4:e7809. doi:10.1371/journal.pone.0007809.

[20] Vaes B, et al. Application of multiStem allogeneic cells for immunomodulatory therapy: clinical progress and pre-clinical challenges in prophylaxis for graft versus host disease. Front Immuno. 2012;3:1–9.

[21] Murphy M, et al. Mesenchymal stem cells: environmentally responsive therapeutics for regenerative medicine. Exp Mol Ned. 2013;45:e54. doi: 10.1038/emm.2013.94.

[22] Stagg J, Galipeau J. Mechanisms of immune modulation by mesenchymal stromal cells and clinical translation. Curr Mol Med. 2013;13:856–67.

[23] Gebler A, et al. The immunomodulatory capacity of mesenchymal stem cells. Trends Mol Med. 2012;18:128–34.

[24] Reading J, et al. Clinical-grade multipotent adult progenitor cells durably control pathogenic T cell responses in human models of transplantation and autoimmunity. J Immunol. 2013;190:4542–52.

[25] Jacobs S, et al. Human multipotent adult progenitor cells are non-immunogenic and exert potent immunomodulatory effects on alloreactive T cell responses. Cell Transpl. 2012;22:1915–28.

[26] Kovacsovics-Bankowski M, et al. Clinical scale expanded adult pluripo tent stem cells prevent graft-versus-host disease. Cell Immunol. 2009;255:55–60.

[27] Highfill S, et al. Multipotent adult progenitor cells can suppress graft-versus-host disease via prostaglandin E2 synthesis and only if localized to sites of allopriming. Blood. 2009;114:693–701.

[28] Maziarz R, et al. Prophylaxis of acute GVHD using Multistem stromal cell therapy: preliminary results after administration of single or multiple doses in a phase 1 trial. Biol.Blood Marrow Transpl. 2012;18:S264–5.

[29] Auletta J, et al. Regenerative stromal cell therapy in allogeneic hematopoietic stem cell transplantation: current impact and future directions. Biol Blood Marrow Transpl. 2010;16:891–906.

[30] Behfar A, et al. Cell therapy for cardiac repair-lessons from clinical trials. Nature Rev Cardiol. 2014;11:232–46.

[31] Telukuntla K, et al. The advancing field of cell-based therapy: insights and lessons from clinical trials. JAMA. 2013;10: e000338. doi: 10.1161/JAHA.113.000338.

[32] Penn M, et al. Adventitial delivery of an allogeneic bone marrow-derived adherent stem cell in acute myocardial infarction: phase I clinical study. Circ Res. 2012;110:304–11.

[33] Kovacsovics-Bankowski M, et al. Pre-clinical safety testing supporting clinical use of allogeneic multipotent adult progenitor cells. CytoTherapy. 2008;10:730–42.

[34] Pelacho B, et al. Multipotent adult progenitor cell transplantation increases vascularity and improves left ventricular function after myocardial infarction. J Tiss Eng Reg Med. 2007;1:51–9.

[35] Van't H. Direct delivery of syngeneic and allogeneic large-scale expanded multipotent adult progenitor cells improves cardiac function after myocardial infarct. CytoTherapy. 2007;9:477–87.

[36] Medicetty S, et al. Percutaneous adventitial delivery of allogeneic bone marrow-derived stem cells via infarct-related artery improves long-term ventricular function in acute myocardial infarction. Cell Transpl. 2012;21:1109–20.

[37] Aranguren X, et al. *In vitro* and *in vivo* arterial differentiation of human multipotent adult progenitor cells. Blood. 2007; 109:2634–42.

[38] Aranguren X, et al. Multipotent adult progenitor cells sustain function of ischemic limbs in mice. J Clin Invest. 2008;118:505–14.

[39] Mora-Lee S, et al. Therapeutic effects of hMAPC and hMSC transplantation after stroke in mice. PLoSONE. 2012;7:e43683. doi:10.1371/journal.pone.0043683

[40] Lehman N, et al. Development of a surrogate angiogenic potency assay for clinical-grade stem cell production. CytoTherapy. 2012;14:994–1004.

[41] Yasuhara T, et al. Behavioral and histological characterization of intrahippocampal grafts of human bone marrow-derived multipotent progenitor cells in neonatal rats with hypoxicischemic injury. Cell transpl. 2006;15:231–8.

[42] Yasuhara T, et al. Intravenous grafts recapitulate the neurorestoration afforded by intracerebrally delivered multipotent adult progenitor cells in neonatal hypoxic-ischemic rats. J Cereb Blood Flow Metab. 2008;28:1804–10.

[43] Busch S, et al. Multipotent adult progenitor cells prevent macrophage-mediated axonal dieback and promote regrowth after spinal cord injury. J Neurosci. 2011;19:944–53.

[44] Horn K, et al. Another barrier to regeneration in the CNS: activated macrophages induce extensive retraction of dystrophic axons through direct physical interactions. J Neurosci. 2008;28:9330–41.

[45] Busch S, et al. Overcoming macrophage-mediated axonal dieback following CNS injury. J Neurosci. 2009;29:9967–76.

[46] Busch S, et al. Optimizing administration of Multistem® for the treatment of acute contusion spinal cord injury. Paper presented at the American Society for Neuroscience, San Diego, California. 2013 Nov 9–13. 2013.

[47] DePaul M, et al. Intravenous Multipotent Adult Progenitor Cell Treatment for Acute Spinal Cord Injury: Promoting Recovery Through Immune Modulation. Paper presented at the American Society for Neuroscience, Washington, D.C. 2014 Nov 15–19. 2014.

[48] Mays RW, et al. Development of an allogeneic adherent stem cell therapy for treatment of ischemic stroke. J Exp Stroke Trans Med. 2010;3:34–46.

[49] Walker, et al. Bone marrow-derived stromal cell therapy for traumatic brain injury is neuroprotective via stimulation of non-neurologic organ systems. Surgery. 2009;152:790–3.

[50] Offner H, et al. Splenic atrophy in experimental stroke is accompanied by increased regulatory T cells and circulating macrophages. J Immunol. 2006;176:6523–31.

[51] Ajmo C Jr, et al. The spleen contributes to stroke-induced neurodegeneration. J Neurosci Res. 2008;86:2227–34.

[52] Offner H, et al. Effect of experimental stroke on peripheral immunity: CNS ischemia induces profound immunosuppression. Neurosci. 2009;158:1098–111.

[53] Walker P, et al. Intravenous multipotent adult progenitor cell therapy for traumatic brain injury: preserving the blood brain barrier via an interaction with splenocytes. Exp Neurol. 2010;225:341–52.

[54] Walker P, et al. Intravenous multipotent adult progenitor cell therapy after traumatic brain injury: modulation of the resident microglia population. J Neuroinflamm. 2012;28. doi:10.1186/1742-2094-9-228.

[55] Bedi S, et al. Intravenous multipotent adult progenitor cell therapy attenuates activated microglial/macrophage response and improves spatial learning after traumatic brain injury. Stem Cells Transl Med. 2013;2:953–60.

[56] Yang B, et al. human multipotential bone marrow stem cells exert immunomodulatory effects, prevent splenic contraction, and enhance functional recovery in a rodent model of ischemic stroke. Paper presented at the American Heart Association International Stroke Conference, Los Angeles, California. 2011 Feb 8–10. 2011.

[57] Ohtaki H, et al. Stem/progenitor cells from bone marrow decrease neuronal death in global ischemia by modulation of inflammatory/immune responses. PNAS. 2008;105:14638–43.

[58] Seifert H, et al. A transient decrease in spleen size following stroke corresponds to splenocyte release into systemic circulation. J Neuroimmune Pharmacol. 2012;7:1017–24.

[59] Kim E, et al. Role of spleen-derived monocytes/macrophages in acute ischemic brain injury. J Cereb Blood Flow Metab. 2014;34:1411–9.

[60] Yang B, et al. The spleen is a pivotal target of functional recovery after treatment with MultiStem for acute ischemic stroke. Paper presented at the American Heart Association International Stroke Conference, New Orleans, Louisiana. 2012 Jan 31–Feb 2. 2012.

[61] Halme D, Kessler D. FDA regulation of stem-cell-based therapies. N Engl J Med. 2006;355:1730–5.

[62] Hess D, et al. A double-blind placebo-controlled clinical evaluation of MultiStem for the treatment of ischemic stroke. Int J Stroke. 2014;9:381–6.

[63] Lachin J. Applications of the wei-lachin multivariate one-sided test for multiple outcomes on possibly different scales. PLoS One. 2014;17:e108784. doi:10.1371/journal.pone.0108784. (eCollection 2014).

[64] Rahlfs V, et al. The new trend in clinical research the multidimensional approach instead of testing individual endpoints. Pharma Med. 2012;3:160–5.

[65] NINDS. Tissue plasminogen activator for acute ischemic stroke. N Engl J Med. 1995;333:1581–7.

[66] Melief S, et al. Multipotent stromal cells induce human regulatory T cells through a novel pathway involving skewing of monocytes toward anti-inflammatory macrophages. Stem Cells. 2013;9:1980–91.

[67] Liesz A, et al. Regulatory T cells are key cerebroprotective immunomodulators in acute experimental stroke. Nat Med. 2009;15:192–9.

[68] Planas A, Chamorro A. Regulatory T cells protect the brain after stroke. Nat Med. 2009;15:138–9.

[69] Li P, et al. Adoptive regulatory T-cell therapy protects against cerebral ischemia. Ann Neurol. 2013;74:458–71.

[70] Schabitz WR. Regulatory T cells in ischemic stroke: helpful or hazardous? Stroke. 2013;44:e84. doi:10.1161/STROKEAHA.113.002228.

[71] Xu X, et al. The paradox role of regulatory T cells in ischemic stroke. Sci.World J. 2013;174373. doi:10.1155/2013/174373

[72] Na S, et al. (2014) Amplification of regulatory T Cells using a cd28 superagonist reduces brain damage after ischemic stroke in mice. Stroke. pii: STROKEAHA. 114.007756. [Epub ahead of print].

[73] Suntharalingam G, et al. Cytokine storm in a phase 1 trial of the anti-CD28 monoclonal antibody TGN1412. N Engl J Med. 2006;355:1018–28.

[74] Pennypacker K. Targeting the Peripheral immune response to stroke: role of the spleen. Trans Stroke Res. 2014;5:635–7.

第6章 脑卒中动脉内移植治疗

Intra-arterial Approaches to Stem Cell Therapy for Ischemic Stroke

Vikram Jadhav　Pallab Bhattacharya　Dileep R. Yavagal　著

颜青　饶军华　译　　张洪钿　校

一、背景

　　缺血性脑卒中是指由于脑供血中断导致特定脑区缺血性坏死及神经元和神经细胞凋亡等。在梗死核心区域神经细胞的坏死是不可逆的，而缺血半暗区神经细胞功能受损，并非坏死。急性缺血性脑卒中的治疗（时间窗内数分钟至数小时）主要是保护缺血半暗带区细胞。目前，对缺血性脑卒中唯一证实具有有效药理学作用的措施是通过静脉或动脉介入注射组织型纤溶酶原激活物，然而静脉溶栓的关键点在于治疗时间窗为4.5h [1, 2]，据统计在美国仅有2%～5%的缺血性脑卒中患者接受t-PA治疗，而在英国仅为4% [3, 4]。在接受t-PA治疗的患者中仅有6‰的患者没有任何残疾症状，其他大多数患者都遗留长期、严重的神经功能残疾。如果将血管内介入作为治疗急性缺血性脑卒中的标准诊疗方案，由于治疗时间窗的限制，仅有20%缺血性脑卒中患者可以接受血管内介入治疗。根据最近在荷兰完成的一项临床试验"荷兰国内关于急性缺血性脑卒中血管内介入治疗的多中心、随机化临床试验"结果显示，尽管血管内介入治疗的临床效果有明显提高，仍有约80%患者不能返回其工作岗位或拥有其原有技能 [5, 6]。

　　溶栓治疗目的在于控制梗死灶的大小。缺血性脑卒中由于多种机制导致继发性脑损伤（数小时至数天内），如炎症、凋亡、氧化应激、细胞毒性水肿、血脑屏障破坏及血管源性水肿等，这是迟发性神经元死亡阶段 [7]。目前，临床前药物治疗的靶点主要包括神经发生、血管生成，以及有助于神经可塑性的生长和营养因子的释放。这些临床前实验都没有成功转化为临床实践。目前还没有经FDA批准的、能有效治疗缺血性脑卒中继发性脑损伤的治疗方法。

　　据统计，1600万患者中有600万患者因首次脑卒中导致死亡 [8]。即使患者存活下来，也可能因为劳动能力的丧失和康复功能锻炼的需要，对个人和社会造成严重的疾病负担 [9]。干细胞疗法有助于改善长期的神经功能障碍，通过促进神经功能修复和重塑而提高神经功能活动。大量的临床前研究和早期临床试验表明，干细胞疗法在缺血性脑卒中的早期和慢性阶段都有益处，因此治疗时间窗更大。在这一章，我们重点关注动脉内途径干细胞治疗缺血性脑卒中的临床前研究和早期临床试验。

二、临床前研究

在过去的十余年里，已经发表了大量关于使用不同类型干细胞治疗缺血性脑卒中的临床前研究。这些研究除了确定干细胞疗法的有效性，同时也在探索可能的信号机制和转导途径、比较干细胞疗法的各种方式和途径、最佳的细胞疗法剂量，以及确立最重要的临床前实验安全性。我们总结了一些重要的阐述动脉内途径干细胞治疗缺血性脑卒中的安全性和有效性的临床前研究（表 6-1）。

（一）干细胞类型

干细胞的来源多种多样，可以分化成不同的细胞群。多能干细胞，如胚胎干细胞，与来源于人体组织并仅可分化为成熟细胞的"多能干细胞"相比，能分化为多种细胞类型[23]。然而，多能干细胞具有致瘤性和形成畸胎瘤的缺点[24]。干细胞也可在组织损伤时产生，并可迁移到缺血病灶处。多个研究组的临床前研究表明，干细胞可以通过多种机制发挥作用，其中包括但不限于神经保护、神经发生、血管生成、突触发生、免疫调节、生长和营养因子释放等[25, 26]。

Leong 等在一篇缺血性脑卒中的啮齿类动物（最常用的物种）模型中使用干细胞疗法临床前研究的综述中提到，在不同类型的干细胞中，间充质干细胞和神经干细胞 / 祖细胞能显著改善功能[27]。Vu 等最近对 46 项 MSC 治疗缺血性脑卒中临床前研究的 Meta 分析中得出非常有意义的结果[28]。在此文中，他们得出结论，MSC 在不同动物物种、注射时间、免疫原性程度、总治疗剂量或浓度及存在其他共病的情况下均能明显改善结果。脑内注射（intracerebral, ICR）给药方式优于动脉内注射给药方式，而动脉内注射给药方式优于静脉内注射给药方式。与动脉内注射和静脉内注射方式相比，脑内注射是一种有创的给药方式。在我们最新的缺血性脑卒中啮齿类动物模型的临床前研究中显示，动脉内注射 MSC 的有效性及优越性均优于静脉内注射途径[22]。所有干细胞给药方式的优点和缺点都将在随后的章节中讨论。Vu 等的 Meta 分析指出，与啮齿类动物和小鼠模型相比，灵长类动物模型的 MSC 疗法在控制梗死灶大小上有很大的改善[28]。不同研究小组证实，MSC 具有易获取性和高效性，在不同物种的缺血性脑卒中动物模型中均具有明显效果[29, 30]。MSC 可以相对容易地获得，且不受伦理的限制，因此相比其他类型的干细胞具有明显优势。

MSC 的来源有多种途径，其中包括骨髓、脐带血干细胞（umbilical cord blood cell, UCBC）、脂肪组织的干细胞 / 祖细胞、胎盘的干细胞[31]、成人牙髓[32] 等。UCBC 是多能性的，是 MSC 的重要来源。它们具有很高的再生潜力，其原始免疫表型亦使其更适合移植。来源于成人牙髓干细胞（dental pulp stem cell, DPSC）是多能的，且具有向神经元分化的能力。一项临床前研究显示，在缺血性脑卒中动物模型中，DPSC 可改善神经功能障碍[32]。一些临床前研究显示嗅鞘细胞和来自室管膜下区和海马的内源性干细胞亦具有治疗缺血性脑卒中的作用[27, 33, 34]。

（二）信号机制

将干细胞聚集到脑缺血区域需要复杂的信号级联和转导机制，如细胞滚动、黏附、内皮细胞迁移，以及通过细胞外空间迁移到损伤部位[35, 36]。多种化学介质参与到这些过程中。来自血管内

表6-1　已发表和正在进行的动脉内干细胞移植治疗临床前研究

研究参考/主要研究者	研究题目	给药途径	细胞类型/来源	受试物种	治疗时间窗	剂量	结果评价	后续/测量结果	结果概述
[10]	脑内骨基质细胞治疗大鼠脑卒中	动脉内	多能干细胞/外源	大鼠	缺血后1天	2×10^6	神经系统严重程度评分、黏附试验	MCA后1天、7天、14天	骨髓间充质干细胞向同侧骨髓转移和功能改善
[11]	脑卒中后骨髓基质细胞移植可增加轴突髓鞘重构	动脉内	大鼠多能干细胞/外源	大鼠	24h后	2×10^6	梗死体积、mNSS、黏合剂去除	MCA后1天、7天、14天、21天、28天	治疗后的神经功能改善。行为上的改善部分与大脑中的轴突和髓鞘重塑有关
[12]	脑卒中后骨髓基质细胞上调骨形态发生蛋白-2、骨形态发生蛋白-4、缝隙连接蛋白-43和突触素的表达	动脉内	大鼠多能干细胞/外源	大鼠	MCA再灌注后24h	2×10^6	梗死体积、mNSS、黏合剂去除	MCA、MCAo后1天,BMSC给药前,MCAo后7天、14天和21天和28天	MCAo后14天、21天、28天大鼠神经功能恢复明显,但病灶体积无明显减小
[13]	自体骨髓细胞、金属蛋白酶抑制剂和脑血代谢治疗的脑保护作用	动脉内	大鼠多能干细胞/外源	大鼠	MCA再灌注后6h	2×10^7	梗死体积、旋转棒试验	MCAo后2h至14天的旋转转棒	TIMP和朴充代谢联合骨髓单核细胞治疗可促进神经发生和血管生成
[14]	中年雌性脑卒中大鼠骨髓基质细胞治疗后1年随访	动脉内	大鼠多能干细胞/外源	大鼠	脑卒中后1天	2×10^6	梗死体积、mNSS、黏合剂去除	1天、2周、4周、1个月	在注射骨髓间充质干细胞后2周至1年内改善了神经功能
[15]	动脉内输入骨髓单核细胞再灌注后,立即减少大鼠局灶性脑缺血损伤	动脉内/静脉内	BM-MNC/自体	大鼠	再灌注(90min)后立即	1×10^7	梗死面积、运动功能	再灌注24h或7天优于静脉	动脉内注射组的硬死体积减小,而静脉注射组没有
[16]	大脑缺血时动脉内输入人脐血源性间充质干细胞	动脉内	多能干细胞/异基因的	犬	制备1天	1×10^6	神经评估、磁共振成像	1天、7天、10天、22天、28天	改善梗死体积(MRI)在一周和早期恢复的神经缺陷
[17]	急性缺血性脑卒中大鼠间充质干细胞输入异体植入后,供血功能恢复	动脉内/静脉内	大鼠多能干细胞/外源	大鼠	CC再灌注后30min	2×10^6	梗死体积、干细胞移植和植入的MRI分析	24h和14天	动脉内与静脉通路具有改善神经功能、减少脑损伤的作用

（续表）

研究参考/主要研究者	研究题目	给药途径	细胞类型/来源	受试物种	治疗时间窗	剂量	结果评价	后续/测量结果	结果概述
[18]	六脑卒中模型中动脉内输人磁标记的间充质干细胞的体内磁共振成像	动脉内	骨髓间充质干细胞/自体	犬	1周	3×10^6	MRI	移植前, 移植后1h, 24h, 及移植后每周至4周的体内MRI。	MRI对于追踪动脉内输人超顺磁性氧化铁标记的骨髓干细胞是有效的
[19]	动脉内干细胞移植为脑卒中后的细胞分布和功能恢复提供了时间依赖性	动脉内	骨髓间充质干细胞/异源种性	大鼠	MCA后1天, 4天, 7天	1×10^6	行为测试, 组织学	脑卒中后0天, 1天, 4天, 7天, 14天, 21天	运动功能在第1天和第4天得到改善, 但第7天没有
[20]	自体脂肪源间充质干细胞在脑内移植可明显改善MCA大鼠的神经功能缺损	动脉内	脂肪来源骨髓间充质干细胞/自体骨髓	大鼠	MCA再灌注后3天	2×10^6	性能试验, 胶黏剂去除试验	MCAo后1天, 7天, 14天, 21天, 28天	梗死体积无显著差异, 治疗组MCAo后神经行为评分改善14~28天
[21]	动脉内输人人骨髓间充质干细胞治疗大鼠脑缺血是一种安全有效的方法	动脉内/静脉内	人骨髓间充质干细胞/异种源性	大鼠	24h	3×10^6	功能结果, LDF, SPECT, PET	移植后1天, 3天, 7天, 14天, 28天	与静脉注射相比, 动脉内注射能促进血管生成, 改善功能恢复
[56]	在脑缺血大鼠动脉内输人人骨髓间充质干细胞后, 在脑内产生细胞基质定位和增强血管生成, 但这并没有转化为功能恢复	动脉内	人骨髓间充质干细胞/异源种性	大鼠	2天或7天	1×10^6	钢瓶试验, 黏标	6天, 21天, 42天	尽管有效促使MSC归巢缺血大脑半球和增强血管生成, 但功能没有改善
[22]	在大鼠类脑卒中模型动脉内输人间充质干细胞的有效性和剂量依赖性安全性研究	动脉内	骨髓间充质干细胞	大鼠	MCA模型再灌注后1h, 24h	$5\times10^4 \sim 1\times10^6$	梗死体积, 神经学评估	1~28天	改善梗死体积和神经系统评分计算的最佳剂量为1×10^5

BM-MNC. 骨髓单核细胞; TIMP. 金属蛋白组织抑制物; MCAo. 大脑中动脉闭塞; MCA. 大脑中动脉; BMSC. 骨髓基质细胞; CC. 颈动脉; LDF. 激光多普勒血流测量; SPECT. 单光子发射计算机断层扫描; PET. 正电子发射断层扫描

皮和活化血小板的 SDF-1 作用于 MSC 的 CXCR4 趋化因子受体，影响间充质干细胞的动员和聚集 [37-41]。SDF-1 受转录调控因子、缺氧诱导因子 -1α（hypoxia-inducible factor，HIF-1α）[42]、基质金属蛋白酶（matrix metalloproteinases，MMP）和一氧化氮（nitricoxide，NO）[40, 41, 43-45] 等因子调控。其他趋化因子如单核细胞趋化蛋白 -1（monocyte chemoattractant protein-1，MCP-1）在 MSC 的聚集中也有作用 [38]。一些生长因子如血管内皮生长因子和粒细胞集落刺激因子也参与了骨髓干细胞动员。G-CSF 还通过降低骨髓中 SDF-1 的表达和造血干细胞（hematopoietic stem cell，HSC）中 CXCR4 的表达，促进造血干细胞和内皮祖细胞的动员 [46-50]。

脑卒中模型的临床前研究显示，MSC 本身在体内不分化为神经元，但可促进内源性神经祖细胞分化 [27]。MSC 可分泌神经营养因子，如脑源性神经营养因子（brain-derived neurotrophic factor，BDNF）、碱性成纤维细胞生长因子（basic fibroblast growth factor，bFGF）、血管生成素 -2、转化生长因子 -β（transforming growth factor，TGF-β）和胰岛素样生长因子 -1（insulin-like growth factor-1，IGF-1）。这些因子可促进神经元、胶质细胞和神经血管细胞的重塑，并增强轴突出芽和突触发生 [11]。MSC 还可通过减少神经细胞凋亡和星形胶质细胞的激活以减少瘢痕形成，并通过分泌 VEGF、bFGF、神经生长因子（nerve growth factor，NGF）等血管生成因子促进血管生成 [13, 51]。MSC 还通过 TGF-β、NO 和前列腺素途径、JAK-STAT 信号通路和 IL-6 的释放影响免疫调节 [51]。干细胞通过多种信号级联调节多个靶点，所以具有多效性。

放射影像研究对追踪和定位示踪剂标记的干细胞非常有帮助，有助于理解干细胞聚集机制。在啮齿类动物模型 [52, 53] 和犬模型 [18] 上的临床前研究表明，生物发光成像和超顺磁性氧化铁标记有助于追踪和定位 IA 标记的干细胞向脑卒中后缺血区域聚集。其他研究团队 [16] 也证实了磁共振成像在犬缺血性脑卒中模型中的可行性。

（三）干细胞疗法在缺血性脑卒中的治疗时间窗

缺血性脑卒中的早期治疗措施主要在于减少损伤 / 限制梗死体积。一方面，脑卒中后期的治疗措施主要在于促进神经重塑和修复。MSC 和其他干细胞具有更宽的治疗时间窗 [27, 32, 54]。缺血性脑卒中后血脑屏障受损可以使 MSC 更好地聚集到脑缺血部位。另一方面，血脑屏障可能在脑卒中后 24h 内保持完整，并可能阻碍靶细胞的移植。同样，在慢性阶段，神经胶质瘢痕可能阻碍干细胞的迁移通道 [27]。

我们使用啮齿类缺血性脑卒中模型的临床前研究显示，治疗时间窗至少持续 24h 以上 [22]（图 6-1）。早期注射干细胞的优点是，缺血性脑卒中后释放的炎性趋化因子有助于吸引干细胞。部分研究人员认为，在脑卒中 7 天后注射 MSC 可能会降低其作用 [55]。同时，其他 IA 临床前研究表明，在缺血性脑卒中后 7 天内注射干细胞治疗可以显著提高功能恢复 [19]，并诱导血管生成 [56]。临床前研究主要关注脑卒中早期的治疗时间窗。与现有的标准疗法相比，干细胞有较大的治疗时间窗。有临床前研究证明，缺血性脑卒中后，干细胞的治疗作用可以持续 4 个月至 1 年 [14, 32]。这些信息对于临床试验来说是非常积极的，从啮齿类动物模型转化到人类，治疗时间窗可以延长至数年。

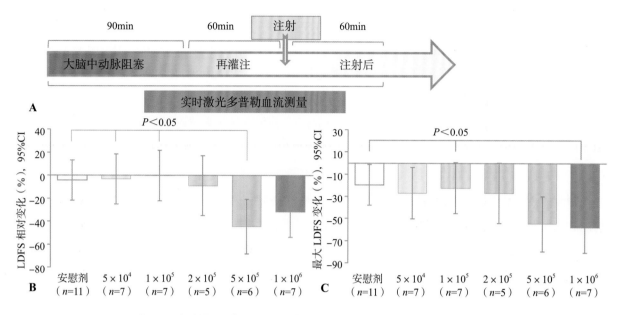

▲ 图 6-1　低剂量 IC 间充质干细胞可减轻 IC 注射对 MCA 血流的不良影响

A. 实验时间线显示 rMCAo 持续 90min，然后取下缝线进行再灌注。在再灌注 60min 时，只 IC 注射骨髓间充质干细胞或安慰剂，然后用 LDF 监测 60min。B. 在降低剂量中，比较从基线到最终记录的相对 LDFS 的恶化程度。C. 1×10^5 剂量和安慰剂与 1×10^6 剂量相比，最大 LDF 恶化程度明显更小。B 和 C 中采用一般线性建模比较组间的平均差异。rMCAo. 右侧大脑中动脉阻塞；LDF. 激光多普勒血流测量；LDFS. 激光多普勒血流信号；IC. 颈动脉内。（图片由 Yavagal 等提供，2014）

（四）动脉内注射给药方式的优缺点

临床前研究指出 IA 和 IV 给药方式优于 ICR 和脑室内（intracerebroventricular，ICV）给药方式。首先，IA 和 IV 给药方式比 ICR 和 ICV 给药方式创伤小。IA 可能比 IV 更具侵袭性，但与所有其他方式（ICR、ICV、IV、鞘内）相比，IA 方式在脑缺血靶组织中输送的干细胞数量显著增加，且干细胞分布更加均匀[11, 52]。由于不同研究的不同结果，目前该结论尚不明确。

许多研究团队表明，IA 和 IV 在改善神经系统恢复、减少脑损伤和促进缺血性脑卒中保护机制方面具有同等效果[57-59]。Vasconcelos dos Santos 等通过 IA 和 IV 方式注射骨髓单核细胞，Zhang 等通过 IA、IV、ICR、ICV 和鞘内方式注射人脐带组织来源的细胞。两组研究结果均显示各种干细胞注射方式都有明显效果。Savitz 等同样证实 IA 和 IV 两种方式注射自体 BM-MNC，结果无显著性差异[58]。这些研究提示在缺血性脑卒中后，BM-MNC 的 IA 给药方式并不优于 IV 给药方式。同样，Gutierrez Fernandez 等在永久性大脑中动脉闭塞（middle cerebral artery occlusion，MCAo）大鼠模型中使用同种异体 MSC，发现 ICR 和 IV 给药方式对功能无显著影响[17]。IA 注射侧的颈内动脉 MCA 的永久闭塞妨碍了 MSC 向梗死区直接迁移，这可能是本研究中 IA 方式疗效不如 IV 方式的关键原因。另外，一些临床前研究直接比较 IV 和 IA 给药方式发现，IA 比 IV 能向靶组织提供更高浓度的干细胞[15, 21, 53, 60, 61]。缺血性脑卒中后，经 IA 方式注射骨髓单核细胞较 IV 方式在梗死体积大小、靶细胞运输和运动功能恢复方面具有明显优越性[21, 61]。另一些研究在啮齿类动物模型中使用人 MSC[60] 和在小鼠模型中使用小鼠神经干细胞的研究[53] 也证实了这点。Guzman 等已经证明 IA 注射生物发光成像显示更高比例和更持久的干细胞运输到大脑[53]。Du 等[21]在一项直接对比研究中发现，在大鼠脑缺血模型中，IA 方式比 IV 方式能更好地促进功能恢复和诱导血管生成。Lundberg 等在创伤性脑损伤模型中证实了这一观点。他们的研究提示，在大鼠脑损伤模型中，使用人 MSC、人神经祖细胞和大鼠神经祖细胞不同细胞群，IA 方式比 IV 方式的靶向注射更有效[61]。IA 方式优于 IV 方式的原因可能是 IA 方式避开了肺毛细血管等外周滤过器官的细胞过滤作用[62]。我们认为有多种因素影响到 IA 优于 IV 给药方式，主要包括干细胞聚集的趋化因子、细胞迁移、动脉硬化和狭窄程度、动脉分枝血管通畅度和脑卒中后 BBB 破坏程度。

　　干细胞的 IA 注射方式确实存在一定的安全障碍，需要在临床转化之前解决。在 IA 干细胞注射的临床前研究中发现微血管闭塞可导致脑血流灌注减少。Chua 等报道通过保持顺行血流可以防止微闭塞[63]。在一些临床前研究中提到，无论是否与微血管闭塞有关，神经祖细胞和 MSC 的 IA 注射可加重缺血并导致死亡率增加[64-66]。本研究团队在临床前研究中，通过 IA 方式注射多种浓度的 MSC 研究此问题[22]。实时监测 MCA 流量的剂量升降试验表明，将 IA 注射的 MSC 剂量降至 1×10^5 时可减轻高剂量时 MCA 多普勒血流信号的降低（图 6-2 和图 6-3）。在 rMCAo 24h 后给予 1×10^5 个 MSC 的 IA 方式的最大耐受剂量，与 IA 空白对照组和 IV MSC 组相比，在缺血性脑卒中后神经功能缺损的恢复和梗死体积的缩小具有显著优势（图 6-1 和图 6-4）。此外，本研究团队发现，通过 IA 方式注射 MSC，治疗时间窗可延长至 24h。实际上，缺血性脑卒中后 24h 给予 MSC 比 1h 具有更强的治疗作用。这些发现是非常有意义的，因为 MSC 动脉内注射的益处可以转化为长期的神经功能改善和梗死体积缩小（图 6-1 和图 6-4）。根据目前的报道，与其他方式相比，IA 方式的干细胞注射仍然是最有意义的，具有较多临床优势。

三、动脉内注射干细胞治疗缺血性脑卒中的试验和临床研究

　　在过去 5 年里，大量出现的干细胞治疗急性缺血性脑卒中的早期临床试验，引发全球对此的研究热潮[34, 67]。确定临床安全性在新的治疗方法的发展过程中是至关重要的。在过去的 10 年中，在建立缺血性脑卒中患者干细胞疗法的临床安全性方面取得了巨大进展。Kondziolka 等首次证明干细胞疗法在缺血性脑卒中的可行性和安全性[68]。他们通过立体定向注射方式给缺血性脑卒中患者直接注射来源于人类畸胎瘤细胞系（NT2N，Layton BioScience Inc，Sunnyvale，CA）的干细胞。在 I 期、非随机、单盲研究中包括 12 例基底节区脑卒中和运动障碍患者，结果显示立体定向注射干细胞（$2 \times 10^6 \sim 6 \times 10^6$）是可行的。所有患者使用环孢素 A 进行免疫抑制。其中 1 例患者全面性癫痫发作和另 1 例患者出现脑干远端脑卒中，均被认为是与干细胞注射治疗无关的孤立事件。在 6 个月和 12 个月随访的正电子发射断层成像显示分别在 7 例和 3 例患者中存在注射部位氟脱氧葡萄糖摄取的改善[68, 69]。对 1 例在干细胞治疗 27 个月后死于心肌梗死的患者进行尸检分析显示，在注射部位存在来自注射干细胞分化的神经元[70]。Kondziolka 等对 9 例缺血性和出血性脑卒中患者进行了 II 期随机临床试验[71]，每组治疗 7 例患者，4 例患者作为对照组。结果发现，与对照组和基础基线值相比，在"上肢运动研究测试"中手部运动的总得分有所提高。

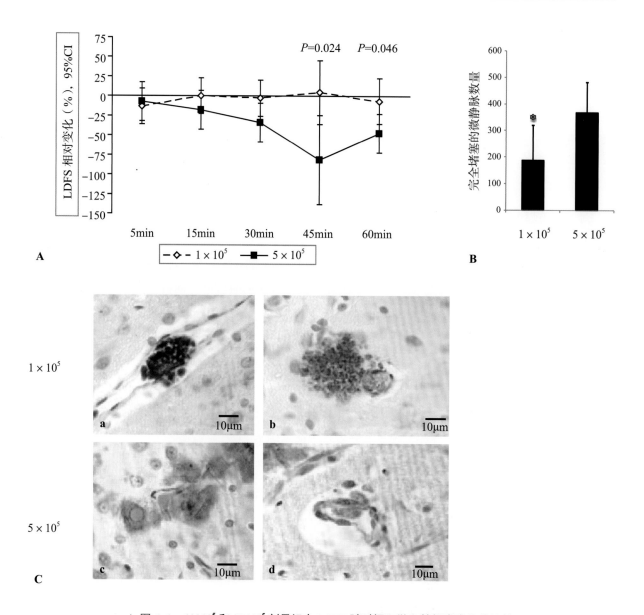

▲ 图 6-2　1×10⁵ 和 5×10⁵ 剂量组中 LDFS 随时间和微血管闭塞变化的比较

A. 与使用混合模型的 $5×10^5$ 剂量相比，注射后 60min 内，$1×10^5$ 剂量的 IC 间充质干细胞有短暂的 MCA LDF 恶化，且更少。B. 比较两剂量组完全闭塞微血管总数，低剂量组完全闭塞微血管明显更低。平均值 ± 标准差，$P < 0.05$，方差分析。C. IC 间充质干细胞 $1×10^5$ 剂量组的代表性脑切片显示经 3，3 - 二氨基联苯胺鉴定的 GFP + 间充质干细胞，在注射后 3～5 天显示局部微血管完全充盈；同时，IC $5×10^5$ 剂量组，典型脑切片高倍视野显示单个间充质干细胞部分在微血管壁内，部分在微血管壁外。LDFS. 激光多普勒血流信号；IC. 颈动脉内（图片由 Yavagal 等提供，2014）

　　然而，ICR 和 ICV 方式具有侵袭性的缺点。此外，即使采取立体定向预处理，ICR 路径靶病灶内干细胞的分布也可能不均匀[72, 73]。另外，还存在术后并发症的风险，如血肿、意外损伤和其他并发症，并发症包括但不限于癫痫发作、晕厥和一过性运动功能丧失[71, 74]。与 ICR 方式相比，ICV 方式的侵袭性较小，但也存在干细胞分布不均匀的缺点。此外，一些接受 ICV 方式治疗的患者出现发热和脑膜炎症状[75]。

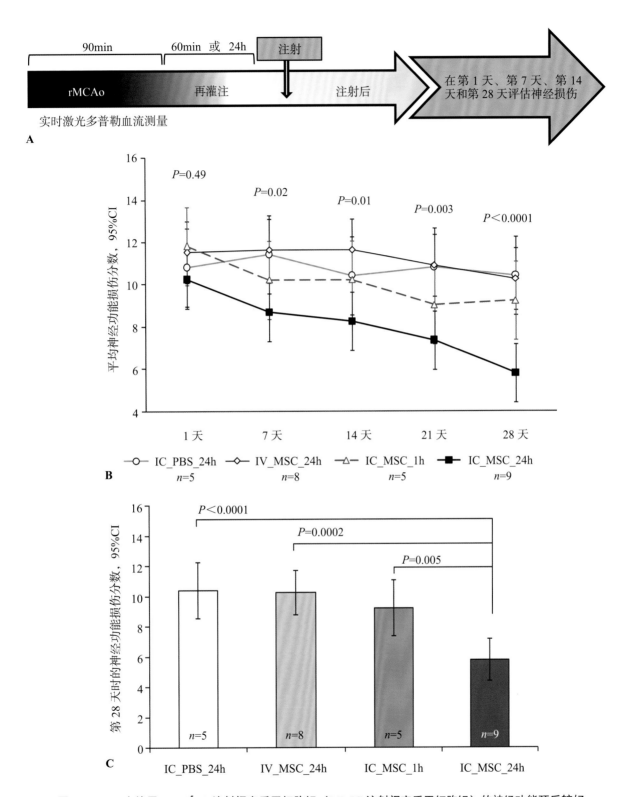

▲ 图 6-3　**24h 内使用 1×10^5 IC 注射间充质干细胞组（24h IC 注射间充质干细胞组）的神经功能预后较好**

A. 药效实验时间表显示，90min 时形成 rMCAo，24h 再灌注（在再灌注 1h 接受 IC 注射充质干细胞组除外），在第 1 天、第 7 天、第 14 天、第 21 天、第 28 天采用 ND 评估。B. rMCAo 后第 1 天，各组间 ND 评分无显著差异。随时间推移，1×10^5 组的 ND 评分逐渐降低，28 天时明显低于其他组。C. 24h 注射间充质干细胞组，在第 28 天评分明显低于其余各组。ND. 神经功能缺损；IC. 颈动脉内；rMCAo. 右侧大脑中动脉阻塞；PBS. 磷酸缓冲液；IV. 静脉注射；MSC. 间充质干细胞（图片由 Yavagal 等提供，2014）

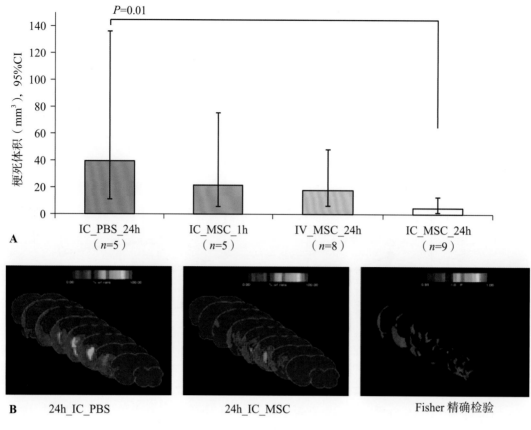

▲ 图 6-4　各组梗死体积的比较

A. 对数变换后，比较各组间的几何平均梗死体积呈正态分布与 24h-IC-PBS 组相比，只有 24h-IC-MSC 组动物的梗死体积显著减少；B. 梗死频率图 比较 24h-IC-MSC 组和 24h-IC-PBS 组平均梗死体积的位置，用颜色编码的方法来表示大鼠大脑各区域出现梗死的百分比，使用 Fisher 精确检验与颜色编码表示的 P 值，颜色条在 1-p 格式。显示为冠状面；选择中间部分。24h- IC-MSC 组梗死频率明显降低，特别是在 Fisher 试验量化的核心周围。IC 颈内动脉；PBS. 磷酸缓冲液；MSC. 间充质干细胞；IV. 静脉注射（图片由 Yavagal 等提供，2014）

　　不同研究结果表明，干细胞的外周 / 血管注射方式不仅安全可行，而且具有初步效果。Bang 等研究发现，5 例接受自体 MSC（5×10^7）IV 治疗的脑卒中患者在 1 年随访期内的功能恢复优于 25 例对照组患者，且在 5 年的随访期内，其发病率和死亡率均未增加 [64, 76]。目前，一项使用 MultiStem® 的多中心 II 期随机、双盲、安慰剂对照临床试验正在积极招募患者 [77]。MultiStem® 是一种来自健康供体的多能黏附骨髓细胞的异体细胞疗法，已在心肌梗死和移植物抗宿主病的临床试验和脑卒中的临床前研究中证实是安全的。该临床试验旨在前循环缺血性脑卒中 48h 内提供干细胞，并评估 3～12 个月的长期结果。在最近的综述中，IV 和 ICR 方式的干细胞疗法研究被广泛关注 [67, 78, 79]。

　　为了充分利用临床前研究中观察到的急性缺血性脑卒中 IA 方式注射干细胞的多重优势，以及该方式的临床适用性，近 5 年来开展了多项 IA 方式干细胞注射治疗的早期临床试验。Mendonca 等首次证实使用 IA 方式注射 BM-MNC 干细胞疗法是安全的 [80]。他们直接将 3×10^8 的自体 BM-MNC 注射到一位缺血性脑卒中患者的左 MCA 中，该患者的左 MCA 区域仍保留有缺血半暗区。他们在脑卒中后的第 5 天给患者注射干细胞；在 2 个月的随访中，监测未发现微栓塞或任何脑电图改变，而神经功能症状明显改善。该研究组在随后病例研究中证明可以通过 ^{99m}Tc– 六甲基丙烯胺肟标记来跟踪示迹自体骨髓细胞[81]。他们研究发现，单光子发射计算机断层成像图像显示干细胞注射 8h 后 ^{99m}Tc- 六甲基丙烯胺肟标记的干细胞主要聚集于左 MCA 前分支区域，而脑卒中主要位于左 MCA 后分支区域，原因可能是后分支的闭塞。最近，Barbosa da Fonseca 等[34] 在 12 例缺血性脑卒中患者中使用 ^{99m}Tc 标记的 aBM-MNC-SC，结果显示 IA 和 IV 方式注射相同剂量的干细胞，其放射性计数无差异。同时，他们研究发现，与 IV 组相比，IA 组肝和脾的放射性计数较高，而肺部的放射性计数较低。这与以往的研究结论类似，IA 注射方式绕过体循环和肺隔离，所以比 IV 方式更有优势[62]。临床前研究表明，IA 方式可以提高干细胞向大脑目标病灶的运输[15, 21, 53, 60, 61]，这在 Barbosa Da Fonseca 研究团队获得的数据中没有发现。干细胞可能是通过趋化信号迁移到其他器官，如心脏和肾脏，这些器官在缺血性脑卒中患者中同样受到影响[82, 83]。具有更多病例的临床研究将有助于证实临床前研究的结论，即 IA 方式比 IV 方式能运输更多的干细胞到达目标脑卒中区域。该研究组同时还发现 IA 方式注射干细胞在亚急性脑卒中患者中也是可行的[84]。他们报道即使在缺血性脑卒中后 90 天后通过 IA 方式注射 aBM-MNC 干细胞，随访 6 个月以上也没有不良反应或任何神经系统恶化。这组数据和大量的临床前研究的结果均认为 IA 方式注射干细胞治疗缺血性脑卒中在延长治疗时间窗和减少不良反应方面比目前的标准治疗方法更有优势。

Friedrich 等在一个更大的临床研究（n=20）证实在同侧 MCA 区域直接注射自体骨髓单核干细胞是安全的，并且可以一次性大量注射干细胞（6×10^8），不会造成任何不良反应[85]。20 例患者中，有 8 例在缺血性脑卒中后 3 个月神经功能明显改善（mRS ≤ 2 分）；但是，没有对照组进行比较。Jiang 等首次报道 IA 方式注射干细胞治疗出血性脑卒中患者的安全性[86]。他们使用脐带来源的 MSC（江苏干细胞库，中国江苏），并注意到该患者和其他 3 例 MCA 缺血性脑卒中患者的恢复情况有明显改善。他们注意到，在接受干细胞疗法的 4 例患者中，有 2 例患者的 mRS 有明显改善。最近，Banerjee 等发现在缺血性脑卒中发作 7 天内，通过同侧 MCA 注射自体免疫选择 CD34$^+$ 干细胞 / 祖细胞是安全的[87]。他们将研究对象限定为 NIHSS 评分至少为 8 分的严重前循环缺血性脑卒中患者。虽然 82 例符合条件的患者中只纳入了 5 例患者，但随访 6 个月的结果是很有意义的，其结果显示功能明显改善，且没有任何不良反应。

最初的临床研究只是病例报告和 I 期随机、完全开放的研究。首次单盲随机临床试验由西班牙 Moniche 等完成[90]，招募 20 例 MCA 脑卒中患者（10 例治疗组和 10 例对照组），治疗组在 5～9 天内注射为 1.6×10^8 的 aBM-MNC 干细胞。虽然在 6 个月的随访中，在神经功能恢复方面并没有看到显著性差异，但他们发现注射 CD34$^+$ 细胞数量与 Barthel 指数呈正相关趋势。最重要的是他们发现 IA 方式注射干细胞疗法是安全的。除了治疗组的两例孤立的部分性癫痫发作外，在随访期间没有死亡、脑卒中复发或任何肿瘤形成。这两例患者接受了抗癫痫药物治疗，未再出现复发。该研究组最近提出，aBM-MNC 可诱导治疗后 3 个月血清中 G-CSF、血小板来源生长因子（platelet-derived growth factor，PDGF）和 MMP-2 水平的变化，这可能与神经功能恢复有关[88]。

这些初步研究推动了缺血性脑卒中干细胞疗法的 IA 和 IV 注射方式，并为更大患者群体的随机临床试验铺平了道路。表 6-2（引自 www.clinicaltrials.gov）列出了正在进行的 IA 注射干细胞疗法的注册临床试验和相关发表文献。

表 6-2　已发表和正在进行的动脉内干细胞疗法临床研究和试验（引自 www.pubmed.gov 和 www.clinicaltrials.gov）

研究参考文献/国家/研究主任	时期/阶段	研究设计/标题	给药途径	细胞类型	梗死类型	年龄范围（岁）	治疗窗口期（脑卒中后）	患者人数和对照组	注射细胞数、体积，比例和时间	随访
已注册临床试验（引自 www.clinicaltrials.gov）和已发表的临床研究（引自 www.pubmed.gov）										
NCT00473057 Andre C, De-Freitas GR, Mendez-Otero R, and Barbosada Fonseca LM Brazil Universidade Federal do Rio de Janeiro	第一阶段已完成	缺血性脑卒中患者自体干细胞移植的研究	IA/IV	aBM-SC	大脑中动脉缺血	18—75	3~90天	15（IA）5（IV）	5×10^6	4个月
[80,81] Brazil (Hospital Pró-Cardiaco, Universidade Federal do Rio de Janeiro e Instituto do Milênio de Bioengenharia Tecidual)	病例报告Ⅰ期，非随机，开放标签	自体移植骨髓单核细胞治疗急性缺血性脑卒中的安全性和可行性	IA	aBM MNC-SC	急性大脑中动脉脑卒中	37 和 54	5天和9天	2	每个患者 3×10^7	2个月和4个月
[84,89] Rosado-de-Castro 2013 Brazil (Hospital Universitário Clementino Fraga Filho, Universidade Federal do Rio de Janeiro)	第一阶段，非随机，开放标签	非急性缺血性脑卒中患者自体骨髓单核细胞移植的安全性研究	IA	aBM MNC-SC	大脑中动脉脑卒中	—	19~89天（平均64.5天）	12（无对照）	$1 \times 10^8 \sim 5 \times 10^8$（平均 3.1×10^8）	6个月
[85] Brazil (Hospital São Lucas, Porto Alegre)	第一阶段，非随机，开放标签	中、重度脑中动脉急性缺血性脑卒中患者自体骨髓单核细胞动脉内灌注治疗	IA	aBM MNC-SC	大脑中动脉脑卒中	—	3~7天	20（无对照）	$5.1 \times 10^7 \sim 6 \times 10^8$（平均 2.2×10^8）	3~6个月
NCT02178657 Moniche F et al. Spain (Hospitales Universitarios Virgen del Rocio)	Ⅱ期，未招募	动脉内自体骨髓单核细胞灌注治疗急性缺血性脑卒中	IA	aBM-SC	急性缺血性脑卒中	18—80	1~7天	76	2×10^6	6个月至2年
[90] Spain (Hospitales Universitarios Virgen del Rocio)	Ⅰ期，非随机，单盲	动脉内自体骨髓单核细胞在缺血性脑卒中的临床试验	IA	aBM MNC-SC	大脑中动脉脑卒中	—	5~9天（平均6.4天）	10（10例对照）	平均 1.59×10^8	6个月

（续表）

已注册临床试验（引自 www.clinicaltrials.gov）和已发表的临床研究（引自 www.pubmed.gov）

研究参考文献/国家/研究主任	时期/阶段	研究设计/标题	给药途径	细胞类型	梗死类型	年龄范围（岁）	治疗窗口期（脑卒中后）	患者人数和对照组	注射细胞数、体积、比例和时间	随访
China Nanjing University School of Medicine (Funded by National Science Foundation of China)[86]	I 期，非随机，开放标签	在大脑中动脉的脑卒中患者中，通过导管将同充质干细胞运送到病变动脉近端的可行性	IA	同种异体 UC-MSC	MCA 缺血性脑卒中（3）+出血性脑卒中（1）	40～50	11～50 天（平均 22.5 天）	4（无对照）	2×10^7	6 个月
NCT00535197 Habib N et al. United Kingdom Imperial College Health-care NHS Trust, London	I/II 期活跃招募中	自体骨髓干细胞在缺血性脑卒中的应用	IA	aBM-SC	大脑中动脉缺血性脑卒中	30～80	7 天	10	1×10^8	6 个月
[87] United Kingdom Imperial Coll-ege Healthcare N-IS Trust, London	I 期，非随机，开放标签	动脉内免疫选择 CD34+ 干细胞治疗急性缺血性脑卒中	IA	自体的，免疫选择 CD34+ 干细胞/祖细胞	前循环脑卒中	—	7 天	5（无对照）	—	6 个月
NCT00761982 Spain (Hospital Universitario Central de Asturias)	I/II 期已完成	自体骨髓干细胞在脑中动脉急性脑卒中的应用	IA	aBM-SC	急性缺血性脑卒中	18～80	5～9 天	20	未标明	1 个月，3 个月和 6 个月
NCT01273337 Hinson et al. USA (Aldagen Inc, Durham, NC, now Cyto-medix Inc Gaithersburg MD)	II 期活跃，未招募	缺血性脑卒中脑内灌注 ALD-401 的研究	IA	ALD-401 源于 aBM	大脑中动脉缺血	30～83	13～19 天	约 100	3ml 自体 BM 悬液	3 个月到 1 年 a
NCT01453829 Morales V et al. Mexico (Insti-tuto de Medicina Reg-enerativa, S.A. de C.V)	I/II 期，未招募	评估自体脂肪来源基质细胞在脑卒中后患者中的安全性和效果的研究	IV/IA	自体脂肪来源间充质干细胞	缺血性或出血性脑卒中发生	18～80	未标明	10（无对照）	未标明	1 周到 6 个月

MSC. 间充质干细胞；aBM. 自体骨髓；UC. 脐带；SC. 干细胞；IV. 静脉注射；IA. 动脉内注射
a. NCT01273337 临床试验于 2014 年 5 月 5 日发布了结果

急性缺血性脑卒中的 IA 注射干细胞疗法的第一个临床试验，"脑卒中 – 恢复"临床试验，是随机化的 II 期临床试验，用来评估 ALD-401 细胞（一种自体骨髓细胞）的疗效。缺血性脑卒中患者在 11～17 天注射 BM 或对照注射，然后间隔 13～19 天注射 ALD-401 或对照注射。BM 细胞经过处理、分选，配制成 3ml 的 ALD-401 悬浮液。在孵育 48h 后，ALD-401 组通过脑内 /MCA 注射处理过的 BM 细胞（ALD-401），而对照组采用对照注射。ALD-401 在临床前研究中已被证明具有促进作用。在第 3 个月、第 6 个月和第 12 个月时分别评估临床症状和功能恢复结果。3 个月的初步随访结果显示，治疗组和对照组的功能恢复结果没有差异 [Cytomedix Announces Results of Recover-Stroke Phses 2 Study（May 5, 2014）[91]]。使用 ALD-401 无严重不良事件发生，表现出良好的耐受性和安全性。科学界正急切地等待着 6 个月和 12 个月的随访结果。

综上所述，IA 注射干细胞治疗缺血性脑卒中的早期临床试验已表明了该方法的安全性，且无任何令人担心的不良反应，如致癌性、微栓塞和脑卒中进展等。这为该新兴治疗手段的下一阶段临床试验奠定了基础。仔细设计下一轮的研究包括使用最有意义的干细胞类型、确定最佳时间范围的干细胞注射和最佳的干细胞剂量，将在缺血性脑卒中 IA 注射细胞疗法向临床转化中起至关重要的作用。

参考文献

[1] Hacke W, Donnan G, Fieschi C, Kaste M, Kummer R von, Broderick JP, Brott T, Frankel M, Grotta JC, et al. Association of outcome with early stroke treatment: pooled analysis of ATLANTIS, ECASS, and NINDS rt-PA stroke trials. The Lancet. 2004;363:768–74.

[2] Lansberg MG, Schrooten M, Bluhmki E, et al. Treatment time-specific number needed to treat estimates for tissue plasminogen activator therapy in acute stroke based on shifts over the entire range of the modified Rankin Scale. Stroke. 2009;40:2079–84.

[3] Kleindorfer D, Lindsell CJ, Brass L, Koroshetz W, Broderick JP. National US estimates of recombinant tissue plasminogen activator use: ICD-9 codes substantially underestimate. Stroke. 2008;39:924–8.

[4] Macrae IM. Preclinical stroke research—advantages and disadvantages of the most common rodent models of focal ischaemia. Br J Pharmacol. 2011;164:1062–78.

[5] Berkhemer OA, Dippel DW and MR CLEAN Investigators. A randomized trial of intraarterial treatment for acute ischemic stroke. N Engl J Med. 2015 Jan 1;372(1):11–20. doi: 10. 1056/NEJMoa1411587. Epub 2014 Dec 17.

[6] Dippel D, et al. 9th World Stroke Congress: Session: Main Theme 43: Late Breaking News. No abstract number. Presented October 25, 2014.

[7] Dirnagl U, Iadecola C, Moskowitz MA. Pathobiology of ischaemic stroke: an integrated view. Trends Neurosci. 1999 Sep;22(9):391–7. (Review).

[8] Strong K, Mathers C, Bonita R. Preventing stroke: saving lives around the world. Lancet Neurol. 2007;6:182–7.

[9] Taylor TN, Davis PH, Torner JC, et al. Lifetime cost of stroke in the United States. Stroke. 1996;27:1459–66.

[10] Li Y, Chen J, Wang L, Lu M, Chopp M. Treatment of stroke in rat with intracarotid administration of marrow stromal cells. Neurology. 2001;56:1666–72.

[11] Shen LH, Li Y, Chen J, Zhang J, Vanguri P, Borneman J, Chopp M. Intracarotid transplantation of bone marrow stromal cells increases axon-myelin remodeling after stroke. Neuroscience. 2006;137:393–9.

[12] Zhang ZG, Chopp M. Neurorestorative therapies for stroke: underlying mechanisms and translation to the clinic. Lancet Neurol. 2009;8:491–500.

[13] Baker AH, Sica V, Work LM, et al. Brain protection using autologous bone marrow cell metalloproteinase inhibitors, and metabolic treatment in cerebral ischemia. Proc Natl Acad Sci USA. 2007;104:3597–602.

[14] Shen LH, Li Y, Chen J, et al. One-year follow-up after bone marrow stromal cell treatment in middle-aged female rats with stroke. Stroke. 2007;38:2150–56.

[15] Kamiya N, Ueda M, Igarashi H, et al. Intra-arterial transplantation of bone marrow mononuclear cells immediately after reperfusion decreases brain injury after focal ischemia in rats. Life Sci. 2008;83:433–7.

[16] Chung DJ, Choi CB, Lee SH, Kang EH, Lee JH, Hwang SH, Han H, Lee JH, Choe BY, Lee SY, Kim HY. Intraarterially delivered human umbilical cord blood-derived mesenchymal stem cells in canine cerebral ischemia. J Neurosci Res. 2009 Dec;87(16):3554–67.

[17] Gutierrez-Fernandez M, Rodriguez-Frutos B, Alvarez-Grech J, et al. Functional recoveryafter hematic administration of allogenic mesenchymal stem cells in acute ischemic stroke inrats. Neuroscience. 2011;175:394–405.

[18] Lu SS, Liu S, Zu QQ, Xu XQ, Yu J, Wang JW, Zhang Y, Shi HB. In vivo MR imaging of intraarterially delivered magnetically labeled mesenchymal stem cells in a canine stroke model. PLoS ONE. 2013;8(2):e54963.

[19] Ishizaka S, Horie N, Satoh K, Fukuda Y, Nishida N, Nagata I. Intra-arterial cell transplantation provides timing-dependent

cell distribution and functional recovery after stroke. Stroke. 2013;44:720–6.

[20] Jiang W, Liang G, Li X, Li Z, Gao X, Feng S, et al. Intracarotid transplantation of autologous adipose-derived mesenchymal stem cells significantly improves neurological deficits in rats after MCAo. J Mater Sci Mater Med. 2014;25:1357–66.

[21] Du S, Guan J, Mao G, Liu Y, Ma S, Bao X, Gao J, Feng M, Li G, Ma W, Yang Y, Zhao RC, Wang R. Intra-arterial delivery of human bone marrow mesenchymal stem cells is a safe and effective way to treat cerebral ischemia in rats. Cell Transplant. 2014 Nov 4;23(suppl 1):73–82.

[22] Yavagal DR, Lin B, Raval AP, Garza PS, Dong C, et al. Efficacy and dose-dependent safety of intra-arterial delivery of mesenchymal stem cells in a rodent stroke model. PLoS ONE. 2014;9(5):e93735.

[23] Weissman IL, Anderson DJ, Gage F. Stem and progenitor cells: origins, phenotypes, lineage commitments, and transdifferentiations. Annu Rev Cell Dev Biol. 2001;17:387–403. (Review).

[24] Thomson JA, Itskovitz-Eldor J, Shapiro SS, Waknitz MA, Swiergiel JJ, Marshall VS, Jones JM. Embryonic stem cell lines derived from human blastocysts. Science. 1998 Nov 6;282(5391):1145–7.

[25] Burns TC, Steinberg GK. Stem cells and stroke: opportunities, challenges and strategies. Expert Opin Biol Ther. 2011 Apr;11(4):447–61. doi: 10.1517/14712598.2011.552883. Epub 2011 Feb 16. Review.

[26] Zhang C, Li Y, Chen J, et al. Bone marrow stromal cells upregulate expression of bonemorphogenetic proteins 2 and 4, gap junction protein connexin-43 and synaptophysin after stroke _ in rats. Neuroscience. 2006;141:687–95.

[27] Leong WK, Lewis MD, Koblar SA. Concise review: Preclinical studies on human cell-based therapy in rodent ischemic stroke models: where are we now after a decade? Stem Cells. 2013;31(6):1040–3.

[28] Vu Q, Xie K, Eckert M, Zhao W, Cramer SC. Meta-analysis of preclinical studies of mesenchymal stromal cells for ischemic stroke. Neurology. 2014 Mar 7;82(14):1277–86.

[29] Eckert MA, Vu Q, Xie K, Yu J, Liao W, Cramer SC, Zhao W. Evidence for high translational potential of mesenchymal stromal cell therapy to improve recovery from ischemic stroke. J Cereb Blood Flow Metab. 2013 Sep;33(9):1322–34.

[30] Gutiérrez-Fernández M, Rodríguez-Frutos B, Ramos-Cejudo J, Teresa Vallejo-CremadesM, Fuentes B, Cerdán S, Díez-Tejedor E. Effects of intravenous administration of allogenic bone marrow- and adipose tissue-derived mesenchymal stem cells on functional recovery and brain repair markers in experimental ischemic stroke. Stem Cell Res Ther. 2013;4(1):11.

[31] Kranz A, Wagner DC, Kamprad M, et al. Transplantation of placenta-derived mesenchymal stromal cells upon experimental stroke in rats. Brain Res. 2010;1315:128–36.

[32] Leong WK, Henshall TL, Arthur A, Kremer KL, Lewis MD, Helps SC, Field J, Hamilton- Bruce MA, Warming S, Manavis J, Vink R, Gronthos S, Koblar SA. Human adult dental pulp stem cells enhance poststroke functional recovery through non-neural replacement mechanisms. Stem Cells Transl Med. 2012 Mar;1(3):177–87.

[33] Burns TC, Verfaillie CM, Low WC. Stem cells for ischemic brain injury: a critical review. J Comp Neurol. 2009;515(1):125–44.

[34] Rosado-de-Castro PH, Schmidt Fda R, Battistella V, Lopes de Souza SA, Gutfilen B, Goldenberg RC, Kasai-Brunswick TH, Vairo L, Silva RM, Wajnberg E, Alvarenga Americano do Brasil PE, Gasparetto EL, Maiolino A, Alves-Leon SV, Andre C, Mendez-Otero R, Rodriguez de Freitas G, Barbosa da Fonseca LM. Biodistribution of bone marrow mononuclear cells after intra-arterial or intravenous transplantation in subacute stroke patients. Regen Med. 2013a;8(2):145–55. doi:10.2217/rme.13.2.

[35] Chen FM, Wu LA, Zhang M, Zhang R, Sun HH. Homing of endogenous stem/progenitor cells for in situ tissue regeneration: promises, strategies, and translational perspectives. Biomaterials. 2011;32(12):3189–209.

[36] Chavakis E, Urbich C, Dimmeler S. Homing and engraftment of progenitor cells: a prerequisite for cell therapy. J Mol Cell Cardiol. 2008;45(4):514–22.

[37] Abbott JD, Huang Y, Liu D, Hickey R, Krause DS, Giordano FJ. Stromal cell-derived factor- 1α plays a critical role in stem cell recruitment to the heart after myocardial infarction but is not sufficient to induce homing in the absence of injury. Circulation. 2004;110(21):3300–5.

[38] Belema-Bedada F, Uchida S, Martire A, Kostin S, Braun T. Efficient homing of multipotent adult mesenchymal stem cells depends on FROUNT-mediated clustering of CCR2. Cell Stem Cell. 2008;2(6):566–75.

[39] Ceradini DJ, Kulkarni AR, Callaghan MJ, et al. Progenitor cell trafficking is regulated by hypoxic gradients through HIF-1 induction of SDF-1. Nat Med. 2004;10(8):858–864. (One of the first reports that recruitment of CXCR4–positive progenitor cells to regenerating tissues is mediated by hypoxic gradients via HIF-1–induced expression of SDF–1).

[40] Hiasa K, Ishibashi M, Ohtani K, et al. Gene transfer of stromal cell-derived factor-1α enhances ischemic vasculogenesis and angiogenesis via vascular endothelial growth factor/ endothelial nitric oxide synthase-related pathway: next-generation chemokine therapy for therapeutic neovascularization. Circulation. 2004;109(20):2454–61.

[41] Kim SJ, Moon GJ, Cho YH, Kang HY, Hyung NK, Kim D, Lee JH, Nam JY, Bang OY. Circulating mesenchymal stem cells microparticles in patients with cerebrovascular disease. PLoS ONE. 2012;7(5):e37036.

[42] Youn SW, Lee SW, Lee J, et al. COMP-Ang1 stimulates HIF-1α-mediated SDF-1 overexpression and recovers ischemic injury through BM-derived progenitor cell recruitment. Blood. 2011;117(16):4376–86.

[43] Heissig B, Hattori K, Dias S, et al. Recruitment of stem and progenitor cells from the bone marrow niche requires MMP-9 mediated release of kit-ligand. Cell. 2002;109(5):625–37.

[44] Kaminski A, Ma N, Donndorf P, et al. Endothelial NOS is required for SDF-1α/CXCR4– mediated peripheral endothelial adhesion of c-kit+ bone marrow stem cells. Lab Invest. 2008;88(1):58–69.

[45] Li N, Lu X, Zhao X, et al. Endothelial nitric oxide synthase promotes bone marrow stromal cell migration to the ischemic myocardium via upregulation of stromal cell-derived factor-1alpha. Stem Cells. 2009;27(4):961–70.

[46] Hattori K, Dias S, Heissig B, et al. Vascular endothelial growth factor and angiopoietin-1 stimulate postnatal hematopoiesis by recruitment of vasculogenic and hematopoietic stem cells. J Exp Med. 2001;193(9):1005–14.

[47] Hopkins SP, Bulgrin JP, Sims RL, Bowman B, Donovan DL, Schmidt SP. Controlled delivery of vascular endothelial growth factor promotes neovascularization and maintains limb function in a rabbit model of ischemia. J Vasc Surg. 1998;27(5):886–4. (discussion 895).

[48] Levesque JP, Hendy J, Takamatsu Y, Simmons PJ, Bendall LJ. Disruption of the CXCR4/ CXCL12 chemotactic interaction during hematopoietic stem cell mobilization induced by GCSF or cyclophosphamide. J Clin Invest. 2003;111(2):187–96.

[49] Pitchford SC, Furze RC, Jones CP, Wengner AM, Rankin SM. Differential mobilization of subsets of progenitor cells from the bone marrow. Cell Stem Cell. 2009;4(1):62–72.

[50] Guzman R, Uchida N, Bliss TM, He D, Christopherson KK, Stellwagen D, Capela A, Greve J, Malenka RC, et al. Long-term monitoring of transplanted human neural stem cells in developmental and pathological contexts with MRI. Proc Natl Acad Sci. 2007;104:10211–16. (USA).

[51] McGuckin CP, Jurga M, Miller AM, Sarnowska A, Wiedner M, Boyle NT, Lynch MA, Jablonska A, Drela K, Lukomska B, Domanska-Janik K, Kenner L, Moriggl R, Degoul O, Perruisseau-Carrier C, Forraz N. Ischemic brain injury: a consortium analysis of key factors involved in mesenchymal stem cell-mediated inflammatory reduction. Arch Biochem Biophys. 2013 Jun;534(1–2):88–97.

[52] Wu X, Wang K, Cui L, et al. Effects of granulocyte-colony stimulating factor on the repair of balloon-injured arteries. Pathology. 2008;40(5):513–9.

[53] Pendharkar AV, Chua JY, Andres RH, Wang N, Gaeta X, Wang H, De A, Choi R, Chen S, Rutt BK, Gambhir SS, Guzman R. Biodistribution of neural stem cells after intravascular therapy for hypoxic-ischemia. Stroke. 2010 Sep;41(9):2064–70.

[54] Sinden JD, Muir KW. Stem cells in stroke treatment: the promise and the challenges. Int J Stroke. 2012;7:426–34.

[55] Yang M, Wei X, Li J, et al. Changes in host blood factors and brain glia accompanying the functional recovery after systemic administration of bone marrow stem cells in ischemic stroke rats. Cell Transplant. 2010;19:1073–84.

[56] Mitkari B, Nitzsche F, Kerkelä E, Kuptsova K, Huttunen J, Nystedt J, Korhonen M, Jolkkonen J. Human bone marrow mesenchymal stem/stromal cells produce efficient localization in the brain and enhanced angiogenesis after intra-arterial delivery in rats with cerebral ischemia, but this is not translated to behavioral recovery. Behav Brain Res. 2014;259:50–9.

[57] Vasconcelos-dos-Santos A, Rosado-de-Castro PH, Lopes deSSA, da Costa SJ, Ramos AB, Rodriguez deFG, Barbosa daFLM, Gutfilen B, Mendez-Otero R. Intravenous and intra-arterial administration of bone marrow mononuclear cells after focal cerebral ischemia: Is there a difference in biodistribution and efficacy? Stem Cell Res. 2012 Jul;9(1):1–8. doi: 10.1016/j.scr.2012.02.002.

[58] Yang B, Migliati E, Parsha K, Schaar K, Xi X, Aronowski J, Savitz SI. Intra-arterial delivery is not superior to intravenous delivery of autologous bone marrow mononuclear cells in acute ischemic stroke. Stroke. 2013 Dec;44(12):3463–72.

[59] Zhang L, Li Y, Romanko M, Kramer BC, Gosiewska A, Chopp M, Hong K. Different routes of administration of human umbilical tissue-derived cells improve functional recovery in the rat after focal cerebral ischemia. Brain Res 2012; 1489:104–2.

[60] Byun JS, Kwak BK, Kim JK, Jung J, Ha BC, Park S. Engraftment of human mesenchymal stem cells in a rat photothrombotic cerebral infarction model : comparison of intra-arterial and intravenous infusion using MRI and histological analysis. J Korean Neurosurg Soc. 2013;54(6):467–76.

[61] Lundberg J, Sodersten E, Sundstrom E, et al. Targeted intra-arterial trans- plantation of stem cells to the injured CNS is more effective than intravenous administration: engraftment is dependent on cell type and adhesion molecule expression. Cell Transplant. 2012;21:333–43.

[62] Fischer UM, Harting MT, Jimenez F, et al. Pulmonary passage is a major obstacle for intravenous stem cell delivery: The pulmonary first-pass effect. Stem Cells Dev. 2009;18:683–92.

[63] Chua JY, Pendharkar AV, Wang N, et al. Intra-arterial injection of neural stem cells using a microneedle tech- nique does not cause microembolic strokes. J Cereb Blood Flow Metab. 2011;31:1263–71.

[64] Lee JS, et al. A long-term follow-up study of intravenous autologous mesenchymal stem cell transplantation in patients with ischemic stroke. Stem Cells. 2010;28:1099–106.

[65] Li L, Jiang Q, Ding G, Zhang L, Zhang ZG, Li Q, Panda S, Lu M, Ewing JR, Chopp M. Effects of administration route on migration and distribution of neural progenitor cells transplanted into rats with focal cerebral ischemia, an MRI study. J Cereb Blood Flow Metab. 2010;30:653–62.

[66] Walczak P, Zhang J, Gilad AA, et al. Dual-modality monitoring of targeted intraarterial delivery of mesenchymal stem cells after

[67] transient ischemia. Stroke. 2008;39:1569–74.

[67] Misra V, Lal A, El Khoury R, Chen PR, Savitz SI. Intra-arterial delivery of cell therapies for stroke. Stem Cells Dev. 2012;21(7):1007–15.

[68] Kondziolka D, Wechsler L, Goldstein S, Meltzer C, Thulborn KR, Gebel J, Jannetta P, DeCesare S, Elder EM, McGrogan M, Reitman MA, Bynum L. Transplantation of cultured human neuronal cells for patients with stroke. Neurology. 2000;55(4):565–9.

[69] Meltzer CC, Kondziolka D, Villemagne VL, Wechsler L, Goldstein S, Thulborn KR, Gebel J, Elder EM, DeCesare S, Jacobs A. Serial [18F] fluorodeoxyglucose positron emission tomography after human neuronal implantation for stroke. Neurosurgery. 2001;49:586–91. (discussion 591–582).

[70] Nelson PT, Kondziolka D, Wechsler L, et al. Clonal human (hNT) neuron grafts for stroke therapy: neuropathology in a patient 27 months after implantation. Am J Pathol. 2002;160:1201–6.

[71] Kondziolka D, Steinberg GK, Wechsler L, et al. Neurotransplantation for patients with subcortical motor stroke: a phase 2 randomized trial. J Neurosurg. 2005;103:38–45.

[72] Jiang Q, Zhang ZG, Ding GL, et al. Investigation of neural progenitor cell induced angiogenesis after embolic stroke in rat using MRI. Neuroimage. 2005;28:698–707.

[73] Modo M, Stroemer RP, Tang E, Patel S, Hodges H. Effects of implantation site of stem cell grafts on behavioral recovery from stroke damage. Stroke. 2002;33:2270–8.

[74] Savitz SI, Dinsmore J, Wu J, Henderson GV, Stieg P, Ca- plan LR. Neurotransplantation of fetal porcine cells in patients with basal ganglia infarcts: a preliminary safety and feasibility study. Cerebrovasc Dis. 2005;20:101–7.

[75] Rabinovich SS, Seledtsov VI, Banul NV, et al. Cell therapy of brain stroke. Bull Exp Biol Med. 2005;139:126–8.

[76] Bang OY, et al. Autologous mesenchymal stem cell transplantation in stroke patients. Ann Neurol. 2005;57:874–2

[77] Hess DC, Sila CA, Furlan AJ, Wechsler LR, Switzer JA, Mays RW. A double-blind placebocontrolled clinical evaluation of multistem for the treatment of ischemic stroke. Int J Stroke. 2014 April;9:381–386.

[78] Banerjee S, Williamson DA, Habib N, Chataway J. The potential benefit of stem cell therapy after stroke: an update. Vasc Health Risk Manag. 2012;8:569–80.

[79] Rosado-de-Castro PH, Pimentel-Coelho PM, da Fonseca LM, de Freitas GR, Mendez-Otero R. The rise of cell therapy trials for stroke: review of published and registered studies. Stem Cells Dev. 2013b;22(15):2095–111.

[80] Mendonca ML, Freitas GR, Silva SA, et al. Safety of intra-arterial autologous bone marrow mononuclear cell transplantation for acute ischemic stroke. Arq Bras Cardiol. 2006;86:52–5.

[81] Correa PL, Mesquita CT, Felix RM, Azevedo JC, Barbirato GB, Falcão CH, Gonzalez C, Mendonça ML, Manfrim A, de Freitas G, Oliveira CC, Silva D, Avila D, Borojevic R, Alves S, Oliveira AC Jr, Dohmann HF. Assessment of intra-arterial injected autologous bone marrow mononuclear cell distribution by radioactive labeling in acute ischemic stroke. Clin Nucl Med. 2007 Nov;32(11):839–41.

[82] Kraitchman DL, Tatsumi M, Gilson WD, Ishimori T, Kedziorek D, Walczak P, Segars WP, Chen HH, Fritzges D, Izbudak I, Young RG, Marcelino M, Pittenger MF, Solaiyappan M, Boston RC, Tsui BM, Wahl RL, Bulte JW. Dynamic imaging of allogeneic mesenchymal stem cells trafficking to myocardial infarction. Circulation. 2005;112(10):1451–61.

[83] Hauger O, Frost EE, van Heeswijk R, et al. MR evaluation of the glomerular homing of magnetically labeled mesenchymal stem cells in a rat model of nephropathy. Radiology 2006;238:200–10.

[84] Battistella V, de Freitas GR, da Fonseca LM, Mercante D, Gutfilen B, Goldenberg RC, Dias JV, Kasai-Brunswick TH,

Wajnberg E, Rosado-de-Castro PH, Alves-Leon SV, Mendez-Otero R, Andre C. Safety of autologous bone marrow mononuclear cell transplantation in patients with nonacute ischemic stroke. Regen Med. 2011 Jan;6(1):45–52. doi:10.2217/rme.10.97.

[85] Friedrich MA, Martins MP, Araújo MD, Klamt C, Vedolin L, Garicochea B, Raupp EF, Sartori EAmmarJ, Machado DC, Costa JC, Nogueira RG, Rosado-de-Castro PH, Mendez-Otero R, Freitas GR. Intra-arterial infusion of autologous bone marrow mononuclear cells in patients with moderate to severe middle cerebral artery acute ischemic stroke. Cell Transplant. 2012;21(Suppl 1):S13–21. doi:10.3727/096368912X612512.

[86] Jiang Y, Zhu W, Zhu J, Wu L, Xu G, Liu X. Feasibility of delivering mesenchymal stem cells via catheter to the proximal end of the lesion artery in patients with stroke in the territory of the middle cerebral artery. Cell Transplant. 2013;22(12):2291–8.

[87] Banerjee S, Bentley P, Hamady M, Marley S, Davis J, et al. Intra-Arterial Immunoselected CD34+ Stem Cells for Acute Ischemic Stroke. Stem Cells Trans Med. 2014;3:1–9.

[88] Moniche F, Montaner J, Gonzalez-Marcos JR, Carmona M, Piñero P, Espigado I, Cayuela A, Escudero I, de la Torre-LavianaFJ, Boada C, Rosell A, Mayol A, Jimenez MD, Gil-Peralta A, Gonzalez A. Intra-arterial bone marrow mononuclear cell (BM-MNC) transplantation correlates with GM-CSF, PDGF-BB and MMP-2 serum levels in stroke patients: Results from a clinical trial. Cell Transplant. 2014;23:57–64.

[89] Barbosa da Fonseca LM, Battistella V, de Freitas GR, Gutfilen B, Dos Santos Goldenberg RC, Maiolino A, Wajnberg E, Rosado de Castro PH, Mendez-Otero R, Andre C. Early tissue distribution of bone marrow mononuclear cells after intra-arterial delivery in a patient with chronic stroke. Circulation. 2009;120(6):539–41. doi:10.1161/CIRCULATIONAHA.109.863084.

[90] Moniche F, Gonzalez A, Gonzalez-Marcos JR, et al. Intra-arterial bone marrow & mononuclear cells in ischemic stroke: a pilot clinical trial. Stroke. 2012;43:2242–4.

[91] Cytomedix Announces Results of RECOVER-Stroke Phase 2 Study (May 5, 2014). http:// www.irdirect.net/pr/release/id/607621. Accessed 17 Nov 2014.

第7章 脑卒中神经干细胞脑内原位移植治疗

Neural Stem Cells in Stroke: Intracerebral Approaches

Nathan C. Manley　Ricardo L. Azevedo-Pereira　Tonya M. Bliss　Gary K. Steinberg　**著**

陈　琳　赵黎明　**译**　张洪钿　**校**

一、应用干细胞治疗脑卒中：早期发展阶段——作为一种细胞替代治疗的策略

干细胞治疗脑卒中最初是作为一种细胞替代策略来修复脑卒中后受损的神经回路，因此，将细胞精确移植到损伤区域，脑内移植被认为是首选方法。这一策略基于在帕金森病（Parkinson disease，PD）实验模型中开创性的干细胞移植研究结果：在 PD 模型大鼠中，植入含有高比例多巴胺能神经元的胎儿中脑组织可以诱导功能恢复[1, 2]。在 PD 领域的临床前研究，为最初脑内干细胞移植的临床试验铺平了道路[3, 4]，在临床上第一次证明了神经功能恢复与脑内移植干细胞疗法相关[5, 6]。这些在 PD 中的早期发现和获得的成功为脑卒中领域带来了更多的希望和指导。然而，也对与脑卒中损伤相关的复杂病理生理提出了一些独特的挑战。

在 PD 中，基底神经节中多巴胺能神经元的逐步丧失明确了需要替代的特定细胞类型。而脑卒中细胞替代是一个更"宏伟"的目标，因为相关脑损伤可能导致损伤部位无差别的缺失所有的细胞类型，如神经元、星形胶质细胞和少突胶质细胞，也包括其周围的血管系统[7]。为解决此问题，首先要针对脑卒中的细胞疗法寻求合适来源的多能细胞。神经干细胞，由于其具有产生神经元、星形胶质细胞、少突胶质细胞的能力，被认为是最理想的候选细胞。开创性的脑卒中研究使用胎鼠脑组织作为 NSC 的来源，并且使用颅内原位分离的组织块移植至脑卒中的成年大鼠。该方法减少了宿主皮质神经元的营养不良和死亡，并证明移植的胎鼠组织内的细胞可以分化为神经元和胶质细胞形态，与周围宿主神经元形成物理连接[8-10]。其他研究表明，相对于梗死核心区域，脑卒中半暗区中的移植物存活率更高[11]，且胚胎移植物可增加局部神经递质水平，促进功能恢复[12]。这些最初的临床前研究为应用于脑卒中后的细胞疗法提供了关键的证据支持，且进一步揭示了移植细胞的治疗作用可能不仅仅局限于细胞替代。虽然取得了这些有希望的结果，伦理问题和有限的胚胎脑组织来源限制了其临床应用，并促使人们努力寻找可替代的干细胞来源，以及体外扩增干细胞群的方法。

二、不同类型的神经干细胞促进脑卒中恢复的研究

（一）永生化的细胞株

与首例移植胚胎组织在脑卒中后的研究结果一致，畸胎瘤来源的神经干细胞系 NT2 的体外实验表明，这些永生化细胞可在视黄酸刺激下分化成有丝分裂后的神经元样细胞[13]。使用永生化细胞为临床使用所需的规模化生产提供了一条途径，但是同时也带来问题即来源于永生化细胞系的神经干细胞在移植后可能重新回到转化前的状态。随后对 NT2 衍生细胞的研究表明，经脑室内注入脑卒中的大鼠后，功能明显恢复，关键的是，没有畸胎瘤或异位组织形成的迹象[14]。基于这些有希望的结果，NT2 细胞成为在脑卒中细胞疗法临床试验中报道的第一种细胞（包括在皮质下脑卒中后），将 NT2 细胞注射至患者颅内[15]。移植细胞在 1 例患者脑中的生存时间达到 27 个月，该患者最终死于心肌梗死[16]。基于在Ⅰ期临床试验中可接受的安全性和有效性[15, 17]，颅内移植 NT2 细胞进入Ⅱ期随机对照试验，在一些患者中观察到积极的改进，以及最低限度的不良反应[18]。另外，条件性永生化细胞系，如他莫昔芬依赖性的、c-Myc 转化的细胞系 CTX030，也促进了脑卒中实验动物模型的恢复。近期一项使用脑内立体定向移植这些永生化细胞至慢性脑卒中患者的Ⅰ期临床研究显示了不错的早期结果，Ⅱ期临床研究已经开始启动（在"基于脑内原位细胞治疗脑卒中的临床检测"中讨论）。

（二）胚胎来源的 NSC

从 20 世纪 90 年代开始，体外培养和扩增成体来源 NSC 的方法已经建立[19]，同时也建立了培养胚胎和胚胎衍生细胞的技术，这些细胞可用于体外生成 NSC 并最终分化为成熟的神经元和（或）神经胶质[20-27]。随后，包括我们实验室在内的多个小组对这些 NSC 产品的在临床前脑卒中模型中进行了相对安全性和有效性的测试。与最初移植胚胎脑组织治疗脑卒中研究[8-10]一致的是，人胚来源的 NSC 可以在啮齿动物脑卒中模型脑内存活、向脑卒中病变部位迁移、分化成神经元和神经胶质细胞[28]，并促进神经功能恢复（图 7-1）[29-31]。尽管 IC 注射胚胎来源的 NSC 尚未在临床上用于治疗脑卒中，但最近的 1 项针对 Batten 病的Ⅰ期临床试验结果证实该方法的总体安全性和可行性[32]。值得注意的是，Batten 病的临床试验使用了胚胎来源的 NSC 在促进功能恢复上与我们组在脑卒中大鼠模型中的研究结果非常相似[30]，这提示该 NSC 类型可能适用于这两种适应证。

（三）胚胎干细胞来源的 NSC

随着人类胚胎干细胞系的成功建立[26]，包括我们在内的几个小组已经建立来源于人类或灵长类胚胎干细胞 NSC 的诱导方法，并证明这些细胞通过 IC 注射至脑卒中临床前模型中后，使其具有增强功能恢复的能力[21, 33-37]。有趣的是，在一项比较 IC 注射胚胎来源和成体来源 NSC 至脑卒中大鼠模型的研究中，胚胎源性 NSC 表现出显著更高的存活率，这与宿主免疫应答降低相关[38]。这些有前景的临床前研究，以及具有无限扩增潜能的胚胎干细胞群，使胚胎干细胞来源的 NSC 成为极具吸引力的脑卒中治疗的候选细胞，对其临床应用研究也在不断地努力进行中（Steinberg/Carmichael，加州再生医学研究所 DR1-01480 基金）[39, 40]。

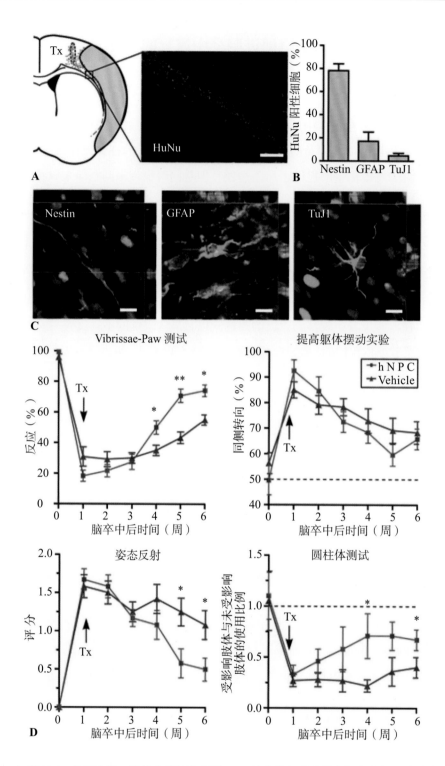

▲ 图 7-1 脑卒中后，移植人类胚胎来源 NSC 的分化归宿及其在行为恢复上的影响

A. 在皮质缺血性脑卒中的裸鼠中，IC 移植人胚源性 NSC（HuNu 阳性细胞，红色）；5 周后，可见细胞存活并向梗死灶迁移。梗死周围区域人类胚胎来源 NSC 的代表性照片，灰色阴影区域代表损伤部位。B. 移植 5 周后的人类胚胎来源 NSC 分化情况。C. 梗死周围区域分化标记物与 HuNu 共聚焦图像。D. 在 3/4 行为测试中，与空白对照组相比，接受人类胚胎来源 NSC 治疗的大鼠功能恢复得到显著改善；*. $P < 0.05$；**. $P < 0.01$；$n=12$ 每组，除外滚筒试验，$n=6$。比例尺：A=50μm，C=10μm。GFAP. 胶质纤维酸性蛋白；TuJ1. Ⅲ类神经元 β 微管蛋白；Tx. 移植；HuNu. 人特异性细胞核抗体（图片经出版商许可转载[29]）

（四）诱导的多能干细胞

最近，随着诱导多能干细胞技术[41, 42]，以及 iPSC 分化为 NSC 方法[43] 的出现和不断发展，使用成体来源 NSC 治疗脑卒中不断兴起。脑卒中的临床前研究证实 iPSC 来源的 NSC 通过立体定向脑内移植后可促进脑卒中的恢复[44-47]，如新生儿脑卒中[48]，且进一步显示了随着 IC 递送至脑卒中损伤的大脑，iPSC 来源的 NSC 能分化成多种类型具有功能活性的神经元[45, 46]。与胚胎干细胞来源的 NSC 相似，iPSC 来源的 NSC 形成肿瘤或异位组织的可能性仍然是需要注意的问题，这促使开发一种直接从体细胞生成诱导 NSC（induced neural stem cell, iNSC）或诱导神经元（induced neuronal, iN）细胞的方法，而无须逆转至初步的多能状态[49, 50]。尽管 iNSC 还未在脑卒中临床前模型中进行安全性 / 有效性测试，但患者特异性和致瘤性降低的前景使这种方法具有明显的临床吸引力。

总的来说，多种来源的 NSC 在临床前脑卒中模型中均显示可促进恢复，每种 NSC 类型有其特定的优点和缺点。为最大限度地发挥基于 NSC 方法的潜在益处，了解 NSC 改善脑卒中结果的潜在机制非常重要。关于移植的 NSC 治疗作用仍有许多问题未解决，但越来越明确的是，NSC 有能力影响脑卒中后大脑修复和再生的多种途径。

三、NSC 移植治疗脑卒中的作用机制

（一）细胞替代与旁分泌信号

虽然最初的观念是移植的干细胞可通过替代受损的神经元来修复脑卒中后损伤的神经环路，但随后很快发现，这并非驱动干细胞诱导恢复的最主要机制。早期的证据表明替代作用机制，如观察到移植后宿主相关功能的改善，发生于任何可检测到的移植细胞与宿主细胞的融合之前，一些研究显示移植的 NSC 和宿主神经元之间形成的突触数量很少，大部分移植的细胞仍然是处于非成熟的前体阶段[51, 52]。这些结果促使对 NSC 疗效的非融合替代机制进行探讨。目前主流的观点是，移植的 NSC 可以通过旁分泌因子促进脑卒中后内源性脑修复途径的激活。大量数据支持这一机制，但越来越多的研究表明，移植的 NSC 也可以整合到宿主大脑中，因此除了旁分泌，细胞替代或与宿主细胞的融合可能在神经修复中也起到一定作用。

（二）NSC 旁分泌信号刺激内源性脑修复

1. 营养支持

NSC 可以表达营养因子（蛋白质和其他分子），促进移植后宿主脑细胞存活、增殖和分化，由此产生了大致的假说，即 NSC 是通过营养支持来介导恢复[53]。体外研究表明，NSC 可分泌脑源性神经营养因子（brain-derived neurotrophic factor, BDNF）、胶质细胞源性神经营养因子（glial-derived neurotrophic factor, GDNF），血管内皮生长因子等关键因子[29, 54-56]。然而，关于哪些营养因子介导了体内疗效的研究相对较少，部分原因是需要改进方法来分析移植的 NSC 在体内的表达 / 分泌，

以及需要进行更多的研究来选择性地上调或抑制移植 NSC 中的营养因子。例如，相较于未修饰的 NSC，将 VEGF 转染的 NSC 通过 IC 注入脑卒中损伤大鼠后可以更好地促进血管修复和功能恢复[57]。此外，我们小组最近的一项研究表明，在脑卒中损伤的大鼠中，全身输注贝伐单抗（阿瓦斯汀，一种对人类 VEGF 具有特异性的抗体）可以抑制脑内移植人 NSC 所获得的功能恢复[30]，从而使我们将 NSC 分泌的 VEGF 与内源性啮齿动物 VEGF 的作用区分开来。这项研究结果进一步表明，NSC 引起的功能恢复与新生血管和血脑屏障完整性的增加，以及梗死周围区域小胶质细胞 / 免疫细胞激活的减少相一致，而这两种变化都可被通过阿瓦斯汀的联合治疗所抑制。这些结果强烈提示 NSC 相关的功能改进不可能通过单一机制引起，而可能同时与多种内源性修复通路的调节有关。

2. 血管修复

通过局部激活血管生成引起血管系统再生是一种内源修复的形式，这种形式与脑卒中结局的改善相关[58, 59]，并有可能通过 NSC 和其他细胞疗法进行调节。不同类型的 NSC 能表达多种营养因子包括 VEGF、表皮生长因子（epidermal growth Factor，EGF）、胰岛素样生长因子和碱性成纤维细胞生长因子，这些因子可刺激新生血管生成[30, 60]。IC 注射 NSC 至脑卒中损伤的大鼠获得的功能修复与增强血管生成或新生血管生成相关[30, 61]，且脑卒中后移植的人胚来源 NSC 促发的新生血管生成可由选择性阻断人 VEGF 被抑制[30]。VEGF 作为这些效应关键调节因子的更进一步证据来自于通过静脉 NSC 和重组 VEGF 的联合注射[62] 或通过 IC 注入 VEGF 转染的 NSC[57] 至脑卒中损伤大鼠所引起的血管修复的增加和功能恢复，都超过了单独使用 NSC 或未修饰 NSC 的效果。营养因子、胎盘生长因子和血管生成素 –1 已被确定为骨髓间充质干细胞促进新血管生成的候选调节因子[63-65]，但它们在基于 NSC 治疗中的潜在作用仍需要进一步阐明。

3. 免疫调节

脑卒中后的免疫反应包括与损伤进展相关的急性阶段和有助于后续修复的延迟阶段[66]。临床前研究显示 IC 注射 NSC 可通过减少梗死周围组织浸润的激活的小胶质细胞和巨噬细胞的数量调节免疫反应，从而帮助修复[28, 30, 67]。同样的，全身递送 NSC 已被证明可以减少活化的单核细胞浸润到脑卒中啮齿动物的大脑中，而且这与脾脏和大脑中促炎细胞因子水平减少相关（包括 TNF-α，IFN-γ 和 IL-6）[68, 69]。其他体外研究显示在共培养体系中，NSC 能抑制 T 细胞激活和树突细胞成熟，这些作用由 NSC 分泌的免疫调节因子调节，如一氧化氮和前列腺素 E_2[70-72]。

4. 大脑可塑性

脑卒中后以神经投射纤维的生长和再分配为形式的脑可塑性的激活与改善的行为结果相关，并被认为是脑卒中后自发恢复的背后驱动因素[73-75]。基于我们小组的研究，IC 注射人胚来源的 NSC 增强了脑卒中损伤成年大鼠的大脑可塑性，如对侧神经元在缺血大脑半球的再分配和轴突发芽，以及通过皮质上脑束和皮质脊髓束，增加两个皮质半球的树突分支，增加轴突运输[29, 30]。同样的，在一个新生啮齿类缺氧缺血模型中，IC 注射人胚干细胞来源的 NSC 增强了对侧神经元轴突发芽[76]。此外，胚胎来源 NSC 的可塑性增强效应可在体外原代神经元共培养系统中进行重现，SLIT（一种分泌蛋白）、血小板反应蛋白 –1 和血小板反应蛋白 –2 作为神经干细胞分泌的因子可能驱动这些效应[29]。另外，IC 移植人胚干细胞来源的 NSC 在缺血大脑半球促进内源少突胶质细胞的募集和（或）增殖[77]，移植的 NSC 本身也分化为少突胶质细胞[33, 77, 78]，证明了其具有支持甚至直接参与新生神经环路髓鞘形成的潜能。

5. 神经再生

作为对脑卒中损伤的反应，位于室管膜下区的内源性 NSC 可以增殖并迁移至病变的边界，其中一小部分成为成熟神经元并整合进存活的神经环路中[79-81]。在纹状体缺血性脑卒中的大鼠中，通过 IC 输注人胚来源 NSC 与梗死区域中未成熟神经元的迁移和存活增强相关[67]。然而，考虑到大部分募集的细胞虽然到达梗死区域，但是仍然处于死亡或不成熟状态[79, 82]，损伤和细胞疗法诱导神经再生可能改善脑卒中恢复的精确机制仍有待进一步澄清，更有可能归因于移植的 NSC 引起的各种类型的治疗性旁分泌信号。

（三）整合入宿主脑组织

尽管越来越多的临床前研究表明移植的 NSC 通过旁分泌作用刺激内源性修复来改善脑卒中结局，也有诸多报道表明移植的 NSC 可以将功能整合到宿主神经环路中，这引发了关于这种整合的重要性问题。由于研究和 NSC 的类型不同，移植的 NSC 分化成神经元的程度不一样，如人胚来源 NSC 分化为神经元的概率为 34%～46%[28, 31, 83]，人 iPSC 来源 NSC 分化为神经元的概率为 40%～66%[46, 84]，人胚干细胞来源 NSC 分化为神经元的概率为 30%[85]。移植的 NSC 会发生整合的证据包括突触蛋白的表达[86]，电子显微镜鉴定的与邻近宿主神经元的突触形成[31, 77]，以及电生理检测到的电压门控钠电流[46, 77, 85]。虽然在这些研究中，移植的 NSC 与宿主环路的整合不太可能解释脑卒中后早期神经功能的恢复，但考虑到相对于脑卒中恢复开始的时间延迟和较低的整合率，需要注意的问题是，整合的 NSC 是否可在长期功能恢复的维持或进展中发挥作用。如果是，整合后的细胞扮演什么角色？考虑到在脑卒中后与大量的神经元缺失相比仅有少量神经元整合，最初的简单细胞替代和缺损环路替代的观点似乎难以让人信服。一个更有吸引力的假说是整合的神经元影响剩余神经环路的兴奋性，从而影响大脑可塑性，而可塑性是推动脑卒中恢复的一个主要因素。

细胞整合不仅适用于神经元，也适用于同样来源于 NSC 的星形胶质细胞和少突胶质细胞。星形胶质细胞从通过供血和能量协调大脑活动、维持血脑屏障、调节突触形成和活动等方面在大脑可塑性中发挥重要作用[87-90]。虽然移植的 NSC 已被证明在脑卒中损伤的大脑中发育成熟为星形胶质细胞[29, 77]，但这与脑卒中恢复的相关性仍然需要进一步研究。另外，脑卒中损伤通常包括明显的白质损坏，这表明替代缺失的少突胶质细胞和支持髓鞘再生的策略可能是有效的。通过人 NSC 获得髓鞘再生已在脊髓损伤的大、小鼠上被证明[23, 91]，一些研究也显示在缺血脑组织中移植的 NSC 可分化少突胶质细胞[21, 33, 77, 78]。

虽然最初的观念是 NSC 作为一种细胞替代策略，IC 移植 NSC 现在被认为是通过多种机制增强大脑修复和脑卒中恢复。在移植后的早期阶段，NSC 旁分泌信号可能在可塑性、血管生成、免疫调节及神经发生等内源性修复通路的激活中发挥关键作用。随后，移植的细胞和周围宿主细胞之间形成的物理连接可能有助于额外恢复和（或）增强恢复的维持。我们需要更多的临床前研究来跟踪脑卒中后长期恢复情况，以加深对此的理解。尽管如此，越来越多的临床前研究显示了 IC 输注 NSC能刺激大脑修复并改善脑卒中结局，且不断地向临床试验迈进。

四、走向临床：进展与挑战

（一）脑内移植细胞治疗脑卒中的临床试验

迄今为止，很少有涉及 IC 输注 NSC 或其他人类细胞类型的脑卒中临床试验获得批准（图 7-2，表 7-1），但是那些已经进行的试验普遍产生了令人鼓舞的结果。IC 输注 NT2 来源的神经细胞成为第 1 个应用到脑卒中的细胞疗法，Ⅰ期和Ⅱ期临床试验证明 IC 输注的方法具有总体安全性，且表明 NT2 来源的细胞具有改善神经功能的潜能[15, 17, 18]。

最近，由 Reneuron 开发的有条件永生化 NSC 系列 CTX0E03 在获得较好的临床前安全性和有效性数据后，获批在英国进行临床试验。Ⅰ期 PISCES 试验包括将 CTX0E03 以 2 万、5 万、10 万

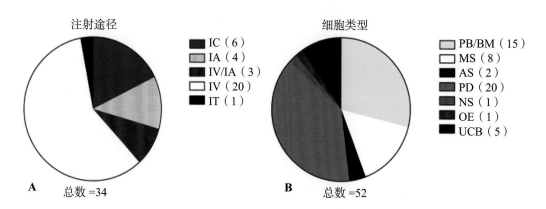

▲ 图 7-2　脑卒中临床试验中注射途径和细胞类型

A. 脑卒中临床试验中的注射途径；B. 脑卒中临床试验中的细胞类型。IC. 脑内；IA. 动脉内；IV. 静脉内；IT. 鞘内；PB/BM. 外周血或骨髓来源的细胞；MS. 间充质干细胞；AS. 脂肪来源基质细胞；PD. 胎盘源性细胞；NS. 神经干细胞；OE. 嗅鞘细胞；UCB. 脐带血来源细胞

表 7-1　IC 脑内移植细胞治疗脑卒中已注册的临床试验

ID	研究阶段	细胞类型	脑卒中后给药时间	细胞剂量（×10^6）	招聘状态
NCT02117635	第二阶段	人胎儿皮质细胞（CTX0E03DP）	>4 周	20	招募中
NCT01151124	第一阶段	人胎儿皮质细胞（CTX0E03DP）	6～60 个月	2、5、10、20	正在进行，不招募
NCT01714167	第一阶段	自体骨髓间充质干细胞	3～60 个月	2～4	招募中
NCT00950521	第二阶段	自体骨髓间充质干细胞	6～60 个月	2～8	已完成
NCT01287936	第一阶段第二阶段	改良间充质干细胞（SB623）	6～60 个月	2.5、5、10	正在进行，不招募
NCT01327768	第一阶段	嗅鞘细胞	6～60 个月	2～8	未知

或 2000 万细胞的剂量 IC 输注给损伤后 6～60 个月的男性缺血性脑卒中患者。最近在欧洲脑卒中会议上展示了该临床试验的结果，结果显示截至 2014 年 1 月 1 日，在 CTX0E03 治疗后的 11 例患者中，未观察到免疫或细胞相关的不良事件。而且，CTX0E03 治疗的患者在移植后 1 月和 1 年都显示了功能的改善[93]。基于这些鼓舞人心的结果，一项 II 期临床试验被批准，纳入 41 例在脑卒中后 8～12 周的患者接受 CTX0E03 治疗。预计这一更为早期的治疗时机能更好地反映 CTX0E03 的最佳治疗窗口，将在治疗后 6 个月内通过多个功能指标进行评估。

虽然 CTX0E03 是目前唯一用于脑卒中临床试验的经 IC 注射的 NSC 产品，IC 输注间充质干细胞目前也在进行临床试验。SanBio 在北美完成了第一例利用 IC 注射 MSC 治疗脑卒中的临床试验，特异性地检测人 MSC 细胞系 SB623。随着 SB623 在临床前脑卒中模型中安全性和有效性的确认[94]，SanBio 启动了 II / II a 期临床试验，分别以 250 万、500 万、1000 万细胞剂量以 IC 输注的方式，检测 SB623 在缺血性脑卒中后 6～60 个月的临床有效性。该临床试验的结果最近在国际脑卒中会议和西方神经外科学会上展示，结果表明截至 2014 年 9 月，在经过 SB623 治疗的 18 例患者中，未观察到细胞相关的不良事件。3 种检测有效性的标准，NIHSS、ESS 和 Fugl-Meyer，均证明在治疗 6 个月时获得显著功能提高，并在 1 年的随访期间持续存在。有 2 例患者在手术后 24h 内表现出明显的运动和语言功能的提高，这种有效性在术后 16 个月和 32 个月的随访时依然存在[95, 96]。虽然这项临床试验中观察到的功能改善的机制仍未完全清楚，但这些结果证明了 IC 细胞移植手术在慢性脑卒中结局上能获得受益，且这种受益可能长期维持。

（二）临床移植面临的其他挑战

1. 满足临床需求的大规模生产

在继续探索 NSC 和 IC 输注作为脑卒中治疗策略的潜力时，仍存在一些挑战。首先，为了满足每年数量不断增长的脑卒中患者的需求（美国每年新发或复发的脑卒中患者有 795 000 例[97]），必须建立大规模生产临床级别 NSC 的方法。虽然胚胎来源的 NSC 或永生化细胞系可能是最好的选择，但考虑到取材组织来源实际上具有无限扩展性，它们也有可能构成最大的安全风险。因为未分化细胞有可能在最终产品中持续存在并引起体内肿瘤形成或异位组织形成，特别是被移植到脑卒中损伤的大脑中时[98, 99]。类似的，虽然 iPSC 技术可能最终能以更能被接受的符合伦理的来源合理地扩展患者特定的 NSC，但它们依然需要检测终产品中未分化的细胞[98, 100]，以及检测可能蓄积在衰老体细胞中的异常遗传或表观遗传改变。或许胚胎来源的 NSC 具有低致瘤风险，但无论获得合适的胚胎起始材料，还是中间前体或 NSC 终产品的体外扩增程度，均使它们的可扩展性受到限制。因为延长培养时间可能改变细胞表型甚至导致染色体变异，任何扩大 NSC 生产的努力都需要仔细监测核型稳定性，以及确定 NSC 产品临床释放标准的特异性分子标记（加州再生医学研究所 DR1-01480 基金）[40]。

2. 定义临床释放标准

NSC 和非 NSC 细胞疗法面临的第二个主要挑战是需要充分描述最终的细胞产物，其中包括细胞鉴定、纯度和任何潜在杂质的定量测量（加州再生医学研究所 DR1-01480 基金）[40]。这些措施共同定义了释放标准的关键要素，这些要素决定了细胞疗法产品的每个生产批次的一致性和临床合格性。由于通常与 NSC 相关的典型的表面蛋白和细胞内标记物，或者在分化过程中仅出现瞬时表达，或者由其他细胞类型表达，因此对于 NSC 而言，建立适当的细胞鉴定和纯度的定量检测标准依然比较困难。使用多种鉴定 / 纯度标记定义 NSC 能帮助克服这些限制，但是如果不满足任何预定释放标准，也会增加生产运行失败的风险。此外，为了确保 NSC 产品的安全性，其释放标准还必须包括用于标记不需要的细胞类型的杂质标记，理想的可接受杂质水平，在这些临床前研究中已知的杂质以逐渐增加的方式掺入至 NSC 产品中，并检测其对安全性的影响。在胚胎干细胞和 iPSC 来源的 NSC，残留的多能细胞是最令人担忧的杂质类型，因为它们具有已知的致瘤潜能 [98, 99]，而 Oct4、TRA-1-60 和 SSEA-4 等其多能标记物通常用于检测这些细胞。此外，详细地了解生产 / 衍生过程是必要的，因为这样可以鉴定任何可能来源并维持于终产品中的不需要的细胞类型。有史以来首次测试人胚来源细胞疗法的临床试验就是一个例子，该疗法由 Geron Corporation 开发的胚胎来源少突胶质祖细胞（oligodendrocyte progenitor cell，OPC）组成，直接用于亚急性胸髓损伤患者的髓内治疗。该试验在启动之前被临时叫停，因其临床前安全性研究表明一些用 OPC 治疗的大鼠中存在微小的上皮囊肿 [101]，从而提示这类 NSC 产品在生产过程中可能需要检测或去除上皮杂质。基于目前 OPC 产品在 5 例患者中治疗后良好的安全性，最近宣布，这种由 Asterias Biotherapeutics 公司收购的 OPC 产品将进入针对亚急性颈髓损伤患者的 I / II a 期剂量递增临床试验（www.asteriasbiotherapeutics.com）。

3. 移植 NSC 的体内功能分析

基于美国 FDA 提供的指导原则，候选 NSC 产品的研发必须包含广泛的临床前研究，以充分描述移植后的关键功能特性包括其增殖能力、分化潜能和可能的作用机制 [40, 102]。用于治疗脑卒中的 NSC 产品的增殖能力是安全性考察的一个重要方面，因为细胞无限性生长可能使移植的细胞在移植位点外扩增，甚至产生肿瘤。然而，多项 NSC 治疗脑卒中的临床前研究显示，细胞移植后仅有少量细胞依然生存和增殖 [21, 31, 51, 52]。加强细胞的存活，如低氧预处理 [37, 103]，或者 NSC 与某种结构性支持基质 [104, 105] 联合应用，可能提高 NSC 的疗效，尤其是对于较大脑卒中病变部位，但这是否也增加致瘤性风险还有待研究。

正如在"NSC 移植治疗脑卒中的作用机制"中讨论的那样，要想最大限度地发挥 NSC 在脑卒中疾病中的疗效，需要深入了解移植的 NSC 是如何在宿主大脑中发挥作用来促进恢复的，其中包括它们的生存能力、分化能力、整合至宿主大脑的能力，以及通过旁分泌信号促进内源性修复的能力。例如，移植的 NSC 在体内的分泌谱依旧不清楚，但是这些知识可引导优化 NSC 的开发，从而表达更高水平的具有活性的旁分泌因子，或者优化从 NSC 产品中纯化活性亚群的富集策略。人们普遍认为 NSC 是异质性的，这可能是有利的，尤其是其发挥效应需要多种细胞类型（如神经元、星形胶质细胞、少突胶质细胞）的情况下。然而，如果仅仅需要一种特定的细胞亚群（如 VEGF 表达的细胞或神经元前体），富集这种活性亚群可能增强细胞的"有效剂量"。

理解移植 NSC 调节脑修复和促进脑卒中恢复的机制将有助于优化移植的位置和确定脑卒中后最佳的时间治疗窗口。此外，了解内源性修复的哪些要素受移植 NSC 的影响，为寻找临床疗效的替代标志物提供了可能，可纳入临床试验设计。例如，如果 NSC 有望增强大脑可塑性，那么治疗可能与使用弥散张量磁共振成像技术对宿主纤维束完整性进行无创监测相结合。最后，理解体内活性可促进体外效价测定的发展，用于筛选新的 NSC 产品，并在 NSC 生产过程中评估批次之间的一致性，这都将促进 NSC 治疗向临床的转化。

4. 脑卒中后 IC 输注 NSC 的其他注意事项

除了开发安全有效的 NSC 产品所面临的挑战外，在脑卒中损伤患者中，IC 给药和使用免疫抑制药物的相对安全性也存在问题。尽管大部分的临床前研究已经评估了在脑卒中后 1 周（急性 / 亚急性阶段）IC 输注 NSC 的安全性，但这个时间点可能在 IC 输注中有最大的手术并发症的风险，如出血和神经炎症的增加。此外，脑卒中后急性 / 亚急性阶段可能涉及显著的内源性免疫抑制和脓毒症风险的增加[7]，因此对同种异体 NSC 治疗提出了额外的挑战。为了解决这些问题，未来的研究应该集中于脑卒中后慢性期 NSC 的 IC 输注，同时改进生产具有低免疫原性 NSC 或自体 NSC 的方法，包括诱导重编程技术。这些领域的进展，以及上述讨论的进展将对推进新的 NSC 治疗进入临床至关重要，将最终决定 NSC 的 IC 输注是否能成功逆转脑卒中造成的功能损害。

致谢

本章获得加州再生医学研究所 DR1-01480 基金、Bernard 和 Ronni Lacroute、William Randolph Hearst 基金会，以及 Russell 和 Elizabeth Siegelman（GKS）的部分资助。图 7-1[29] 经 Andres，R.H.，N.Horie 等出版商许可转载（2011）。我们感谢 Cindy Samos 对手稿的帮助。

参考文献

[1] Olson L, Seiger A, et al. Intraocular transplantation in rodents: a detailed account of the procedure and examples of its use in neurobiology with special reference to brain tissue grafting. Adv Cell Neurobiol. 1983;4:407–42.

[2] Perlow MJ, Freed WJ, et al. Brain grafts reduce motor abnormalities produced by destruction of nigrostriatal dopamine system. Science. 1979;204(4393):643–7.

[3] Lindvall O, Rehncrona S, et al. Human fetal dopamine neurons grafted into the striatum in two patients with severe Parkinson's disease. A detailed account of methodology and a 6–month follow-up. Arch Neurol. 1989;46(6):615–31.

[4] Madrazo I, Leon V, et al. Transplantation of fetal substantia nigra and adrenal medulla to the caudate nucleus in two patients with Parkinson's disease. N Engl J Med. 1988;318(1):51.

[5] Lindvall O, Brundin P, et al. Grafts of fetal dopamine neurons survive and improve motor function in Parkinson's disease. Science. 1990;247(4942):574–7.

[6] Peschanski M, Defer G, et al. Bilateral motor improvement and alteration of L-dopa effect in two patients with Parkinson's disease following intrastriatal transplantation of foetal ventral mesencephalon. Brain. 1994;117(3):487–99.

[7] Dirnagl U, Iadecola C, et al. Pathobiology of ischaemic stroke: an integrated view. Trends Neurosci. 1999;22(9):391–7.

[8] Polezhaev LV, Alexandrova MA. Transplantation of embryonic brain tissue into the brain of adult rats after hypoxic hypoxia. J Hirnforsch. 1984;25(1):99–106.

[9] Polezhaev LV, Alexandrova MA, et al. Morphological, biochemical and physiological changes in brain nervous tissue of adult intact and hypoxia-subjected rats after transplantation of embryonic nervous tissue. J Hirnforsch. 1985;26(3):281–9.

[10] Polezhaev LV, Alexandrova MA, et al. Normalization of dystrophic brain cortex neurons after hypoxia and transplantation of embryonic nervous tissue in rats. J Hirnforsch. 1986;27(5):501–13.

[11] Hadani M, Freeman T, et al. Fetal cortical cells survive in focal cerebral infarct after permanent occlusion of the middle cerebral artery in adult rats. J Neurotrauma. 1992;9(2):107–12.

[12] Aihara N, Mizukawa K, et al. Striatal grafts in infarct striatopallidum increase GABA release, reorganize GABAA receptor and improve water-maze learning in the rat. Brain Res Bull. 1994;33(5):483–8.

[13] Andrews PW. Retinoic acid induces neuronal differentiation of a cloned human embryonal carcinoma cell line in vitro. Dev Biol. 1984;103(2):285–93.

[14] Borlongan CV, Tajima Y, et al. Cerebral ischemia and CNS transplantation: differential effects of grafted fetal rat striatal cells and human neurons derived from a clonal cell line. Neuroreport. 1998;9(16):3703–9.

[15] Kondziolka D, Wechsler L, et al. Transplantation of cultured human neuronal cells for patients with stroke. Neurology. 2000;55(4):565–9.

[16] Nelson PT, Kondziolka D, et al. Clonal human (hNT) neuron grafts for stroke therapy: neuropathology in a patient 27 months after implantation. Am J Pathol. 2002;160(4):1201–6.

[17] Stilley CS, Ryan CM, et al. Changes in cognitive function after neuronal cell transplantation for basal ganglia stroke. Neurology. 2004;63(7):1320–2.

[18] Kondziolka D, Steinberg GK, et al. Neurotransplantation for

patients with subcortical motor stroke: a phase 2 randomized trial. J Neurosurg. 2005;103(1):38–45.

[19] Reynolds BA, Weiss S. Generation of neurons and astrocytes from isolated cells of the adult mammalian central nervous system. Science. 1992;255(5052):1707–10.

[20] Aubry L, Bugi A, et al. Striatal progenitors derived from human ES cells mature into DARPP32 neurons in vitro and in quinolinic acid-lesioned rats. Proc Natl Acad Sci U S A. 2008;105(43):16707–12.

[21] Daadi MM, Maag AL, et al. Adherent self-renewable human embryonic stem-cell-derivedd neural stem cell line: functional engraftment in experimental stroke model. PLoS ONE. 2008;3(2):e1644.

[22] Li XJ, Du ZW, et al. Specification of motoneurons from human embryonic stem cells. Nat Biotechnol. 2005;23(2):215–21.

[23] Nistor GI, Totoiu MO, et al. Human embryonic stem cells differentiate into oligodendrocytes in high purity and myelinate after spinal cord transplantation. Glia. 2005;49(3):385–96.

[24] Perrier AL, Tabar V, et al. Derivation of midbrain dopamine neurons from human embryonic stem cells. Proc Natl Acad Sci U S A. 2004;101(34):12543–8.

[25] Svendsen CN, ter Borg MG, et al. A new method for the rapid and long term growth of human neural precursor cells. J Neurosci Methods. 1998;85(2):141–52.

[26] Thomson JA, Itskovitz-Eldor J, et al. Embryonic stem cell lines derived from human blastocysts. Science. 1998;282(5391):1145–7.

[27] Zhang SC, Wernig M, et al. In vitro differentiation of transplantable neural precursors from human embryonic stem cells. Nat Biotechnol. 2001;19(12):1129–33.

[28] Kelly S, Bliss TM, et al. Transplanted human fetal neural stem cells survive, migrate, and differentiate in ischemic rat cerebral cortex. Proc Natl Acad Sci U S A. 2004;101(32): 11839–44.

[29] Andres RH, Horie N, et al. Human neural stem cells enhance structural plasticity and axonal transport in the ischaemic brain. Brain. 2011;134(6):1777–89.

[30] Horie N, Pereira MP, et al. Transplanted stem-cell-secreted vascular endothelial growth factor effects poststroke recovery, inflammation, and vascular repair. Stem Cells. 2011;29(2): 274–85.

[31] Ishibashi S, Sakaguchi M, et al. Human neural stem/progenitor cells, expanded in long-term neurosphere culture, promote functional recovery after focal ischemia in Mongolian gerbils. J Neurosci Res. 2004;78(2):215–23.

[32] Selden NR, Al-Uzri A, et al. Central nervous system stem cell transplantation for children with neuronal ceroid lipofuscinosis. J Neurosurg Pediatr. 2013;11(6):643–52.

[33] Hicks AU, Lappalainen RS, et al. Transplantation of human embryonic stem-cell-derived neural precursor cells and enriched environment after cortical stroke in rats: cell survival and functional recovery. Eur J Neurosci. 2009;29(3):562–74.

[34] Ikeda R, Kurokawa MS, et al. Transplantation of neural cells derived from retinoic acidtreated cynomolgus monkey embryonic stem cells successfully improved motor function of hemiplegic mice with experimental brain injury. Neurobiol Dis. 2005;20(1):38–48.

[35] Jin K, Mao X, et al. Delayed transplantation of human neural precursor cells improves outcome from focal cerebral ischemia in aged rats. Aging Cell. 2010;9(6):1076–83.

[36] Jin K, Xie L, et al. Effect of human neural precursor cell transplantation on endogenous neurogenesis after focal cerebral ischemia in the rat. Brain Res. 2011;1374:56–62.

[37] Theus MH, Wei L, et al. In vitro hypoxic preconditioning of embryonic stem cells as a strategy of promoting cell survival and functional benefits after transplantation into the ischemic rat brain. Exp Neurol. 2008;210(2):656–70.

[38] Takahashi K, Yasuhara T, et al. Embryonic neural stem cells transplanted in middle cerebral artery occlusion model of rats demonstrated potent therapeutic effects, compared to adult neural stem cells. Brain Res. 2008;1234:172–82.

[39] Daadi MM, Steinberg GK. Manufacturing neurons from human embryonic stem cells: biological and regulatory aspects to develop a safe cellular product for stroke cell therapy. Regen Med. 2009;4(2):251–63.

[40] Steinberg GK, Carmichael ST, et al. Embryonic-derived neural stem cells for treatment of motor sequelae following sub-cortical stroke, California Institute for Regenerative Medicine (CIRM) DR1–01480. 2010.

[41] Takahashi K, Yamanaka S. Induction of pluripotent stem cells from mouse embryonic and adult fibroblast cultures by defined factors. Cell. 2006;126(4):663–76.

[42] Takahashi K, Tanabe K, et al. Induction of pluripotent stem cells from adult human fibroblasts by defined factors. Cell. 2007;131(5):861–72.

[43] Sareen D, Gowing G, et al. Human induced pluripotent stem cells are a novel source of neural progenitor cells (iNPCs) that migrate and integrate in the rodent spinal cord. J Comp Neurol. 2014;522(12):2707–28.

[44] Chang DJ, Lee N, et al. Therapeutic potential of human induced pluripotent stem cells in experimental stroke. Cell Transplant. 2013;22(8):1427–40.

[45] Gomi M, Takagi Y, et al. Functional recovery of the murine brain ischemia model using human induced pluripotent stem-cell-derived telencephalic progenitors. Brain Res. 2012;1459:52–60.

[46] Oki K, Tatarishvili J, et al. Human-induced pluripotent stem cells form functional neurons and improve recovery after grafting in stroke-damaged brain. Stem Cells. 2012;30(6): 1120–33.

[47] Polentes J, Jendelova P, et al. Human induced pluripotent stem cells improve stroke outcome and reduce secondary degeneration in the recipient brain. Cell Transplant. 2012;21(12): 2587–602.

[48] Chau M, Deveau TC, et al. iPS cell transplantation increases regeneration and functional recovery after ischemic stroke in neonatal rats. Stem Cells. 2014;32(12):3075–87.

[49] Pang ZP, Yang N, et al. Induction of human neuronal cells by defined transcription factors. Nature. 2011;476(7359):220–3.

[50] Yamashita T, Abe K. Direct reprogrammed neuronal cells as a novel resource for cell transplantation therapy. Cell Transplant. 2014;23(4–5):435–9.

[51] Englund U, Bjorklund A, et al. Grafted neural stem cells develop into functional pyramidal neurons and integrate into host cortical circuitry. Proc Natl Acad Sci U S A. 2002;99(26):17089–94.

[52] Song HJ, Stevens CF, et al. Neural stem cells from adult hippocampus develop essential properties of functional CNS neurons. Nat Neurosci. 2002;5(5):438–45.

[53] Guzman R. Cellular stroke therapy: from cell replacement to trophic support. Expert Rev Cardiovasc Ther. 2009;7(10):1187–90.

[54] Lu P, Jones LL, et al. Neural stem cells constitutively secrete neurotrophic factors and promote extensive host axonal growth after spinal cord injury. Exp Neurol. 2003;181(2):115–29.

[55] Yan J, Welsh AM, et al. Differentiation and tropic/trophic effects of exogenous neural precursors in the adult spinal cord. J Comp Neurol. 2004;480(1):101–14.

[56] Zhang YW, Denham J, et al. Oligodendrocyte progenitor cells derived from human embryonic stem cells express neurotrophic factors. Stem Cells Dev. 2006;15(6):943–52.

[57] Zhu W, Mao Y, et al. Transplantation of vascular endothelial growth factor-transfected neural stem cells into the rat brain provides neuroprotection after transient focal cerebral ischemia. Neurosurgery. 2005;57(2):325–33 (discussion 325–333).

[58] Arai K, Jin G, et al. Brain angiogenesis in developmental and pathological processes: neurovascular injury and angiogenic recovery after stroke. FEBS J. 2009;276(17):4644–52.

[59] Krupinski J, Kaluza J, et al. Role of angiogenesis in patients with cerebral ischemic stroke. Stroke. 1994;25(9):1794–8.

[60] Hicks C, Stevanato L, et al. In vivo and in vitro characterization of the angiogenic effect of CTX0E03 human neural stem cells. Cell Transplant. 2013;22(9):1541–52.

[61] Jiang Q, Zhang ZG, et al. Investigation of neural progenitor cell

induced angiogenesis after embolic stroke in rat using MRI. Neuroimage. 2005;28(3):698–707.

[62] Chu K, Park KI, et al. Combined treatment of vascular endothelial growth factor and human neural stem cells in experimental focal cerebral ischemia. Neurosci Res. 2005;53(4):384–90.

[63] Liu H, Honmou O, et al. Neuroprotection by PlGF gene-modified human mesenchymal stem cells after cerebral ischaemia. Brain. 2006;129(10):2734–45.

[64] Onda T, Honmou O, et al. Therapeutic benefits by human mesenchymal stem cells (hMSCs) and Ang-1 gene-modified hMSCs after cerebral ischemia. J Cereb Blood Flow Metab. 2008;28(2):329–40.

[65] Toyama K, Honmou O, et al. Therapeutic benefits of angiogenetic gene-modified human mesenchymal stem cells after cerebral ischemia. Exp Neurol. 2009;216(1):47–55.

[66] Lo EH. A new penumbra: transitioning from injury into repair after stroke. Nat Med. 2008;14(5):497–500.

[67] Mine Y, Tatarishvili J, et al. Grafted human neural stem cells enhance several steps of endogenous neurogenesis and improve behavioral recovery after middle cerebral artery occlusion in rats. Neurobiol Dis. 2013;52:191–203.

[68] Bacigaluppi M, Pluchino S, et al. Delayed post-ischaemic neuroprotection following systemic neural stem cell transplantation involves multiple mechanisms. Brain. 2009;132(8):2239–51.

[69] Lee ST, Chu K, et al. Anti-inflammatory mechanism of intravascular neural stem cell transplantation in haemorrhagic stroke. Brain. 2008;131(3):616–29.

[70] Pluchino S, Gritti A, et al. Human neural stem cells ameliorate autoimmune encephalomyelitis in non-human primates. Ann Neurol. 2009;66(3):343–54.

[71] Shahbazi M, Kwang TW, et al. Inhibitory effects of neural stem-cell-derived from human embryonic stem cells on differentiation and function of monocyte-derived dendritic cells. J Neurol Sci. 2013;330(1–2):85–93.

[72] Wang L, Shi J, et al. Neural stem/progenitor cells modulate immune responses by suppressing T lymphocytes with nitric oxide and prostaglandin E2. Exp Neurol. 2009;216(1):177–83.

[73] Benowitz LI, Carmichael ST. Promoting axonal rewiring to improve outcome after stroke. Neurobiol Dis. 2010;37(2):259–66.

[74] Carmichael ST. Cellular and molecular mechanisms of neural repair after stroke: making waves. Ann Neurol. 2006;59(5):735–42.

[75] Liu Z, Zhang RL, et al. Remodeling of the corticospinal innervation and spontaneous behavioral recovery after ischemic stroke in adult mice. Stroke. 2009;40(7):2546–51.

[76] Daadi MM, Davis AS, et al. Human neural stem cell grafts modify microglial response and enhance axonal sprouting in neonatal hypoxic-ischemic brain injury. Stroke. 2010;41(3): 516–23.

[77] Daadi MM, Li Z, et al. Molecular and magnetic resonance imaging of human embryonic stem-cell-derived neural stem cell grafts in ischemic rat brain. Mol Ther. 2009;17(7): 1282–91.

[78] Takagi Y, Nishimura M, et al. Survival and differentiation of neural progenitor cells derived from embryonic stem cells and transplanted into ischemic brain. J Neurosurg. 2005;103(2):304–10.

[79] Arvidsson A, Collin T, et al. Neuronal replacement from endogenous precursors in the adult brain after stroke. Nat Med. 2002;8(9):963–70.

[80] Jin K, Minami M, et al. Neurogenesis in dentate subgranular zone and rostral subventricular zone after focal cerebral ischemia in the rat. Proc Natl Acad Sci U S A. 2001;98(8): 4710–5.

[81] Kernie SG, Parent JM. Forebrain neurogenesis after focal Ischemic and traumatic brain injury. Neurobiol Dis. 2010;37(2):267–74.

[82] Zhang RL, Chopp M, et al. Patterns and dynamics of subventricular zone neuroblast migration in the ischemic striatum of the adult mouse. J Cereb Blood Flow Metab. 2009;29(7):1240–50.

[83] Darsalia V, Kallur T, et al. Survival, migration and neuronal differentiation of human fetal striatal and cortical neural stem cells grafted in stroke-damaged rat striatum. Eur J Neurosci. 2007;26(3):605–14.

[84] Jensen MB, Yan H, et al. Survival and differentiation of transplanted neural stem-cell-derived from human induced pluripotent stem cells in a rat stroke model. J Stroke Cerebrovasc Dis. 2013;22(4):304–8.

[85] Buhnemann C, Scholz A, et al. Neuronal differentiation of transplanted embryonic stem-cellderived precursors in stroke lesions of adult rats. Brain. 2006;129(12):3238–48.

[86] Toda H, Takahashi J, et al. Grafting neural stem cells improved the impaired spatial recognition in ischemic rats. Neurosci Lett. 2001;316(1):9–12.

[87] Allen NJ, Barres BA. Signaling between glia and neurons: focus on synaptic plasticity. Curr Opin Neurobiol. 2005;15(5):542–8.

[88] Chen Y, Swanson RA. Astrocytes and brain injury. J Cereb Blood Flow Metab. 2003;23(2):137–49.

[89] Lok J, Gupta P, et al. Cell-cell signaling in the neurovascular unit. Neurochem Res. 2007;32(12):2032–45.

[90] Panickar KS, Norenberg MD. Astrocytes in cerebral ischemic injury: morphological and general considerations. Glia. 2005;50(4):287–98.

[91] Cummings BJ, Uchida N, et al. Human neural stem cells differentiate and promote locomotor recovery in spinal cord-injured mice. Proc Natl Acad Sci U S A. 2005;102(39):14069–74.

[92] Stroemer P, Hope A, et al. Development of a human neural stem cell line for use in recovery from disability after stroke. Front Biosci. 2008;13:2290–2.

[93] Kalladka D, Sinden J, et al. PISCES—a phase I trial of CTX0E03 human neural stem cells in ischaemic stroke: interim results. European Stroke Conference. Nice, France. 2014.

[94] Yasuhara T, Matsukawa N, et al. Notch-induced rat and human bone marrow stromal cell grafts reduce ischemic cell loss and ameliorate behavioral deficits in chronic stroke animals. Stem Cells Dev. 2009;18(10):1501–14.

[95] Steinberg GK, Kondziolka D, et al. A novel phase 1/2A study of intraparenchymal transplantation of human modified bone marrow derived cells in patients with stable ischemic stroke. Int Stroke Conf San Diego CA. 2014a;45:A149.

[96] Steinberg GK, Kondziolka D, et al. A novel phase 1/2A study of intraparenchymal transplantation of human modified bone marrow derived cells in patients with stable ischemic stroke. Annu Meet West Neurosurg Soc Progr Sun Valley Idaho. 2014b;60:30.

[97] Go AS, Mozaffarian D, et al. Heart disease and stroke statistics-2014 update: a report from the American Heart Association. Circulation. 2014;129(3):e28–e92.

[98] Ben-David U, Benvenisty N. The tumorigenicity of human embryonic and induced pluripotent stem cells. Nat Rev Cancer. 2011;11(4):268–77.

[99] Seminatore C, Polentes J, et al. The postischemic environment differentially impacts teratoma or tumor formation after transplantation of human embryonic stem-cell-derived neural progenitors. Stroke. 2010;41(1):153–9.

[100] Kawai H, Yamashita T, et al. Tridermal tumorigenesis of induced pluripotent stem cells transplanted in ischemic brain. J Cereb Blood Flow Metab. 2010;30(8):1487–93.

[101] Chapman AR, Scala CC. Evaluating the first-in-human clinical trial of a human embryonic stem-cell-derived therapy. Kennedy Inst Ethics J. 2012;22(3):243–61.

[102] Bailey AM, Mendicino M, et al. An FDA perspective on preclinical development of cellbased regenerative medicine products. Nat Biotechnol. 2014;32(8):721–3.

[103] Sart S, Ma T, et al. Preconditioning stem cells for in vivo delivery. Biores Open Access 2014;3(4):137–149.

[104] Bible E, Qutachi O, et al. Neo-vascularization of the stroke cavity by implantation of human neural stem cells on VEGF-releasing PLGA microparticles. Biomaterials. 2012;33(30):7435–46.

[105] Wong FS, Chan BP, et al. Carriers in cell-based therapies for neurological disorders. Int J Mol Sci. 2014;15(6):10669–723.

第 8 章 CTX 人神经干细胞系和 PISCES 脑卒中试验
The CTX Human Neural Stem Cell Line and the PISCES Stroke Trial

Keith W. Muir John D. Sinden **著**

张国珍 陈 琳 **译** 张洪钿 **校**

一、背景

　　神经干细胞是源自发育中或成年大脑的多能细胞,具有在特定培养条件下进行反复细胞分裂并复制拷贝的能力。在经历最初的静止期后,细胞会根据环境的不同而分化为神经元、星形胶质细胞和少突胶质细胞[1]。大多数成熟干细胞在体内不能分化为特定功能的细胞。然而,它们能够为内源性修复机制提供旁分泌、营养和免疫系统支持,刺激血管再生和神经再生,而这可能比单纯的细胞替代更重要[2]。细胞被趋化因子或其他免疫信号介导到损伤或炎症区域,而这种"微环境"的存在似乎是成体干细胞在受体中存活的关键。脑卒中的临床试验主要针对急性和亚急性患者,此时细胞疗法作用的潜在机制可能包括改变大脑环境,并影响继发性损伤或早期再生的某些机制,如细胞凋亡、反应性血管生成、炎性细胞浸润和免疫应答,所有这些都与神经干细胞的作用有关[3-5]。相对而言,在脑卒中后的慢性阶段(数周、数月或数年)输注干细胞,则进入了不同的细胞环境,这个时期细胞的作用机制可能取决于神经发生、血管生成、生长因子分泌、细胞的分化和移植[6-8]。这些机制在脑卒中的动物模型中已经进行了大量的研究,这些模型可能会对临床提供一些见解。

二、既往临床研究

　　植入多种来源的细胞包括源自神经组织或分化的多能细胞(如胚胎干细胞或诱导性多能干细胞)的神经干细胞,以及脐带血来源的干细胞、间充质干细胞、外周血单核细胞、脂肪组织来源的细胞和经血来源的细胞均已证实可促进脑卒中动物模型的神经功能恢复[4, 6, 9, 10]。根据细胞表面标记物,如 CD34[+],醛脱氢酶活性或基因修饰的 Notch-1 活化的间充质细胞,让我们在临床前研究中看到了希望,其中一些正在被开发为专利的细胞疗法产品。由于细胞来源的异质性和许多类型的细胞存活和移植的数量非常有限（甚至完全没有）[11] 强烈提示细胞替代不是治疗获益的主要机制，这促使人们寻找其他的替代方案及其作用机制。

与获取自体细胞方法不同，从骨髓，脂肪组织或类似来源获取细胞，产量不确定，如果进行培养扩增则不可避免地会延长从采样到给药的过程；而同种异体细胞产品具有即刻可得性和适用性的优点，所有患者都可获得所需的剂量。其重大的技术挑战包括实现生产标准、效力和质量保证，以保证治疗产品的一致性和稳定性。

三、神经干细胞安全性测试

在一些动物模型和小型临床试验中，已经证实了脑植入细胞疗法的安全性和有效性[12-15]。在健康动物中进行的实验研究表明，脑内植入人类畸胎瘤来源的神经元样（human neuron-like teratocarcinoma-derived，hNT）细胞似乎是安全的[16]，这为在慢性脑卒中患者中进行这些细胞的临床试验奠定了基础。通过为 12 例患者立体定位植入 200 万或 600 万 hNT 细胞剂量（分别为 60μl 和 180μl），初步证实了其安全性和可行性[14]，目前没有关于细胞相关不良事件的报道。对一例死于其他疾病的患者进行的尸检证明，在植入细胞后 27 个月后在注射部位发现了植入的细胞，但未发现炎症、肿瘤形成或感染的迹象[17]。在最初的开放性研究中，在超过 6 个月的随访中我们发现，根据欧洲脑卒中的综合评分，有 50% 的参与者均有神经功能改善。在随后的 II 期随机临床试验中，在 25 例运动功能障碍脑卒中患者中立体定位植入总体积为 250μl、含 500 万或 1000 万个 hNT 的细胞剂量，没有发现安全问题[15]。有些患者的日常生活活动的 Barthel 指数（Barthel index，BI）有所改善，然而运动功能没有明显改善。

四、人类神经干细胞系 CTX 的研制研发

体细胞或谱系受限的干细胞可能源自人类胎儿组织，但其治疗用途受限于组织可用性和可用细胞产品的纯度或质量。目前已经采用了几种将神经干细胞作为治疗药物的方法。美国加利福尼亚州帕洛阿尔托市提供了一种神经干产品的实例，该产品已成功地从培养的分离的胚胎体细胞干细胞中扩增出来[18]。该产品脑内植入治疗儿童致命性 Batten 病的 I 期临床试验已经完成，未报道与治疗有关的安全性问题；同时 Pelizaeus-Merzbacher 病，脊髓损伤和年龄相关性黄斑变性的试验正在进行（www.stemcellsinc.com）。

为了克服胚胎干细胞在培养过程中产生的扩增细胞群的细胞衰老问题，可以将永生基因插入神经干细胞。ReNeuron 在开发 CTX（一种人类胎儿来源的神经干细胞）的过程中采用了这种方法，该方法通过插入一个与修饰的雌激素受体融合的 c-Myc 基因的单拷贝进行遗传修饰[19, 20]。c-MycER^TAM 蛋白能够克隆细胞、增加细胞增殖，并通过上调端粒酶活性来延长细胞的稳定生长。通过向培养基中添加 4-羟基他莫昔芬（4-hydroxytamoxifen，4-OHT）来调节融合蛋白的活性，从而使融合蛋白能够转移到细胞核中 ReNeuron 的 c-MycER^TAM 神经干细胞系的发展历史已在前面概

述过了[21]。在一系列细胞系的体内和体外的筛选之后，CTX 被认定为具有分化为相关细胞系的潜力。c-MycER^{TAM} 技术使 CTX 细胞能够在目前的良好生产规范条件下进行稳定的大规模扩增和生产，其制备方法与传统生物制药非常相似，并且可以冷冻保存在液氮中。合成的 CTX "药品"（Drug Product，DP）是由 CTX 细胞在使用 c-MycER^{TAM} 技术进行条件化增殖传代 ≤ 37 次组成的人工细胞系[19]。活性 DP 是在无菌缓冲液中配制的活细胞悬浮液，该缓冲液适合使用立体定向技术进行颅内给药。

CTX 细胞系的细胞库是在开发计划的早期进行的，以确保所有关键的临床前安全性和有效性研究都将使用相同的 DP 材料进行，该材料将在适当的时候用于后续的临床试验，以及任何授权或上市产品。CTX 不需要重新衍生，因为在生产过程的每个阶段都有足够的样品，可以实现无限制的生产。CTX 制造过程的机器人自动化也得到了验证[22]，进一步证实了该细胞系以合理的商品成本进行有效、安全地规模化生产的潜力。

五、非临床研究

细胞疗法的有效性测试，如同在缺血性脑卒中开发的其他疗法一样，通常依赖于局灶性缺血的啮齿动物模型。大鼠大脑中动脉闭塞（middle cerebral artery occlusion，MCAo）是使用最广泛、最具有特征性的缺血性脑卒中动物模型，尽管该模型受到质疑，理由是该模型系统尚未成功将任何治疗策略转化为临床应用（尽管一些成功的临床疗法在动物模型中进行评估时也证明了其有效性，提供了一些反向转化验证）[23-25]。患有大脑中动脉闭塞的动物与患有缺血性大脑中动脉区域脑卒中的患者在相同的解剖位置（基底神经节和感觉运动皮质）受到影响，产生相同的核心功能缺陷，如单侧瘫痪、感觉功能障碍和视空间忽略。啮齿类动物脑卒中 MCAo 模型通常不会重现人类脑卒中的异质性，而是提供一个模型系统，该系统概括了脑卒中病理生理学的某些关键方面，以便能够以最小的样本量对潜在治疗药物进行早期研究，并且可在不同的实验室重复，从而提供足够的证据以证明其潜在疗效及临床转化的合理性。MCAo 会导致严重的神经功能障碍，大多数早期的功能障碍会在几天至几周内自行消失[26]。但是，自发的早期改善使测量治疗相关恢复的尝试变得困难（其临床相关性代表了 II 期临床试验的一个巨大障碍）。某些行为测试显示持续性功能障碍不能自发解决，如双向不对称、莫里斯水迷宫和转子流量计测试[27]。通过一系列感觉运动和认知测试来评估与治疗[28]相关的大脑特定区域的损伤程度，这些测试已经在啮齿动物大脑中动脉模型中得到了应用和合理的描述。

基于数十年的骨髓移植临床经验，迄今为止，从骨髓分离出的自体干细胞没有进行过临床前安全性测试。骨髓来源的干细胞作为同种异体细胞产物（如 MSC），需要进行安全性测试，但是由于这些细胞没有或几乎没有移植，因此重点一直放在急性毒性而不是长期致瘤性上。对于移植的干细胞，尤其是那些来自多能细胞的干细胞，其移植后的结局是形成畸胎瘤，临床前致瘤性是一个主要问题，需要进行大量的长期测试，相关成本高且耗时长。

要将任何新型干细胞产品（包括有条件的永生干细胞）转换为临床研究，都需要广泛的支持数据来表征细胞，并提供有关细胞操作和生产的质量保证，以及一系列证明短期和长期毒理学和安全性的研究。

在标准毒理学研究设计中，可以使用功能观察组合、血液学和坏死终点事件评估对免疫系统的即时影响。迁移和植入的特征在安全性和有效性评估中都很重要。运用明确的干细胞标记物进行时间过程研究，以完成完整的体内生物学分布分析包括免疫组织化学、原位杂交或定量聚合酶链反应的结合，用于干细胞或其来源组织的特定特征，或者干细胞特异性插入标记的研究。这些研究需要试点的可行性和验证研究，以及适当的对照组，以消除假阳性。

长期安全性评估需要在大量两种性别的免疫缺陷小鼠上进行致瘤性研究。研究的持续时间取决于细胞的存活时间，对于非移植细胞类型而言，其存活时间约为 3 个月，而对于在体内存活良好的细胞，则为 ≥12 个月。

此外，由于 *c-Myc* 基因及其逆转录病毒插入的存在，进一步的 CTX 研究进行了 c-MycER^{TAM} 的下调和表观遗传沉默的验证[29]，及对逆转录病毒进行进一步的细胞库检测，以消除任何感染传播的风险。

将 CTX 植入大鼠、非人灵长类动物和非肥胖糖尿病 / 严重联合免疫缺陷（ non-obese diabetic/severe combined immunodeficiency，NOD/SCID ）小鼠 MCAo 模型后，研究人员通过长达 6 个月的功能观察组合项目测试来评估一般安全性。在这些研究中没有 CTX 相关不良事件的报道。在所有进行的研究中，细胞剂量和植入体积都是可以耐受的。

体外研究证实，生长停滞 / 分化的细胞再次暴露于 4-OHT 不会使分化的 CTX 细胞恢复到增殖状态。同样，体内可能发生的 CTX 细胞暴露于内源性类固醇激素或他莫昔芬并不会激活细胞中的 c-MycER^{TAM} 技术而导致不适当的细胞增殖。此外，他莫昔芬对动物的长期治疗（6 个月）对 CTX 细胞存活和增殖没有影响，也没有 CTX、增减他莫昔芬剂量与肿瘤形成相关的报道。大小鼠一系列致瘤模型中的研究表明，没有发生 CTX 相关的肿瘤病理，其中包括 CTX 细胞存活时间较长的动物。这些数据支持 CTX 植入大脑后不会带来致瘤风险的观点。

六、CTX 有效性研究

经过验证的缺血性脑卒中大鼠 MCAo 模型被用于 CTX 的非临床研究[30-32]。梗死后 3～4 周进行移植，可使大鼠急性期神经功能障碍提前恢复，并使其感觉运动功能障碍进入稳定状态。

两项使用 MCAo 脑卒中大鼠的研究表明，脑内 CTX 植入后，感觉运动功能障碍得到了长期改善。在第一项研究中，MCAo 后 3～4 周植入早期细胞库的 CTX 细胞，使用甲泼尼龙和环孢霉素 A 对动物进行免疫抑制。在该脑卒中模型中，将 CTX 细胞移植到纹状体 6～12 周后，感觉运动功能障碍和总体运动均有不对称性显著改善。另外，体内细胞迁移和长期存活均与细胞增殖无关[19]。

另一项研究在大鼠 MCAo 后，在出现稳定神经功能缺损的邻近梗死区域移植 CTX[8]，研究证实存在细胞剂量效应。同样，使用甲基泼尼松龙和环孢素 A 对动物进行了免疫抑制，尽管只是在前 2 周。

与对照组相比，CTX 细胞植入组，在感觉运动功能障碍剂量相关恢复方面有统计学意义（中、高剂量组中的双侧不对称测试和高剂量组暴露于苯丙胺后的转子流量计测试）。生活功能的改善与细胞剂量相关，而与处死后测定的 CTX 细胞存活率无关。CTX 细胞分化为少突胶质细胞（8%）和内皮细胞（6%）。MCAo 诱导的 SVZ 神经发生的减少，可部分恢复到对照组水平。在活体观察或组织学观察中，未观察到 CTX 细胞相关不良效应。一般说来，这些是在植入后 3 个月时观察的结果[8]。

进一步的研究中，在大鼠 MCAo 模型中将 CTX 细胞植入脑实质内改善了感觉运动功能障碍（双侧不对称试验）和运动功能障碍（步态测试，转子流量计）。重要的是，基于病变结构（纹状体与纹状体联合皮质损伤）的分析显示，脑卒中仅限于纹状体脑卒中的动物病情改善更明显。学习和记忆（莫里斯水迷宫）没有明显的改善。与脑实质内植入不同，脑室细胞移植对功能没有任何改善。与接受脑实质性内注射对比剂的脑卒中动物相比，接受治疗动物 MRI 测量的病灶、纹状体和皮质体积没有变化。移植细胞仅在纹状体联合脑实质内注射后才能存活，因此纹状体及皮质损伤后移植细胞的存活率（16 026 个细胞）高于纹状体病变较小的动物（2374 个细胞）。将近 20% 的细胞分化为神经胶质纤维酸性蛋白（glial fibrillary acidic protein，GFAP）阳性的星形胶质细胞，只有不到 2% 的细胞转变为 FOX3+ 神经元。这些结果表明，在 3 个月的时间窗内，CTX 细胞植入与行为功能障碍的恢复相关，并且这种效应与其特定植入部位相关。病变结构是恢复的一个潜在重要因素，与较大面积的损伤相比，局限于纹状体的脑卒中表现出更好的预后[33]。在机制上，由于 CTX 存活与功能恢复之间缺乏相关性。因此，类对类细胞替代作为功能恢复的主要促进因素的证据有限。相反，就像其他在脑卒中中使用神经干细胞移植治疗的报道，CTX 植入物可促进内源性修复机制包括在缺血性大鼠脑梗死区域形成新血管[34]，并在 MCAo 脑卒中后促进纹状体神经发生[35]。

七、临床转化试验：PICSCES Ⅰ 期研究

临床前应用研究保证 CTX DP 的临床试验转化的某些关键方面的进行。CTX 促进血管生成和免疫调节特性被认为是其在啮齿动物缺血性组织环境中发生作用可能的机制和潜在的临床靶点[10, 29, 34]。移植的其他方面仍然是推测性的，其中包括合适的剂量、啮齿动物"慢性"脑卒中与人类"慢性"脑卒中的等效性、免疫抑制的作用、共病的缓解效应（如药物治疗），以及物理治疗和环境因素对恢复的混杂影响。

此外，前沿治疗药物临床研究的早期阶段受到严格监管，被认为适合首次在人体内进行研究的人群不是最终治疗目标人群的典型群体，特别是在年龄和脑卒中的慢性程度方面。首次进行脑卒中患者神经干细胞试验研究的方案试图平衡可用的临床前数据与法规要求。

PISCES（试验注册号 NCT 01151124；EUDRACT 编号 2008-000696-19）是一项开放的、单中心、剂量递增性研究，研究对象为 60 岁及以上男性患者，这些患者在试验 6～60 个月前缺血性脑卒中后，出现神经功能缺损（NIHSS 评分≥6 分）和残疾（mRS＞2 分）所定义的慢性稳定残疾。试验组通过立体定位注射细胞到脑卒中同侧的壳核中，分别植入了 200 万、500 万、1000 万和 2000 万个细胞。主要终点是安全性即不良事件和神经系统变化。次要功能终点包括神经功能障

碍、日常生活能力、肢体痉挛、残疾和健康相关生活质量的临床量表（NIHSS，mRS，BI，Ashworth 量表，Euro-QoL），以及颅脑成像。

表 8-1 列出了详细的入组和排除标准，并对流程标准的原则进行了深入讨论。

表 8-1　PISCES Ⅰ期试验的主要纳入和排除标准

纳入标准

- ≥60 岁的男性
- 进入试验前 6 个月至 5 年的单侧缺血性脑卒中影响皮质下白质和（或）基底神经节（有或没有皮质受累），伴有持续性偏瘫
- NIHSS 得分≥6 分，其中运动手臂和腿部得分≥2 分
- 细胞植入前稳定的神经功能缺损，定义为细胞植入前 2 个月内 NIHSS 总得分变化≤2 分
- mRS 得分 2~4 分
- 适合在全身麻醉下接受神经外科手术
- 能够参加试验，并愿意独自或在负责任的看护人帮助下遵守所有流程
- 能够提供知情同意
- MRI 的最小梗死直径为 1cm

排除标准

- 大小和位置可能需要手术干预的结构性脑血管疾病或增加立体定向干细胞植入风险的疾病
- 任何不稳定的疾病或预期存活时间不超过 12 个月的疾病，如恶性肿瘤、不能控制的糖尿病（HbA1c 8%）
- 任何可能干扰试验的疾病，包括进行性神经退行性疾病，如阿尔茨海默病、严重的帕金森病或亨廷顿病、慢性酒精或药物滥用、未治疗的严重抑郁症、精神分裂症
- 在过去 30 天内或计划近期进行大手术，如心脏或颈动脉手术
- 既往行同种异体干细胞、组织、器官或骨髓移植
- MMSE <24 分的认知障碍
- 癫痫病史
- 凝血障碍
- 不能中断华法林或抗凝治疗者
- 在过去 3 个月内作为临床试验的一部分接受了未经许可的药品
- 以前参加过该试验者
- 不能行 MRI 检查者
- MRI 筛查发现存在手术禁忌证者
- 提示脑淀粉样血管病的多灶性脑微出血
- 脑动脉瘤且存在潜在破裂危险
- 动静脉畸形
- 存在抗 CTX HLA 的抗体
- 凝血测试结果无法进行手术者
- 目前使用抗精神病药物包括安非他明、哌甲酯、盐酸西替利嗪、金刚烷胺或溴隐亭
- 当前使用间歇性肉毒杆菌毒素疗法，苯酚或其他抗痉挛药物（如果定期服用 1 个月以上者，抗痉挛药物是可以接受的）
- 应用他莫昔芬或类似物

NIHSS. 美国国立卫生研究院脑卒中量表；MRI. 磁共振成像，MMSE. 简化精神状态检查；HLA. 人类白细胞抗原

（一）颅内立体定向植入

Kondziolka 等首先证明了立体定向植入 200 万或 600 万个 hNT 细胞剂量（分别为 60μl 和 180μl）的安全性和可行性[14]，并在随后的随机试验中得到验证，包括在 25 例皮质下脑卒中患者中植入 500 万或 1000 万个总体积为 250μl 的 hNT 细胞[15]。脑卒中还描述了猪胎细胞和自体骨髓来源细胞的脑内注射[36, 37]。针对亨廷顿病或帕金森病的原代胎儿细胞移植试验包括向基底节移植 50 万～1000 万个细胞，体积为 10～200μl。

脑实质内立体定向给药的优势在于，大量数量可控的细胞绕过血脑屏障被输送到缺血组织的损伤部位及附近。由于某些部位（如脑干）不能安全地植入，因此通过脑实质内注射给药受到解剖学上的限制，并且带来颅内出血和癫痫发作的风险，其风险分别为 1%～2%[38] 和 2.4%[39]。此外，全身麻醉、住院和神经外科手术都有相关风险，高发人群主要是可能正在接受抗栓或抗凝治疗以预防脑卒中的老年人。

（二）剂量选择

异速生长测量表明，大鼠的有效剂量相当于为人类植入 2000 万个细胞。尽管非临床研究尚未显示超过多少剂量上限后疗效不会进一步提高，但是可以注射到大脑中的物质量提示人脑卒中后 CTX 的最高实用剂量为 2000 万个细胞。

在首次人体内试验中，对起始剂量和剂量递增采用了保守的方法。以前，对于细胞治疗神经系统疾病采用的是在脑内多部位小剂量给药。脑内给药的一个主要考虑因素是注射量，因为注射本身可能会因压迫脑实质而导致不良事件。在 CTX 非临床试验中，3 种动物（NOD-SCID 小鼠、大鼠和食蟹猴）脑中的最大植入体积与建议的首次人脑植入体积比较，以评估在 CTX 在人体内植入体积的安全限度。在大鼠研究中，植入物的体积约为大鼠脑体积的 1/111。建议的首次人脑使用剂量为 40μl，大约相当于人脑体积的 1/32 500。与大鼠研究相比，这意味着拟进行的临床试验 300 倍的安全界限（与食蟹猴和 NOD SCID 小鼠相比，分别为 83 倍和 667 倍）。在 hNT 细胞系的两个临床试验中，使用了 200 万～1000 万个细胞的剂量，通过多针通道和在每次针程的不同点上多次注射 10～20μl 来完成。PICSCES 试验中的初始剂量（3 例患者为 40μl）低于首次人 hNT 试验中 4 例患者 60μl 的初始剂量。

由于 CTX 药物的浓度固定在 50 000 个细胞每微升，因此 200 万个细胞的剂量需要 40μl，500 万个细胞的剂量需要 100μl。对于 200 万和 500 万个细胞剂量，使用单针通过；对于 1000 万个细胞剂量，使用 2 针（总体积为 200μl），第 2 针接近于第 1 针；对于 2000 万个细胞剂量，使用 4 针（总体积为 400μl）。剂量是按顺序分配的，以便连续的接收 200 万、500 万、1000 万和 2000 万个细胞。每次仅 1 例患者接受治疗。

（三）安全审查

筛查在手术前 8 周进行，根据广泛用于评估急性脑卒中严重程度的美国国家健康脑卒中量表进行检测，以确保符合条件的患者具有稳定的功能障碍。NIIISS 评分可用于预测生存率和评估功能恢复[40-42]，NIHSS 总评分下降≥4 分是广泛用于识别临床显著恶化的阈值。因此，NIHSS 用于监测移植前后的临床状况。

除了标准的生物化学和血液检查，参与者需在细胞植入前后的多个时间点接受了 CTX HLA 特异性抗体的筛查。

在植入前和第 3 个月、第 12 个月和第 24 个月行磁共振成像，以寻找植入细胞部位出血、新梗死、炎症或肿瘤生长的特异性证据。

所有接受移植的患者都经过国家登记处的备案，只要他们居住在这个国家，就可以对癌症和死亡等事件进行终身监测。在试验开始时还会征求其对脑组织尸检的意愿。

一个独立的数据和安全监控委员会审查了整个研究过程中所有的临床、影像和安全性的数据。对每个剂量水平下的首位患者进行 28 天数据安全性的评估，令人满意后，才继续在该剂量水平下给药；并对低剂量组中最后 1 位患者进行 3 个月数据安全性审查，令人满意后，才能将剂量增加到一个新的水平。

（四）开放设计的理由

作为一项安全性试验，没有纳入对照组。考虑到脑卒中患者的异质性，纳入少数非手术对照患者将显著减慢招募速度，并且患者可能无法接受随机非移植治疗[43]。从逻辑上讲，合适的对照组将接受除细胞植入以外的所有手术过程（包括全身麻醉和开颅），但这种治疗对潜在发病人群具有侵袭性，在 I 期的研究中被认为是不合理的。

（五）排除女性患者的理由

作为一项首次在人体中进行的试验，迄今为止，尚未对 CTX 细胞进行生殖毒理学研究，因此仅纳入男性脑卒中患者。此外，理论上讲，如果在后期患者治疗需要他莫昔芬，它可能会再次"重启" CTX 细胞，导致其增殖。

（六）将 CTX 细胞植入壳核的理由

计划将 CTX 细胞植入病变附近而不是直接植入病变内部，这与临床前模型中的纹状体植入一致。内囊中发生的脑卒中引起的缺血性损伤会中断大量各种类型的神经纤维包括大脑皮质向基底神经节、丘脑、脑干和脊髓的传出纤维。此外，从丘脑投射到皮质的传入纤维可能也会中断。根据脑白质内脑卒中的大小和具体位置，患者之间受影响的纤维数量和类型有很大的差异。直接注射到白质病变部位被认为是危险的，因为注射产生的压力可能会对已经受损的组织造成进一步的伤害。在寻找大多数脑白质缺血病灶附近的神经元簇时，壳核被选为最佳靶点，因其体积大，易于通过立体定向入路达到，并且非常接近许多脑卒中的部位。

（七）纳入缺血性脑卒中后 6 个月至 5 年患者的理由

选择在 PISCES 试验中进行细胞植入的时机，是为了确保招募具有稳定神经功能缺损的患者。研究发现，脑卒中后功能障碍恢复在 6 个月时达到最高水平[44-48]，尽管绝大多数此类研究必须承认，表面恢复的速度和完整性取决于所选择的方法，这些方法对明显致残的缺陷不敏感；如 BI 就很好地描述了天花板效应[49]。此外，既往报道的研究背景可能会引起偏差，因为大多数研究是在专业康复服务中心进行的，转诊资格可能部分取决于患者的康复潜力。在哥本哈根脑卒中研究中[44, 45]，95% 的患者的神经功能在脑卒中发作后 12.5 周内完全恢复，恢复的时间进程与最初脑卒中严重程度明显相关。轻度脑卒中 8.5 周内、中度脑卒中 13 周内、重度脑卒中 17 周内、极重度脑卒中 20 周内，日常生活活动能力恢复到最佳状态，此后无显著改善。在另外的研究中，半数致残性缺血性脑卒中患者在 18 个月内康复，尽管前 6 个月的康复最明显[50]。因此，至少延迟到 6 个月可确保机体出现自发功能恢复的可能性极小，且参与者的医疗状况稳定。

（八）排除免疫抑制疗法的理由

组织或细胞来源产品的移植通常与免疫抑制相结合，以防排斥反应。就 CTX 而言，临床前研究显示用免疫抑制药物治疗动物不会影响细胞存活和相关的效果。此外，对 MHC-DR 和 MHC-ABC 的体外研究表明，CTX 细胞中 MHC Ⅰ类和Ⅱ类蛋白的表达水平较低，提示产生排斥的可能性较低。感染尤其是肺炎和尿路感染，通常会使脑卒中后病情复杂化，并且与不良预后密切有关[51]。普遍认为，脑卒中后免疫抑制持续时间较长[52]，会增加感染的易感性。因此，免疫抑制治疗被认为具有显著风险，没有证据表明其需要或可避免并发症。

八、研究流程

（一）细胞制备

CTX 是根据动态药品生产管理规范（current Good Manufacturing Practices，cGMP）生产的，其中包括无菌性、支原体和内毒素测试，以及细胞数量和活力的测定。

（二）细胞植入

在全身麻醉下，由在立体定向颅内植入经验丰富的神经外科医生植入 CTX 细胞。干细胞的输注运用前 2 次临床试验中成功使用的技术进行[53]。如 Kondziolka 等最初描述的，在患者颅骨的适当位置行钻孔开颅术，使用 Pittsburgh 细胞输送套管，连接到 Hamilton 注射器行细胞植入术[53]。所有注射速度均为 5μl/min，每个注射点予 100 万个细胞（20μl 体积的细胞悬浮液）。最低剂量的注射点数量为 2 个，随后所有较高剂量的注射位点增加至 5 个。给药路径数从 1 个（200 万和 500 万个细胞剂量）增加到 2 个（1000 万个细胞剂量）再到 4 个（2000 万个细胞剂量）。总的手术时间相应增加。

（三）疗效和生物效应的次要终点

次要终点包括使用 Barthel 指数评估植入后 12 个月和 24 个月的临床结果，该指数是对 10 项日常生活活动能力的表现进行的评估，主要依赖其中 8 项能力水平[54, 55]、简化精神状态检查（mini mental state examination，MMSE），以及在 12 个月、24 个月和 120 个月时使用 mRS，对脑卒中后的残疾和残障进行总体测量，并由临床医生报告，从无症状到死者分为 7 个等级[56, 57]。此外，在 12 个月时，使用 EuroQoL 量表对健康相关的生活质量进行评估，该量表是从改良 Ashworth 量表（一种广泛用于评估受影响的上肢和下肢每个肌肉群的肌肉痉挛的方法）[58] 和星形消除试验（一种用于脑卒中患者单侧空间忽略的筛查工具）中得出的汇总分数[59]。

由于患者数量少且异质性明显，临床测量无法提供可靠的活动指数。因此，颅脑成像研究被用来探索潜在的生物活动指数，如细胞植入前和植入后 1 个月和 12 个月的功能性磁共振成像运动激活任务、单体素磁共振波谱成像、静息态功能磁共振成像和弥散张量成像（DTI）。

（四）康复治疗

康复疗法是针对多种神经和生理功能的复杂干预措施，旨在促进神经修复，并通过再训练或适应残障来恢复功能，同时避免适应不良的物理策略和可能损害功能的继发性并发症。虽然一般原则得到了临床试验证据的支持（如物理治疗与运动功能恢复之间的剂量反应关系），但康复疗法涉及的复杂性和个体化方法对恢复性治疗试验甚至记录都是重大挑战，更不用说控制了。

研究中并没有进行正式的康复项目，而纳入稳定的慢性患者的试验选择标准意味着，尽管没有明确禁止，但患者不太可能持续参与康复治疗。该试验记录了在随访过程中参与康复治疗的情况。

九、未来方向

PISCES 首次试验的观察结果为进一步的研究提供了基础，这些研究将开始探索疗效。初始经验允许放宽安全性评估相关的招募标准，因此下一阶段试验的年龄下限已降至 40 岁，女性也包括在内。免疫抑制治疗仍然不在计划之中。由于与机械相关的恢复过程在脑卒中后的最初几周最普遍，这也与临床前研究的数据一致，因此细胞给药将比 PISCES 更早。对于脑卒中后晚期的脑实质内给药，血脑屏障可能会阻止全身免疫反应和排斥反应，但如果在缺血性损伤的早期血脑屏障受到损害时进行给药，情况可能并非如此。

缺血性损伤疗效的确定最终需要强有力的对照试验，这就带来了许多挑战。在某些方面，随机试验中的对照是一个折中方案。历史对照无效，同时对照仅接受常规医学和康复治疗（特别是在某些试验已经提出的被认为不符合细胞疗法条件的情况下）也不是最佳选择，因为它们并未暴露于侵袭性手术的主要混杂因素和"干细胞治疗"的有效安慰剂效应[60]。虽然在科学上是必要的，但假神经外科手术对患者的接受程度尚不确定，并且假神经外科手术的需求已受到患者群体的质疑[43]。患者对拟行试验的可接受度对于确保招募至关重要，在疗效测试的早期阶段，严格遵守常规平行组随机对照试验设计是不可能的，因为接受手术和实验治疗风险的患者往往不愿考虑被随机分配到安慰剂对照组的可能性。神经外科给药的回报 – 风险平衡也要求在相对较少的患者中使用临床（而不仅仅是统计上）重要的终点，这在早期临床发展中构成了重大挑战。

尽管预期具有早期恢复迹象的急性疾病（许多相关机制在这些早期阶段启动）和帕金森病等慢性退行性疾病之间的差异可能会围绕早期和晚期干预的生物等效性提出伦理问题，但对参与者进行延迟或立即治疗的随机分组，如以前在帕金森病神经外科消融术或深部脑刺激试验[61]中使用的那样，可能为脑卒中提供一种合适的折中设计方案。

如前所述，在主动运动和被动运动上进行适应性康复治疗的适应能力是试验设计中的一个主要困难。康复训练可能是细胞疗法再生效果的必要促进因素，尽管非特异性物理疗法的动物模型表明也可能存在负性相互作用。当应对传统上高度个性化且有时限的干预措施时，很难将标准化治疗作为临床试验的一部分来实施。

患者选择标准可能主要由疗效终点的选择决定，运动终点决定了相关运动缺陷患者的选择。与脑卒中后运动缺陷的流行程度一样，运动功能的改善通过评分量表和自然恢复病程都能更明确的记录，相较其他神经缺陷（如语言或视觉空间忽视）相比，更具特征性。

干预的最佳时机仍然是实用性和数据呈现之间的平衡，这些数据主要来源于动物模型损伤及其随时间恢复的机制。细胞输注方式、因生产或体外培养要求而造成的延迟，以及适当的知情程序都是考虑因素。脑实质内注射需要患者充足的准备和足够的时间来确保临床麻醉的稳定性。在预期康复的背景下，患者对侵入性干预措施可接受性的看法可能会在脑卒中后的前几周发生变化，这给招募带来了进一步的问题。关于脑卒中后不同时间点的机制和细胞作用机制的假设可能过于简化。

因此，II期试验充满挑战，由于细胞生产的限制，研究规模将不可避免地变小，并且患者选择对于确保以合理的速度招募可信的"响应者"人群至关重要。仍然需要仔细的短期和长期的安全审查。

参考文献

[1] Gage FH. Mammalian neural stem cells. Science. 2000;287(5457):1433–8.

[2] Horie N, Pereira MP, Niizuma K, et al. Transplanted stem-cell-secreted vascular endothelial growth factor effects poststroke recovery, inflammation, and vascular repair. Stem Cells. 2011;29(2):274–85.

[3] Chopp M, Li Y, Zhang ZG. Mechanisms underlying improved recovery of neurological function after stroke in the rodent after treatment with neurorestorative cell-based therapies. Stroke. 2009;40(3 Suppl):S143–5.

[4] Andres RH, Choi R, Steinberg GK, Guzman R. Potential of adult neural stem cells in stroke therapy. Regen Med. 2008;3(6):893–905.

[5] Bliss TM, Andres RH, Steinberg GK. Optimizing the success of cell transplantation therapy for stroke. Neurobiol Dis. 2010;37(2):275–83.

[6] Bliss T, Guzman R, Daadi M, Steinberg GK. Cell transplantation therapy for stroke. Stroke. 2007;38(2 Suppl):817–26.

[7] Modo M, Stroemer RP, Tang E, Patel S, Hodges H. Effects of implantation site of stem cell grafts on behavioral recovery from stroke damage. Stroke. 2002;33(9):2270–8.

[8] Stroemer P, Patel S, Hope A, Oliveira C, Pollock K, Sinden J. The neural stem cell line CTX0E03 promotes behavioral recovery and endogenous neurogenesis after experimental stroke in a dose-dependent fashion. Neurorehabil Neural Repair. 2009;23(9):895–909.

[9] Hicks A, Schallert T, Jolkkonen J. Cell-based therapies and functional outcome in experimental stroke. Cell Stem Cell. 2009;5(2):139–40.

[10] Miljan EA, Sinden JD. Stem cell treatment of ischemic brain injury. Curr Opin Mol Ther. 2009;11(4):394–403.

[11] Pendharkar AV, Chua JY, Andres RH, et al. Biodistribution of neural stem cells after intravascular therapy for hypoxic-ischemia. Stroke. 2010;41(9):2064–70.

[12] Sinden JD, Muir KW. Stem cells in stroke treatment: the promise and the challenges. Int J Stroke. 2012;7(5):426–34.

[13] Sinden JD, Vishnubhatla I, Muir KW. Prospects for stem-cell-derived therapy in stroke. Prog Brain Res. 2012;201:119–67.

[14] Kondziolka D, Wechsler L, Goldstein S, et al. Transplantation of cultured human neuronal cells for patients with stroke. Neurology. 2000;55(4):565–9.

[15] Kondziolka D, Steinberg GK, Wechsler L, et al. Neurotransplantation for patients with subcortical motor stroke: a phase 2 randomized trial. J Neurosurg. 2005;103(1):38–45.

[16] Kleppner SR, Robinson KA, Trojanowski JQ, Lee VM. Transplanted human neurons derived from a teratocarcinoma cell line (NTera-2) mature, integrate, and survive for over 1 year in the nude mouse brain. J Comp Neurol. 1995;357(4):618–32.

[17] Nelson PT, Kondziolka D, Wechsler L, et al. Clonal human (hNT) neuron grafts for stroke therapy: neuropathology in a patient 27 months after implantation. Am J Pathol. 2002;160(4):1201–6.

[18] Taupin P. HuCNS-SC (StemCells). Curr Opin Mol Ther. 2006;8(2):156–63.

[19] Pollock K, Stroemer P, Patel S, et al. A conditionally immortal clonal stem cell line from human cortical neuroepithelium for the treatment of ischemic stroke. Exp Neurol. 2006;199(1):143–55.

[20] Littlewood TD, Hancock DC, Danielian PS, Parker MG, Evan GI. A modified oestrogen receptor ligand-binding domain as an improved switch for the regulation of heterologous proteins. Nucleic Acids Res. 1995;23(10):1686–90.

[21] Hodges H, Pollock K, Stroemer P, et al. Making stem cell lines suitable for transplantation. Cell Transpl. 2007;16(2):101–15.

[22] Thomas RJ, Hope AD, Hourd P, et al. Automated, serum-free production of CTX0E03: a therapeutic clinical grade human neural stem cell line. Biotechnol Lett. 2009;31(8):1167–72.

[23] Dirnagl U. Bench to bedside: the quest for quality in experimental stroke research. J Cereb Blood Flow Metab. 2006;26(12):1465–78.

[24] Macleod MR, O'Collins T, Howells DW, Donnan GA. Pooling of animal experimental data reveals influence of study design and publication bias. Stroke. 2004;35(5):1203–8.

[25] Sena E, van der Worp HB, Howells D, Macleod M. How can we improve the pre-clinical development of drugs for stroke? Trends Neurosci. 2007;30(9):433–9.

[26] Markgraf CG, Green EJ, Watson B, et al. Recovery of sensorimotor function after distal middle cerebral artery photothrombotic occlusion in rats. Stroke. 1994;25(1):153–9.

[27] Modo M, Stroemer RP, Tang E, Veizovic T, Sowniski P, Hodges H. Neurological sequelae and long-term behavioural assessment of rats with transient middle cerebral artery occlusion. J Neurosci Methods. 2000;104(1):99–109.

[28] Schallert T. Behavioral tests for preclinical intervention assessment. Neuro Rx. 2006;3(4):497– 504.

[29] Stevanato L, Corteling RL, Stroemer P, et al. c-MycERTAM transgene silencing in a genetically modified human neural stem cell line implanted into MCAo rodent brain. BMC Neurosci. 2009;10:86.

[30] Laing RJ, Jakubowski J, Laing RW. Middle cerebral artery occlusion without craniectomy in rats. Which method works best? Stroke. 1993;24(2):294–7 (discussion 7–8).

[31] Virley D. Choice, methodology, and characterization of focal ischemic stroke models: the search for clinical relevance. Methods Mol Med. 2005;104:19–48.

[32] Longa EZ, Weinstein PR, Carlson S, Cummins R. Reversible middle cerebral artery occlusion without craniectomy in rats. Stroke. 1989;20:84–91.

[33] Smith EJ, Stroemer RP, Gorenkova N, et al. Implantation site and lesion topology determine efficacy of a human neural stem cell line in a rat model of chronic stroke. Stem Cells. 2012;30(4):785–96.

[34] Hicks C, Stevanato L, Stroemer RP, Tang E, Richardson S, Sinden JD. In vivo and in vitro characterization of the angiogenic effect of CTX0E03 human neural stem cells. Cell Transplant. 2013;22(9):1541–52.

[35] Hassani Z, O'Reilly J, Pearse Y, et al. Human neural progenitor cell engraftment increases neurogenesis and microglial recruitment in the brain of rats with stroke. PloS ONE. 2012;7(11):e50444.

[36] Savitz SI, Dinsmore J, Wu J, Henderson GV, Stieg P, Caplan LR. Neurotransplantation of fetal porcine cells in patients with basal ganglia infarcts: a preliminary safety and feasibility study. Cerebrovasc Dis. 2005;20(2):101–7.

[37] Suarez-Monteagudo C, Hernandez-Ramirez P, Alvarez-Gonzalez L, et al. Autologous bone marrow stem cell neurotransplantation in stroke patients. An open study. Restor Neurol Neurosci. 2009;27(3):151–61.

[38] Muir KW, Sinden J, Miljan E, Dunn L. Intracranial delivery of stem cells. Transl Stroke Res. 2011;2(3):266–71.

[39] Coley E, Farhadi R, Lewis S, Whittle IR. The incidence of seizures following deep brain stimulating electrode implantation for movement disorders, pain and psychiatric conditions. Br J Neurosurg. 2009;23(2):179–83.

[40] Brott T, Adams HP, Olinger CP, et al. Measurements of acute cerebral infarction: a clinical examination scale. Stroke. 1989;20(7):864–70.

[41] Lyden P, Brott T, Tilley B, et al. Improved reliability of the NIH stroke scale using video training. Stroke. 1994;25:2220–6.

[42] Lyden PD, Lu M, Levine SR, Brott TG, Broderick J. A modified national institutes of health stroke scale for use in stroke clinical trials: preliminary reliability and validity. Stroke. 2001;32(6):1310–7.

[43] Cohen PD, Isaacs T, Willocks P, et al. Sham neurosurgical procedures: the patients' perspective. Lancet Neurol. 2012;11(12):1022.

[44] Jorgensen HS, Nakayama H, Raaschou HO, ViveLarsen J, Stoier M, Olsen TS. Outcome and time course of recovery in stroke. Part II: Time course of recovery. The Copenhagen Stroke Study. Arch Phys Med Rehabil. 1995;76:406–12.

[45] Jorgensen HS, Nakayama H, Raaschou HO, ViveLarsen J, Stoier M, Olsen TS. Outcome and time course of recovery in stroke. Part I: Outcome. The Copenhagen stroke study. Arch Phys Med Rehabil. 1995;76:399–405.

[46] Jorgensen HS, Reith J, Nakayama H, Kammersgaard LP, Raaschou HO, Olsen TS. What determines good recovery in patients with the most severe strokes? The Copenhagen Stroke Study. Stroke. 1999;30(10):2008–12.

[47] Patel AT, Duncan PW, Lai SM, Studenski S. The relation between impairments and functional outcomes poststroke. Arch Phys Med Rehabil. 2000;81(10):1357–63.

[48] Hankey GJ, Spiesser J, Hakimi Z, Bego G, Carita P, Gabriel S. Rate, degree, and predictors of recovery from disability following ischemic stroke. Neurology. 2007;68(19):1583–7.

[49] Muir KW, Weir CJ, Murray GD, Povey C, Lees KR. Comparison of neurological scales and scoring systems for acute stroke prognosis. Stroke. 1996;27:1817–20.

[50] Hankey GJ, Spiesser J, Hakimi Z, Carita P, Gabriel S. Time frame and predictors of recovery from disability following recurrent ischemic stroke. Neurology. 2007;68(3):202–5.

[51] Aslanyan S, Weir CJ, Diener HC, Kaste M, Lees KR. Pneumonia and urinary tract infection after acute ischaemic stroke: a tertiary analysis of the GAIN International trial. Eur J Neurol. 2004;11(1):49–53.

[52] Dirnagl U, Klehmet J, Braun JS, et al. Stroke-induced immunodepression: experimental evidence and clinical relevance. Stroke. 2007;38(2):770–3.

[53] Kondziolka D, Steinberg GK, Cullen SB, McGrogan M. Evaluation of surgical techniques for neuronal cell transplantation used in patients with stroke. Cell Transpl. 2004;13(7–8):749– 54.

[54] Mahoney FI, Barthel DW. Functional evaluation: the Barthel index. Maryland State Med J. 1965;14:61–5.

[55] van der Putten JJ Hobart JC Freeman JA Thompson AJ. Measuring change in disability after inpatient rehabilitation: comparison of the responsiveness of the barthel index and the functional independence measure. J Neurol Neurosurg Psychiatry. 1999;66(4):480–4.

[56] Rankin J. Cerebral vascular accidents in patients over the age of 60. 2: Prognosis. Scottish Med J. 1957;2:200–15.

[57] van Swieten JC Koudstaal PJ Visser MC Schouten HJ van Gijn J. Interobserver agreement for the assessment of handicap in stroke patients. Stroke. 1988;19:604–7.

[58] Bohannon RW, Smith MB. Interrater reliability of a modified Ashworth scale of muscle spasticity. Phys Ther. 1987;67(2):206–7.

[59] Wilson B, Cockburn J, Halligan P. Development of a behavioral test of visuospatial neglect. Arch Phys Med Rehabil. 1987;68(2):98–102.

[60] Diederich NJ, Goetz CG. The placebo treatments in neurosciences: new insights from clinical and neuroimaging studies. Neurology. 2008;71(9):677–84.

[61] Williams A, Gill S, Varma T, et al. Deep brain stimulation plus best medical therapy versus best medical therapy alone for advanced Parkinson's disease (PD SURG trial): a randomised, open-label trial. Lancet Neurol. 2010;9(6):581–91.

第9章　诱导性多能干细胞在脑卒中细胞疗法中的应用

Induced Pluripotent Stem Cells as a Cell-Based Therapeutic in Stroke

David C. Hess　Nasir Fakhri　Franklin D. West　著

赵思源　陈　琳　**译**　　李炫璇　**校**

"诱导性多能干细胞"（induced pluripotent stem cell，iPSC）的发现是一项重大的科学突破。Yamanaka 在 2006 年首次报道小鼠成纤维细胞可以被重新编程为类似胚胎干细胞，其中含有 4 个病毒携带的基因 Oct3/4、Sox2、c-Myc 和 Klf4，并称这些细胞为"诱导性多能干细胞"[1]；2007 年，Yamanaka 报道人类成纤维细胞可以用同样的 4 个因子重编程为人类 iPSC[2]，这些因子也被称为"Yamanaka 因子"（图 9-1）。James Thomson 报道了在将成纤维细胞重编程为 iPSC 的过程中，使用的 4 个因子中 2 个不同于 Yamanaka 因子，分别为 Oct4、Lin28、Nanog 和 Sox2[3]。数十年前，两栖动物细胞的重编程已经完成。在 20 世纪 60 年代早期，John Gurdon 指出，当青蛙体细胞的细胞核被引入去核卵母细胞中时，其可以被重新编程并生成蝌蚪[4, 5]。Gurdon 和 Yamanaka 也因为发现了体细胞重编程，共同获得了 2012 年的诺贝尔生理学或医学奖。

iPSC 和体细胞重编程领域持续快速发展。进一步的研究证实，与成纤维细胞相比，未分化的细胞需要的重编程因子更少。iPSC 可由神经干细胞用 2 个因子 Oct4 和 Klf4，甚至 1 个因子 Oct4 重新编程[6]。成纤维细胞也可以不经过 iPSC 阶段直接重编程成为 NSC，称为诱导性神经干细胞（induced neural stem cell，iNSC）[7]。作为重编程的核心，多能性基因 Oct4 似乎是"重编程高速公路的守门人"[8]。

iPSC 细胞的主要优点是具有与胚胎干细胞相似的发育可塑性，而 iPSC 不需 ESC 那样的伦理考虑，因为它们不需要破坏人类胚胎。iPSC 可以是"患者特异性"的，也可以从患有特定疾病的患者身上获得。这使得他们能够应用于模拟"培养皿里的疾病"和筛选潜在的疾病治疗方法。例如，iPSC 可以从退行性神经疾病患者的皮肤中分离出来，如肌萎缩侧索硬化（amyotrophic lateral sclerosis，ALS）或帕金森病，然后分化成感兴趣的细胞类型（如运动神经元或多巴胺能神经元）[9, 10]。这使人们可以在发育水平上研究人类疾病过程，从而阐明疾病的细胞机制和分子机制。制药公司对 iPSC 也很感兴趣，因其可用于在分化的人类细胞中测试药物。通常，药物是在永生化细胞系上筛选的，这些细胞不是确切的靶细胞，或者是不同物种的细胞。这些都是混杂的变量，限制了药物筛

体细胞重编程

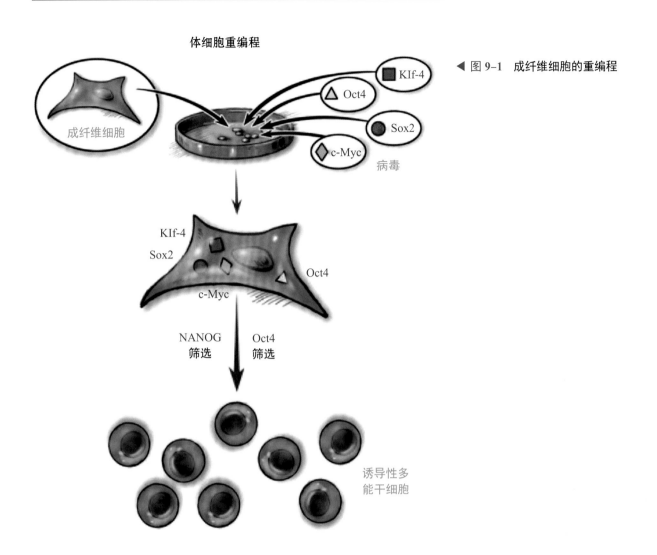

◀ 图 9-1　成纤维细胞的重编程

选的可预测性。此外，许多细胞类型只能少量获得，如不再分裂的成熟神经元。因此，要有足够的细胞数量来进行大规模的筛选是一个挑战。iPSC 衍生细胞克服了所有这些限制。人类 iPSC 是永生的，可以迅速大量增殖并分化成特定的细胞类型[11, 12]。这些细胞可用于高通量、高含量的筛选，提供快速和压缩的数据集，以确定潜在药物的安全性和有效性。

最让再生医学界兴奋的是 iPSC 作为一种细胞疗法和多种致残性疾病的"替代细胞"的潜力。应用 iPSC 的细胞疗法在镰状细胞贫血[13]、A 型血友病[14] 和帕金森病[15] 的小鼠模型临床前研究中被证明是有效的，这为有效治疗这些疾病带来了希望。在本章中，我们将重点介绍 iPSC 在脑卒中后细胞疗法和移植中的应用。

iPSC 细胞移植应用于脑卒中的治疗面临着诸多挑战，因为缺血后多种类型的细胞需要修复和再生，包括内皮细胞、周细胞、星形胶质细胞、少突胶质细胞和神经元。因此，与帕金森病不同，帕金森病的重点是将多巴胺能细胞移植到黑质纹状体中，而脑卒中则需要的是未分化的 iPSC 或多个分化程度更高的细胞，如血管和神经祖细胞。另外，宿主组织不会发生持续的退行性变是脑卒中移植的优势之一。我们从帕金森病细胞移植的历史中知道，移植物（胎儿多巴胺能神经元）同样会出现 α- 突触核蛋白聚集与路易体形成进而发生变性[16]。对于"一次性"损伤和"静态"过程（如脑卒中）来说这不是问题。此外，开发治疗脑卒中的 iPSC 疗法不需要通过基因操作来修复突变基因，但在亨廷顿病的应用中更具有技术上的挑战性和获得 FDA 批准的难度。由于脑卒中的治疗选择有限，而且有大量的患者可能从治疗中获益，因此脑卒中有望成为 iPSC 治疗的一个目标。

一、iPSC 疗法在脑卒中临床前模型中的应用

我们正处于评估脑卒中 iPSC 疗法的早期阶段，相关的研究较少（表 9-1）。早期的脑卒中 iPSC 移植治疗是直接将未分化的 iPSC 注射到梗死区域。在用环孢素治疗的小鼠大脑中动脉短暂（30min）闭塞（middle cerebral artery occlusion，MCAo）24h 后，将未分化的 iPSC 移植到受损的纹状体和大脑皮质，导致 28 天内形成畸胎瘤，功能预后更差 [17, 18]。缺血后小鼠脑中的肿瘤比在假手术组小鼠未受损皮质中大得多。相反地，Jiang 等将未分化的人 iPSC 移植到雌性大鼠 MCA 脑卒中后的纹状体区域 [19]。脑卒中 7 天后，用 iPSC、成纤维细胞（细胞对照）或磷酸盐缓冲液（phosphate-buffered saline，PBS）进行分组治疗。结果发现，移植后 4 天神经功能恢复良好，并一直持续到移植后 16 天，iPSC 移植亦减少了梗死面积。iPSC 沿胼胝体从注射部位向梗死区迁移，分化为 "神经细胞"，但仅显示星形胶质细胞标记物胶质纤维酸性蛋白和祖细胞标记物巢蛋白的染色，而巢蛋白对神经元并不特异。令人惊讶的是，尽管均应用皮质类固醇进行免疫抑制，该研究并未在动物中发现畸胎瘤或其他肿瘤。同样，Chen 等将带有纤维蛋白胶（fibrin glue，FG）的 iPSC 移植到大鼠 MCAo 后梗死区附近的硬膜下间隙 [20]。iPSC-FG 细胞减少了脑内的促炎因子，增加了抗炎细胞因子，缩小了梗死面积，改善了功能预后，并且没有畸胎瘤形成的证据。然而，当不含 FG 的 iPSC 在脑梗死前移植到大脑中时，它们改善了功能预后，但所有动物在 1 个月时都有畸胎瘤形成的迹象。硬膜下给药避免了细胞注射时对脑实质的潜在损伤，iPSC-FG 硬膜下移植可减少畸胎瘤的形成。目前尚不清楚是什么因素限制了 iPSC 形成肿瘤的可能性，这将是未来 iPSC 衍生疗法研究中一个重要的热点。在缺血组织中移植 iPSC 有限制肿瘤形成的先例。在小鼠心脏中植入 iPSC 可改善心肌梗死后的功能预后（超声心动图），而没有形成畸胎瘤。然而，当这些细胞移植到免疫缺陷的宿主体内时，确实会形成畸胎瘤，并且与心脏功能恶化有相关性 [21]。受体宿主的免疫功能通过组织整合确保了 iPSC 的可控植入，不干扰体内平衡，也不形成畸胎瘤。

表 9-1 重编程因子

成纤维细胞 →iPSC
• Oct4、Sox2、c-Myc、Klf4 "Yamanaka 因子" [2]
• Oct4、Sox2 Nanog、Lin28 [3]
NSC→iPSC
• Oct4；Oct4、Klf4 [6]
成纤维细胞→ NSC（iNSC）
• Brn4/Pou3f4、Sox2、Klf4、c-Myc、E47/Tcf3 [7]

iPSC. 诱导性多能干细胞；NSC. 神经干细胞

显然，移植未分化的 iPSC 不太可能成为一种可行的细胞治疗方法，因为 iPSC 具有较高的致瘤性，而且患者有显著的肿瘤形成风险。另外，最终分化的神经元在移植后不能存活，因此需要一个"中间"分化阶段。在脑卒中应用中，iPSC 衍生细胞的大多数移植策略都采用了发育受限于神经通路的细胞，或者称为"神经祖细胞"（neural progenitor cell，NPC）、"神经干细胞"或"神经上皮样细胞"（neuroepithelial-like cell，NES）。这些细胞产生神经元和胶质细胞。

二、用 iPSC 衍生的神经细胞治疗脑卒中可提高康复率

Chang 等是第一批证明缺血性脑卒中后 iPSC-NPC 移植能促进功能恢复的研究者之一。他们将人 iPSC-NPC 应用到大鼠结扎 MCAo 模型中，在闭塞后 7 天将其移植到对侧的纹状体。他们用磁共振成像追踪这些细胞，发现它们向对侧梗死灶周围迁移[22]。迁移细胞表达 CXC 趋化因子受体4（CXC chemokine receptor type 4，CXCR4），这是 SDF-1 的配体，该 SDF-1/CXCR4 轴在干细胞迁移中起关键作用。iPSC-NPC 分化为多种成熟神经元、星形胶质细胞和少突胶质细胞，并整合到受损组织中。此外，在一系列的实验中，细胞移植可以减少炎症和胶质增生，改善功能预后。iPSC-NPC 的移植也增加了来自室管膜下区的内源性 NSC 的增殖和迁移，导致缺血后脑内神经发生的全面增加，并且没有发现肿瘤形成的证据。

实验性脑卒中和其他疾病状态的临床前研究结果往往存在发表性偏倚，即文献中"阳性"结果较多，而对阴性研究的报道不足[23, 24]。Jensen 等报道了一项关于 iPSC-NSC 的"阴性研究"[25]。他们在 MCAo 后 7 天将 250 000 个 iPSC-NSC 或 PBS（n=10）移植到大鼠体内。在 10 只动物中观察到 8 只移植成功。细胞表现为神经元表型，组织的无偏体视学显示注射细胞的数量增加了 1倍，许多细胞中增殖标记物 Ki67 呈阳性。虽然没有肿瘤形成，但在一些动物中存在移植物过度生长。他们通过抬高身体摇摆试验、黏附去除和圆筒试验等一系列测试，在 20 天内没有发现神经功能改善，也没有发现梗死面积的减少。这些阴性结果可能与 NSC 的分化阶段有关，考虑到其在体内的高增殖性，可能有过多的 NSC 仍处于未分化阶段。先前对 ESC 衍生的 NSC 的研究表明，宿主中移植物的过度生长与移植细胞的体外分化状态和增殖率有关，而与宿主组织的缺血环境无关[26]。

Oki 等和 Lund 团队报道了他们对 iPSC 体外分化为长效神经上皮样干细胞（long-term neuroepithelial-like stem cell，lt-NES）的研究[27]。他们将 lt-NES 细胞移植到经 30minMCAo 处理 1 周后的 C57 BL小鼠的纹状体中，并用环孢素治疗以减少移植排斥反应。在第 10 周时，12 只小鼠中有 7 只细胞移植成活，但只有 10% 的细胞存活下来。移植后 1 周内，接受 lt-NES 的小鼠在阶梯试验中的表现优于接受空白对照注射的小鼠，但在走廊试验中则没有发现差异。他们还发现长期的细胞植入和动物在实验中的表现没有关联。这种缺乏联系和 1 周的早期功能改善使其不太可能与神经元细胞的置换有关，更可能是由于再生或神经保护因子的产生。在 lt-NES 移植附近观察到血管内皮生长因子的增加支持了这一观点，这种因子是一种已知的在血管生成、神经发生、神经保护和神经胶质细胞生长中起作用的刺激因子[28]。然而，不能检测到任何血管生长的增加表明 VEGF 的

作用不是通过增加血管生成作用，而是通过其他的机制发挥作用。他们还通过荧光金研究证明，lt-NES来源的神经元细胞能够产生从纹状体到苍白球的长轴突延伸，这表明这些细胞能够进行复杂的整合活动。

Oki 等在 30min MCAo 后 48h 内将 NES 移植到裸鼠纹状体中，发现 4 个月时约有 50% 的移植细胞存活，但并非每只大鼠中都移植成活。4 个月时，大多数细胞（72%）表达神经元细胞核（neuronal nuclei，NeuN），这表明神经元表型成熟，而只有少数细胞（6%）星形胶质细胞标记物 GFAP 阳性。他们还将 lt-NES 移植到 10 只接受远端 MCAo 后 48h 的裸鼠脑皮质中。有 7 只存活，其中 2 只在 2 个月时死亡，5 只在 4 个月时死亡。2 个月时移植物存活率为 80%，4 个月时为 60%。大多数细胞（77%）在 4 个月时表达 NeuN，只有约 5% 的细胞表达纹状体神经元的标志物多巴胺和 cAMP 调节的神经元磷蛋白（dopamine- and cAMP-regulated neuronal phosphoprotein，DARPP）–32，该比例与纹状体细胞移植实验得出的百分比相似。移植细胞的位置（如皮质和纹状体）并没有影响最终结果，这一发现使作者得出结论：细胞的体外分化比移植的体内环境更重要，是决定性的因素。也许这项研究最重要的发现是 lt-NES 移植的脑切片中采用电生理记录显示了神经元的功能活动。在 10 个植入细胞中，有 2 个细胞的兴奋性的 α–氨基–3–羟基–5–甲基–4–异恶唑丙酸受体介导的电流可以通过刺激远离移植部位的皮质区域来激发。这些数据表明，iPSC 衍生的 NES 能够成功整合到大脑突触的环路中。

虽然 lt-NES 改善了神经功能预后，并有证据显示其可被植入成活，并能整合到脑功能环路中。但仍存在一个问题，即分化程度更高的神经元（如祖细胞）是否是一种更理想的细胞替代物。为了验证这一假设，在裸鼠用远端 MCAo 制造出大部分脑皮质的梗死脑卒中后的 48h，将"受试细胞"在体外分化为皮质神经元，或者将"非受试细胞"lt-NES 移植到皮质。这些受试细胞的增殖率较低，但能更有效地转化为具有更大锥体细胞形态的神经元。受试细胞也具有层状的皮质结构，能长期存活（2 个月）。在步进试验中，与对照组相比，受试和非受试神经元都改善了双侧的神经功能。移植后 20~25 周脑切片电生理记录显示，受试和非受试细胞均表现出成熟神经元的功能特性，并且能够激发由去极化电流注入或自发诱发的动作电位。此外，在对移植细胞附近完整的皮质进行电刺激后，在受试细胞中记录到单突触诱发反应，这提示有功能性突触的存在。

iPSC 的一个主要问题是用于产生这些细胞的重编程基因通常被整合到基因组中，而其中的许多基因是致瘤的。为了克服这一局限性，Mohammad 等使用不同的 iPSC，即无载体和无转基因的人 iPSC 和 iPSC-NPC[29]。将这些细胞移植到远端 MCAo 后 7 天的小鼠，这些小鼠接受了短暂性双侧颈总动脉（common carotid artery，CCA）闭塞导致的桶状皮质梗死。通过黏附去除试验测量得出 iPSC-NPC 促进了感觉运动功能的恢复，并导致脑源性神经营养因子（已知对脑卒中具有神经保护作用并刺激存活、生长和突触形成的因子）水平的提高。移植后 30 天，对刺激桶状皮质的内源光信号（Intrinsic optical signals，IOS）进行了评估，结果表明移植的 iPSC-NPC 恢复了神经血管间的耦合。术后 12 个月未见肿瘤形成。Liu 等用无病毒和癌基因的方法在缺氧条件下，从小鼠成纤维细胞中重新编程的"新型小鼠 iPSC"系中获得的移植"神经前体细胞"显示了类似的结果[30]。这些"神经前体细胞"移植到小鼠脑卒中模型后，分化为神经元和星形胶质细胞，并改善神经功能预后。这些结果表明，使用非病毒和非整合的 iPSC 重编程方法可以获得安全有效的细胞。

由于脑卒中通常发生在老年患者身上，因此在老年动物身上测试细胞疗法是很重要的。来自 Lund 团队的 Tatarishvili 等将 iPSC-NES 移植于远端 MCA 闭塞 48h 后的老年大鼠（24 个月）[31]。他们发现 49% 注射的细胞在 8 周时植入并分化为成熟的 γ- 氨基丁酸（GABA 能）神经元。通过圆筒试验得知 iPSC-NES 改善了 4 周和 7 周时的神经功能预后，并降低了小胶质细胞的活化。

三、移植时机

与脑卒中事件相关的最佳移植时间是 iPS-NP 移植的一个重要问题。先前对 NSC（来源于胎儿细胞）的研究表明，在 MCA 脑卒中后纹状体的移植物存活率方面，48h 移植优于 6 周时的移植[32]。这被认为与 6 周后激活的小胶质细胞更加成熟和更强烈的免疫反应有关。虽然 48h 的时间点更有效，但这并不是人体移植的"临床实用"时间。逻辑上讲，在如此短的时间内使患者做好准备或制备好细胞是很困难的。对移植时间为 7 天的 iPSC 的研究显示，移植成活并且有神经功能的改善，这表明该移植时间点是有效的[27, 29]。但即使是 7 天，对于治疗细胞的生产来说也是一个挑战，即使是最快速的 iPSC 生产流程也需要数周时间[33]。而后 iPSC 必须扩增和分化，这同样需要数周的时间才能使细胞达到 NSC 的分化水平。最终，这些细胞仍必须在良好的生产规范条件下接受可塑性、均一性和核型的严格测试，以确保产品的安全性。

四、细胞剂量

目前关于优化细胞剂量的数据很少，也没有关于 iPSC 移植治疗脑卒中的剂量反应研究。大多数 iPSC-NSC 的剂量是根据大鼠胚胎细胞来源的 NSC 的剂量反应研究推断出来的。Darsila 等在大鼠脑卒中后移植 30 万（2×15 万）、75 万和 150 万个神经干细胞，发现超过 30 万的细胞剂量与移植物存活率的增加无关，这表明 30 万细胞是用于大鼠的最大数量[32]。如表 9-2 所示，啮齿类动物移植的剂量范围为（2×10^5）~（1×10^6）。目前还没有针对大型动物的剂量反应研究，尚不清楚大鼠体内的细胞数量是否可以直接乘以人与大鼠的脑容量比值，从而找到一个适合人体的剂量。

五、组织支架 / 基质

使用可生物降解支架作为"生物桥"有助于支持神经干细胞脑内移植后移植物的存活和功能[34]。Ji 等的研究发现，在远端 MCAo 后的"晚期"时间点（3 周）使用基质凝胶支架移植 NPC，与不使用基质凝胶移植的 NSC 相比，植入和移植的 NPC 显示出更好的植入、存活和功能，含有基质凝胶的神经干细胞也使梗死腔缩小[35]。然而，基质凝胶是从 Engelbreth-Holm-Swarm 小鼠肉瘤细胞中提取的，这可能会在获得 FDA 批准时受到限制。然而，还有许多其他的基质材料即天然的和合成的，可用于输送细胞和提供结构支持（如水凝胶），或者通过封装保护宿主免疫系统[36, 37]。这

表 9-2　iPSC 在啮齿类脑卒中模型的临床前研究

研究	模型	物种/性别	细胞类型和剂量（免疫抑制）	移植时间	移植效果	功能预后	其他
Kawai 等[17] 2010	大脑中动脉闭塞 30min	C57小鼠/雄性	小鼠 iPSC; 5×10^5	24h后	畸胎瘤	28天加重	
Jiang 等[19] 2011	大脑中动脉闭塞 70min	SD大鼠/雌性	人 iPSC; 8×10^5（4次, 同侧和对侧注射; Medrone）	7天后	GFAP 和 nestin 阳性迁移细胞	移植后16天改善	
Chen 等[20] 2010	大脑中动脉闭塞 1h	8周 Evans Long 大鼠/雄性	小鼠 iPSC; 1×10^6 有/无纤维蛋白胶（FG）	脑卒中前直接 iPS 或 iPS, 1h 后 iPS-FG 硬膜下	直接注射形成畸胎瘤; iPS-FG 无畸胎瘤	脑卒中前和脑卒中后使用硬膜下 iPS-FG 可缩小梗死面积, 在脑卒中前1周和移植后1周直接注射 iPS-FG 可改善功能	iPS-GF 降低促炎性细胞因子, 增加抗炎细胞因子
Chang 等[22] 2013	大脑中动脉闭塞 90min	SD大鼠/雄性	人 iPS-NPC; 2×10^5 环孢素	7天后; 梗死对侧纹状体	NeuN 和 MAP2 表达细胞, 部分有树状突起	1周和8周功能测试提示改善	磁共振成像追踪显示沿海马体向对侧梗死转移
Jensen 等[25] 2013	大脑中动脉闭塞 30min	Wistar大鼠/雄性	人 iPS-NSC; 2.5×10^5 共5次注射; 环孢素	7天后	8/10 植入成功; III类 β-微管蛋白和 MAP 提示神经元分化, 无畸胎瘤	5周后功能无改善	移植细胞过度生长为注射数量的两倍
Oki 等[27] 2012	大脑中动脉闭塞 30min	C57BL小鼠/雄性	人 iPS-lt-NES 3×10^5; 环孢素	7天; 纹状体内	在10周时, 7/12小鼠被植入; 7只移植成功, 大多数分化为神经元	8周时阶梯试验改善, 走廊试验无改善; 功能结果与植入无相关性	iPS动物脑中 VEGF增加, 但微血管没有增加
Oki 等[27] 2012	近端大脑中动脉, 颈总动脉和大脑中动脉闭塞 30min	Nude大鼠/雄性	人 iPS-lt-NES; 无免疫抑制剂	48h; 纹状体或皮质	长期（4个月）移植成功		脑切片显示神经元电生理及功能整合
Tornero 等[57] 2013	近端大脑中动脉或大脑中动脉闭塞 30min	SG 或 nude 大鼠/雄性	人 iPS-lt-NES 非受试细胞或皮质受试细胞, 3×10^5 共两个注射部位; 仅 SG 组应用环孢素	48h; 皮质	受试细胞分化为皮质神经元, 存活5个月, 无畸胎瘤	受试细胞和非受试试验细胞8周同步改善	5个月时受试细胞表现出功能神经元的电生理特性

（续表）

研　究	模　型	物种/性别	细胞类型和剂量（免疫抑制）	移植时间	移植效果	功能预后	其　他
Mohammad 等 2013[29]	大脑中动脉闭塞，双侧颈总动脉闭塞 7min；"桶状皮质"模型	C57 小鼠 8～10 周	人 iPS（载体，无转基因）-NPC; 4×10^5 两个注射部位（中心和半暗区）	7 天	28 天分化为神经元，12 个月内无畸胎瘤	28 天脱胶试验的改善	桶状皮质的神经-血管耦合改善；大脑中 BDNF 增加
Yuan 等 2013[58]	大脑中动脉闭塞 2h	SD 大鼠/雄性	人 iPS-NSC 1×10^6; 环孢素	再灌注后立即；纹状体内	分化为表达 β 微管蛋白的神经元和星形胶质细胞；无畸胎瘤	3 周后在走横木试验、莫里斯水迷宫、抓绳训练中有改善	
Tatarishvili 等 2014[31]	远端大脑中动脉闭塞	大鼠（24 月龄）	人 iPS-lt-NES	48h 皮质内	8 周时 49% 的细胞移植成功，表达 GABA 能神经元的标记物	第 4 周和第 7 周，在圆筒试验中有改善	小胶质细胞活化减少
Liu 等 2014[30]	大脑中动脉和颈总动脉闭塞 120min	小鼠	小鼠（无病毒和癌基因，缺氧条件下生长）iPS 衍生 NPC; 3 次注射 1×10^6	MCAo 时	分化为神经元和胶质细胞	14 天和 21 天，步行、滚轴、活动能力改善	

NSC. 神经干细胞；NPC. 神经祖细胞；iPS-lt-NES. 诱导性多能干细胞-长期神经上皮干细胞；iPSC. 诱导性多能干细胞；iPS-NSC. 诱导性多能干细胞-神经祖细胞；GFAP. 胶质纤维酸性蛋白；MRI. 磁共振成像；BDNF. 脑源性神经营养因子

些基质通常具有独特的性质，使其能够对温度、pH 值和其他生理相关参数引起的环境变化做出反应 [38]。基质还可用于运输和释放其他生物活性物质，以输送细胞并帮助组织再生。可生物降解支架在脑卒中后移植后期（如 3 个月）囊腔开始形成时可能很重要。

六、临床前实验性脑卒中模型

许多脑卒中和其他神经疾病的临床试验以失败告终，如何利用其"驱动力"提高临床前研究的"质量"和"临床试验标准"显得迫在眉睫。重要的问题是随机化、观察者和研究者双盲、实验动物的随机统计及样本量估计 [39]。过去为临床试验奠定基础的许多临床前研究都没有达到这些标准。此外，大多数临床前研究都是在年轻健康的成年雄性啮齿动物身上进行的，因此需要在雌性和患有诸如老龄、高血压和糖尿病等相关疾病的动物身上测试新的药物 [40]。虽然脑卒中治疗学术行业圆桌会议（stroke therapy academic industry roundtable，STAIR）的临床前评估标准是针对急性神经保护剂设计的，但其中许多标准与脑卒中恢复和细胞疗法相关。表 9-3 显示了 STAIR 临床前标准和目前的 iPSC 脑卒中研究。还有一个问题是，由于啮齿类动物的大脑结构和白质的比例很小，细胞疗法应该在大脑体积和结构更接近人类的大型动物模型中进行测试。迄今为止，所有已发表的 iPSC 临床前研究都是在啮齿动物身上进行的，大多数是在年轻健康成年雄性身上进行的。

为了避免异种移植的问题，并在一个能更好地模拟人类脑卒中的大型动物模型中进行试验，我们现在正在从猪 iPSC 中提取的猪神经祖细胞，并在猪脑卒中模型中进行测试。这项大型动物实验是将 iPS 衍生神经祖细胞疗法转化为临床治疗的必要步骤。

表 9-3　脑卒中患者的 iPSC 移植和临床前试验的 STAIR 标准

STAIR 标准	说　明	是否符合
实验室	在两个或多个实验室测试的局灶模型	符合
动物类别	在两个或多个物种测试的局灶模型	只有啮齿动物
动物健康	老年 / 患病动物（糖尿病，HTN）的局灶模型	老年动物符合
动物性别	雄性和雌性动物的局灶模型	仅雄性动物
再灌注	临时和永久模型	符合
时间窗	闭塞后至少 1h 给药	符合
剂量反应	至少测试 2 种剂量	符合
移植途径	可行的途径	符合
终点	测量行为学和组织学结果	符合
长期效应	4 周或 4 周以上测量的结果	符合

HTN. 高血压；STAIR. 脑卒中治疗学术行业圆桌会议

七、非病毒方法制备 iPS 细胞

最初的 Yamanaka 法依靠逆转录病毒载体将转基因插入宿主基因组，这增加了宿主基因组中原癌基因被激活的风险。此外，插入的转基因之一 c-Myc 亦具有"致瘤性"[41]。这些病毒和基因组整合的方法制备的 iPSC 有形成肿瘤的风险，在将来用于再生医学的细胞移植中需要避免。

有许多方法可以被用来避免基因组的整合。这些方法可分为五种：①使用不整合的病毒，如腺病毒[42]或仙台病毒[43]；②以附加体质粒形式存在的 DNA，如 PiggyBac 转座子[44, 45]；③ RNA[46]；④蛋白质[47, 48]；⑤小分子[49]（表 9-4）。然而，与逆转录病毒方法相比，以上这些方法的效率较低。例如，Yamanaka 的团队最初使用的质粒方法的效率是逆转录病毒方法的 1/1000[41, 50]。另外，人成纤维细胞产生 iPSC 的效率是小鼠成纤维细胞的 10 倍。不过，非病毒性重编程方法在效率方面有所提高，其中许多重编程方法现在已成为商业工具，可供世界各地的实验室使用，从而使 iPSC 技术得以传播和"大众化"。在无氙气培养条件下，对成纤维细胞系和原代人成纤维细胞[51]进行了系统的评估和比较。在成纤维细胞系中，信使 RNA（messenger RNA，mRNA）法显示出最高的重编程效率（起始细胞的 1.89%）比逆转录病毒法和质粒法高 20 倍。然而，在原代人成纤维细胞的重编程中，Yamanaka[52]的附加体质粒法比逆转录病毒法高 4 倍，比 mRNA 法高 50 倍以上。使用参考图和"记分卡"测量的方法进行评估，iPSC 细胞的质量没有差异，通过比较关键的多能性和细菌谱系标记的基因表达模式和参考标准，可以"快速"鉴定 iPSC（由 9 个不同的人类 ES 和 iPSC 细胞株[53]）。这种附加体质粒法似乎是最符合 GMP 过程和患者特异性 iPSC 株制备的方法。

表 9-4　无基因组整合的 iPSC 重编程方法

非整合病毒
• 腺病毒[42]
• 仙台病毒[43]
DNA
• 附加体质粒[52]
• PiggyBac 转座子[45, 59]
RNA
• 合成修饰 mRNA[46]
蛋白质[47, 48]
小分子
• 7 种小分子化合物[49]

mRNA. 信使 RNA

八、自体或同种异体 iPSC

目前脑内细胞移植方法的一个主要问题是移植细胞是同种异体的，这是由于有限的长期植入和长期免疫抑制的需要。人类同种异体移植物在大脑中的长期植入可能受到移植物对宿主排斥反应的限制。以 iPSC 为基础的治疗的主要优点之一是可以通过使用"个性化"的自体细胞进行移植来避免移植排斥反应。对小鼠同基因 iPSC 分化为组织特异性细胞的研究发现，没有在受体中产生免疫反应，这表明移植自体 iPSC 分化的细胞不会引起免疫反应，也不需要免疫抑制[54]。虽然自体疗法对神经退行性疾病（如帕金森病或 ALS）并不理想，因为细胞可能具有遗传缺陷，但对于脑卒中患者来说它是理想的，因为该个体的神经元没有遗传缺陷，而是外部血管过程的"旁观者"。然而，"个性化"的自体移植方法也有缺点。自体移植的方法很难"成规模"，而且很可能十分昂贵。临床上的"自体"GMP 过程在经济上是不可行的。另外主要的限制是从脑卒中患者到制备 iPSC 和 iPSC 衍生 NPC 所需的时间。即使 iPSC 技术有了长足的进步，这也可能需要耗时数周到数月的时间。如果移植的最佳时间窗口在前 2 周内，则没有足够的时间来生成 iPSC-NP。然而，如果临床前研究表明 iPSC-NP 移植在脑卒中后"数月"亦有效，这种个性化的方法就是可行的。在这种情况下，可以考虑 1~6 个月的时间窗口（表 9–5）。

表 9–5　自体和同种异体 iPSC 方法的优缺点

自体细胞	异基因细胞
• 无排异	• 可能排异
• 不需免疫抑制	• 可能需长期免疫抑制
• 需时间增殖	• "现成"，较短时间内可准备实施
• 难以成规模	• 可扩展
• 昂贵	• 初始生物库建成后成本较低
• 需要当地 GMP 设施	• 需要 HLA 匹配库和生物库

iPSC. 诱导性多能干细胞；HLA. 人白细胞抗原

此外，解决费用和复杂流程的"个性化"方案是建立一个 HLA 单倍型匹配的 iPSC 库。已经有机构在呼吁国际合作，建立一个全球公共的 iPSC 库[55]。HLA 配型类似于器官和造血干细胞（hematopoietic stem cell, HSC）的 HLA 配型库。虽然 iPSC 移植不会污染 T 细胞，但同种异体 iPSC 可能会产生免疫反应，因此需要 HLA 配型来减少移植物排斥反应[55]。据估计，140 个 HLA 同质供体可以产生与 90% 日本人口相匹配的 iPSC 株系，但这需要对 16 万例日本志愿者进行筛选[52]。Gourraud 等使用概率模型的研究显示，用每个人群中 HLA 频率最高的 100 个 iPSC 细胞系的库，将可以覆盖 78% 的欧洲裔美国人、63% 的亚洲人、52% 的拉美裔和 45% 的美国人[56]。然而，这需要对包括 25 000 多例欧洲裔美国人和 100 000 例非裔美国人在内的人群进行广泛的筛查。Turner 等证明 150 个 HLA 匹配的纯合供体可以匹配 93% 的英国人群，并且可能需要最小限度的免疫抑制[55]。在这项提案中，将不再对捐赠者进行广泛的筛选，而是与已经自愿捐献 HSC 的捐赠者进行协商与合作，并征求捐赠者的知情同意，将其 IPSC 捐赠给细胞库。这需要皮肤活检或血液捐献来分离和产生 iPSC。为了使同种异基因 iPSC 再生医学向前发展，需要全球性的、国际性的努力。

九、总结

基于 iPSC 的治疗在脑卒中方面有着很大的潜力，并且与其他细胞疗法不同，它提供了替换受损细胞的机会。虽然"重建"受损的大脑是一项艰巨的任务，但有证据表明，iPSC 可以整合为功能神经元，并将轴突延伸至目标。此外，iPSC-NPC 还可能通过对大脑的"营养"甚至免疫调节作用发挥功能。虽然静脉注射等其他的给药途径在目前的研究中还未涉及，但直接的立体定向脑内移植是目前最有吸引力的途径。在优化 iPSC 神经祖细胞的移植类型、细胞剂量、时间和移植靶点（半暗区或可迁移到病灶的梗死区周边组织）方面还需要做更多的工作。细胞重编程的非病毒和非基因组整合方法也已取得进展。在开发临床 GMP 产品方面还需要做出更大的努力，出于可扩展性的考虑，同种异体细胞将更加可行，但这需要建立 iPSC 细胞库。而随着 iPSC 技术的进步，如可直接由成纤维细胞重编程得到 iNP，以及生物降解基质使"较晚"的移植时间（延长至 3 个月）成为可能，不需要长期的免疫抑制药物的自体移植在未来也是一个可行的选择。

参 考 文 献

[1] Takahashi K, Yamanaka S. Induction of pluripotent stem cells from mouse embryonic and adult fibroblast cultures by defined factors. Cell. 2006;126(4):663–76.

[2] Takahashi K, et al. Induction of pluripotent stem cells from adult human fibroblasts by defined factors. Cell. 2007;131(5):861–72.

[3] Yu J, et al. Induced pluripotent stem cell lines derived from human somatic cells. Science. 2007;318(5858):1917–20.

[4] Gurdon JB. The developmental capacity of nuclei taken from intestinal epithelium cells of feeding tadpoles. J Embryol Exp Morphol. 1962;10:622–40.

[5] Gurdon JB. Adult frogs derived from the nuclei of single somatic cells. Dev Biol. 1962;4:256–73.

[6] Kim JB, et al. Generation of induced pluripotent stem cells from neural stem cells. Nat Protoc. 2009;4(10):1464–70.

[7] Han DW, et al. Direct reprogramming of fibroblasts into neural stem cells by defined factors. Cell Stem Cell. 2012;10(4):465–72.

[8] Sterneckert J, Hoing S, Scholer HR. Concise review: Oct4 and more: the reprogramming expressway. Stem Cells. 2012;30(1):15–21.

[9] Dimos JT, et al. Induced pluripotent stem cells generated from patients with ALS can be differentiated into motor neurons. Science. 2008;321(5893):1218–21.

[10] Qiang L, Fujita R, Abeliovich A. Remodeling neurodegeneration: somatic cell reprogramming- based models of adult neurological disorders. Neuron. 2013;78(6):957–69.

[11] Schondorf DC, et al. iPSC-derived neurons from GBA1–associated Parkinson's disease patients show autophagic defects and impaired calcium homeostasis. Nat Commun. 2014;5:4028.

[12] Juopperi TA, et al. Astrocytes generated from patient induced pluripotent stem cells recapitulate features of Huntington's disease patient cells. Mol Brain. 2012;5:17.

[13] Hanna J, et al. Treatment of sickle cell anemia mouse model with iPS cells generated from autologous skin. Science. 2007;318(5858):1920–3.

[14] Xu D, et al. Phenotypic correction of murine hemophilia A using an iPS cell-based therapy. Proc Natl Acad Sci U S A. 2009;106(3):808–13.

[15] Wernig M, et al. Neurons derived from reprogrammed fibroblasts functionally integrate into the fetal brain and improve symptoms of rats with Parkinson's disease. Proc Natl Acad Sci U S A. 2008;105(15):5856–61.

[16] Petit GH, Olsson TT, Brundin P. The future of cell therapies and brain repair: Parkinson's disease leads the way. Neuropathol Appl Neurobiol. 2014;40(1):60–70.

[17] Kawai H, et al. Tridermal tumorigenesis of induced pluripotent stem cells transplanted in ischemic brain. J Cereb Blood Flow Metab. 2010;30(8):1487–93.

[18] Yamashita T, et al. Tumorigenic development of induced pluripotent stem cells in ischemic mouse brain. Cell Transplant. 2011;20(6):883–91.

[19] Jiang M, et al. Induction of pluripotent stem cells transplantation therapy for ischemic stroke. Mol Cell Biochem. 2011;354(1–2):67–75.

[20] Chen SJ, et al. Functional improvement of focal cerebral ischemia injury by subdural transplantation of induced pluripotent stem cells with fibrin glue. Stem Cells Dev. 2010;19(11):1757–67.

[21] Nelson TJ, et al. Repair of acute myocardial infarction by human stemness factors induced pluripotent stem cells. Circulation. 2009;120(5):408–16.

[22] Chang DJ, et al. Therapeutic potential of human induced pluripotent stem cells in experimental stroke. Cell Transplant. 2013;22(8):1427–40.

[23] Dirnagl U. Bench to bedside: the quest for quality in experimental stroke research. J Cereb Blood Flow Metab. 2006;26(12):1465–78.

[24] Bath PM, Macleod MR, Green AR. Emulating multicentre clinical stroke trials: a new paradigm for studying novel interventions in experimental models of stroke. Int J Stroke. 2009;4(6):471–9.

[25] Jensen MB, et al. Survival and differentiation of transplanted neural stem cells derived from human induced pluripotent stem cells in a rat stroke model. J Stroke Cerebrovasc Dis. 2013;22(4):304–8.

[26] Seminatore C, et al. The postischemic environment differentially impacts teratoma or tumor formation after transplantation of human embryonic stem-cell-derived neural progenitors. Stroke. 2010;41(1):153–9.

[27] Oki K, et al. Human-induced pluripotent stem cells form functional neurons and improve recovery after grafting in stroke-damaged brain. Stem Cells. 2012;30(6):1120–33.

[28] Rosenstein JM, Krum JM, Ruhrberg C. VEGF in the nervous system. Organogenesis. 2010;6(2):107–14.

[29] Mohamad O, et al. Vector-free and transgene-free human iPS cells differentiate into functional neurons and enhance functional recovery after ischemic stroke in mice. PLoS ONE. 2013;8(5):e64160.

[30] Liu SP, et al. Mouse-induced pluripotent stem cells generated under hypoxic conditions in the absence of viral infection and oncogenic factors and used for ischemic stroke therapy. Stem Cells Dev. 2014;23(4):421–33.

[31] Tatarishvili J, et al. Human induced pluripotent stem cells improve recovery in stroke-injured aged rats. Restor Neurol Neurosci. 2014;32(4):547–58.

[32] Darsalia V, et al. Cell number and timing of transplantation determine survival of human neural stem cell grafts in stroke-damaged rat brain. J Cereb Blood Flow Metab. 2011;31(1):235–42.

[33] Durruthy-Durruthy J, et al. Rapid and efficient conversion of integration-free human induced pluripotent stem cells to GMP-grade culture conditions. PLoS ONE. 2014;9(4):e94231.

[34] Park KI, Teng YD, Snyder EY. The injured brain interacts reciprocally with neural stem cells supported by scaffolds to reconstitute lost tissue. Nat Biotechnol. 2002;20(11):1111–7.

[35] Jin K, et al. Transplantation of human neural precursor cells in Matrigel scaffolding improves outcome from focal cerebral ischemia after delayed postischemic treatment in rats. J Cereb Blood Flow Metab. 2010;30(3):534–44.

[36] Zhong J, et al. Hydrogel matrix to support stem cell survival after brain transplantation in stroke. Neurorehabil Neural Repair. 2010;24(7):636–44.

[37] Hoban DB, et al. The reduction in immunogenicity of neurotrophin overexpressing stem cells after intra-striatal transplantation by encapsulation in an in situ gelling collagen hydrogel. Biomaterials. 2013;34(37):9420–9.

[38] Park JS, et al. Multi-lineage differentiation of hMSCs encapsulated in thermo-reversible hydrogel using a co-culture system with differentiated cells. Biomaterials. 2010;31(28):7275–87.

[39] Landis SC, et al. A call for transparent reporting to optimize the predictive value of preclinical research. Nature. 2012;490(7419):187–91.

[40] Fisher M, et al. Update of the stroke therapy academic industry roundtable preclinical recommendations. Stroke. 2009;40(6):2244–50.

[41] Okita K, Yamanaka S. Induced pluripotent stem cells: opportunities and challenges. Philos Trans R Soc Lond B Biol Sci. 2011;366(1575):2198–207.

[42] Zhou W, Freed CR. Adenoviral gene delivery can reprogram human fibroblasts to induced pluripotent stem cells. Stem Cells. 2009;27(11):2667–74.

[43] Ban H, et al. Efficient generation of transgene-free human induced pluripotent stem cells (iPSCs) by temperature-sensitive Sendai virus vectors. Proc Natl Acad Sci U S A. 2011;108(34):14234–9.

[44] Woltjen K, et al. Transgene-free production of pluripotent stem cells using piggyBac transposons. Methods Mol Biol. 2011;767:87–103.

[45] Woltjen K, et al. piggyBac transposition reprograms fibroblasts to induced pluripotent stem cells. Nature. 2009;458(7239):766–70.

[46] Warren L, et al. Highly efficient reprogramming to pluripotency and directed differentiation of human cells with synthetic modified mRNA. Cell Stem Cell. 2010;7(5):618–30.

[47] Kim D, et al. Generation of human induced pluripotent stem cells by direct delivery of reprogramming proteins. Cell Stem Cell. 2009;4(6):472–6.

[48] Zhou H, et al. Generation of induced pluripotent stem cells using recombinant proteins. Cell Stem Cell. 2009;4(5):381–4.

[49] Hou P, et al. Pluripotent stem cells induced from mouse somatic cells by small-molecule compounds. Science. 2013;341(6146):651–4.

[50] Okita K, et al. Generation of mouse induced pluripotent stem cells without viral vectors. Science. 2008;322(5903):949–53.

[51] Goh PA, et al. A systematic evaluation of integration free reprogramming methods for deriving clinically relevant patient specific induced pluripotent stem (iPS) cells. PLoS ONE. 2013;8(11):e81622.

[52] Okita K, et al. A more efficient method to generate integration-free human iPS cells. Nat Methods. 2011;8(5):409–12.

[53] Bock C, et al. Reference Maps of human ES and iPS cell variation enable high-throughput characterization of pluripotent cell lines. Cell. 2011;144(3):439–52.

[54] Guha P, et al. Lack of immune response to differentiated cells derived from syngeneic induced pluripotent stem cells. Cell Stem Cell. 2013;12(4):407–12.

[55] Turner M, et al. Toward the development of a global induced pluripotent stem cell library. Cell Stem Cell. 2013;13(4):382–4.

[56] Gourraud PA, et al. The role of human leukocyte antigen matching in the development of multiethnic "haplobank" of induced pluripotent stem cell lines. Stem Cells. 2012;30(2):180–6.

[57] Tornero D, et al. Human induced pluripotent stem-cell-derived cortical neurons integrate in stroke-injured cortex and improve functional recovery. Brain. 2013;136(12):3561–77.

[58] Yuan T, et al. Human induced pluripotent stem-cell-derived neural stem cells survive, migrate, differentiate, and improve neurologic function in a rat model of middle cerebral artery occlusion. Stem Cell Res Ther. 2013;4(3):73.

[59] Kaji K, et al. Virus-free induction of pluripotency and subsequent excision of reprogramming factors. Nature. 2009;458(7239):771–5.

第 10 章 诱导多能干细胞衍生的神经细胞类型在脑卒中治疗中的应用
Induced Pluripotent Stem-Cell-Derived Neural Cell Types in Treatment of Stroke

Vivian W. Lau　Simon R. Platt　Steven L. Stice　Franklin D. West **著**
刘芮村　陈　琳 **译**　　张洪钿 **校**

　　仅在美国，每年有约 80 万人患脑卒中，脑卒中成为长期残疾的主要原因和第四大死亡原因，并使数百万脑卒中受害者和护理他们的家属雪上加霜[1-4]。尽管在开发药物治疗和器械方面做出了相当大的努力，但方法却严重不足。这些治疗基于限制缺血引起的损伤，但没有一种能够实现大规模的组织再生。干细胞疗法的前景在于有可能取代消融的细胞和受损的组织，形成新的功能性神经网络，建立适当的连接，并推动患者感觉、运动和认知功能的恢复。受损组织的再生和替换，以及功能缺陷的改善将使许多脑卒中患者回到更有生产力的生活方式，并减轻家属长期护理的负担。成人和胚胎干细胞（Adult and embryonic stem cell，ESC），以及从 ESC 衍生的神经干细胞都是脑卒中研究领域的热点。然而，成人干细胞存在固有的困难即一些疗法的分离和扩增，与此同时胚胎干细胞自首次分离以来就一直处于争议之中[5]。虽然有出版的论文表明，分离胚胎干细胞不需要使用或破坏存活的胚胎，但是一些患者和从业者也许会反对使用胚胎干细胞，并寻求替代方法[6]。

　　与此同时，一种新型的多能干细胞——诱导多能干细胞（induced pluripotent stem cell，iPSC）已经产生。尽管相对较新，但 iPSC 被认为具有与 ESC 相同的有益特性，两者都是能够在体内形成任何细胞类型的多能干细胞。人们普遍认为，iPSC 最终将来源于患者自身的体细胞，从而可以避免与任何外来细胞或组织移植相关的免疫排斥。iPSC 具有很高的可塑性，很容易地分化成神经干细胞，这些神经干细胞有朝一日可扩大到提供治疗应用所需的细胞数量。啮齿动物脑卒中模型中，诱导多能干细胞衍生的神经干细胞移植在诱导功能恢复和梗死面积减少方面的数据非常值得肯定[7-10]。然而，在 iNSC 细胞疗法成为一种安全有效的治疗方法之前，仍然存在许多挑战和问题。

　　iNSC 有改变研究人员和医生治疗脑卒中方式的潜力；从仅仅限制进一步缺血性损伤的范式过渡到受损的组织可以再生的范式。50 多年来，人们一直致力于通过药物和器械手段来限制脑卒中损伤程度的疗法，但收效甚微。这些方法使闭塞血管再通，恢复缺血组织的血流，作用类似于神经保护剂，减少炎症反应、损伤性自由基或其他类似因素的细胞毒性作用[11-14]。除了少数 FDA 批准的血栓回收装置外，组织型纤溶酶原激活物 FDA 批准的唯一药物治疗，借助这些方法，药物和器械治疗手段取得了一定的成功 [14, 15]。这些方法虽然有效，但缺点也很明显。因为其使用时间窗限制在 4.5h，所以只有大约 5% 的缺血性脑卒中患者接受 t-PA 治疗。脑缺血中的器械血栓去除（The mechanical embolus removal in cerebral ischemia，MERCI）系统（FDA 批准的血栓回收装置）可用于脑卒中后 8h 内的患者，但通常无法重建闭塞率 0%～50% 的血管 [14, 15]。这两种去除血栓的方法都不能用于治疗患有出血性脑卒中的患者，因此排除了大约 15% 的脑卒中患者 [16]。已经开发了许多减少由炎症和免疫反应引起的继发性损伤的其他神经保护治疗方法，但这些方法从未超出临床试验的范围（参考文献 [17, 18]）。即使假设溶栓、神经保护或类似方法是 100% 有效的，这些治疗只能防止进一步的损伤，但几乎没有再生能力。因此，最初缺血事件引起的炎症损伤在正常愈合后保持不变。在 STEPS（第 1, 次、第 2 次和第 3 次会议）上对干细胞出现的一系列失败治疗进行评估，以 STAIR 为模式，来自学术界、行业内、FDA，以及国家神经疾病和脑卒中研究所的领导人参与其中，最终发表并确定了改善脑卒中治疗发展所需的几个主要因素。主要结论之一是需要一种再生细胞疗法，这种疗法不仅能保护细胞免受缺血性损伤，还能替代丢失和受损的组织 [19, 20]。这导致人们对以干细胞疗法为中心的潜在恢复性治疗越来越感兴趣。

最近的研究表明，iNSC 可能作为一种极好的、具有双重功能的再生疗法：①作为细胞替代疗法，②作为再生旁分泌因子（如血管内皮生长因子）的生产者，增强啮齿动物脑卒中模型的内源性组织再生 [7-10, 21-23]（图 10-1）。移植细胞迁移到损伤部位、分化、功能整合，形成新的电 - 神经网络，从而改善神经系统评分和运动功能。这些令人兴奋和鼓舞的结果激起了脑卒中领域的极大兴趣，这是个性化再生医学向前迈出的一步。在这一章中，我们调查 iPSC 和衍生 NSC 的发展，此为人类医学改进转化的技术现状和重点领域。

一、诱导多能干细胞技术的发展

iPSC 是最近的一项发现，成熟的体细胞可以被重组为多能干细胞，通过特定基因的过度表达分化为体内的任何细胞类型 [24, 25]。iPSC 重组技术的发展位于细胞重组和 ESC 领域的交汇点，理解遗传、表观遗传和功能多能性网络的概念框架是前提 [26-32]。基于以前的知识，Yamanaka 的研究小组提出假设"在维持胚胎干细胞身份中起重要作用的因素在诱导体细胞多能性中也起着关键作用" [25]。在小鼠中，胚胎成纤维细胞经逆转录病毒转导 24 个多能性相关基因，形成 9 个具有胚胎干细胞特征的集落，细胞在集落中生长，呈现圆形形态，核仁大，核质比高。他们继续证明，只有四个关键因素［Pou5f1（也称为 Oct3/4）、Sox2、c-Myc 和 Klf4］是实现胚胎和成人成纤维细胞完全重组所必需的。iPSC 的形态学、免疫反应性、整体基因表达和表观遗传状态表明其具有类似于 ESC 的多能性状态。可塑性功能试验表明，iPSC 能够在体外形成拟胚体（图 10-2A），在体内形成包括所有三个胚层（外胚层、内胚层和胚泡）的畸胎瘤。iPSC 最终通过了最严格的测试，并被发现能够整合到包括生殖系在内的所有嵌合小鼠组织中（图 10-2B），并在四倍体互补多能性分析中获得成功——该测试中，胚胎本身的所有细胞都完全来自移植的 iPSC [25, 33-35]。这种 iPSC 技术对小

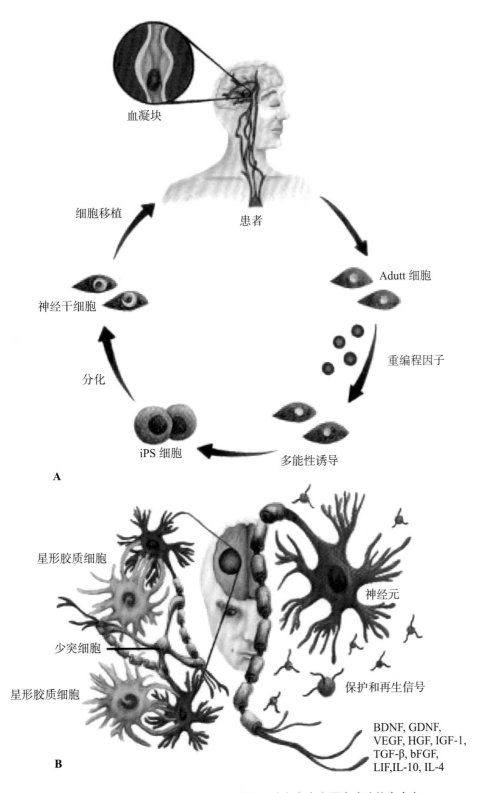

血凝块

细胞移植

患者

神经干细胞

Adutt 细胞

重编程因子

分化

iPS 细胞

多能性诱导

A

星形胶质细胞

神经元

少突细胞

保护和再生信号

星形胶质细胞

BDNF, GDNF,
VEGF, HGF, IGF-1,
TGF-β, bFGF,
LIF,IL-10, IL-4

B

▲ 图 10–1　iNSC 作为细胞替代疗法和脑卒中患者再生疗法的生产者

A. 患有缺血性或出血性脑卒中（显示为缺血性脑卒中）的患者会经历显著的脑组织损伤和损失。通过收集成人体细胞，并使用多能转录因子将这些细胞重组为诱导多能干细胞，可以从患者自己的身体中产生 iNSC。然后，iPSC 可以分化成胰岛素样细胞，并移植回患者体内，在那里它们将分化为功能上可整合到损伤部位的神经元和胶质细胞。B. 移植的胰岛素样生长因子和分化细胞已被证明能产生并可能产生其他再生和保护性信号因子，其中包括血管内皮生长因子和白细胞介素 -10（图片由 Leah K. Schultz 提供）

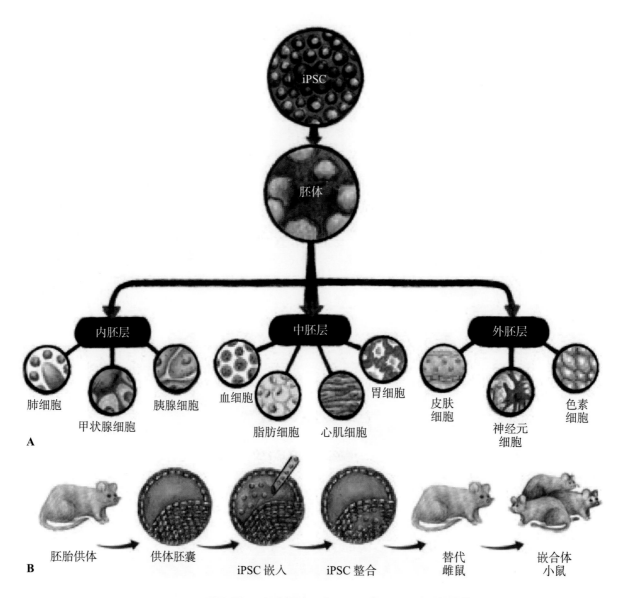

▲ 图 10-2　诱导多能干细胞能够在体外和体内分化成任何细胞类型

A. 为了测试胚胎干细胞形成所有三个胚层细胞类型的能力，胚胎干细胞的一个决定性特征是胚胎干细胞分化。诱导间充质干细胞形成大量细胞，使人想起发育中的胚胎，诱导自发的细胞信号，从而导致内胚层、中胚层和外胚层的形成。代表这些谱系的细胞类型通常通过特定细胞类型标记表达的细胞免疫化学来确认。例如，可以对细胞进行神经元标记微管相关蛋白 2 的免疫染色，以鉴定外胚层谱系的细胞。B. 为了更严格地测试间充质干细胞的功能，通常进行嵌合体形成。从供体动物中收集胚胎，并注射 iPSC。iPSC 整合并转移到雌性代孕体。随着胚胎的发育，整合的 iPSC 被整合到动物全身的组织中。嵌合体后代由供体胚胎细胞和插入的间充质干细胞组成（图片 Leah K. Schultz 提供）

鼠基础遗传学的重要价值很快得到了认可。然而，也许更令人感兴趣的是它们在人类医学中用于细胞替代疗法的明显潜力。2007 年，Yamanaka 实验室成功地利用与培育小鼠 iPSC 相同的重组方法获得了第一批人类 iPSC，从而为个性化医学打开了更广阔的大门[24]。

　　直观上，用自身 iPSC 治疗的患者比用同种异体 iPSC（来自其他患者的 iPSC）或 ESC 治疗的患者免疫原性更低；因此，自体 iPSC 被认为类似于目前临床上使用的自体成人干细胞疗法。然而，关于其免疫原性仍有争议。早期的一份报道表明，将小鼠 iPSC 移植到同基因受体动物（一种与

iPSC 来源小鼠在遗传上相同且移植相容的动物）中，会产生 T 细胞依赖性免疫反应[36]。研究人员将这种反应归因于重组过程导致的异常基因表达。相比之下，最近的研究表明，将未分化或分化的小鼠 iPSC 移植到同基因动物体内时，很少或没有证据表明 T 细胞增殖或整合、抗原特异性二次免疫活性或移植排斥反应增加[37, 38]。这些研究支持自体 iPSC 可以安全地移植到人类患者体内而没有排斥反应的假定；然而，还需要更多的研究来证实这些发现。

随着旨在提高安全性和效率的替代性重组策略的出现，iPSC 技术取得了长足的进步。最初的 Yamanaka 实验室重组方法利用了包括 c-Myc 在内的已知癌基因的自发逆转录病毒整合。这种随机整合方法引起了人们的关注，即除了 c-Myc 癌基因的自发再激活之外，基因的插入可能导致插入突变，这可能导致人类患者的肿瘤形成。然而，最近的进展出现了新的非整合方法包括微环 DNA、修饰的 mRNA 和蛋白质策略，以产生 iPSC，而不需要永久掺入重组基因或使用病毒技术[39-41]（表 10-1）。这些努力还导致了不需要使用 c-Myc 的重组因子的组合方法[42]。这些进步极大地改善了最初限制 iPSC 技术潜力的安全问题。

表 10-1　将体细胞重组为 iPSC

载　体	细胞类型的方法	优　势	劣　势	参考文献
整合	逆转录病毒	高效、高度成功的多种细胞类型基因组整合	导入完全的前病毒沉默和缓慢的动力学，形成大量部分重组的菌落	[24, 25, 117, 118]
	慢病毒	高效并转导分裂和非分裂细胞，在多种细胞类型中非常成功	基因组整合和不完全前病毒形成大量部分再生产程序控制的菌落	[119-122]
可切除	转座子	有效和整合的区域可以被去除	筛选切除的细胞系是劳动密集型的	[123]
	LoxP 侧翼的慢病毒	有效的和整合的区域可以被去除	外源基因被移除，但 loxP 位点保留在基因组中	[124]
无整合	腺病毒	无基因组整合	低效率	[125]
	质粒	偶尔基因组整合	低效率和偶尔载体基因组整合	[126, 127]
无 DNA	蛋白质	无基因组整合，转录物直接递送 – 遗传因素和无基因 – 相关并发症	效率低，半衰期短，需要大量纯蛋白质	[128, 129]
	修饰 mRNA	无基因组整合，重组更快 IC，可控高效	劳动密集型	[130]

DNA . 脱氧核糖核酸；mRNA. 信使核糖核酸

二、诱导多能干细胞向脑卒中治疗细胞的分化

脑卒中导致大脑中内源性 NSC 的主动募集，导致 NSC 从室管膜下区增殖和迁移到缺血区[43-46]。然而，这种自然再生细胞反应不足以使大多数脑卒中患者恢复正常的脑卒中前功能[45, 46]。iNSC 可以作为补充细胞来源，增加 NSC 的数量和大脑的再生能力。由于未分化细胞的直接移植可能导

致肿瘤的形成，因此优选将 iPSC 分化为 iNSC。Kawai 等和 Chen 等的既往研究表明，未分化干细胞移植到大脑中动脉闭塞脑卒中模型导致了包含外胚层、内胚层和中胚层谱系细胞的肿瘤的形成 [47, 48]。使用许多最初为 hESC 开发的不同方案，已经成功地实现了将 iPSC 分化为 iNSC [7-10]。Oki 等利用既往开发 ESC 的方法，将 iPSC 细胞分离并悬浮培养为"拟胚体"，以促进自发分化 [9, 49]。为了更好地将这些细胞引导至神经谱系中，拟胚体随后被培养在含有 DMEM/F12 化学成分的神经培养基中，该培养基在 FGF-2 存在的同时，添加有胰岛素、转铁蛋白、孕酮、腐胺、亚硒酸钠和肝素。培养基中的拟胚体变平并形成小而细长的细胞，产生类似早期神经管的菊形团结构。除了典型的神经干细胞标记物 Sox2 和巢蛋白，神经干细胞还表达菊形团结构相关转录因子 DACH1 和 PLZF，顶端表达 ZO-1。神经菊形团结构被分离并去除该形态结构后，进一步发展为 NSC。然而，这些 iNSC 能够长期扩增，同时保持 Sox2 和巢蛋白的表达 [9]。Yuan 等使用类似的拟胚体方法，即拟胚体被形成和培养，但也暴露于维 A 酸，导致菊形团结构的形成 [10]。去除维 A 酸后，分离出具有神经菊形团结构的细胞，继续悬浮生长，形成神经球。然后将这些神经球在无血清培养基中铺在聚鸟氨酸和层粘连蛋白包被的培养皿上，衍生的细胞是同质的神经干细胞群。其他研究小组使用了类似的系统包括添加独特的生长因子、抑制剂、支持基质细胞（如 PA6）和改变分化步骤的时间 [7, 8]。尽管方案不同，但 iNSC 的 Sox1 和巢蛋白是阳性的，应该能够分化为多种神经元和胶质细胞谱系。

直观上，iNSC 似乎是移植修复受损组织的最佳细胞类型。然而，iNSC 的可塑性使得它们可以分化成任何神经细胞类型，也可以分化成区域错误的细胞。因此，生成区域性的 iPSC 衍生祖细胞具有潜在的价值。最近的一份报道描述了端脑祖细胞的起源，这可能对治疗前脑区域的脑卒中有价值 [21]。使用无血清拟胚体方法区分 iPSC。除了神经干细胞标记物 Sox1 和巢蛋白外，端脑祖细胞还表达大脑皮质端脑标记物 PAX6 和端脑标记物 BF1。Tornero 等最近提出了用于治疗脑卒中的皮质神经元祖细胞，指出"临床和影像学数据显示脑卒中患者最严重症状下缺血性细胞损失的分布表明，细胞替代方法应侧重于受损皮质的重建" [23]。为了产生皮质特定细胞，Tornero 等在 Wnt3A、BMP4 和环胺的存在下分化了 iPSC。这些皮质前体细胞表达皮质特异性神经元标记物 TBR1 和皮质标记物 CTIP2 及 CDP（分别与深层和浅层皮质相关的标记物）。已经发现 hESC 和 iPSC 干能够分化成许多特异的神经细胞类型，使得潜在的细胞类型选择和治疗用途组合众多。移植多种不同类型的神经细胞组合以匹配大脑特定区域，这很有趣，但这又增加了额外的复杂性，需要认真考虑。

三、成纤维细胞直接重组为神经干细胞

将 iNSC 移植到脑卒中患者体内的两个主要限制：①移植自发发展为肿瘤的污染性 iPSC 亚群的可能性；② iNSC 需生成的时间较长。通常情况下，生成具有足够表型特征的 iNSC 需要数月时间，首先分离和扩增体细胞，然后将细胞重组为 iPSC，将这些细胞分化为 iNSC，然后在移植前对这些细胞进行必要的质量控制测试（如细胞表型、功能评估和核型分析）。最近在重组方面的一项突破推动了技术的发展，体细胞可以直接重组为神经元和 NSC，而不需要中间的多能干细胞 [50-53]。直接

神经干细胞重组已经通过重组因子的各种组合完成（表 10-2）。Ring 等首次证明，通过简单的培养操作和单个重组基因 Sox2 的过度表达，小鼠和人成纤维细胞都可以重组为 iNSC [53]。人类细胞在 Sox2 逆转录病毒转导后 5 天形成 Sox2 和巢蛋白阳性细胞簇。然后，这些细胞经过多轮神经球培养，可以在标准的 NSC 条件下保持。人 iNSC 能够分化为 TuJ1/MAP2+ 神经元、GFAP+ 星形胶质细胞和 O4//OLIG2+ 少突胶质细胞。小鼠细胞显示出相似的发育可塑性，并且被证明在进一步分化时具有功能活性。来自小鼠 iNSC 的神经元形成由突触素标记的突触，膜片钳记录显示功能性膜特性和活性。无论是人类细胞还是小鼠细胞，移植到非损伤动物体内时都不会形成肿瘤。直接重组 iNSC 提供了一种快速安全的重组方法，主要限制是需要病毒传递和重组因子的整合。然而，建立在非病毒和非基因组 DNA 整合方法的基础上，有可能开发出类似的方法来直接将体细胞重组为 iNSC。

表 10-2　直接重组为神经祖细胞

	因　子	重组模式	细胞谱系	种　源	参考文献
1	ASCL1 & BRN2 & MYT1L 或 ZIC1	慢病毒	神经元	小鼠	[50]
2	ASCL1 & BRN2 & MYT1L & NEUROD1	慢病毒	神经元	人	[51]
3	miR-124 和 BRN2 和 MYT1L	慢病毒	神经元	人	[131]
4	SOX2 & FOXG1 & BRN2	慢病毒	神经元、星形胶质细胞和少突胶质细胞	小鼠	[52]
5	Sox2 & BRN4, Klf4, c-Myc（4 因子）or with E47（5 因子）	逆转录病毒	神经元、星形胶质细胞和少突胶质细胞（低）	小鼠	[132]
6	Oct4 & Sox2 & Klf4 & c-Myc+ 重要介质调控	慢病毒（转化前还原控制的 TEFS）	神经元和星形胶质细胞	小鼠	[133]
7	ASCL1 & BRN2 & MYT1 L	慢病毒	神经元	小鼠	[134]
8	ASCL1 & NGN2 & HES1 & ID1& PAX6 & BRN2 & Sox2 & c-Myc & Klf4	逆转录病毒	神经元、星形胶质细胞和少突胶质细胞	小鼠	[135]
9	Sox2 & Klf4 & c-Myc & 高度调节的 Oct4	逆转录病毒	神经元、星形胶质细胞和少突胶质细胞	小鼠	[136]
10	Sox2	逆转录病毒	神经元、星形胶质细胞和少突胶质细胞	小鼠和人	[53]

四、将 iNSC 移植到脑卒中模型中虽有不同声音，但有望获得成功

iNSC 已被移植到小鼠和大鼠 MCAo 再灌注模型中，并显示出良好的结果 [7-10, 21, 22]。然而，由于移植参数不同，如移植细胞数从 100 000～1 000 000 个不等、移植时间从再灌注后立即到 7 天以后执行，所以很难比较不同研究的结果和疗效。注射部位也不尽相同，如细胞被注射到损伤部位的近端或损伤部位的对侧半球，这些不同也可能导致结果的显著差异。一般地，7 天后将

200 000～250 000 个细胞注射到脑卒中动物的同侧脑叶中，以避免脑卒中后立即达到极高的细胞毒性水平；大多数研究显示移植物存活，但精确的细胞数量是存疑的，有一项研究估计有 10% 的细胞存活[9]。移植细胞通常显示出分化为神经元、星形胶质细胞和少突胶质细胞，定量数据显示神经元分化水平高于胶质细胞[9, 22]。iNSC 衍生的神经元表现出特异性，细胞分化为多巴胺能和 γ- 氨基丁酸能神经元[7-9]。从功能上来说，对 5 个月时接受 iNSC 处理的小鼠脑切片进行全细胞膜片钳记录显示，大多数接受测试的 iNSC 衍生神经元能够对去极化电流产生动作电位，并对电压门控钠离子通道阻断药河豚毒素和电压门控钾离子通道阻断药四乙基铵敏感[9]。iNSC 衍生的神经元对 γ- 氨基丁酸受体和谷氨酸受体拮抗剂也很敏感。这些结果和其他发现表明，iNSC 衍生的神经元能够从宿主神经元接收突触输入，并在功能上整合到神经回路中[9]。

iNSC 对内源性组织的影响在不同研究之间结论并不一致。如程等的研究[7] 所示，iNSC 对宿主组织有保护和再生作用，可能是由旁分泌信号引起的，释放 VEGF 等因子。他们发现细胞移植分别导致 Iba-1+ 和 ED1+ 免疫细胞分别减少 36% 和 11%，这些细胞通常与细胞毒性增加有关。在第 8 周，胶质增生减少 55%，细胞凋亡减少 17%。然而，Oki 等发现对免疫细胞（Iba-1 或 ED1）或胶质增生没有显著影响[9]。类似的研究表明，脑卒中量没有显著差异，表明神经保护作用极小[9, 22]。

功能评估再次显示了各种研究的不同结果，但仍很有希望。研究表明，与未接受治疗的对照组相比，接受 iNSC 相关治疗的动物在神经系统评分、旋转棒、步态和阶梯评估方面有所改善[7-9, 21]。动物在胶带移除实验中表现出不同的结果，在通道、高架身体摆动和圆柱体实验中没有表现出显著的改善[9, 22]。有趣的是，证明最显著功能改善的研究也显示了免疫细胞数量、凋亡和胶质增生的最大减少[9]。这表明组织水平的改善和积极的功能预后之间有很强的相关性。

五、缺血性脑卒中后 iNSC 通过营养因子提供神经保护并增强神经可塑性和血管生成

在各种缺血性脑卒中模型中，移植人 iNSC 与改善功能恢复和减少继发性神经退行性变相关[7-9, 21, 23]。iNSC 的大多数有益作用在移植后不久就被观察到，并且似乎与 iNSC 的存活无关，这表明 iNSC 的有益作用并不完全归因于细胞替代[8, 9, 21]。虽然 iNSC 能够促进神经恢复的确切机制尚不清楚，但提出的机制包括分泌血管生成因子如 VEGF、神经营养因子如脑源性神经营养因子和胶质细胞神经营养因子，以及下调炎症介质，如 IL-6、IL-1β 和肿瘤坏死因子 –α（tumor necrosis factor，TNF-α）[8, 9, 54]。这些神经保护营养因子可由干细胞自身分泌，或通过刺激内源性保护途径来减少炎症、促进神经再生、血管生成、可塑性和来自同侧和对侧半球轴突的募集而发挥作用[8, 9, 55]。

六、细胞输送途径

多种将治疗性细胞递送至神经损伤部位的方法已经被报道[56-58]，其中包括脑实质内注射、血管内注射、脑池内注射和脑室内注射（图 10-3）。迄今为止，在动物模型中用于治疗缺血性脑卒中

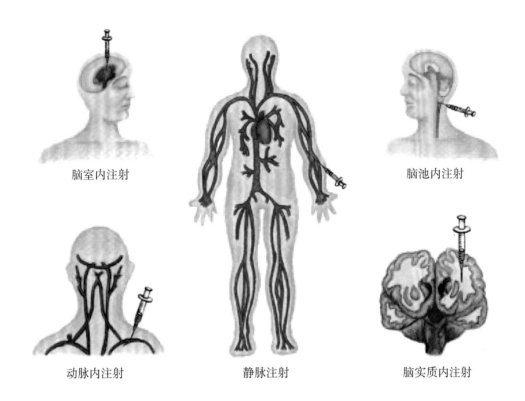

脑室内注射　　　　　　　　　　　　　脑池内注射

动脉内注射　　　　　　静脉注射　　　　　脑实质内注射

▲ 图 10-3　iNSC 移植的途径

胰岛素样生长因子可以通过多种途径进行移植：静脉内、动脉内、脑池内、脑实质内和脑室内。静脉途径是侵入性最小、技术挑战性最小的方法，将细胞注射到患者的外周静脉。静脉内注射成功移植的细胞数量通常较低，因为许多细胞因肺部首过效应而丢失。动脉内注射胰岛素样生长因子提供了更好的细胞输送，但与血栓形成和出血的发病率增加有关。脑池内注射是中度侵入性的，细胞被注射到一个蛛网膜下池（如图所示，注射到枕大池）。脑实质内和脑室内注射允许更直接的细胞输送，但相对来说更具侵入性，需要经颅分别直接注射到脑实质或侧脑室（图片由 Leah K. Schultz 提供）

的 iNSC 的输送仅限于通过经颅途径进行颅内注射。脑实质内注射方法也已用于几项人体临床试验，如对患有慢性脑卒中损伤的患者使用猪胚胎细胞和培养的人神经元细胞[59, 60]。然而，重要的是，要注意腹腔内注射绝不是向神经损伤部位提供细胞疗法的唯一方法。为了了解替代的递送选择，有必要探索与其他干细胞疗法（如间充质干细胞、胚胎干细胞衍生的神经干细胞和脐带衍生的细胞）一起使用的方法。每种交付方式都有优缺点，这将在下面的章节中详细描述。

七、脑实质内注射

脑实质内注射是最常报道的治疗方法。可能是由于这种方法的优点，如位点特异性、保证细胞输送到损伤部位和直接穿透血脑屏障[58]。遗憾的是，实质内注射通常需要通过更具侵入性的钻孔颅骨切除术到达损伤部位。相对于其他细胞注射技术（如动脉内注射），脑实质内注射还可能导致损伤组织内细胞聚集、分布不均，但动脉内注射可以在整个损伤区域内实现弥漫性、广泛的细胞扩散[57]。注射的位置取决于具体的损伤，大部分 MCAo 模型将注射定位在与梗死最一致的部位——纹状体[8, 9, 21]。利用先进的成像技术，如磁共振成像，也有可能将注射靶向到梗死周围组织而不是梗死核心，这可能会提高细胞存活和移植[61]。移植到损伤的同侧或对侧半球均可产生有益的效果，有证据表明细胞能够从对侧半球跨过中线迁移至损伤部位[7, 62]。注射的神经祖细胞显示出对损伤组织的偏好——一种被描述为病理性的特征[63, 64]。缺血性损伤的脑组织可以分泌多种信号，如 SDF-1 和 MCP-1，这些信号吸引包括 iNSC 在内的、携带 CXCR4、CXCR7 和 CCR2 受体的细胞[65-67]。这种亲病灶性可能会增强细胞通过营养因子信号传导治疗缺血组织的能力，并促进细胞的植入。

八、静脉注射

静脉注射是一种受欢迎的途径，因为它们通常不具侵入性，也不构成技术挑战。需要给药的细胞数量通常比脑实质内给药所允许的数量大大增加[57]。一般来说，IV 细胞注射导致细胞移植减少，与全身性非靶器官的细胞摄取有关，其中许多细胞被留置在肺和肝中[68]。细胞被留置在肺的小脉管系统中的常见现象被称为肺首过效应[69]。然而，对 NPC（非人类诱导的多能干细胞来源）的研究表明，即使给药延迟超过典型的急性治疗窗，IV 注射细胞可减少缺血性神经损伤模型中缺血相关的学习功能障碍[70]。这些益处被认为源自抗炎和再生因子的产生，这些因子具有全身效应（包括损伤的大脑）。在极少数情况下，可在大脑中检测到 IV 注射的细胞[56, 71]。细胞从静脉系统进入大脑的能力可能反映损伤部位受损的血脑屏障的渗透性。

九、动脉内注射

避免肺部首过效应的一种方法是细胞的动脉注射。这种方法通常比静脉途径更具侵入性，患者发病率（由于出血和血栓形成）和死亡率更高[57]。尽管风险更高，但 IA 注射的细胞比 IV 注射或鞘内注射的细胞迁移、扩散和移植成功率更高[57]。在一项研究中，人类间充质干细胞在 MCAo 啮齿动物模型中以 IA 注射的方式递送，研究表明移植细胞的位置取决于细胞注射的时间[72]。损伤后 1 天注射的细胞分布到梗死周围区域和脑卒中核心区。损伤后第 4 天注射的细胞仅在梗死周围分布。脑卒中后 7 天注射时，功能没有改善，只有极少数细胞成功输送。这意味着时间会限制 IA 治疗有效的框架，尽管这仍有待于在 iNSC 中显示。IA 注射的时机也可能影响移植的 NSC 的表型特征，在最初 24h，移植的细胞表达更多的 GFAP，在第 7 天和第 14 天移植的细胞表达更多的 Ⅲ 类 β- 微管蛋白，分别提示星形胶质细胞和神经元分化[73]。

十、脑室和脑池内注射

据报道，脑室或鞘内注射也是将细胞输达到缺血脑的一种手段[66, 67]。这些方法比 IA 注射和脑实质内注射，具有更低的风险，并允许注射更多数量的细胞。在脑室内注射后，细胞能够黏附在脑室壁上，并通过室管膜内层，特别是通过脑室的侧壁和内侧壁，迁移到受损组织中[56, 57]。细胞穿过室管膜内层的确切机制尚不清楚，但理论上应包括通过巨噬细胞相关的区域特化"分形"的运输[56, 74]。

通过鞘内注射，细胞被输送到小脑延髓池。同样，与脑实质内方法相比，可以输送更大数量的细胞。不幸的是，考虑到脑脊液的流动，细胞可能会流失到中枢神经系统的其他部分。在啮齿类动物模型中对 IA 注射、IV 注射和鞘内注射的比较中，鞘内注射比 IV 注射能更有效地输送细胞，但就成功输送到靶组织的 NPC 总数和实现损伤内细胞的分散、广泛分布而言，IA 注射被认为是更好的输送方法[57, 75]。

十一、细胞外基质递送

无论细胞输送的方法如何，移植细胞的存活率通常都很低，在任何一段时间内只有不到 50% 的注射细胞存活（参考文献 [76]，在参考文献 [58] 中综述）。在细胞毒性急性缺血性损伤环境中增加细胞存活性的一种方法是通过植入含支持性细胞外基质（ extracellular matrice，ECM）的 iNSC。ECM 可以来自天然物质，如胶原、聚氨基葡萄糖和鸟氨酸 / 层粘连蛋白，也可以来自合成聚合物和水凝胶包括聚乙醇酸、聚乙二醇和聚左旋乳酸[77, 78]。这些材料可以转变成各种形状和大小、各种孔隙和硬度的支架，以促进移植和恢复。在严重或囊性组织丢失的区域，如缺血性脑卒中，生物材料支架可作为桥接基质，允许细胞附着和移植[79]。在某些神经损伤模型中，生物材料支架也可以在抑制胶质瘢痕形成中发挥作用[80]。封装支架可以作为移植细胞免受宿主炎症的屏障，同时允许信号因子在移植物和受损环境之间扩散[81]。由于神经损伤通常具有不规则的边界，可注射水凝胶和微球等可延展性液体基质已成为研究的特定目标[79, 82, 83]。除了作为结构支持外，支架还可以被设计成包含各种生长因子、肽和化学信号，如肝素和透明质酸，以促进有利于移植物存活的微环境[78, 83-86]。多项研究表明，在啮齿动物局灶性脑缺血后，单独使用细胞外基质或神经干细胞不能改善感觉运动功能恢复，也不能减少梗死面积。然而，当 ECM 和 NSC 结合时，功能和解剖结果都有显著改善[82]。

尽管生物材料有预期的益处，但它们也存在独特的挑战，其中包括支架抑制神经突起生长[79, 87-89]和不确定的基质降解时间[90]。在某些情况下，支架可能会干扰移植细胞的分化和整合[91]。对于合成聚合物，人们特别担心有害的降解副产物会增加局部酸度、炎症和组织损伤[92]。生物材料的免疫反应性和致瘤性也值得关注，特别是从植物和动物来源获得的未明确的天然材料[77]。除了其成分中的材料，植入物的宏观结构似乎在宿主免疫反应中起作用[93]。对于一些支架，纤维组织堆积和植入物周围的异物反应也会干扰组织整合、血管生成和营养因子在移植细胞间的扩散（参考文献 [93]，在参考文献 [92] 中综述）。尽管如此，在缺血性脑卒中环境中，ECM 为提高 iNSC 移植的成功率提供了一个令人振奋且可行的选择。

十二、细胞剂量

目前，对于如何确定细胞疗法中移植细胞的治疗数量以实现脑卒中的最佳治疗，还没有明确的指导方针。但是在制定治疗剂量指南时有一些关键因素是至关重要的。这些潜在因素包括以下几点。

- 脑卒中损伤的严重程度、部位和类型。

- 治疗是通过旁分泌信号作为神经保护剂、再生因子，还是替代疗法产生作用。
- 高血压和糖尿病等共病。
- 患者年龄、性别和体型。
- 注射方式。

当通过脉管系统、脑池或脑室输送细胞时，可以使用更多数量的细胞，某些啮齿动物 IV 注射可使用 5×10^6 个细胞剂量 [56, 94, 95]。有益效果也可能是剂量依赖性的，如大鼠缺血性脑卒中研究所示，该研究涉及骨髓基质细胞的 IV 给药（骨髓间充质干细胞）；接受更多细胞数的大鼠表现出更好的结果 [96]。在缺血性脑卒中的啮齿动物模型中，脑实质内植入的细胞数量为 5000～1 500 000 个 [97]。当把这个剂量转换到人类患者时，应该考虑到啮齿动物和人类之间巨大的体型差异。每单位体重细胞剂量可以从啮齿动物研究中推断出来，但可能不是确定人类患者最佳剂量的最佳方法，类似于药代动力学研究，在药代动力学研究中，物种代谢和生理学的差异对适当的剂量比例有显著影响 [98, 99]。一些临床试验采用了这种方法，计算啮齿动物 BMSC 的有效 IV 注射剂量，并确定人类的等效剂量约为 1×10^8 个细胞 [100]。在一项啮齿动物模型中观察脑实质内细胞注射的研究中，注射更多数量的细胞导致存活的细胞总数更高 [97]。然而，在百分比的基础上，当注射较低数量的细胞时，细胞存活率实际上更高，这表明植入细胞数量存在最佳阈值。据认为，超过这个阈值，由于局部营养供应有限，细胞存活能力下降。

十三、时间窗

细胞治疗有一个潜在好处，它提供了比目前 FDA 批准的治疗方法（如 t-PA）更广泛的治疗时间窗，t-PA 需要在损伤后的超急性期（<6h）给药 [101]。干细胞治疗脑卒中的精确最佳治疗时间窗仍不清楚，可能因脑卒中情况而异。应该考虑的一个因素是细胞注射的途径。对于血管内注射等依赖受损血脑屏障和炎症信号使细胞迁移至损伤部位的给药途径，脑卒中后急性期的治疗可能更相关，如 2010 年 Bliss 等 [101] 所述。对于 IA 注射途径，注射的时机会影响注射细胞的分布、存活和表型特征 [73]。

由于细胞毒性环境，急性脑卒中期移植的细胞存活力也令人担忧，这表明亚急性或慢性损伤期可能是更合适的移植时间点 [101]。然而，这高度依赖于移植细胞的预期主要效果。在某些主要作用是通过营养效应而不是细胞分化和替代进行神经保护的情况下，急性脑卒中后时间点的移植可能是最佳的。然而，如果细胞被预测具有抗炎或神经可塑性作用，它可能与亚急性脑卒中阶段的移植细胞更相关 [101]。早期的脑实质内注射时间点也有报道支持，其中脑实质内注射的有益效果与细胞存活无关 [8, 9, 56]。一种观点认为，早期的脑内注射时间可能会提高细胞的存活率，因为小胶质细胞的反应还没有建立 [97]。Rosenblum 等 [73] 比较了在缺氧缺血的不同时间点注射神经祖细胞发现，与 6h 和 24h 及 7 天和 14 天注射相比，损伤后 3 天纹状体内注射产生最高的细胞植入效果。目前的临床试验分别调查了 BMSC 和人 NT2N 神经元（来源于 NTera-2 畸胎瘤细胞系）在亚急性期晚期（脑卒中后 4～5 周）和慢性期对脑卒中损伤的影响 [100, 102]。虽然一些患者似乎从治疗中获益，但这种获益在统计学上并不显著 [102]。细胞疗法在这些后期治疗点的确切作用机制尚未明确。迄今为止，尚未对研究 iNSC 给药的最佳治疗时间框架的研究进行调查。

十四、未来方向

虽然已经成功地将 iNSC 移植到缺血性脑卒中的啮齿动物模型中，但在细胞剂量、ECM 的使用、移植位置、移植的最佳时机或细胞递送的最佳载体和方法等方面仍有许多未解决的问题。在相对同质的模型物种（如大鼠或小鼠）中缺乏共识，这表明最佳细胞移植条件可能各不相同，并且取决于具体情况。

在非啮齿动物模型中，对 iNSC 的安全性和有效性的长期研究尚未完成。正如 STAIR[103] 和 STEPS 第 2 次[104] 会议所概述的，在进行人类临床试验之前，成功的啮齿动物疗法在脑卒中的其他动物模型中得到证实是至关重要的。一些缺血性脑卒中的大型动物模型已经建立，这些物种的 iNSC 移植研究亟待解决[105-107]。由于人类和灵长类动物之间的相似性，灵长类动物模型似乎是研究 iNSC 治疗的根本选择。然而，与灵长类动物模型相关的成本、专业设施、监管负担和伦理问题使得绵羊和猪等大型动物替代模型在某些方面更具吸引力。猪脑卒中模型比啮齿动物模型有显著的优势，因为猪有更大的脑回，其灰质成分与人类更相似[108, 109]。利用脑白质成分相似的动物模型是非常重要的，因为脑白质损伤对脑卒中患者的临床缺陷有独特的贡献，确定 iNSC 治疗是否能够恰当地区分和整合灰质和白质是非常重要的[110, 111]。人和猪的大脑都由大于 65% 的白质组成，而啮齿动物大脑中的白质小于 10%，这使得猪成为潜在的优秀替代品[107, 110, 112-115]。此外，人和猪的大脑都是脑回性的，而啮齿动物的大脑是无脑回性的，这是一个关键的结构差异，与大脑的连通性和复杂性直接相关[107, 112, 113]。考虑细胞疗法时，脑组织大小也是另一个主要变量。人的大脑大约是普通啮齿动物大脑的 650 倍，而只有猪脑的 7.5 倍——相当于典型的非人类大脑的大小[116]。脑组织大小影响移植细胞的数量、注射部位、移植物血管生成的能力，以及轴突形成连接所需的距离。为了实现最大限度的临床可译性，使用尽可能与人类相似的动物模型对于测试影响 iNSC 治疗疗效和安全性的其他因素至关重要。

在啮齿动物模型中，iNSC 治疗脑卒中后，细胞显示出长期的整合和功能，而接受治疗的动物显示出功能缺陷的改善，这使人们有理由追捧该疗法[7-10]。鉴于这些最初的成功，并着眼于临床应用，现在需要额外的研究来评估基本问题，如细胞剂量、治疗窗和在合适的大动物模型中的给药途径。这些研究应作为随机双盲试验进行，以防止研究人员在最严格的测试条件下产生任何意外的偏差。利用严格的测试原型，再生 iNSC 疗法有望从前景和潜力走向现实的临床治疗，帮助数百万脑卒中患者过上更加正常和有成效的生活。

参考文献

[1] Young JA, Tolentino M. Stroke evaluation and treatment. Top Stroke Rehabil. 2009;16(6):389–410.

[2] Towfighi A, Ovbiagele B, Saver JL. Therapeutic milestone:

stroke declines from the second to the third leading organ- and disease-specific cause of death in the United States. Stroke. 2010;41(3):499–503.

[3] Hess DC, Borlongan CV. Cell-based therapy in ischemic stroke. Expert Rev Neurother. 2008;8(8):1193–201.

[4] Madri JA. Modeling the neurovascular niche: implications for recovery from CNS injury. J Physiol Pharmacol. 2009;60 Suppl 4:95–104.

[5] Wright LS, Prowse KR, Wallace K, Linskens MH, Svendsen CN. Human progenitor cells isolated from the developing cortex undergo decreased neurogenesis and eventual senescence following expansion in vitro. Exp Cell Res. 2006;312(11):2107–20.

[6] Klimanskaya I, Chung Y, Becker S, Lu SJ, Lanza R. Human embryonic stem cell lines derived from single blastomeres. Nature. 2006;444(7118):481–5.

[7] Chang DJ, Lee N, Park IH, Choi C, Jeon I, Kwon J, Oh SH, Shin DA, Do JT, Lee DR, Lee H, Moon H, Hong KS, Daley GQ, Song J. Therapeutic potential of human induced pluripotent stem cells in experimental stroke. Cell Transplant. 2013;22(8):1427–40.

[8] Polentes J, Jendelova P, Cailleret M, Braun H, Romanyuk N, Tropel P, Brenot M, Itier V, Seminatore C, Baldauf K, Turnovcova K, Jirak D, Teletin M, Come J, Tournois J, Reymann K, Sykova E, Viville S, Onteniente B. Human induced pluripotent stem cells improve stroke outcome and reduce secondary degeneration in the recipient brain. Cell Transplant. 2012;21(12):2587–602.

[9] Oki K, Tatarishvili J, Woods J, Koch P, Wattananit S, Mine Y, Monni E, Prietro DT, Ahlenius H, Ladewig J, Brustle O, Lindvall O, Kokaia Z. Human induced pluripotent stem cells form functional neurons and improve recovery after grafting in stroke-damaged brain. Stem Cells. 2012;30(6):1120–33.

[10] Yuan T, Liao W, Feng NH, Lou YL, Niu X, Zhang AJ, Wang Y, Deng ZF. Human induced pluripotent stem-cell-derived neural stem cells survive, migrate, differentiate, and improve neurological function in a rat model of middle cerebral artery occlusion. Stem Cell Res Ther. 2013;4(3):73.

[11] Kirmani JF, Alkawi A, Panezai S, Gizzi M. Advances in thrombolytics for treatment of acute ischemic stroke. Neurology. 2012; 79(13 Suppl 1):S119–25.

[12] Sarraj A, Grotta JC. Stroke: new horizons in treatment. Lancet Neurol. 2014;13(1):2–3.

[13] Sutherland BA, Minnerup J, Balami JS, Arba F, Buchan AM, Kleinschnitz C. Neuroprotection for ischaemic stroke: translation from the bench to the bedside. Int J Stroke. 2012;7(5):407– 18.

[14] Turner RC, Dodson SC, Rosen CL, Huber JD. The science of cerebral ischemia and the quest for neuroprotection: navigating past failure to future success. J Neurosurg. 2013;118(5):1072–85.

[15] Hassan AE, Aman MM, Chauhdry SA, Grigoryan M, Tekle WG, Rodriguez GJ, Qureshi AI. Value of other endovascular techniques among patients with MERCI device failure during the treatment of acute ischemic stroke: what to do when MERCI fails? J Vasc Interv Neurol. 2013;5(2):9–13.

[16] Sahni R, Weinberger J. Management of intracerebral hemorrhage. Vasc Health Risk Manag. 2007;3(5):701–9.

[17] Cheng YD, Al-Khoury L, Zivin JA. Neuroprotection for ischemic stroke: two decades of success and failure. NeuroRx. 2004;1(1):36–45.

[18] Savitz SI, Fisher M. Future of neuroprotection for acute stroke: in the aftermath of the SAINT trials. Ann Neurol. 2007;61(5):396–402.

[19] Stem Cell Therapies as an Emerging Paradigm in Stroke Participants. Stem cell therapies as an emerging paradigm in stroke (STEPS): bridging basic and clinical science for cellular and neurogenic factor therapy in treating stroke. Stroke. 2009;40(2):510–5.

[20] Savitz SI, Chopp M, Deans R, Carmichael ST, Phinney D, Wechsler L. Stem cell therapy as an emerging paradigm for stroke (STEPS) II. Stroke. 2011;42(3):825–9.

[21] Gomi M, Takagi Y, Morizane A, Doi D, Nishimura M, Miyamoto S, Takahashi J. Functional recovery of the murine brain ischemia model using human induced pluripotent stem-cell-derived telencephalic progenitors. Brain Res. 2012;1459:52–60.

[22] Jensen MB, Yan H, Krishnaney-Davison R, Al Sawaf A, Zhang SC. Survival and differentiation of transplanted neural stem-cell-derived from human induced pluripotent stem cells in a rat stroke model. J Stroke Cerebrovasc Dis. 2013;22(4):304–8.

[23] Tornero D, Wattananit S, Gronning Madsen M, Koch P, Wood J, Tatarishvili J, Mine Y, Ge R, Monni E, Devaraju K, Hevner RF, Brustle O, Lindvall O, Kokaia Z. Human induced pluripotent stem-cell-derived cortical neurons integrate in stroke-injured cortex and improve functional recovery. Brain 2013;136(Pt 12):3561–77.

[24] Takahashi K, Tanabe K, Ohnuki M, Narita M, Ichisaka T, Tomoda K, Yamanaka S. Induction of pluripotent stem cells from adult human fibroblasts by defined factors. Cell. 2007;131(5):861–72.

[25] Takahashi K, Yamanaka S. Induction of pluripotent stem cells from mouse embryonic and adult fibroblast cultures by defined factors. Cell. 2006;126(4):663–76.

[26] Briggs R, King TJ. Transplantation of living nuclei from blastula cells into enucleated frogs' eggs. Proc Natl Acad Sci U S A. 1952;38(5):455–63.

[27] Gurdon JB. The developmental capacity of nuclei taken from intestinal epithelium cells of feeding tadpoles. J Embryol Exp Morphol. 1962;10:622–40.

[28] Wilmut I, Schnieke AE, McWhir J, Kind AJ, Campbell KH. Viable offspring derived from fetal and adult mammalian cells. Nature. 1997;385(6619):810–3.

[29] Cowan CA, Atienza J, Melton DA, Eggan K Nuclear reprogramming of somatic cells after fusion with human embryonic stem cells. Science. 2005;309(5739):1369–73.

[30] Martin GR. Isolation of a pluripotent cell line from early mouse embryos cultured in medium conditioned by teratocarcinoma stem cells. Proc Natl Acad Sci U S A. 1981;78(12):7634–8.

[31] Thomson JA, Itskovitz-Eldor J, Shapiro SS, Waknitz MA, Swiergiel JJ, Marshall VS, Jones JM. Embryonic stem cell lines derived from human blastocysts. Science. 1998;282(5391):1145–7.

[32] Thomson JA, Kalishman J, Golos TG, Durning M, Harris CP, Becker RA, Hearn JP. Isolation of a primate embryonic stem cell line. Proc Natl Acad Sci U S A. 1995;92(17):7844–8.

[33] Okita K, Ichisaka T, Yamanaka S. Generation of germline-competent induced pluripotent stem cells. Nature 2007;448(7151):313–7.

[34] Zhao XY, Li W, Lv Z, Liu L, Tong M, Hai T, Hao J, Guo CL, Ma QW, Wang L, Zeng F, Zhou Q. iPS cells produce viable mice through tetraploid complementation. Nature. 2009;461(7260):86–90.

[35] Boland MJ, Hazen JL, Nazor KL, Rodriguez AR, Gifford W, Martin G, Kupriyanov S, Baldwin KK. Adult mice generated from induced pluripotent stem cells. Nature. 2009;461(7260):91– 4.

[36] Zhao T, Zhang ZN, Rong Z, Xu Y. Immunogenicity of induced pluripotent stem cells. Nature. 2011;474 (7350):212–5.

[37] Guha P, Morgan JW, Mostoslavsky G, Rodrigues NP, Boyd AS. Lack of immune response to differentiated cells derived from syngeneic induced pluripotent stem cells. Cell Stem Cell. 2013;12(4):407–12.

[38] Araki R, Uda M, Hoki Y, Sunayama M, Nakamura M, Ando S, Sugiura M, Ideno H, Shimada A, Nifuji A, Abe M. Negligible immunogenicity of terminally differentiated cells derived from induced pluripotent or embryonic stem cells. Nature. 2013;494(7435):100–4.

[39] Warren L, Manos PD, Ahfeldt T, Loh YH, Li H, Lau F, Ebina W, Mandal PK, Smith ZD, Meissner A, Daley GQ, Brack AS, Collins JJ, Cowan C, Schlaeger TM, Rossi DJ. Highly efficient reprogramming to pluripotency and directed differentiation of human cells with synthetic modified mRNA. Cell Stem Cell. 2010;7(5):618–30.

[40] Kim D, Kim CH, Moon JI, Chung YG, Chang MY, Han BS, Ko S, Yang E, Cha KY, Lanza R, Kim KS. Generation of

human induced pluripotent stem cells by direct delivery of reprogramming proteins. Cell Stem Cell. 2009;4(6):472–6.

[41] Jia F, Wilson KD, Sun N, Gupta DM, Huang M, Li Z, Panetta NJ, Chen ZY, Robbins RC, Kay MA, Longaker MT, Wu JC. A nonviral minicircle vector for deriving human iPS cells. Nat Methods. 2010;7(3):197–9.

[42] Nakagawa M, Koyanagi M, Tanabe K, Takahashi K, Ichisaka T, Aoi T, Okita K, Mochiduki Y, Takizawa N, Yamanaka S. Generation of induced pluripotent stem cells without Myc from mouse and human fibroblasts. Nat Biotechnol. 2008;26(1):101–6.

[43] Zhang R, Zhang Z, Wang L, Wang Y, Gousev A, Zhang L, Ho KL, Morshead C, Chopp M. Activated neural stem cells contribute to stroke-induced neurogenesis and neuroblast migration toward the infarct boundary in adult rats. J Cereb Blood Flow Metab. 2004;24(4):441–8.

[44] Vandeputte C, Reumers V, Aelvoet SA, Thiry I, De Swaef S, Van Den Haute C, Pascual-Brazo J, Farr TD, Vande Velde G, Hoehn M, Himmelreich U, Van Laere K, Debyser Z, Gijsbers R, Baekelandt V. Bioluminescence imaging of stroke-induced endogenous neural stem cell response. Neurobiol Dis. 2014;69:144–55.

[45] Jin K, Wang X, Xie L, Mao XO, Zhu W, Wang Y, Shen J, Mao Y, Banwait S, Greenberg DA. Evidence for stroke-induced neurogenesis in the human brain. Proc Natl Acad Sci U S A. 2006;103(35):13198–202.

[46] Marti-Fabregas J, Romaguera-Ros M, Gomez-Pinedo U, Martinez-Ramirez S, Jimenez-Xarrie E, Marin R, Marti-Vilalta JL, Garcia-Verdugo JM. Proliferation in the human ipsilateral subventricular zone after ischemic stroke. Neurology. 2010;74(5):357–65.

[47] Kawai H, Yamashita T, Ohta Y, Deguchi K, Nagotani S, Zhang X, Ikeda Y, Matsuura T, Abe K. Tridermal tumorigenesis of induced pluripotent stem cells transplanted in ischemic brain. J Cereb Blood Flow Metab. 2010;30(8):1487–93.

[48] Chen SJ, Chang CM, Tsai SK, Chang YL, Chou SJ, Huang SS, Tai LK, Chen YC, Ku HH, Li HY, Chiou SH Functional improvement of focal cerebral ischemia injury by subdural transplantation of induced pluripotent stem cells with fibrin glue. Stem Cells Dev. 2010;19(11):1757–67.

[49] Zhang SC, Wernig M, Duncan ID, Brustle O, Thomson JA. In vitro differentiation of transplantable neural precursors from human embryonic stem cells. Nat Biotechnol. 2001;19(12):1129–33.

[50] Vierbuchen T, Ostermeier A, Pang ZP, Kokubu Y, Sudhof TC, Wernig M. Direct conversion of fibroblasts to functional neurons by defined factors. Nature. 2010;463(7284):1035–41.

[51] Pang ZP, Yang N, Vierbuchen T, Ostermeier A, Fuentes DR, Yang TQ, Citri A, Sebastiano V, Marro S, Sudhof TC, Wernig M. Induction of human neuronal cells by defined transcription factors. Nature. 2011;476(7359):220–3.

[52] Lujan E, Chanda S, Ahlenius H, Sudhof TC, Wernig M. Direct conversion of mouse fibroblasts to self-renewing, tripotent neural precursor cells. Proc Natl Acad Sci U S A. 2012;109(7):2527–32.

[53] Ring KL, Tong LM, Balestra ME, Javier R, Andrews-Zwilling Y, Li G, Walker D, Zhang WR, Kreitzer AC, Huang Y. Direct reprogramming of mouse and human fibroblasts into multipotent neural stem cells with a single factor. Cell Stem Cell. 2012;11(1):100–9.

[54] Nori S, Okada Y, Yasuda A, Tsuji O, Takahashi Y, Kobayashi Y, Fujiyoshi K, Koike M, Uchiyama Y, Ikeda E, Toyama Y, Yamanaka S, Nakamura M, Okano H. Grafted human-induced pluripotent stem-cell-derived neurospheres promote motor functional recovery after spinal cord injury in mice. Proc Natl Acad Sci U S A. 2011;108(40):16825–30.

[55] Kokaia Z, Martino G, Schwartz M, Lindvall O. Cross-talk between neural stem cells and immune cells: the key to better brain repair? Nat Neurosci. 2012;15(8):1078–87.

[56] Jin K, Sun Y, Xie L, Mao XO, Childs J, Peel A, Logvinova A, Banwait S, Greenberg DA. Comparison of ischemia-

[57] Li L, Jiang Q, Ding G, Zhang L, Zhang ZG, Li Q, Panda S, Lu M, Ewing JR, Chopp M. Effects of administration route on migration and distribution of neural progenitor cells transplanted into rats with focal cerebral ischemia, an MRI study. J Cereb Blood Flow Metab. 2010;30(3):653–62.

[58] Bliss T, Guzman R, Daadi M, Steinberg GK. Cell transplantation therapy for stroke. Stroke. 2007;38 Suppl 2:817–26.

[59] Savitz SI, Dinsmore J, Wu J, Henderson GV, Stieg P, Caplan LR. Neurotransplantation of fetal porcine cells in patients with basal ganglia infarcts: a preliminary safety and feasibility study. Cerebrovasc Dis (Basel, Switzerland). 2005;20(2):101–7.

[60] Kondziolka D, Wechsler L, Goldstein S, Meltzer C, Thulborn KR, Gebel J, Jannetta P, DeCesare S, Elder EM, McGrogan M, Reitman MA, Bynum L. Transplantation of cultured human neuronal cells for patients with stroke. Neurology. 2000;55(4):565–9.

[61] Smith EJ, Stroemer RP, Gorenkova N, Nakajima M, Crum WR, Tang E, Stevanato L, Sinden JD, Modo M. Implantation site and lesion topology determine efficacy of a human neural stem cell line in a rat model of chronic stroke. Stem Cells. 2012;30(4):785–96.

[62] Modo M, Stroemer RP, Tang E, Patel S, Hodges H. Effects of implantation site of stem cell grafts on behavioral recovery from stroke damage. Stroke. 2002;33(9):2270–8.

[63] Teixeira AI, Duckworth JK, Hermanson O. Getting the right stuff: controlling neural stem cell state and fate in vivo and in vitro with biomaterials. Cell Res. 2007;17(1):56–61.

[64] Pluchino S, Zanotti L, Rossi B, Brambilla E, Ottoboni L, Salani G, Martinello M, Cattalini A, Bergami A, Furlan R, Comi G, Constantin G, Martino G. Neurosphere-derived multipotent precursors promote neuroprotection by an immunomodulatory mechanism. Nature. 2005;436(7048):266–71.

[65] Wiltrout C, Lang B, Yan Y, Dempsey RJ, Vemuganti R. Repairing brain after stroke: A review on post-ischemic neurogenesis. Neurochem Int. 2007;50(7–8):1028–41.

[66] Hess DC, Borlongan CV. Cell-based therapy in ischemic stroke. Expert Rev Neurother. 2008;8(8):1193–201.

[67] Kojima T, Hirota Y, Ema M, Takahashi S, Miyoshi I, Okano H, Sawamoto K. Subventricular zone-derived neural progenitor cells migrate along a blood vessel scaffold toward the poststroke striatum. Stem Cells. 2010;28(3):545–54.

[68] Lappalainen RS, Narkilahti S, Huhtala T, Liimatainen T, Suuronen T, Närvänen A, Suuronen R, Hovatta O, Jolkkonen J. The SPECT imaging shows the accumulation of neural progenitor cells into internal organs after systemic administration in middle cerebral artery occlusion rats. Neurosci Lett. 2008;440(3):246–50.

[69] Fischer UM, Harting MT, Jimenez F, Monzon-Posadas WO, Xue H, Savitz SI, Laine GA, Cox CS Jr. Pulmonary passage is a major obstacle for intravenous cell delivery: the pulmonary first-pass effect. Stem Cells Dev. 2009;18(5):683–92.

[70] Mochizuki N, Moriyama Y, Takagi N, Takeo S, Tanonaka K. Intravenous injection of neural progenitor cells improves cerebral ischemia-induced learning dysfunction. Biol Pharm Bull. 2011;34(2):260–5.

[71] Mezey E. Turning blood into brain: cells bearing neuronal antigens generated in vivo from bone marrow. Science. 2000;290(5497):1779–82.

[72] Ishizaka S, Horie N, Satoh K, Fukuda Y, Nishida N, Nagata I. Intra-arterial cell transplantation provides timing-dependent cell distribution and functional recovery after stroke. Stroke. 2013;44(3):720–6.

[73] Rosenblum S, Wang N, Smith TN, Pendharkar AV, Chua JY, Birk H, Guzman R. Timing of intra-arterial neural stem cell transplantation after hypoxia-ischemia influences

cell engraftment, survival, and differentiation. Stroke. 2012;43(6):1624–31.

[74] Mercier F, Kitasako JT, Hatton GI. Anatomy of the brain neurogenic zones revisited: fractones and the fibroblast/ macrophage network. J Comp Neurol. 2002;451(2):170–88.

[75] Zhang L, Li Y, Romanko M, Kramer BC, Gosiewska A, Chopp M, Hong K. Different routes of administration of human umbilical tissue-derived cells improve functional recovery in the rat after focal cerebral ischemia. Brain Res. 2012;1489:104–12.

[76] Hicks AU, Lappalainen RS, Narkilahti S, Suuronen R, Corbett D, Sivenius J, Hovatta O, Jolkkonen J. Transplantation of human embryonic stem-cell-derived neural precursor cells and enriched environment after cortical stroke in rats: cell survival and functional recovery. Eur J Neurosci. 2009;29(3):562–74.

[77] Uemura M, Refaat MM, Shinoyama M, Hayashi H, Hashimoto N, Takahashi J. Matrigel supports survival and neuronal differentiation of grafted embryonic stem-cell-derived neural precursor cells. J Neurosci Res. 2010;88(3):542–51.

[78] Hoffman AS. Hydrogels for biomedical applications. Adv Drug Deliv Rev. 2002;54:3–12.

[79] Zhong J, Chan A, Morad L, Kornblum HI, Fan G, Carmichael ST. Hydrogel matrix to support stem cell survival after brain transplantation in stroke. Neurorehabil Neural Repair. 2010;24(7):636–44.

[80] Teng YD, Lavik EB, Qu X, Park KI, Ourednik J, Zurakowski D, Langer R, Snyder EY. Functional recovery following traumatic spinal cord injury mediated by a unique polymer scaffold seeded with neural stem cells. Proc Natl Acad Sci U S A. 2002;99(5):3024–9.

[81] Park KI, Teng YD, Snyder EY. The injured brain interacts reciprocally with neural stem cells supported by scaffolds to reconstitute lost tissue. Nat Biotechnol. 2002;20(11):1111–7.

[82] Jin K, Mao X, Xie L, Galvan V, Lai B, Wang Y, Gorostiza O, Wang X, Greenberg DA. Transplantation of human neural precursor cells in Matrigel scaffolding improves outcome from focal cerebral ischemia after delayed postischemic treatment in rats. J Cereb Blood Flow Metab. 2010;30(3):534–44.

[83] Skop NB, Calderon F, Levison SW, Gandhi CD, Cho CH. Heparin crosslinked chitosan microspheres for the delivery of neural stem cells and growth factors for central nervous system repair. Acta Biomater. 2013;9(6):6834–43.

[84] Drury JL, Mooney DJ. Hydrogels for tissue engineering: scaffold design variables and applications. Biomaterials. 2003;24(24):4337–51.

[85] Place ES, Evans ND, Stevens MM. Complexity in biomaterials for tissue engineering. Nat Mater. 2009;8(6):457–70.

[86] Delcroix GJ, Schiller PC, Benoit JP, Montero-Menei CN. Adult cell therapy for brain neuronal damages and the role of tissue engineering. Biomaterials. 2010;31(8):2105–20.

[87] Jiang FX, Yurke B, Firestein BL, Langrana NA. Neurite outgrowth on a DNA crosslinked hydrogel with tunable stiffnesses. Ann Biomed Eng. 2008;36(9):1565–79.

[88] Balgude AP, Yu X, Szymanski A, Bellamkonda RV. Agarose gel stiffness determines rate of DRG neurite extension in 3D cultures. Biomaterials. 2001;22:1077–84.

[89] Willitis RK, Skornia SL. Effect of collagen gel stiffness on neurite extension. J Biomater Sci Polym Ed. 2004;15(12):1521–31.

[90] Bible E, Chau DY, Alexander MR, Price J, Shakesheff KM, Modo M. The support of neural stem cells transplanted into stroke-induced brain cavities by PLGA particles. Biomaterials. 2009;30(10):2985–94.

[91] Bible E, Dell'Acqua F, Solanky B, Balducci A, Crapo PM, Badylak SF, Ahrens ET, Modo M. Non-invasive imaging of transplanted human neural stem cells and ECM scaffold remodeling in the stroke-damaged rat brain by (19)F- and diffusion-MRI. Biomaterials. 2012;33(10):2858–71.

[92] Fournier E, Passirani C, Montero-Menei CN, Benoit JP.

[93] Biocompatibility of implantable synthetic polymeric drug carriers: focus on brain biocompatibility. Biomaterials. 2003;24(19):3311–31.

[93] Wong DY, Leveque JC, Brumblay H, Krebsbach PH, Hollister SJ, Lamarca F. Macroarchitectures in spinal cord scaffold implants influence regeneration. J Neurotrauma. 2008;25(8):1027–37.

[94] Sokolova IB, Fedotova OR, Tsikunov SG, Polyntsev DG. Mesenchymal stem cells restore orientation and exploratory behavior of rats after brain injury. Bull Exp Biol Med. 2011;151(1):130–2.

[95] Honma T, Honmou O, Iihoshi S, Harada K, Houkin K, Hamada H, Kocsis JD. Intravenous infusion of immortalized human mesenchymal stem cells protects against injury in a cerebral ischemia model in adult rat. Exp Neurol. 2006;199(1):56–66.

[96] Chen J, Li Y, Wang L, Zhang Z, Lu D, Lu M, Chopp M. Therapeutic Benefit of Intravenous Administration of Bone Marrow Stromal Cells After Cerebral Ischemia in Rats. Stroke. 2001;32(4):1005–11.

[97] Darsalia V, Allison SJ, Cusulin C, Monni E, Kuzdas D, Kallur T, Lindvall O, Kokaia Z. Cell number and timing of transplantation determine survival of human neural stem cell grafts in stroke-damaged rat brain. J Cereb Blood Flow Metab. 2011;31(1):235–42.

[98] Reagan-Shaw S, Nihal M, Ahmad N. Dose translation from animal to human studies revisited. FASEB J. 2008;22(3):659–61.

[99] Sharma V, McNeill JH. To scale or not to scale: the principles of dose extrapolation. Br J Pharmacol. 2009;157(6):907–21.

[100] Bang OY, Lee JS, Lee PH, Lee G. Autologous mesenchymal stem cell transplantation in stroke patients. Ann Neurol. 2005;57(6):874–82.

[101] Bliss TM, Andres RH, Steinberg GK. Optimizing the success of cell transplantation therapy for stroke. Neurobiol Dis. 2010;37(2):275–83.

[102] Kondziolka D, Steinberg GK, Wechsler L, Meltzer CC, Elder E, Gebel J, DeCesare S, Jovin T, Zafonte R, Lebowitz J, Flickinger JC, Tong D, Marks MP, Jamieson C, Luu D, Bell- Stephens T, Teraoka J. Neurotransplantation for patients with subcortical motor stroke: a Phase 2 randomized trial. J Neurosurg. 2005;103(1):38–45.

[103] Fisher M, Feuerstein G, Howells DW, Hurn PD, Kent TA, Savitz SI, Lo EH, Group S. Update of the stroke therapy academic industry roundtable preclinical recommendations. Stroke. 2009;40(6):2244–50.

[104] Savitz SI, Chopp M, Deans R, Carmichael T, Phinney D, Wechsler L, Participants S. Stem cell therapy as an emerging paradigm for stroke (STEPS) II. Stroke. 2011;42(3):825–9.

[105] Boltze J, Nitzsche B, Geiger KD, Schoon HA. Histopathological investigation of different MCAO modalities and impact of autologous bone marrow mononuclear cell administration in an ovine stroke model. Transl Stroke Res. 2011;2(3):279–93.

[106] Platt SR, Holmes S, Howerth E, Duberstein J, Dove C, Kinder H, Wyatt E, Linville A, Lau V, Stice S, Hill W, Hess DC, West F. Development and characterization of a Yucatan miniature biomedical pig permanent middle cerebral artery occlusion stroke model. Exp Transl Stroke Med. 2014;6:5.

[107] Tanaka Y, Imai H, Konno K, Miyagishima T, Kubota C, Puentes S, Aoki T, Hata H, Takata K, Yoshimoto Y, Saito N. Experimental model of lacunar infarction in the gyrencephalic brain of the miniature pig: neurological assessment and histological, immunohistochemical, and physiological evaluation of dynamic corticospinal tract deformation. Stroke. 2008;39(1):205–12.

[108] Duberstein KJ, Platt SR, Holmes SP, Dove CR, Howerth EW, Kent M, Stice SL, Hill WD, Hess DC, West FD. Gait analysis in a pre- and post-ischemic stroke biomedical pig model. Physiol Behav. 2014;125:8–16.

[109] Platt SR, Holmes SP, Howerth EW, Duberstein KJ, Dove CR, Kinder HA, Wyatt EL, Linville AV, Lau VW, Stice SL, Hill WD, Hess DC, West FD. Development and characterization of a Yucatan miniature biomedical pig permanent middle cerebral artery occlusion stroke model. Exp Transl Stroke Med. 2014;6(1):5.

[110] Baltan S, Besancon EF, Mbow B, Ye Z, Hamner MA, Ransom BR. White matter vulnerability to ischemic injury increases with age because of enhanced excitotoxicity. J Neurosci. 2008;28(6):1479–89.

[111] Mason GF, Pan JW, Chu WJ, Newcomer BR, Zhang Y, Orr R, Hetherington HP. Measurement of the tricarboxylic acid cycle rate in human grey and white matter in vivo by 1H-[13C] magnetic resonance spectroscopy at 4.1T. J Cereb Blood Flow Metab. 1999;19(11):1179– 88.

[112] Nakamura M, Imai H, Konno K, Kubota C, Seki K, Puentes S, Faried A, Yokoo H, Hata H, Yoshimoto Y, Saito N. Experimental investigation of encephalomyosynangiosis using gyrencephalic brain of the miniature pig: histopathological evaluation of dynamic reconstruction of vessels for functional anastomosis. Laboratory investigation. J Neurosurg Pediatr. 2009;3(6):488–95.

[113] Kuluz JW, Prado R, He D, Zhao W, Dietrich WD, Watson B. New pediatric model of ischemic stroke in infant piglets by photothrombosis: acute changes in cerebral blood flow, microvasculature, and early histopathology. Stroke. 2007;38(6):1932–7.

[114] Zhang K, Sejnowski TJ. A universal scaling law between gray matter and white matter of cerebral cortex. Proc Natl Acad Sci U S A. 2000;97(10):5621–6.

[115] Watanabe H, Andersen F, Simonsen CZ, Evans SM, Gjedde A, Cumming P, DaNe XSG. MR-based statistical atlas of the Gottingen minipig brain. Neuroimage. 2001;14(5):1089– 96.

[116] Lind NM, Moustgaard A, Jelsing J, Vajta G, Cumming P, Hansen AK. The use of pigs in neuroscience: modeling brain disorders. Neurosci Biobehav Rev 2007;31(5):728–51.

[117] Lowry W, Richter L, Yachechko R, Pyle A, Tchieu J, Sridharan R, Clark A, Plath K. Generation of human induced pluripotent stem cells from dermal fibroblasts. Proc Natl Acad Sci U S A. 2008;105(8):2883.

[118] Huangfu D, Osafune K, Maehr R, Guo W, Eijkelenboom A, Chen S, Muhlestein W, Melton DA. Induction of pluripotent stem cells from primary human fibroblasts with only Oct4 and Sox2. Nat Biotechnol. 2008;26(11):1269–75.

[119] Yu J, Vodyanik MA, Smuga-Otto K, Antosiewicz-Bourget J, Frane JL, Tian S, Nie J, Jonsdottir GA, Ruotti V, Stewart R. Induced pluripotent stem cell lines derived from human somatic cells. Science. 2007;318(5858):1917–20.

[120] Stadtfeld M, Brennand K, Hochedlinger K. Reprogramming of pancreatic β cells into induced pluripotent stem cells. Curr Biol. 2008;18(12):890–894.

[121] Sommer CA, Stadtfeld M, Murphy GJ, Hochedlinger K, Kotton DN, Mostoslavsky G. Induced pluripotent stem cell generation using a single lentiviral stem cell cassette. Stem Cells. 2009;27(3):543–9.

[122] Anokye-Danso F, Trivedi CM, Juhr D, Gupta M, Cui Z, Tian Y, Zhang Y, Yang W, Gruber PJ, Epstein JA. Highly efficient miRNA-mediated reprogramming of mouse and human somatic cells to pluripotency. Cell Stem Cell. 2011;8(4):

376–88.

[123] Woltjen K, Michael IP, Mohseni P, Desai R, Mileikovsky M, Hämäläinen R, Cowling R, Wang W, Liu P, Gertsenstein M. piggyBac transposition reprograms fibroblasts to induced pluripotent stem cells. Nature. 2009;458(7239):766–70.

[124] Somers A, Jean JC, Sommer CA, Omari A, Ford CC, Mills JA, Ying L, Sommer AG, Jean JM, Smith BW. Generation of transgene-free lung disease-specific human induced pluripotent stem cells using a single excisable lentiviral stem cell cassette. Stem Cells. 2010;28(10):1728–40.

[125] Zhou W, Freed CR. Adenoviral gene delivery can reprogram human fibroblasts to induced pluripotent stem cells. Stem Cells. 2009;27(11):2667–74.

[126] Okita K, Nakagawa M, Hyenjong H, Ichisaka T, Yamanaka S. Generation of mouse induced pluripotent stem cells without viral vectors. Science. 2008;322(5903):949–53.

[127] Si-Tayeb K, Noto F, Sepac A, Sedlic F, Bosnjak Z, Lough J, Duncan S. Generation of human induced pluripotent stem cells by simple transient transfection of plasmid DNA encoding reprogramming factors. BMC Dev Biol. 2010;10(1):81.

[128] Kim D, Kim CH, Moon JI, Chung YG, Chang MY, Han BS, Ko S, Yang E, Cha KY, Lanza R. Generation of human induced pluripotent stem cells by direct delivery of reprogramming proteins. Cell Stem Cell. 2009;4(6):472.

[129] Zhou H, Wu S, Joo JY, Zhu S, Han DW, Lin T, Trauger S, Bien G, Yao S, Zhu Y. Generation of induced pluripotent stem cells using recombinant proteins. Cell Stem Cell. 2010;4(5):381.

[130] Warren L, Manos PD, Ahfeldt T, Loh YH, Li H, Lau F, Ebina W, Mandal PK, Smith ZD, Meissner A. Highly efficient reprogramming to pluripotency and directed differentiation of human cells with synthetic modified mRNA. Cell Stem Cell. 2010;7(5):618–30.

[131] Ambasudhan R, Talantova M, Coleman R, Yuan X, Zhu S, Lipton SA, Ding S. Direct reprogramming of adult human fibroblasts to functional neurons under defined conditions. Cell Stem Cell. 2011;9(2):113–8.

[132] Han DW, Tapia N, Hermann A, Hemmer K, Hoing S, Arauzo-Bravo MJ, Zaehres H, Wu G, Frank S, Moritz S, Greber B, Yang JH, Lee HT, Schwamborn JC, Storch A, Scholer HR. Direct reprogramming of fibroblasts into neural stem cells by defined factors. Cell Stem Cell. 2012;10(4):465–72.

[133] Kim J, Efe JA, Zhu S, Talantova M, Yuan X, Wang S, Lipton SA, Zhang K, Ding S. Direct reprogramming of mouse fibroblasts to neural progenitors. Proc Natl Acad Sci U S A. 2011;108(19):7838–43.

[134] Marro S, Pang ZP, Yang N, Tsai MC, Qu K, Chang HY, Sudhof TC, Wernig M. Direct lineage conversion of terminally differentiated hepatocytes to functional neurons. Cell Stem Cell. 2011;9(4):374–82.

[135] Sheng C, Zheng Q, Wu J, Xu Z, Wang L, Li W, Zhang H, Zhao XY, Liu L, Wang Z, Guo C, Wu HJ, Liu Z, He S, Wang XJ, Chen Z, Zhou Q. Direct reprogramming of Sertoli cells into multipotent neural stem cells by defined factors. Cell Res. 2012;22(1):208–18.

[136] Thier M, Worsdorfer P, Lakes YB, Gorris R, Herms S, Opitz T, Seiferling D, Quandel T, Hoffmann P, Nothen MM, Brustle O, Edenhofer F. Direct conversion of fibroblasts into stably expandable neural stem cells. Cell Stem Cell. 2012;10(4):473–9.

113

第 11 章　预处理与细胞疗法
Preconditioning and Cell-Based Therapeutics

David C. Hess　Md Nasrul Hoda　著

金晓宇　李晓莉 **译**　　陈　琳 **校**

　　细胞疗法的主要障碍之一是干细胞和祖细胞在移植后不尽人意的、不完全的细胞成活率。缺血性组织中激活的炎症细胞如中性粒细胞和巨噬细胞可对移植细胞形成不利的环境，导致其凋亡。有实验表明细胞疗法中最有效的细胞之一——间充质干细胞在注射入裸鼠的左心室4天后只有不到1%的移植细胞存活[1]。

　　脑细胞移植的早期工作起源于帕金森病[2]。研究表明只有约5%～20%的胎儿多巴胺能中脑细胞移植后能在纹状体中存活，多数移植细胞则会在移植后的第一周内发生细胞凋亡而死亡[3, 4]。虽然细胞死亡的时间过程与年轻动物相似，但年老动物的移植物存活率更低。尽管移植细胞长期存活有限，但仍有一些患者在移植18年后依然受益。然而，在一些移植的胎儿多巴胺能神经元中显示出代表Lewy小体与α-突触核蛋白聚集的证据，这表明脑组织的退化环境激发了移植细胞的退化进程[2]。

　　在细胞移植方面，脑卒中和其他急性脑损伤又不同于帕金森病，因为损伤是急性的，具有已知的发病时间，而此时大脑并不是处于一个潜在的活跃和持续神经退行性过程。急性脑损伤后有明确的发病时间点，从此时刻开始大脑发生急性炎症反应包括涉及脾和其他淋巴组织的系统性炎症和免疫反应，随后会出现伴有小胶质细胞激活的慢性炎症。在损伤发生后早期的几小时和几天里，机体会发生氧化应激反应；但是在接下来的几天中，机体同样也会进行"重塑"即所谓早期的修复尝试。

　　在局灶性脑缺血小鼠模型中，将神经干细胞移植到梗死区域后，其存活率具有很大的差异。Hicks 等发现在移植2个月后只有不到1%的移植细胞存活[5]。Darsalia 等在脑卒中后将NSC移植到纹状体中发现48h后移植物存活率（58%）高于6周时的存活率（27%），而且发生梗死的纹状体组织中的移植细胞存活率高于未发生梗死的纹状体组织（31%），提示急性脑卒中的环境可能比正常环境更适合移植细胞的存活[6]。在短暂性全脑缺血模型研究中，损伤脑组织与正常脑组织移植存活率的研究也得到了同样的实验结果。将NSC移植到海马沟或接近胼胝体的脑室周围，其与正常大脑组织相比，在"损伤"的大脑组织中可更有效的整合存活的细胞；即损伤动物组的存活率为60%（37/61），而对照组只有25%（7/28）。然而在缺血性实验动物组中，只有约19%的移植细胞发生了迁移[7]。其他研究发现，与正常脑组织相比较，脑卒中的脑组织中移植细胞存活率低于未受损脑组织[8, 9]。这些研究结果的差异部分可能与实验动物模型、移植脑区、细胞移植方式，以及移植细胞的制备方式等多种因素有关。

显然，移植细胞进入颅内的输注途径对获得更高的移植细胞存活率和功能很重要，我们的目标是在大脑中的移植细胞达到"细胞替代"和直接的营养效果。然而，一些基于细胞的治疗方法的功效可能不需要长期移植细胞的存活，也不需要伴随移植细胞长期存活而来的肿瘤形成风险，以及因移植细胞排斥反应而带来的持续的炎症风险。例如，在 24～48h 时间窗内，通过静脉途径将多能干细胞进行细胞移植后，其主要作用机制是免疫调节，靶器官是脾和淋巴组织，对大脑产生继发性作用[10]。在这种短期情况下，移植细胞"完成它们的工作并离开"。然而，即使不需要移植细胞长期存活，这些短期存活的移植细胞也具有更大的"效力"从而产生更好的治疗效果。

干细胞的潜能通常被定义为其分化为不同类型细胞的能力。例如"全能干细胞"具有最大的分化潜能，其次是"多能"干细胞，第三位的是"多样"干细胞。但是在细胞疗法中"潜能"的恰当定义应该是细胞的修复或促进恢复的能力，这可能涉及更高的存活率、组织的整合、营养因子的加工、免疫调节影响宿主免疫和炎症反应，以及促进血管形成和组织修复。细胞疗法的"潜能"可以通过基因修饰而增加，如转染血红素氧合酶 –1 或 Akt 基因的 MSC 在临床预实验模型中较非转染的 MSC 细胞具有更有效的作用[11, 12]。然而，一种更简便和更安全的方法是将移植细胞置于低氧环境或用其他药物，如 IL-6 或米诺环素，进行预作用或"预处理"，这些均可激发细胞中的保护通路并增加它们的潜能。

一、预处理

预处理是早期应用亚致死量的毒物刺激作用于细胞、组织或诸如心脏或大脑等器官甚至整个动物体，目的为了保护机体后期免于致死量的作用。这个概念自古以来就为人们所知。罗马人的死敌，本都国王 Mithridates Ⅳ（公元前 132—63 年），就长期服用小剂量的毒药来保护自己免受致命量毒药的刺杀，而毒药是那个年代常见的危险，使人极其恐惧[13, 14]。"米特里达提法（Mithridatism）"就特指通过服用少量的毒素或者毒药来抵御致命剂量毒物的保护方法。随后生活于中世纪时期的 Paracelsus 医生将其概括为"剂量决定的毒药"，被视为毒理学的一个基本原则[15, 16]。

预处理可以是"低氧的"或"缺血的"，也可以是其他通常意义上讲的促炎和有害物质如脂多糖。预处理的定义经常被扩大到包括不常见的有毒剂或致死剂，如药物或生长因子。例如，促红细胞生成素（erythropoietin，EPO），其基本原理是预处理作用触发了体内内源性保护通路并触发一种"保护性表型"。

1986 年，Murry 等首次报道心脏缺血预处理实验，显示在狗的心脏冠状动脉左前降支预先人为制造短暂的重复性 5min 时长的闭塞，来保护后续的冠状动脉发生的持续时间更长的闭塞（40min）和致命性的缺血[17]。而 Kitigawa 等将该实验扩展到脑组织，其报道通过先期对沙鼠双侧颈动脉造成持续 2min 的闭塞模型，来保护后续持续 5min 的闭塞后的海马区神经元细胞[18]。研究指出缺血持续时间和缺血刺激的间隔时间对保护作用至关重要，这一现象在海马体组织之外的大脑其他区域也被发现存在，并被命名为"缺血耐受"[18, 19]。

二、低氧

干细胞和祖细胞残存于"干细胞龛"中，一个富含血管和糖蛋白的解剖结构[20]。通常细胞培养条件是在正常氧条件下，即21%的氧含量。然而，干细胞存留在氧浓度低得多的细胞龛中[21]。运用直接测量组织中的氧张力或用数学建模的方法，骨髓间充质干细胞龛中氧张力有2%～8%的氧气，造血干细胞龛中有1%～6%的氧气，而NSC则少于1%～6%的氧气。NSC位于室管膜下区的极低氧环境中。尽管从未直接测量过SVZ区的氧张力，但是在测量不同的大脑区域氧张力均显示低至0.55%的氧气说明在SVZ中存在低氧张力[21]。这种体内环境中的低氧被称为"生理性常氧"，远低于组织培养时需要的21%氧气。

三、移植细胞的低氧预处理

由于干细胞和祖细胞通常驻留在一个"低氧"干细胞龛内，所以它们经常被移植到缺氧缺血的组织环境中，通过在缺氧条件下培养细胞的预处理可能会为移植后的细胞存活做更好的准备和改善它们对移植处组织的"营养效应"。2003年，Akita等报道，与常氧处理的移植细胞相比较，经过7天对外周血单核细胞的低氧预处理（hypoxic preconditioning，HP）可以增强其向内皮祖细胞的分化，增加血管内皮生长因子分泌，增强移植细胞体内迁移潜能和在动物后肢缺血模型中疗效性血管生成的功效[22]。其他早期研究表明外周血骨髓单核细胞在2%的低氧预处理24h后，可增加其在体外的抗氧化应激能力。在通过肌肉注射移植至体内后可提高其在组织内存活率。与常氧处理的移植细胞相比较，经过低氧预处理的移植细胞可更有效的增加缺血性实验动物模型28天后的后肢组织内微血管密度和血液供应[23]。

最早演示心肌损伤模型中干细胞/祖细胞预处理的是用二氮嗪对骨骼肌成肌细胞进行"药理性"预处理[24]。二氮嗪开放线粒体钾离子通道是一个潜在的预处理机制。骨骼肌成肌细胞是一种对心脏损伤和心脏衰竭具有突出治疗效果的移植细胞，但其主要障碍是移植物的存活率不尽人意。Niagara等对小鼠心肌缺血模型研究表明，经过二氮嗪的预处理，可明显减少移植细胞的体外凋亡的发生，增加旁分泌因子的释放，增加移植物存活率，移植4周后用超声心动图检查可见小鼠的心脏功能得到明显改善[24]。

在几乎所有的组织中，间充质干细胞均位于邻近血管的"血管旁"壁龛中，属于"周细胞"的一个亚群[25, 26]。由于它们具有免疫调节功能的"营养工厂"或"药店"的功能，所以MSC是一种很有前景的移植细胞[27]。对MSC的低氧预处理的最初研究之一显示与常氧状态下处理MSC比较，MSC细胞在1%～3%的氧中培养16～24h后，可以激活Akt，诱导肝细胞生长因子受体的表达，增加其迁移能力，提高它们在动物后肢缺血模型中恢复血流的功效[28]。其他研究已经证实，经过低氧预处理的MSC可增加他们的存活率和在体内外实验模型中多种多样的功能[29-41]。低氧预处理还可"逆转"干细胞的老化。在对老鼠后肢缺血模型的体内研究发现，对衰老脂肪基质干细胞的低氧预处理能增加缺血区的血管生成[42]。

四、脑损伤模型的缺氧预处理

低氧预处理在 NSC 和脑损伤模型中是行之有效的。在暴露于低氧环境中后，胚胎干细胞分化为含视黄酸的神经祖细胞，对凋亡和 caspase 3 的激活具有更强的抵抗力[43]。经过低氧预处理后，骨髓来源的 MSC 同样具有这样的效力。低氧预处理能增加 EPO 的分泌和上调 bcl-2、低氧诱导因子 –1α（hypoxia-inducible factor, HIF-1α）、促红细胞生成素受体、神经微丝蛋白，以及胚胎干细胞（embryonic stem cell）– 神经祖细胞（neural progenitor cell）中突触泡蛋白等的表达。这种缺氧预处理的效力可通过阻断 EPO 受体而使其减弱，EPO 同样具有这一功效。低氧预处理的惊人作用在体外实验中也得到证实，同样的在动物实验脑卒中模型中也观察到该作用。与未经过预处理的移植细胞相比，经过低氧预处理的胚胎干细胞 – 神经祖细胞（ES-NPC）经立体定向途径移植入经大脑中动脉临时缝扎闭塞所制造的梗死模型缺血区域组织内，2 天后可以观察到其有很高的存活率，并可增强神经元细胞分化，进一步促进实验小鼠长期（35 天）的功能恢复。

在小鼠大脑中动脉脑卒中模型中，经静脉途径输注经低氧预处理的骨髓来源的 MSC 也被证明较常氧处理的细胞更有效力。与常氧处理相比，暴露于 0.5% 的氧环境中的 MSC 可上调 BMSC 内的 HIF-1α 和多种营养 / 生长因子，其中包括脑源性神经营养因子、胶质细胞源性神经营养因子、血管内皮生长因子及其受体 FIK-1、促红细胞生成素及其受体、基质细胞衍生因子 –1 及其趋化因子受体 4。将小鼠大脑中动脉临时闭塞 90min 后制造实验动物梗死模型，静脉给予经低氧预处理的移植细胞 24h 后可观察到其可减少脑组织中小胶质细胞的激活，15 天后通过转棒仪测量可发现预后功能改善[44]。当这些经低氧预处理的 MSC 细胞经鼻途径输送至小鼠脑卒中模型的缺血组织内时，这些细胞同样具有效力。与未行条件处理的 MSC 相比，经低氧预处理的 MSC 具有更强大的向缺血皮质的迁移性，且能减小梗死面积并改善功能预后[45]。

对人脐带血衍生的 CD34+ 细胞（human umbilical cord-derived CD34 cell，hUCB34）的低氧预处理也被证明在脑卒中治疗中有效。在大鼠（MCA 和双侧颈内动脉）三支血管闭塞实验模型中，经低氧预处理的 hUCB34 的脑内移植细胞与未处理（无缺氧）的 hUCB34 细胞相比，其在移植到缺血区域后可有更多移植细胞存活，具有增强血管生成、促进内源性神经干细胞增殖、促进神经突生长的能力，以及改善预后的效果。进一步研究发现这种效应至少部分是由缺氧介导的由 cAMP-1 激活交换蛋白（Epac1）的上调所调节[46]。

低氧预处理的治疗方法多种多样：包括单次短暂发作（＜1h）、较长单次发作持续时间 12～24h[28, 43, 46]、较多延时低氧（0.5%）持续 24～72h[44]，以及反复短时间低氧发作（30min）[47]。简短的重复低氧预处理较单一的简短低氧预处理（30min）更有效[47, 48]。然而，由于易于使用，大多数的实验研究中使用持续缺氧预处理而不是短暂重复的低氧预处理[49]。

低氧预处理可提高多种干细胞和祖细胞的存活率和潜能，如 PBMC、MSC、神经祖细胞和 hUCB34。效价测定法可测定细胞疗法的生物活性[50]。尽管这些变化量较低，可在体外对其进行检测，如酶联免疫吸附试验用来测定 VEGF 等分泌性营养因子的水平，以及在体外进行迁移能力或血管生成的检测。体内检测诸如血管生成、组织保护或促进功能改善等的情况，会更好的预测人体对移植细胞或组织的反应，尽管它们往往是"低吞吐量"的（表 11-1 和表 11-2）。

表 11-1　移植前细胞预处理的类型

低氧 – 梗死	细胞因子	营养 / 生长因子	药　物
低氧（0.5%～3% O_2）	白细胞介素 –6	EPO，SDF-1	米诺环素 / 多西环素
钴		自体脑卒中血浆	二氮嗪

EPO. 促红细胞生成素；SDF-1. 基质细胞衍生因子 –1

表 11-2　低氧预处理增强细胞的"效力"

体　外	体　内
• 存活率更高，细胞凋亡减少 • 在迁移测定中增加迁移 • 增加血管生成	• 增加细胞存活和移植组织 • 增加大脑组织内的迁移 • 增加血管生成 • 减少组织损伤 • 促进功能恢复

五、保护通路

　　缺氧条件能增加移植细胞存活率和潜能的机制涉及低氧诱导因子 1（HIF-1）。它是由 Semenza 学者发现并论述其特性的，HIF-1 是一种参与缺氧适应的转录因子，在对所有多细胞生物物种分析研究中发现，HIF-1 能作为生物体内环境氧稳态的主要调节因子而发挥作用[51-53]。HIF-1 通过调节血管生成和氧气利用来控制氧的输送、调节糖代谢并参与维持氧化还原的稳态。HIF-1 由 HIF-1α 和 HIF-1β 亚基组成，每个亚基都包含基本的螺旋环螺旋 –PAS 结构域。经过异源二聚体化后，它们与 DNA 结合，导致下游基因如 VEGF、EPO、钠 – 钙交换体 1 的转录。HIF 与低氧反应物质结合并调节 200 个参与血管生成、线粒体生物合成、细胞增殖和凋亡的基因[49, 54]。HIF 细胞保护途径包括 VEGF、EPO 和调节对由低氧诱导的脑缺血模型耐受的 HIF-1– 神经胺激酶神经胺 1 磷酸盐 –CCI2（MCP-1）信号传导通路[55, 56]。

　　当 HIF-1β 蛋白与其他螺旋环螺旋 –PAS 蛋白发生异二聚体化并过量存在时，HIF-1α 蛋白水平决定 HIF-1 的转录活性（Semenza 等，1996）。在高氧张力条件下，HIF-1 与希佩尔林道（Von Hippel-Lindau，VHL）蛋白结合，后者针对 HIF-1α 进行蛋白酶体降解。VHL 与 HIF-1 的结合依赖于一个特定的脯氨酸残基羟基化，后者是在 HIF-1α 的脯氨酸羟化酶 PHD2 使用 O_2 作为底物时而出现的。因此，其活性在缺氧条件下受到抑制。对制药公司来说，研发脯氨酸羟化酶抑制剂是一个有吸引力的目标，因为它可以诱导 HIF 活性，用于治疗由 HIF 调节保护反应的疾病。例如，在 MCA 闭塞实验动物模型中，如果在脑缺血前给予 HIF 脯氨酸羟化酶的小分子抑制剂，则具有神经保护作用；然而，如果在已经发生缺血时给予，就没有保护作用，因此限制了其临床应用[57]。

六、SDF-1/CXCR 轴

SDF-1/CXCL12 属于 CSC 趋化因子家族，参与血管生成和干细胞、祖细胞的迁移[58]。SDF-1 有两个已知的受体：众所周知的 CXCR4 和 CXCR7。CXCR4 在淋巴细胞、单核细胞、造血干细胞和胚胎干细胞上表达。SDF-1/CXCR4 参与祖细胞和干细胞的输送并使其到达损伤部位。缺氧环境可增加 CXCR4 和 CXCR7 表达及间充质干细胞的迁移、黏附和存活率。CXCR4 可调节细胞迁移的增加，而 CXCR4 和 CXCR7 共同调节细胞的黏附，CXCR7 对氧化应激的耐受作用是通过调节 HIF-1 和 Akt 实现的[35]。

在心肌梗死实验动物模型中，用 SDF-1 预处理 MSC 可减少其在移植后的细胞凋亡，提高其存活率和移植细胞数目，并减少心肌梗死面积[59]。在对缺血实验动物模型后肢研究中发现，用 SDF-1 预处理内皮祖细胞后，其在体外和体内均可增加血管生成潜能[60]。到目前为止，还没有关于在脑卒中或脑损伤实验动物模型中用 SDF-1 预处理细胞的相关研究。

七、其他"预处理"物质

（一）白细胞介素 –6

尽管 IL-6 本身与复发性脑卒中是否有关尚不确定，研究发现作为炎症急性期反应的一部分，IL-6 是一种促炎细胞因子，可能与复发性脑卒中有关[61, 62]。通过对一些脑卒中实验动物模型研究发现 IL-6 通过激活转录信号传递和激活物 3（signal transducer and activator of transcription 3，STAT 3）来促进存活通道，具有神经保护作用[63]。实验研究发现经 IL-6 预处理的 NSC 与未处理的 NSC 相比，在脑卒中发生后 6h 或 7h 内将 NSC 移植到小鼠脑内可增加缺血区血管生成并促进功能恢复[8]。而如果在梗死发生 6h 后移植也可减少梗死面积。但是也有研究发现当预处理细胞被小剂量的干扰 RNA 作用于 STAT 3 时，上述这些生物学效应可被消除。

（二）米诺环素

在人体脑卒中的早期临床试验中已经进行了测试，米诺环素是一种有效的神经保护剂[64-66]。Sakata 等进行相关研究，他们先用米诺环素预处理 NSC，指出经过上述预处理过的 NSC 在体外能保护细胞免受氧糖缺乏所造成的影响[9]。米诺环素的预处理可以调节转录因子核因子 E2 相关因子 2（nuclear factor erythroid 2–related factor 2，Nrf2）和抗氧化基因、NQ01 和血红素氧合酶 –1 和增加 BDNF、GDNF、NGF 和 VEGF 等旁分泌因子的分泌。实验研究中发现脑卒中后 6h 进行移植，经过米诺环素预处理的 NSC 细胞在缺血性脑组织内的存活率也优于非预处理的 NSC。此外，在移植后的 28 天通过对实验动物进行旋转和平衡测试，发现经米诺环素预处理的 NSC 明显减少了实验动物脑组织梗死面积，并改善功能预后。但在移植治疗前使用一种小 RNA 抑制剂即 Nrf2 对 NSC 进行预处理可阻断其神经保护作用。另有研究发现应用与米诺环素类似的另一种四环素即多西环素对

NSC 进行预处理也可提高 NSC 在缺氧 – 富氧实验模型中的生存率，并诱导 Nrf2 的上调，同米诺环素的作用一样[67]。当将米诺环素给予宿主体内时也能有效增加移植物在宿主体内的存活率。实验动物模型研究发现将猪胚胎神经元细胞移植入大脑纹状体内，62 天后取脑组织进行检测发现无移植细胞存活；然而，如果每天给动物注射米诺环素，62 天后取脑组织进行检测发现在实验动物体内移植细胞的存活率为 40%[68]。

（三）脑卒中患者自体血清

另一种对移植细胞预处理方法是在移植前用患者自体血清预处理细胞，这种方法机制是利用脑卒中患者自身血液中营养因子的修复作用。在已经启动的脑卒中患者自体 MSC 临床预试验中，主要内容即尽快采集脑卒中患者的自体血清，在体外培养扩增 MSC，然后再通过静脉注射回输入脑卒中患者体内以达到治疗作用[69]。

八、对宿主组织进行移植前、后的预处理

尽管在移植前对供体细胞进行了大量的预处理工作，但对宿主或受体组织进行预处理的工作却比较少。这种对宿主或受体组织进行处理方法的目的在于减少宿主或受体组织的急性炎症反应，而这种急性炎症反应会损害移植细胞并促进移植细胞的死亡。由于我们是在缺血发生后或可能是在脑损伤后将细胞移植到宿主或受体组织中，该种处理的准确术语应该称作后处理。

九、远隔缺血预适应

直接的预处理和后处理需要对脑卒中患者的大脑中动脉或其他主要大脑动脉进行重复性的闭塞，但调节应用可以在脑梗死部位的远距离或远处，仍然可对像大脑这样的远离调节处的器官起到保护作用[70]。远隔缺血适应（Remote ischemic conditioning，RIC）可用在像肢体这样更容易到达的部位。这可以通过束缚在手臂或下肢的止血带或血压袖带进行简单的反复充气和放气来实现。研究发现这种干预方法是可行的、安全的、可耐受的。有大量研究数据表明，在脑卒中动物实验模型里，在缺血再灌注之前、期间和之后应用缺血调节均是有效的，可以缩小梗死面积和改善缺血后功能恢复[70, 71]。这种作用可能是通过改善脑血流和细胞保护器官介导的。RIC 似乎也抑制和调节人体免疫反应。已有临床试验数据表明，RIC 对在慢性调节环境下颅内血管狭窄的高危患者和院前急性缺血性脑卒中患者具有降低脑卒中复发的疗效[72, 73]。

到目前为止，关于这种方法的已发表文献还很少。啮齿类动物心肌梗死模型实验研究中，在心肌梗死 1 周后，通过 4 个周期的、每次约 5min 的腹主动脉闭塞的方法对实验组动物进行后处理，观察到经静脉给予的 MSC 能在心脏中保留 1 天以上，1 个月后对实验动物进行超声心动图检查显示其心脏功能得到明显改善，而没有经过远隔缺血区后处理的对照组实验动物则没有上述改变[74]。有研究发现远隔缺血区的后处理能使缺血性心肌组织和血液中 SDF-1 瞬间升高。研究还发现后调节

的有益作用可被 CXCR4 抗体阻断，提示 SDF-1/CXCR4 轴至少部分介导了这种作用。

建议在干细胞移植的临床前期模型中进行 RIC 预实验。适当的"假性"调节对照实验应通过静脉、动脉和脑组织内给药途径进行。另外相关的创新方法是对移植的干细胞 / 祖细胞的 HP 与 RIC 进行融合，这样供体细胞和宿主细胞都能被处理。如果临床预实验显示有效，这些方法可以很容易地应用于患者，对其进行治疗（图 11-1）。

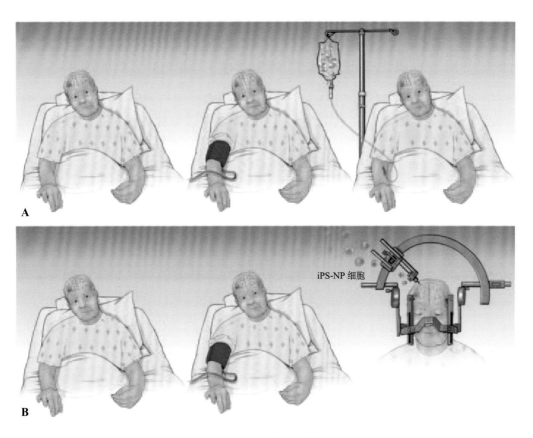

iPS-NP 细胞

▲ 图 11-1　脑卒中患者远端肢体处理

A. 患者在脑卒中后 24～48h（中图）接受 RIC，将患者手臂上的血压袖带进行反复充气和放气。第 2 天，通过静脉注射骨髓干细胞（右图）。B. 在脑卒中后的第 5 天和第 7 天使用 RIC，然后将患者送入手术室（右图）进行立体定向手术，将诱导多能干细胞 - 神经祖细胞（iPS-NP）精确移植入脑卒中区域组织内。RIC 可以在手术室继续进行，也可以离开手术室后继续进行

十、总结

就其体外和体内的存活率和功能而言，在移植前对干细胞和祖细胞进行低氧预处理可增强这两方面的效能，此方法的基本原理之一是发现干细胞和祖细胞通常驻留在一个低氧干细胞龛中。此外，其他预处理剂如 IL-6、米诺环素和 SDF-1 是除了低氧以外的替代方法，也可带来低氧的预处理效果。在未来将有更多地关注对拟接受移植的宿主进行"预处理"的研究。远端肢体缺血预处理是一种安全可行的方法，最好与移植细胞低氧预处理调节相结合，进而优化细胞疗法。

参考文献

[1] Toma C, Pittenger MF, Cahill KS, Byrne BJ, Kessler PD. Human mesenchymal stem cells differentiate to a cardiomyocyte phenotype in the adult murine heart. Circulation. 2002;105(1):93–8.

[2] Petit GH, Olsson TT, Brundin P. The future of cell therapies and brain repair: parkinson's disease leads the way. Neuropathol Appl Neurobio. 2014;40(1):60–70.

[3] Sortwell CE, Camargo MD, Pitzer MR, Gyawali S, Collier TJ. Diminished survival of mesencephalic dopamine neurons grafted into aged hosts occurs during the immediate postgrafting interval. Exp Neurol. 2001;169(1):23–9.

[4] Sortwell CE, Pitzer MR, Collier TJ. Time course of apoptotic cell death within mesencephalic cell suspension grafts: implications for improving grafted dopamine neuron survival. Exp Neurol. 2000;165(2):268–77.

[5] Hicks AU, Lappalainen RS, Narkilahti S, Suuronen R, Corbett D, Sivenius J, et al. Transplantation of human embryonic stem-cell-derived neural precursor cells and enriched environment after cortical stroke in rats: cell survival and functional recovery. Eur J Neurosci. 2009;29(3):562–74.

[6] Darsalia V, Allison SJ, Cusulin C, Monni E, Kuzdas D, Kallur T, et al. Cell number and timing of transplantation determine survival of human neural stem cell grafts in stroke-damaged rat brain. J Cereb Blood Flow Metab. 2011;31(1):235–42.

[7] Rota Nodari L, Ferrari D, Giani F, Bossi M, Rodriguez-Menendez V, Tredici G, et al. Longterm survival of human neural stem cells in the ischemic rat brain upon transient immunosuppression. PLoS One. 2010;5(11):e14035.

[8] Sakata H, Narasimhan P, Niizuma K, Maier CM, Wakai T, Chan PH. Interleukin 6–preconditioned neural stem cells reduce ischaemic injury in stroke mice. Brain. 2012;135(Pt 11):3298–310.

[9] Sakata H, Niizuma K, Yoshioka H, Kim GS, Jung JE, Katsu M, et al. Minocycline-preconditioned neural stem cells enhance neuroprotection after ischemic stroke in rats. J Neurosci. 2012;32(10):3462–73.

[10] Hess DC, Sila CA, Furlan AJ, Wechsler LR, Switzer JA, Mays RW. A double-blind placebocontrolled clinical evaluation of MultiStem for the treatment of ischemic stroke. Int J Stroke : Off J Int Stroke Soc. 2014;9(3):381–6.

[11] Jiang Y, Chen L, Tang Y, Ma G, Shen C, Qi C, et al. HO-1 gene overexpression enhances the beneficial effects of superparamagnetic iron oxide labeled bone marrow stromal cells transplantation in swine hearts underwent ischemia/reperfusion: an MRI study. Basic Res Cardiol. 2010;105(3):431–42.

[12] Lim SY, Kim YS, Ahn Y, Jeong MH, Hong MH, Joo SY, et al. The effects of mesenchymal stem cells transduced with Akt in a porcine myocardial infarction model. Cardiovasc Res. 2006;70(3):530–42.

[13] Ring J, Gutermuth J. 100 years of hyposensitization: history of allergen-specific immunotherapy (ASIT). Allergy. 2011;66(6):713–24.

[14] Valle G, Carmignani M, Stanislao M, Facciorusso A, Volpe AR. Mithridates VI Eupator of Pontus and mithridatism. Allergy. 2012;67(1):138–9; author reply 9–40.

[15] Rozman KK, Doull J. Paracelsus, Haber and Arndt. Toxicology. 2001;160(1–3):191–6.

[16] Waddell WJ. History of dose response. J Toxic Sci. 2010;35(1):1–8.

[17] Murry CE, Jennings RB, Reimer KA. Preconditioning with ischemia: a delay of lethal cell injury in ischemic myocardium. Circulation. 1986;74(5):1124–36.

[18] Kitagawa K, Matsumoto M, Kuwabara K, Tagaya M, Ohtsuki T, Hata R, et al. 'Ischemic tolerance' phenomenon detected in various brain regions. Brain Res. 1991;561(2):203–11.

[19] Kitagawa K, Matsumoto M, Tagaya M, Hata R, Ueda H, Niinobe M, et al. 'Ischemic tolerance' phenomenon found in the brain.

[ ] Brain Res. 1990;528(1):21–4.

[20] Scadden DT. The stem cell niche as an entity of action. Nature. 2006;441(7097):1075–9.

[21] Mohyeldin A, Garzon-Muvdi T, Quinones-Hinojosa A. Oxygen in stem cell biology: a critical component of the stem cell niche. Cell Stem Cell. 2010;7(2):150–61.

[22] Akita T, Murohara T, Ikeda H, Sasaki K, Shimada T, Egami K, et al. Hypoxic preconditioning augments efficacy of human endothelial progenitor cells for therapeutic neovascularization. Lab Investig; J Tech Methods Pathol. 2003;83(1):65–73.

[23] Kubo M, Li TS, Suzuki R, Shirasawa B, Morikage N, Ohshima M, et al. Hypoxic preconditioning increases survival and angiogenic potency of peripheral blood mononuclear cells via oxidative stress resistance. Am J Physiol Heart Circ Physiol. 2008;294(2):H590–5.

[24] Niagara MI, Haider H, Jiang S, Ashraf M. Pharmacologically preconditioned skeletal myoblasts are resistant to oxidative stress and promote angiomyogenesis via release of paracrine factors in the infarcted heart. Circ Res. 2007;100(4):545–55.

[25] Crisan M, Yap S, Casteilla L, Chen CW, Corselli M, Park TS, et al. A perivascular origin for mesenchymal stem cells in multiple human organs. Cell Stem Cell. 2008;3(3):301–13.

[26] Lv FJ, Tuan RS, Cheung KM, Leung VY. Concise review: the surface markers and identity of human mesenchymal stem cells. Stem Cells. 2014;32(6):1408–19.

[27] Caplan AI, Correa D. The MSC: an injury drugstore. Cell Stem Cell. 2011;9(1):11–5.

[28] Rosova I, Dao M, Capoccia B, Link D, Nolta JA. Hypoxic preconditioning results in increased motility and improved therapeutic potential of human mesenchymal stem cells. Stem Cells. 2008;26(8):2173–82.

[29] Fotia C, Massa A, Boriani F, Baldini N, Granchi D. Hypoxia enhances proliferation and stemness of human adipose-derived mesenchymal stem cells. Cytotechnology. 2014 May 6.

[30] Jaussaud J, Biais M, Calderon J, Chevaleyre J, Duchez P, Ivanovic Z, et al. Hypoxia-preconditioned mesenchymal stromal cells improve cardiac function in a swine model of chronic myocardial ischaemia. Eur J Cardiothorac Surg. 2013;43(5):1050–7.

[31] Chacko SM, Ahmed S, Selvendiran K, Kuppusamy ML, Khan M, Kuppusamy P. Hypoxic preconditioning induces the expression of prosurvival and proangiogenic markers in mesenchymal stem cells. Am J Physiol Cell Physiol. 2010;299(6):C1562–70.

[32] Chang CP, Chio CC, Cheong CU, Chao CM, Cheng BC, Lin MT. Hypoxic preconditioning enhances the therapeutic potential of the secretome from cultured human mesenchymal stem cells in experimental traumatic brain injury. Clin Sci (Lond). 2013;124(3):165–76.

[33] Hu X, Wei L, Taylor TM, Wei J, Zhou X, Wang JA, et al. Hypoxic preconditioning enhances bone marrow mesenchymal stem cell migration via Kv2.1 channel and FAK activation. Am J Physiol Cell Physiol. 2011;301(2):C362–72.

[34] Leroux L, Descamps B, Tojais NF, Seguy B, Oses P, Moreau C, et al. Hypoxia preconditioned mesenchymal stem cells improve vascular and skeletal muscle fiber regeneration after ischemia through a Wnt4–dependent pathway. Mol Ther. 2010;18(8):1545–52.

[35] Liu H, Xue W, Ge G, Luo X, Li Y, Xiang H, et al. Hypoxic preconditioning advances CXCR4 and CXCR7 expression by activating HIF-1alpha in MSCs. Biochem Biophys Res Commun. 2010;401(4):509–15.

[36] Liu L, Gao J, Yuan Y, Chang Q, Liao Y, Lu F. Hypoxia preconditioned human adipose derived mesenchymal stem cells enhance angiogenic potential via secretion of increased VEGF and bFGF. Cell Biol Int. 2013;37(6):551–60.

[37] Oh JS, Ha Y, An SS, Khan M, Pennant WA, Kim HJ, et al.

Hypoxia-preconditioned adipose tissue-derived mesenchymal stem cell increase the survival and gene expression of engineered neural stem cells in a spinal cord injury model. Neurosci Lett. 2010;472(3):215–9.

[38] Tsai CC, Yew TL, Yang DC, Huang WH, Hung SC. Benefits of hypoxic culture on bone marrow multipotent stromal cells. Am J Blood Res. 2012;2(3):148–59.

[39] Wang JA, Chen TL, Jiang J, Shi H, Gui C, Luo RH, et al. Hypoxic preconditioning attenuates hypoxia/reoxygenation-induced apoptosis in mesenchymal stem cells. Acta Pharmacol Sin. 2008;29(1):74–82.

[40] Watanabe S, Arimura Y, Nagaishi K, Isshiki H, Onodera K, Nasuno M, et al. Conditioned mesenchymal stem cells produce pleiotropic gut trophic factors. J Gastroenterol. 2014;49(2):270–82.

[41] Yu J, Yin S, Zhang W, Gao F, Liu Y, Chen Z, et al. Hypoxia preconditioned bone marrow mesenchymal stem cells promote liver regeneration in a rat massive hepatectomy model. Stem Cell Res Ther. 2013;4(4):83.

[42] De Barros S, Dehez S, Arnaud E, Barreau C, Cazavet A, Perez G, et al. Aging-related decrease of human ASC angiogenic potential is reversed by hypoxia preconditioning through ROS production. Mol Ther. 2013;21(2):399–408.

[43] Theus MH, Wei L, Cui L, Francis K, Hu X, Keogh C, et al. *In vitro* hypoxic preconditioning of embryonic stem cells as a strategy of promoting cell survival and functional benefits after transplantation into the ischemic rat brain. Exp Neurol. 2008;210(2):656–70.

[44] Wei L, Fraser JL, Lu ZY, Hu X, Yu SP. Transplantation of hypoxia preconditioned bone marrow mesenchymal stem cells enhances angiogenesis and neurogenesis after cerebral ischemia in rats. Neurobiol Dis. 2012;46(3):635–45.

[45] Wei N, Yu SP, Gu X, Taylor TM, Song D, Liu XF, et al. Delayed intranasal delivery of hypoxic-preconditioned bone marrow mesenchymal stem cells enhanced cell homing and therapeutic benefits after ischemic stroke in mice. Cell Transpl. 2013;22(6):977–91.

[46] Lin CH, Lee HT, Lee SD, Lee W, Cho CW, Lin SZ, et al. Role of HIF-1alpha-activated Epac1 on HSC-mediated neuroplasticity in stroke model. Neurobiol Dis. 2013;58:76–91.

[47] Kim HW, Haider HK, Jiang S, Ashraf M. Ischemic preconditioning augments survival of stem cells via miR-210 expression by targeting caspase-8–associated protein 2. J Biol Chem. 2009;284(48):33161–8.

[48] Haider H, Ashraf M. Preconditioning and stem cell survival. J Cardiovasc Transl Res. 2010;3(2):89–102.

[49] Muscari C, Giordano E, Bonafe F, Govoni M, Pasini A, Guarnieri C. Priming adult stem cells by hypoxic pretreatments for applications in regenerative medicine. J Biomed Sci. 2013;20:63.

[50] Stroncek DF, Jin P, Wang E, Jett B. Potency analysis of cellular therapies: the emerging role of molecular assays. J Transl Med. 2007;5:24.

[51] Semenza GL. Hypoxia-inducible factors in physiology and medicine. Cell. 2012;148(3):399–408.

[52] Wang GL, Semenza GL. Characterization of hypoxia-inducible factor 1 and regulation of DNA binding activity by hypoxia. J Biol Chem. 1993;268(29):21513–8.

[53] Wang GL, Semenza GL. General involvement of hypoxia-inducible factor 1 in transcriptional response to hypoxia. Proc Natl Acad Sci U S A. 1993;90(9):4304–8.

[54] Tsai YP, Wu KJ. Hypoxia-regulated target genes implicated in tumor metastasis. J Biomed Sci. 2012;19:102.

[55] Stowe AM, Wacker BK, Cravens PD, Perfater JL, Li MK, Hu R, et al. CCL2 upregulation triggers hypoxic preconditioning-induced protection from stroke. J Neuroinflammation. 2012;9:33.

[56] Wacker BK, Perfater JL, Gidday JM. Hypoxic preconditioning induces stroke tolerance in mice via a cascading HIF, sphingosine kinase, and CCL2 signaling pathway. J Neurochem. 2012;123(6):954–62.

[57] Chen RL, Ogunshola OO, Yeoh KK, Jani A, Papadakis M, Nagel

S, et al. HIF prolyl hydroxylase inhibition prior to transient focal cerebral ischaemia is neuroprotective in mice. J Neurochem. 2014 Jun 26. doi: 10.1111/jnc.12804.

[58] Cencioni C, Capogrossi MC, Napolitano M. The SDF-1/CXCR4 axis in stem cell preconditioning. Cardiovasc Res. 2012;94(3):400–7.

[59] Pasha Z, Wang Y, Sheikh R, Zhang D, Zhao T, Ashraf M. Preconditioning enhances cell survival and differentiation of stem cells during transplantation in infarcted myocardium. Cardiovasc Res. 2008;77(1):134–42.

[60] Zemani F, Silvestre JS, Fauvel-Lafeve F, Bruel A, Vilar J, Bieche I, et al. Ex vivo priming of endothelial progenitor cells with SDF-1 before transplantation could increase their proangiogenic potential. Arterioscler Thromb Vasc Biol. 2008;28(4):644–50.

[61] Welsh P, Lowe GD, Chalmers J, Campbell DJ, Rumley A, Neal BC, et al. Associations of proinflammatory cytokines with the risk of recurrent stroke. Stroke; J Cereb Circ. 2008;39(8):2226–30.

[62] Whiteley W, Jackson C, Lewis S, Lowe G, Rumley A, Sandercock P, et al. Association of circulating inflammatory markers with recurrent vascular events after stroke: a prospective cohort study. Stroke; J Cereb Circ. 2011;42(1):10–6.

[63] Jung JE, Kim GS, Chan PH. Neuroprotection by interleukin-6 is mediated by signal transducer and activator of transcription 3 and antioxidative signaling in ischemic stroke. Stroke; J Cereb Circ. 2011;42(12):3574–9.

[64] Fagan SC, Waller JL, Nichols FT, Edwards DJ, Pettigrew LC, Clark WM, et al. Minocycline to improve neurologic outcome in stroke (MINOS): a dose-finding study. Stroke; J Cereb Circ. 2010;41(10):2283–7.

[65] Hess DC, Fagan SC. Repurposing an old drug to improve the use and safety of tissue plasminogen activator for acute ischemic stroke: minocycline. Pharmacotherapy. 2010; 30(7 Pt 2):55S–61S.

[66] Liao TV, Forehand CC, Hess DC, Fagan SC. Minocycline repurposing in critical illness: focus on stroke. Curr Top Med Chem. 2013;13(18):2283–90.

[67] Malik YS, Sheikh MA, Zhu X. Doxycycline can stimulate cytoprotection in neural stem cells with oxygen-glucose deprivation-reoxygenation injury: a potential approach to enhance effectiveness of cell transplantation therapy. Biochem Biophys Res Commun. 2013;432(2):355–8.

[68] Michel-Monigadon D, Nerriere-Daguin V, Leveque X, Plat M, Venturi E, Brachet P, et al. Minocycline promotes long-term survival of neuronal transplant in the brain by inhibiting late microglial activation and T-cell recruitment. Transplantation. 2010;89(7):816–23.

[69] Kim SJ, Moon GJ, Chang WH, Kim YH, Bang OY, collaborators S-. Intravenous transplantation of mesenchymal stem cells preconditioned with early phase stroke serum: current evidence and study protocol for a randomized trial. Trials. 2013;14:317.

[70] Hess DC, Hoda MN, Bhatia K. Remote Limb Preconditioning and Postconditioning: Will It Translate Into a Promising Treatment for Acute Stroke? Stroke. Stroke. 2013;44(4):1191–7.

[71] Hoda MN, Siddiqui S, Herberg S, Periyasamy-Thandavan S, Bhatia K, Hafez SS, et al. Remote ischemic perconditioning is effective alone and in combination with intravenous tissuetype plasminogen activator in murine model of embolic stroke. Stroke. 2012;43(10):2794–9.

[72] Meng R, Asmaro K, Meng L, Liu Y, Ma C, Xi C, et al. Upper limb ischemic preconditioning prevents recurrent stroke in intracranial arterial stenosis. Neurology. 2012;79(18):1853–61.

[73] Hougaard KD, Hjort N, Zeidler D, Sorensen L, Norgaard A, Hansen TM, et al. Remote ischemic perconditioning as an adjunct therapy to thrombolysis in patients with acute ischemic stroke: a randomized trial. Stroke. 2014;45(1):159–67.

[74] Jiang Q, Song P, Wang E, Li J, Hu S, Zhang H. Remote ischemic postconditioning enhances cell retention in the myocardium after intravenous administration of bone marrow mesenchymal stromal cells. J Mol Cell Cardiol. 2013;56:1–7.

第 12 章 神经前体细胞移植治疗脑损伤和脑卒中的示踪研究

Tracking of Administered Progenitor Cells in Brain Injury and Stroke by Magnetic Resonance Imaging

Bhagelu R. Achyut　　Ali S. Arbab　**著**

王修琪　陈琳　**译**　　张洪钿　**校**

一、背景

在脑卒中、神经退行性疾病，以及其他几种神经损伤的条件下，大脑的再生潜力有限。在大脑受损的情况下，受损脑区的血管密度和血液供应大大减少。 因此，科学家们使用干细胞移植的疗法期望再生血管和与受损脑区功能相似的神经细胞来治疗神经损伤。细胞疗法是为了诱导新生血管的生长或者移植血管内皮祖细胞防止血管内皮细胞（endothelial cell，EC）的死亡。同样，NPC 也可以用来保护受损神经元或加强神经再生[1-3]。这些祖细胞可在从不同来源收集，如外周血，骨髓，脐带血（umbilical cord blood，UCB）、脐带组织和胚胎组织，如胚胎干细胞与胎儿室管膜下区祖细胞 NPC[2-5]。尽管大部分细胞注射通过静脉途径给药，临床前研究也研究了直接注射细胞到同侧和对侧大脑半球[2, 3]。在脑卒中或脑损伤病例中尝试进行细胞疗法，研究人员想知道植入细胞间向感兴趣区域迁移在空间或时间上的变化。

不同的成像学模块可以用来追踪移植入的细胞。各种各样的体外技术正在被用来标记这些细胞，以便它们可以在体内被检测到。不同的报告基因已经被引入到细胞中，并且由光学成像仪 / 荧光或共聚焦显微镜[6-10]检测。外源性的光学或荧光标签，如将量子点或其他近红外纳米粒子引入到细胞质中进行光学成像[11-15]。核医学方法已采用碘化钠制剂（sodium iodide symporter，NIS）[16-18]或单纯疱疹病毒胸苷激酶（herpes simplex virus thymidine kinase，HSVtk）基因进入细胞并使用螯合放射性核素或正电子发射器追踪细胞[19-22]。^{111}In-O 和 ^{99m}Tc 螯合物[23, 24]通过单光子发射计算机断层成像（single photon emission computed tomography，SPECT）被用来标记和示踪细胞[25-28]。正电子发射放射性同位素 2-^{18}F-2- 脱氧 -D- 葡萄糖（^{18}F-FDG）和 ^{64}Cu- 丙酮醛双 N$_4$- 甲基缩氨基硫脲（^{64}Gu-PTSM）已被用于[29, 30]体外标记细胞并通过 PET 来示踪。

在直接移植或者静脉注射后，用超顺磁性氧化铁纳米粒子（superparamagnetic ironoxides，

SPIO）或顺磁性对比剂（Gd 或 Mn）标记细胞可能能够通过磁共振成像检测靶组织内单个 / 成簇细胞 [31-37]。各种不同的办法都被开发出来用 SPIO 或可溶性顺磁性磁共振成像对比剂来标记细胞 [31-33, 38-52]。本章重点介绍如何应用 SPIO 标记 EPC 或者 NPC，以及这些被标记的细胞如何通过细胞 MRI 示踪。采用其他 FDA 批准的影像学模块来示踪细胞，示踪的方法也会被讨论。

二、CMRI 细胞标记中磁共振成像对比剂或磁性纳米颗粒的特性

用于标记细胞的磁共振成像对比剂可以表现出顺磁或超顺磁的特性。这些药剂可改变体液或组织中的水质子的磁共振成像弛豫时间，称之为 T_1、T_2 和 T_2^*。自旋晶格或纵向弛豫时间即 T_1，代表了质子自旋随外部磁场呈指数恢复。自旋 – 自旋弛豫时间或横向弛豫时间即 T_2，是自旋与静磁场成一定角度的自旋一致性的指数损失。T_2^* 代表了外部磁场中自旋相位一致性的缺失，是不均一磁场与 T_2 的结合。

（一）顺磁性药物

顺磁性是指金属如 Mn、Gd 或 Fe 通过与水质子相互作用的能力，产生直接内部球体效应的偶极子 – 偶极子相互作用，导致磁共振成像弛豫时间缩短，通常与 T_1 加权图像增强（信号强度增加）有关。Gd 螯合物（即 Gd-DTPA、Gd-DOTA 或 Gd-DO$_3$A）和 MnCl 是实验和临床研究中使用的顺磁对比剂。这些药物倾向于对组织 T_1 弛豫时间的缩短强于 T_2 和 T_2^*。

钆螯合物对比剂已被用于体外细胞标记，但结果有限。研究提示，当钆螯合物用于细胞标记时，T_1 轻度增强或在某些情况下不出现 T_1 增强 [53-59]。因此，仍然需要鉴定一种能够发挥强烈 T_1 效应的药物，以便在疾病模型中检测细胞时，在标记细胞数量少或 Gd 浓度低的情况下，仍可突显这些细胞。Giesel 等 [56] 将双功能 Gadoflurine M-Cy3.5 运用在 MRI 和光学成像中标记间充质干细胞。Gadoflurine M-Cy3.5 具有亲水尾部，允许药物插入细胞壁，然后内化入细胞质。

大鼠脑内植入 106 个 Gadoflurine M-Cy3.5 标记的间充质干细胞，可在临床相关 1.5T 的 T_1 加权成像上清晰显示细胞，并通过荧光显微镜得到了证实。Anderson 等使用较传统的钆螯合物——具有更高相关性的钆富勒烯醇标记间充质干细胞 [49]。在大鼠腿部直接注射 106 个钆富勒烯醇标记的 MSC 后，7T MRI 可检测到该类细胞。钆富勒烯醇的标记在初期即降低了干细胞增殖，提示该药物可能改变了细胞线粒体功能。Brekke 等使用钆螯合物与荧光标记物联合标记细胞，发现孵育 24h 后，细胞增殖显著减少，活性氧自由基显著增加 [60]。用于细胞和分子成像的钆相关药物对细胞增殖的短暂负性作用需要进一步评估，以确保其不存在长期毒性或无损伤细胞修复的功能。

MnCl 是第一个用于 MRI 的顺磁对比剂，已被证明其在体内可以通过细胞膜上的钙通道被细胞吸收 [52, 61, 62]。Aoki 等报道淋巴细胞可通过与 MnCl 孵育而被标记 [52]。MRI 显示明胶中的细胞在 T_1 加权图像中出现信号强度增强；然而，尚不清楚 MRI 是否有足够增强的对比度来检测体内的 Mn 标记细胞。最近，顺磁性 MnO 纳米颗粒已用于标记细胞，且标准 T_1 加权成像可检测到增强信号，但仍需进一步的工作来充分了解该对比剂在干细胞中的吸收及安全性 [63]。Odaka 等将 MnCl 标记的

单核细胞肌肉注射 21 天后对其进行了细胞成像[64]。然而，静脉注射后追踪锰标记细胞尚不可行。使用 Mn 作为磁共振成像对比剂的主要缺点是它的狭窄治疗窗口和潜在毒性。

（二）超顺磁性药物

超顺磁性氧化铁纳米颗粒是磁共振成像对比剂的一个家族，目前在细胞成像中被用于高效标记细胞。SPIO 纳米颗粒的制备方法多种多样，从而产生了大范围的生化差异，其中包括核心大小（如超微 SPIO）、形状、单晶或寡晶成分，以及可能改变使用这些药物标记细胞能力的外部涂层。制备超顺磁性氧化铁纳米颗粒的基础化学原理是在碱性 pH 环境中通过搅拌使亚铁和三价铁的混合物包上涂层（右旋糖酐或其他类型的涂料），或者通过调节 Fe_3O_4 与 Fe_2O_3 的不同比例，通过超声处理从而使晶体含有磁性[65, 66]。

超微 SPIO 纳米颗粒的大小取决于所使用的表面涂层，并将决定该颗粒是单晶［如菲莫司坦（Ferumoxtran）］或由多晶或寡晶［如菲立磁（Ferumoxides）］组成[66]。超微 SPIO 纳米粒子的表面涂层可能是各种大小和表面带电的分子，如右旋糖酐和改良交联右旋糖酐、树枝状大分子、淀粉、柠檬酸盐或病毒粒子[44, 66-85]。对于一些临床认可的 SPIO 纳米颗粒（如菲立磁 ferumoxides、菲莫司坦 ferumoxtran 和铁羧葡胺 ferucarbotran），涂层是右旋糖酐，它通过一些右旋糖酐羟基和铁核表面氧化基团之间的氢键通过静电作用附着在铁核上[86]。对于 SPIO 纳米颗粒（如 ferumoxide 或 ferucarbotran），右旋糖酐涂层将多个氧化铁晶体连接在一起，它们的流体动力直径约为 60～200nm[86]。最近，一种半合成碳水化合物非右旋糖酐涂层超微 SPIO，ferumoxytol，已被批准用于慢性肾脏病缺铁性贫血的治疗[87, 88]。Frank 和 Arbab 博士的团队已将 ferumoxytol 作为细胞标记物，并证实了 MRI 跟踪细胞的有效性[89, 90]。

涂层分子与表面电荷或超微 SPIO 在水中的 zeta 电位有关。浸在传导液体（水）中的超微 SPIO 纳米颗粒的表面与液体的体积之间存在 zeta 电势或以 mV 为单位的平均电位差。右旋糖酐包裹的 ferumoxide 其 zeta 电位为 –32mV，而较短链右旋糖酐包覆的 ferumoxtran 其 zeta 电位为 –2.0 至 0mV[91]，与较大的 SPIO 纳米颗粒相比，ferumoxtran 近中性的表面电位可能有助于延长其血中半衰期。据报道，ferumoxyl 在水中的 Zeta 电位为 $–24.4 \pm 9.32$mV[89]。

通常，与 T_1 弛豫时间相比，超微 SPIO 纳米粒子会改变周围组织的 T_2/T_2^*，部分原因是纳米粒子周围的场梯度导致环境中质子的快速去相位化。超微 SPIO 纳米颗粒对 MRI 信号强度的影响取决于各种因素，其中包括颗粒大小、流体力学半径、体素内颗粒浓度、图像采集参数，以及 MRI 对比剂是否溶于细胞内[35, 37, 92]。长回声时间 T_2 加权自旋回声脉冲序列或 T_2^* 加权梯度回声 MRI 脉冲序列通常用于检测组织和组织内超微 SPIO 纳米粒子的存在，这些药物在图像上通常表现为低信号，伴或不伴相关的磁化率伪影。对于磁共振细胞成像，通常超微 SPIO 纳米颗粒的区别在于核内体或细胞质内的胞吞体，由磁标记细胞周围形成的磁场梯度所产生的水质子自旋的快速去相化，导致目标组织在 T_2 和 T_2^* 加权像中信号强度的降低。

三、用于 CMRI 的磁性纳米粒子细胞标记方法

在前面的章节中提到，大多数商业上可用的超微 SPIO 纳米粒子表面带有负电荷。此外，细胞表面的电荷也是负的。为了使纳米颗粒被细胞有效地吸收，需要对其表面电荷进行修饰。研究人员通过给纳米颗粒涂上阳离子材料或通过附加膜渗透肽对表面涂层进行改良。商业上可用的转染剂也可用于修饰纳米粒子的表面电荷，以促进细胞的摄取。

（一）用于细胞标记的改良纳米颗粒

在细胞 MRI 中超顺磁氧化铁纳米颗粒在被用于有效地标记细胞。制备 SPIO 和超微 SPIO 纳米颗粒的方法多种多样，其物理化学性质包括核的大小、形状、单或寡晶组成，以及允许 SPIO 纳米颗粒在水溶液中以胶体悬浮液存在的涂层。涂料类型包括葡聚糖和改良交联葡聚糖，树枝状大分子、淀粉、柠檬酸盐或病毒颗粒，通常通过电连接与氧化铁晶核表面的静电相互作用而附着，影响着 SPIO 纳米颗粒的流体力学大小和 Zeta 电位。浸在导电液体（水）中的超微 SPIO 纳米颗粒的表面和大部分液体之间存在 zeta 电位或以 mV 为单位的平均电位差。SPIO 纳米颗粒以决定对比剂与细胞 / 质膜相互作用能力的阴离子或阳离子（正或负 zeta 电位）为特征。

树状大分子是具有层状结构的分支化聚合物，具有多种的尺寸或衍生物，并具有多种用途，包括[93-96]：压缩 DNA，通过结合质膜和刺激内吞作用，将寡核苷酸转染至细胞内。通过添加 4.5 代聚氨基多胺的树枝状大分子作为氧化铁纳米颗粒的包裹层制备了磁性树枝状大分子 MD-100[69]。将 MD-100 与哺乳动物细胞共孵育 1～2 天后，在普鲁士蓝（Prussian blue，PB）染色上，大量细胞呈现高度的细胞内标记，细胞质中出现大量含铁囊泡或核内体。

改良葡聚糖涂层的超微 SPIO 纳米颗粒将葡聚糖链氧化铁交联结合（cross-linked iron oxide，CLIO），然后通过共价连接将 HIV-1 Tat 蛋白附着到表面，并可能通过大胞吞作用有效且高效地标记非吞噬细胞[42]。使用磁共振成像，可以直观地显示正常小鼠肝和脾中 CLIO-Tat 标记淋巴细胞的归巢[97]。CLIO-Tat 标记的 T 细胞已被用于过继转移自身免疫性糖尿病小鼠模型，体内 MRI 显示标记的细胞选择性地靶向小鼠模型 B16 黑色素瘤的特异性抗原[41, 98, 99]。CLIO-Tat 或修饰物，包括附着在葡聚糖外壳上的光学显像剂（如异硫氰酸荧光素，CY5.5）可以在体外有效地标记细胞[100]；由于 CLIO-Tat 是一种定制的合成剂，尚未上市，所以其应用相对有限。

将抗原特异性内化的单克隆抗体（MoAb）耦联到超微 SPIO 纳米颗粒的葡聚糖涂层上，通过网格蛋白介导的内吞作用促进了细胞的磁标记[101-106]。大鼠转铁蛋白受体的单克隆抗体 OX-26 与超微 SPIO 纳米颗粒 MION-46L 共价连接，并用于标记大鼠少突胶质细胞的祖细胞 CG-4。MION-46L-OX26 标记的大鼠 CG-4 细胞直接植入髓磷脂缺失的大鼠脊髓并进行体外 MRI，在植入后第 10～14 天取材免疫组化检测显示，标记细胞引起的低信号区和增生伪影与脊髓髓鞘化程度高度相关。结果表明，磁标记细胞不会干扰细胞的分化、沿病理区的迁移，或者包绕在轴突周围的髓鞘形成。

病毒和病毒外壳正在被探索作为 MRI 对比剂的载体。人们发现，利用日本的血凝病毒（hemagglutination virus of Japan，HVJ）包裹 SPIO 纳米颗粒可在培养中标记小胶质细胞[44, 107, 108]。将

HVJ SPIO 标记的细胞心脏内注射，移植后 1 天可在小鼠脑内看到细胞簇。据报道，HVJ SPIO 颗粒在标记细胞方面比将葡聚糖包裹的 SPIO 结合转染剂 – 脂质体更有效[44]；然而，由于 HVJ 外壳没有商业化，使其用于细胞标记受到限制。

微米大小的氧化铁，商业化的微粒或珠子（micron-sized iron oxide，MPIO），在实验模型的细胞 MRI 研究中也被用于标记细胞。这些药物的尺寸为 0.3～5μm，其中含有 > 60% 的磁铁矿聚合物涂层，可以包含一个荧光标记物，从而允许用 MRI 和荧光显微镜双重检测或观察标记细胞。购买表面有末端胺或羧基的 MPIO，可以通过化学修饰的方法将肽、配体或 MoAb 附着到细胞上的特定靶标和受体上。MPIO 已被用于跟踪移植排斥反应中的巨噬细胞浸润，监测组织中单细胞迁移，以及心肌梗死区定位植入干细胞[46, 78, 109–111]。

（二）转染体介导的细胞标记

虽然已经探索了几种用 SPIO 纳米颗粒标记细胞的方法，但大多数使用的药物都是专有化合物，涉及独特的或复杂的合成，或生物化学方法修饰 SPIO 纳米颗粒的葡聚糖涂层，以刺激细胞内吞作用。在 2002 年，开发了一种相对直接的方法，将超微 SPIO 纳米颗粒（如 ferumoxtran 和 ferumoxides）与常用的多阳离子转染剂结合，以有效地标记细胞。不同的商业上可用的转染剂已被尝试，且出现了多种结果[31, 33, 34, 36, 38, 112, 113]。然而，大多数市售转染剂在相对低剂量下即对细胞有毒，而且，这些转染剂未被 FDA 批准用于临床。通过混合两种 FDA 批准的药物，ferumoxides（Feridex IV，Berlex，NJ）和鱼精蛋白硫酸盐，形成一个复合物，可有效且高效地标记干细胞[33, 34, 39, 114–116]。鱼精蛋白硫酸盐是 FDA 批准的含 >60% 精氨酸的药物，用于肝素抗凝过量的治疗。细胞通过巨胞饮作用被 ferumoxids– 鱼精蛋白硫酸盐（ferumoxides-protamine sulfate，FePro）复合物标记，并且可以使用标准成像技术在临床相关 MRI 领域。细胞中铁的浓度依赖于核质比，纳米或微米大小的颗粒中铁浓度，媒介中铁含量、孵育时间和颗粒内吞的方法[33, 34, 46]。未标记的干细胞通常每细胞铁含量常 <0.1pg，而在悬浮液中生长的标记细胞（造血干细胞，T 细胞）每个细胞含有 1～5pg 的铁，附着在培养皿上的每个细胞（MSC、人宫颈癌细胞和巨噬细胞）中可含有 5～20pg 的铁[33, 34, 39]。用 ferumoxides 标记细胞不会改变细胞的生存能力和功能或干细胞的分化能力[33, 117]。与未标记的对照细胞相比，Ferumoxides– 鱼精蛋白硫酸盐标记的胚胎干细胞、间充质干细胞、造血干细胞和神经干细胞具有相似的分化率[33, 112, 117, 118]。Janic 等[119] 进一步改进了使用 ferumoxids – 鱼精蛋白硫酸盐的标记程序并广泛应用于 EPC 的标记和血管疾病中新生血管的示踪，如脑卒中。

不幸的是，大多数 FDA 批准的 SPIO 无法在市场上销售。由于商业价值不可行，制造商已经停止生产 SPIO。好消息是还有 FDA 批准的另一种超微 SPIO（ferumoxytol）正在用于慢性肾功能衰竭患者。医生 Frank 和 Arbab 等利用这种超微 SPIO，用 FDA 批准的鱼精蛋白硫酸盐和肝素制造了复合物。这些复合物被用来标记不同类型的细胞，并用于 MRI 示踪[89, 90]。最近的文章指出，细胞可安全处理胞饮的铁氧化物[120, 121]。在吞噬后不久，铁颗粒留在核内体中，3～5 天后，这些核内体与溶酶体融合，铁氧化物颗粒开始分解[121]。Pawelczyk 等证实铁氧化物标记 HeLa 和 MSC 导致

TfR-1 mRNA 和蛋白水平短暂性下降。相反，原代巨噬细胞的铁氧化物标记可导致 TfR-1 mRNA 增加，但未导致 TfR-1 蛋白水平升高。铁蛋白 mRNA 和蛋白质水平在标记的 HeLa 和巨噬细胞中短暂升高，但在 MSC 中保持不变[120]。之前，我们已经证明标记细胞中铁的滞留率取决于细胞分裂和代谢活动的速率[34]。在快速生长的细胞中，细胞内的铁在 5～8 周分裂后完全消失。另外，当抑制细胞分裂 6 周后，仍可观察到细胞内铁的存在。

四、内皮祖细胞的标记与示踪

血管的形成有两种机制：血管生成和血管再生。血管生成是指血管通过原始祖细胞的原位分化而从头形成的过程，即发育成成熟的内皮细胞，这被认为只发生在胚胎发育过程中[122]。相反，血管再生可发生在胚胎发育过程中，也可发生在出生后，并被定义为在已有的、分化好的内皮细胞的基础上通过增殖和分化产生新生血管的过程[123]的增殖和迁移。血管生成因子，如血管内皮生长因子，通过促进内皮细胞的激活、增殖、发芽和迁移来刺激血管生成，从而快速形成新的血管[124]。促进新生血管形成的内皮细胞可能来源于邻近已存在的血管发芽和征用[125]。然而，越来越多的证据表明这一点，骨髓来源的内皮祖细胞也参与了血管生成[126]。由细胞表面分子 CD133+（AC133+）鉴定的 CD34+ 人造血干细胞亚群已被证明对内皮细胞分化和血管生成具有更强的特异性[127, 128]。此外，报道显示静脉给予的 CD34+/AC133+ 细胞可迁移并融入新生血管[129]。从骨髓、外周血或脐带血中收集的内皮祖细胞已被用于不同的动物模型中，以明确这些细胞是否有能力成为组织中新生血管的一部分。

（一）CD34+/AC133+ 内皮祖细胞概观

既往研究表明在各种血管疾病的外周血中存在循环内皮细胞[130]。然而，目前还不清楚这些细胞或其前体细胞是否在出生后的血管生长中起作用。突破性研究来自 Asahara 等在 1997 年的工作，他们证明了人外周血中存在 CD34+/VEGF 受体 –2（CD34+/VEGF receptor-2，VEGFR-2+）内皮祖细胞[126]。这些细胞在培养过程中产生了成熟的内皮细胞，并能够融入动物模型中活跃的新生血管形成部位。这项具有里程碑意义的工作开启了一种可能性，即在成人体内，内皮干细胞或前体细胞可能通过血管再生促进新血管的形成。从那以后，研究人员对出生后新生血管和内皮祖细胞的起源、表型和功能有了重要的认识。然而，阻碍 EPC 研究的主要原因是对 EPC 的定义。早期研究将 EPC 定义为 HSC 标记物 CD34+ 和内皮标记物 VEGFR-2 共同表达的细胞。由于后续的研究表明，一些成熟的内皮细胞也表达 CD34 和 VEGFR-2，且 CD34+ 不是造血细胞的专属标记物，一种新的 CD133 糖蛋白被认为是不成熟祖细胞的更合适的标记物[127, 131]。糖基化 CD133 蛋白在 HSC 上表达，而在成熟的内皮细胞上不表达，且被 AC133 单克隆抗体识别。Peichev 等认为，循环中 VEGFR-2 和 AC133 均呈阳性的 CD34+ 细胞亚群代表出生后血管再生或血管生成中起着重要作用的功能性 EPC 群体[131]。EPC 也与内皮细胞及不同组织的干细胞 / 祖细胞共享许多细胞表面标记物。然而，目前通常将 EPC 定义为 AC13+ / CD34+ / VEGFR-2+ 细胞，区别如下：AC133+/ CD34+/VEGFR-2+ 细胞代表一种主要定位于 BM 的未成熟、高度增殖的 EPC 群体，而 AC133−/CD34+/VEGFR-2+ 细胞被认为是循环中的、较为成熟的细胞，其增殖能力是有限的[132]。此外，这些比较成熟的细胞还表达了一些内皮特异性抗原，如血小板内皮黏附分子 –1〔（platelet EC adhesion molecule-1，PECAM-1）或 CD31〕、E– 选择素（CD62E）和血管内皮细胞钙黏蛋白（CD144）、趋化因子受体 CXCR-4（CD184）和有能力迁移并应答 CXCR-4 配体，SDF-1α 和 VEGF。现在人们普遍认为，通过招募循环 EPC 也可以形成新的血管。

EPC 主要存在于外周血单个核细胞部分、白细胞分离产物和 UCB[126]，它们代表着巨大的潜在的治疗作用，如再生剂和成像探针。目前，对于 EPC 的特征和表型表达仍有争议，且尚无对 EPC 定义的共识。一些研究者指出 EPC 是 CD45 阴性的，且应该表达有 CD31、激酶插入结构域受体（VEGFR-2）、血管内皮细胞钙黏蛋白（VE cadherin）和血管性血友病因子（von Willebrand factor，vWF）的细胞。这些研究者通常从外周血或脐带血的单个核细胞中收集细胞作为一种贴壁细胞群，并在含有大量胎牛血清的分化培养基中繁殖。Arbab 博士的团队报道，脐带血来源的 AC133+ 细胞可以长期体外扩增，同时保持它们的血管生成潜能，这对开发基于内皮祖细胞的疗法至关重要[128, 134]。有报道显示外周血 CD45+ 血管再生细胞具有 EPC 和 CD45 表面标记的所有特征[135]。

事实上，近年来的研究表明，从 BM、外周血或 UCB 中分离的静脉注射祖细胞可以定位到缺血部位，强调了病灶分泌因子旁分泌作用的重要性。为证明脐带血 CD34+/AC133+ 细胞的内皮潜能，研究人员进行了大量的体内外研究。最近的研究表明，长期和短期培养的 UCB 来源的 CD34+/AC133+EPC 在体外和体内基质血管生成研究中都具有形成管状结构的潜力[128]。尽管有大量可用的数据，关于假定的 EPC 的确认和功能，以及其在血管生长和损伤或退化脑区修复中的功能意义和贡献仍存在争议。尽管仍需要进一步定义和鉴定出新的、更特异的 EPC 标记，但人们会逐渐地对 EPC 的可能表型产生共识。

（二）内皮祖细胞在血管完整性和修复中的作用

内源性 EPC 通过诱导内皮再生，从而促进组织新生血管形成，并以此而维持血管完整性和血管损伤后的稳态[136, 137]。临床前研究表明，EPC 参与缺血器官新生血管的形成，因此其调控可用于血管疾病的治疗[138, 139]。最近，研究人员评估了不同亚型急性缺血性脑卒中患者循环内皮祖细胞与预后的关系。结果表明，大血管病变患者的循环 EPC 数量明显低于小血管病变者。脑卒中患者 CD133+ CD34+EPC 亚群的低水平证明 EPC 是脑卒中血管完整性的指标。EPC 低水平与细胞间黏附分子 –1（intercellular adhesion molecule-1，ICAM-1，神经炎性标记物）高水平相关[140]。同样，入院时 EPC 数量较少是急性缺血性脑卒中患者 6 个月预后差的独立危险因素[141]。急性缺血性脑卒中后，循环 EPC 计数在第 7 天达到高峰[142]。在大动脉粥样硬化和小血管疾病患者亚型，较高的循环 EPC 计数与较好的 3 个月[142] 预后有关。在成人缺血性脑损伤或脑卒中疾病中，移植的 EPC 位于缺血性损伤的核心，促进大脑新生血管形成、迁移、存活和神经元祖细胞迁移及存活，并改善远期神经行为预后[143]。血管内皮单层细胞的完整性非常重要，因为它代表了血液和亚内皮基质蛋白之间的屏障，从而限制炎症细胞的浸润，控制血管平滑肌的增殖[139]。脑血管系统被认为是一个动态的实体，可根据病理生理条件进行重构。如前所述，在缺氧 / 缺血条件下，成人新生血管的形成传统上被理解为血管再生[123, 144]和血管生成[122]的结果。由于 EPC 可以再生成内皮祖细胞、星形胶质细胞、周细胞和平滑肌细胞、NSC、少突胶质细胞和神经元，因此其在神经再生治疗方面具有巨大的潜力。EPC 迁移到损伤组织中，并参与血管新生、损伤内皮的再生，提供细胞分化为成熟的血管内皮细胞，并分泌促血管生成生长因子[139]。EPC 归巢到损伤部位的过程受到高度调控，从 BM 原位分离开始，然后迁移到血管中，并通过循环最终到达归巢部位。EPC 与受损的内皮单层细胞相互作用的方式类似于白细胞与活化的内皮细胞相互作用的方式。有趣的是，粘连分子，如 P- 选择素、E- 选择素和 β2 整合素已被确定为 EPC 归巢的关键调控因子[139]。研究人员发现，在成年小鼠中系统性给予 UCB 来源的 EPC 可显著保护小鼠免受缺氧 / 缺血性脑损伤，减少梗死体积，减少中性粒细胞浸润，增加局部血流量[145]。有趣的是，该研究还报道了循环 EPC 水平与脑梗死呈负相关，但与缺血后脑低灌注区局部血流呈正相关[145]，提示内皮祖细胞可能是脑功能血管系统的预测因子。在另一项研究中，作者报道较高的 EPC 水平表明急性病变、最终病变和损伤发展的体积较小，可能作为急性期脑卒中严重程度的标记物[146]。越来越多的人怀疑大脑和血液系统反应之间的交叉应答在脑卒中中起着关键作用。人们发现反应性星形胶质细胞可以释放一种损伤相关的分子模式分子，称为高迁移率组蛋白 1（high-mobility group box 1，HMGB1），促进脑卒中恢复过程中 EPC 介导的神经血管重构。在小鼠局灶性脑缺血模型中，梗死周围皮质的反应性星形胶质细胞在脑卒中后 14 天时上调 HMGB1，同时伴随内源性 EPC 的增加[147]。

最近的研究表明，来自人 UCB 的 AC133[+] 干细胞 / 祖细胞可以改善脑卒中模型结构和功能的恢复[140, 148, 149]。该研究探讨了人 UCB AC133[+]EPC 对大脑中动脉闭塞大鼠模型脑卒中发生和消退的影响。结果发现移植细胞在脑卒中发生大脑半球蓄积，并显示脑卒中体积明显以更快的速度减少，展现了其在组织损伤程度、再生和脑卒中消退时间上均有治疗作用[148]。给予人 UCB 来源的细胞可显著降低心室体积，改善脑血流，组织学上 vWF 和突触素的表达增强[149]。在小鼠模型中，EPC 通过 SDF-1 介导的信号通路保护脑缺血损伤，保护大脑针对缺血性损伤促进神经血管修复，改善远期神经行为预后[150]。这些研究表明，EPC 具有巨大的再生潜力，如果使用得当，UCB 来源的 EPC 可广泛用于脑损伤和脑卒中。然而，这些发现来源于动物模型，临床试验一直没有令人鼓舞的结果。这些差异限制了 EPC 从实验室到临床的转化[151]。

（三）AC133[+]EPC 促进新生血管形成的机制

AC133[+] 细胞中调控血管再生的基因表达也较高。包括我们在内的前期研究已经揭示了 EPC 向损伤区迁移的机制。从 BM 中招募 EPC 是由血液中 VEGF、成纤维细胞生长因子（fibroblast growth factor，FGF）、SDF-1α、GM-CSF、骨桥蛋白等因子水平升高启动的，这些因子可能是由变性或损伤区域分泌而来[150, 152-155]。众所周知，EPC 表达上述分泌因子的受体。例如，SDF-1 是由于 EPC 细胞膜上有大量 CXCR4 受体的表达，从而对 EPC 迁移起趋化作用[155]。此外，EPC 还可以被炎症细胞因子 RANTES 所吸引[128, 156]。研究发现，可作为自分泌和旁分泌调节因子的 CYP4A/F-20-HETE 系统表达在人 UCB 来源的 EPC 中[157]。小鼠大脑缺血后 HMGB1 水平的上升可通过调节外周血 EPC 旁分泌功能而促进外源性人外周血 EPC 介导的脑卒中恢复[158]。这些因子激活 BM 微环境从休眠状态转变为促血管生成状态，该过程涉及 MMP-9 的激活，释放 BM 基质细胞的膜结合 c-Kit（CD117）配体。c-Kit 配体转化成可溶性形式刺激 c-Kit 阳性 EPC，从 BM 基质原生位迁移到 BM 血管区并转运到循环中[159]。缺血血管疾病中的组织缺氧被认为是这种旁分泌机制的中心，这种缺血效应被证明是由循环中显著增加的 VEGF 和 SDF-1α 介导的[160]。VEGF 和 SDF-1α 的表达通过组织缺氧产生的低氧诱导因子 1α 的表达和（或）激活而上调[160]。除了其循环水平的增加，VEGF 和 SDF-1α 在缺氧组织本身的局部表达也增加，进而刺激祖细胞招募到缺氧部位。我们前期的研究结果还表明，EPC 归巢进入新生血管与 HIF-1α 诱导的 SDF-1α 表达有关[152]。最近的研究也证实了 VEGF 和 SDF-1α 表达在转录和功能 / 效应水平上的相关性。VEGF 可上调 SDF-1α 和 CXCR-4。此外，在没有 VEGF 信号并发的情况下，可以证明两种细胞因子之间可能存在协同效应；SDF-1 不足以招募 EPC 到疾病部位[161]。此外，调节生理性血管生成的因素也可在 EPC 招募和动员中发挥作用[128]。

另有研究探讨了脑卒中的位置归巢 EPC 分泌的分子表达和细胞 – 细胞相互作用产物。作者研究了脑卒中后新生血管恢复中的细胞与细胞相互作用。研究发现，HMGB1 和 β2 整合素信号通路在脑卒中脑组织内皮细胞和 EPC 之间的相互作用中起重要作用，这些相互作用是由反应性星形胶质细胞控制的[162]。近年来，在出血性和缺血性脑卒中患者中发现 EPC 和内皮细胞升高。出血患者血浆中 VEGF、SDF-1、肝细胞生长因子（hepatocyte growth factor，HGF）和内皮素 –1（endothelin-1，ET-1）水平升高。缺血性脑卒中患者外周血细胞中 ET-1 mRNA 表达增加。出血性脑卒中患者的 EPC 或内皮细胞与 ET-1 蛋白或 mRNA 水平存在显著相关性，而缺血性脑卒中患者的 EPC 或 EC 与 ET-1 蛋白或 mRNA 水平无显著相关性。这些结果提示 ET-1 可能在脑卒中的病理生理及随后的 EPC 动员中发挥作用[163]。在其他涉及早期缺血性脑卒中患者的研究中，高 ICAM-1 与低 CD133+CD34+ EPC 亚群相关。这表明神经炎症的生物标志物可预测缺血早期组织损伤和脑卒中严重程度[140]。最近发现，EPC 分泌的 VEGF、bFGF 和 PDGF-BB 因子可增强小鼠脑缺血后的神经修复反应[164]。这表明，在未来的脑卒中治疗策略中，使用 EPC 分泌因子可能成为一种安全有效的不含细胞的选择。脑卒中患者长出的内皮细胞（outgrowth EC，OEC）存在较高的促血管再生因子水平，如早期阶段的 CCL-2、ID-3、IGF-1、MMP-9、TGFBR-1、TNFAIP-2、TNF 和 TGFB-1，当成熟的 OEC 变得更接近成熟的微血管内皮细胞时，这些因子即会减少[165]。综上，上述研究描述了 EPC 的分泌反应及其归巢位点的微环境。然而，非侵入性成像方法可以定位受损区域内的 EPC 和 HSC，从而进一步了解将这些细胞纳入新血管所需的细胞外成分和基质成分。

（四）CD34+/AC133+ 内皮祖细胞的示踪

到目前为止，大量的数据表明 EPC 参与了新生血管的形成过程。因此，现在需要在体内疾病模型监测新生血管的形成过程，了解 EPC 的参与情况。发展以细胞为基础的脑卒中治疗方法的一个主要挑战是将最佳数量的细胞（治疗剂量）输送到病变部位。此外，hUCB 来源的 EPC 具有作为治疗和成像探针的潜在用途[134]。研究报道，使用 100μg/ml Ferumoxides 和 3μg/ml 鱼精蛋白硫酸盐的短时培养新技术可在细胞 MRI 中有效标记细胞[119]。2013 年，Varma 等通过基于 ^{111}In-oxine 的 SPECT 监测，评估了系统注射标记人 UCB 来源的 EPC 在动物模型中的体内动态分布[166]。磁性标记的脐带血 EPC 可以在体外扩增和冷冻保存，以供将来作为 MRI 探针用于监测向新生血管位置的迁移和整合。由于分子和细胞成像在测定各种药物和靶向药物的生物利用度和有效性方面是必不可少的，因此在此类研究中使用 UCB 细胞更为有效[167]。

有一种观点认为，宿主巨噬细胞在归巢并整合入目标组织后，会吞噬铁标记的死亡细胞，这些巨噬细胞与死亡细胞一起在 MRI 上产生误导性的低信号强度，或者在 PB 染色上显示铁阳性细胞。在本报道和随后的出版物中，Arbab 等表明宿主巨噬细胞（小鼠）在 PB 染色中没有显示任何铁信号[129, 152]。此外，铁标记的 EPC 也作为组织学标记物，易被 PB 检测到。令人惊讶的是，即使是局部植入磁标记的 EPC，宿主巨噬细胞并没有显示出任何铁阳性信号。

在下面的章节中，我们将讨论利用 EPC 作为 MRI 探针的脑卒中研究。MRI 被用来监测脑卒中发生后 1 天、7 天和 14 天的发展和转归，以及磁标记 EPC 的迁移和定位[148]。在 MCAo 手术后的第 7 天和第 14 天，所有动物的 T_2 加权图像检测到缺血性病变，显示为明确的信号高强度区域（图 12-1A）[148]。接受人 UCB AC133+ EPC 的动物，磁化加权成像（susceptibility-weighted imaging，SWI）可显示由 FePro 标记的移植细胞积累导致的低信号区域（图 12-1B）[148]。相应的组织切片 PB 染色证实了给予 FePro 标记细胞的存在，这些细胞主要聚集在脑卒中病变的缺血边界内（ischemic boundary，IB）（图 12-1C、D 和 F）[148]。在大而薄的血管壁内及其周围检测到一些细胞，这表明再生的血管（图 12-1D 和 F）。与预期的一样，在对照动物的对侧大脑半球中，PB 染色没有检测到任何细胞（图 12-1E）[148]。随后，用 FITC 标记的番茄凝集素（血管内皮基膜）染色的脑卒中组织切片

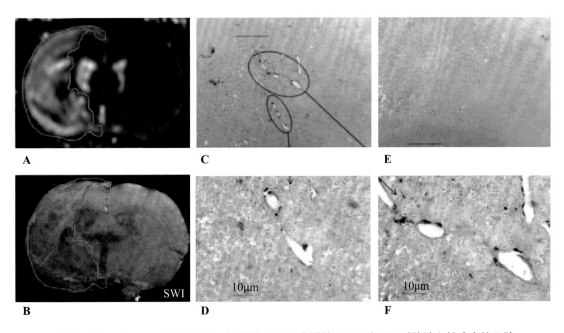

▲ 图 12-1 **ferumoxide 和 FePro 标记的 hUCB 来源的 AC133+EPC 对脑缺血性病变的示踪**

FePro 标记的 hUCB AC133+ EPC 静脉注射给药 24h 前使大鼠大脑中动脉闭塞。细胞疗法 14 天后，磁共振成像识别出脑卒中病变部位，并证明病变组织内存在给药细胞。A. MRI T_2 像显示脑卒中区域为高信号（白色）区域，以红色为边界。B. SWI 序列成像显示与 A 相同层面中的红色界限内，脑卒中损伤半球中 FePro 标记细胞的聚集。图 C、图 D、图 F 中 3, 3 - 二氨基联苯胺增强的普鲁士蓝染色证实 FePro 标记细胞的聚集主要在缺血边界、大而薄的血管内或周围。E. 在对照动物的大脑中没有检测到细胞。图 C 和图 E 为放大 10 倍的图像，图 D 和图 F 为放大 40 倍的图像

显示在同侧大脑半球内存在大而薄的血管。进而，我们注意到移植细胞和 DiI 标记细胞的聚集要么与凝集素共定位，要么在凝集素阳性区域附近[148]。

此外，MRI 还被用于评估脑卒中病变随时间的变化情况。在亚急性期（MCAo 后 24h），MRI 上观察到的实验组和对照组的明亮区域被确定为缺血性病变。由 T_2 加权图像构建的 T_2 图用于测量不同时间点的脑卒中体积变化（图 12-2A）。病程 15 天后，脑卒中影响的区域缩小，定量分析表明，与对照组相比，接受细胞疗法的动物收缩率更高。在对照组中，脑卒中体积在第 7 天减少 43%，而在接受细胞的动物中，这种减少是在 MCAo 后第 1 天即达到原始体积的 34%。统计分析显示，到第 7 天，与对照组相比，接受细胞疗法的动物中，脑卒中影响区体积下降的速度显著高于对照组（$P < 0.05$）。而在 MCAo 后第 14 天，对照组与实验组动物的差异不显著（图 12-2B）。对接受人 UCB AC133$^+$ EPC 的动物组织切片分析显示，缺血核心和 IB 中 vWF 呈强阳性，在同侧 SVZ 内也观察到较强的巢蛋白活性。有趣的是，SVZ 内与脑室壁相邻的同侧脑实质显示巢蛋白阳性细胞延伸至 IB 和 IC，给人一种细胞向缺血病变迁移的印象[148]。

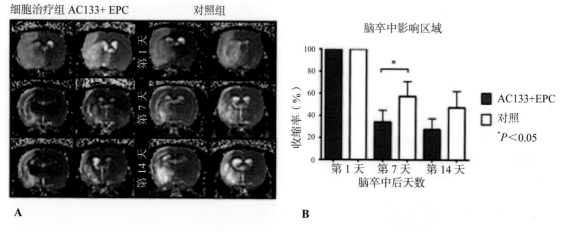

▲ 图 12-2 不同时间脑卒中体积的变化：磁共振成像分析

由 T_2 加权图像构建的 T_2 像在细胞治疗和对照动物大脑中动脉闭塞后的第 1 天、第 7 天和第 14 天，显示脑卒中病变为高信号区域。A. 每组（细胞处理组和对照组）2 只代表性动物的磁共振成像 T_2 加权图像。B. T_2 像的定量分析显示，在 15 天的过程中，与对照组相比，接受 ferumoxide 和鱼精蛋白硫酸盐标记的人脐带血 AC133 EPC 的动物，脑卒中影响区域的收缩率明显更高。图中显示 mean SD，$*P < 0.05$

最近，我们小组还报道了 EPC 作为基因载体和 MRI 探针靶向新生血管的研究[168]。本研究的目的是确定：① IV 注射基因转化 CB 来源 EPC 可以携带 hNIS 和表达转基因产物；②注射后 EPC 的聚集可以通过体内磁共振成像示踪，hNIS 的表达可在体内给予 ^{99m}Tc 后，由 SPECT 测定。该研究首次报道了 CB 来源携带 hNIS 基因的 EPC 的使用，并分别通过体内 MRI 和 SPECT 研究来检测基因产物的迁移和表达。这些内皮祖细胞被用作基因载体和成像探针。EPC 可用于将治疗基因传递到病变部位。我们实验室正在进行使用 EPC 将治疗基因携带到不同病变的新生血管部位的研究工作。最终目的是开发 EPC 作为治疗药物，以增强脑损伤和脑卒中的新生血管性治疗。我们还将转基因 EPC 应用于脑卒中模型中，并通过 SPECT 示踪其聚集情况（图 12-3）。综上所述，EPC 可以从外周血、BM 和 CB 有效分离。利用我们小组开发的成熟培养技术，可将分离的 EPC 繁殖许多倍，然后通过体外操作，使其携带对比剂或报告基因。在全身给药后，EPC 可以通过不同的成像模式对脑损伤和脑卒中后活跃的血管再生 / 血管生成部位进行示踪。

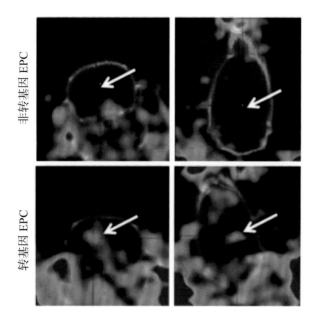

◀ 图 12-3　**SPECT 图像示踪静脉注射 EPC 和转基因表达**

用携带 *hNIS* 基因的转基因 EPC 或对照 EPC 注射脑卒中大鼠。与接受非转基因 EPC 的脑卒中大鼠相比，接受携带 *hNIS* 基因的转基因 EPC 的动物在脑卒中区域表现出更高的 ^{99m}Tc 活性（箭）

五、神经前体细胞 / 干细胞的示踪

由于 NSC 或 NPC 有发展成所需神经细胞的倾向，因此成为证据最多的用于脑修复的成人来源的干细胞类型。在成年啮齿类动物大脑中，NPC 位于 SVZ、齿状回亚颗粒区和脊髓室管膜下区，与内皮细胞相邻[169]。这些区域在受伤或脑卒中后会被激活；然而，仅靠这种激活还不足以引起完整的功能修复[170]。有趣的是，来源于人类胎儿大脑 NPC 也被用于治疗实验性脑卒中的啮齿动物[171]。关于 NPC 作为脑卒中再生药物作用的首次证据来自将同种胚胎脑皮质组织移植到大鼠缺氧脑区的发现[172]。这些含有 NSC 的移植细胞与邻近神经元建立了稳定的形态学连接，并改善了电生理性能[173]。除了改善脑卒中的结构和功能行为外，通过 MRI 观察到 NPC 治疗后脑卒中大鼠的白质进行了重组。与 IC 区相比，在脑卒中后缺血恢复区的脑白质重组与各向异性分数增加同时发生[174]。与其他基于细胞的治疗方法相似，NPC 给药途径在脑卒中研究和治疗模式中也很关键。动脉内给予 NPC 死亡率高（IA：41%；IC：17%；IV：8%），使人们非常担心使用这种给药方式。然而，与 IC 或 IV 给药相比，IA 给药后迁移明显增加，分布更广泛，靶向脑区中移植的 NPC 数量更多[175]。

一些研究已经报道了 NPC 与神经再生相关的分子机制。例如，Liu 等证实通过 Shh 信号通路，miR17-92 簇表达上调，从而在调节 NPC 功能中发挥重要作用[176]。该研究组还报道在分析脑卒中患者 SVZ 后发现 miR-124a 通过 Notch 信号通路调控 NPC 的增殖[177]。在该研究中，转染 miR-124a 的 NPC 显著降低了前体细胞的增殖，刺激了神经细胞向神经母细胞的分化，增加了 Doublecortin 阳性细胞的数量[177]。通过 siRNA 来阻断 Notch 通路或一种 γ 分泌酶抑制剂显著减少脑卒中诱导的细胞增殖中 Notch、NICD 和 Hes-1 的表达，人们发现了 Notch 通路的作用[178]。有趣的是，人 CD133 来源的多能基质细胞分泌的 SDF-1α 可通过 CXCR7 促进 NPC 的存活[179]。

在脑卒中和创伤性脑损伤模型中使用不同氧化铁纳米颗粒标记的 NPC，通过细胞 MRI 检测 NPC 在病灶中的迁移和融合[180-182]。Chopp 博士的小组通过 MRI 证明了在给药后 NPC 在脑卒中部位的时间和空间迁移[181]。IC 给药 48h 内，标记的细胞以 65μm/h 速度迁移至病变部位。

六、结论

由于缺血、损伤和脑卒中，大脑具有高度的可塑性。内源性血管再生、神经再生和突触再生只能提供部分功能恢复。与其他经典疗法相比，细胞疗法提供了修复受损大脑的潜在治疗方式。涉及实验模型的脑卒中研究已经显示出干细胞迁移到病灶、存活和改善分化的证据。脑损伤后，由于 EPC 和 NPC 都可诱导血管再生和神经再生，从而均与显著改善行为预后相关。EPC 和 NPC 的作用涉及包括恢复过程中营养因子的分泌、免疫调节和抗炎作用等多种机制。与此同时，最近细胞成像和分子成像的发展，如 MRI，为监测这些基于细胞疗法前后、受损 / 恢复期大脑的变化提供了一种非侵入性的方法。所有这些都为脑卒中后通过特定的给药途径、主要利用 EPC 和 NPC 来设计临床试验提供了清晰的思路。

参考文献

[1] Yi BR, Kim SU, Choi KC. Development and application of neural stem cells for treating various human neurological diseases in animal models. Lab Anim Res. 2013;29(3):131–7.

[2] Canazza A, et al. Experimental models of brain ischemia: a review of techniques, magnetic resonance imaging, and investigational cell-based therapies. Front Neurol. 2014;5:19.

[3] Kalladka D, Muir KW. Brain repair: cell therapy in stroke. Stem Cells Cloning. 2014;7:31–44.

[4] Sanberg PR, et al. Advantages and challenges of alternative sources of adult-derived stem cells for brain repair in stroke. Prog Brain Res. 2012;201:99–117.

[5] Liu X, et al. Cell based therapies for ischemic stroke: from basic science to bedside. Prog Neurobiol. 2014;115:92–115.

[6] Brazelton TR, Blau HM. Optimizing techniques for tracking transplanted stem cells in vivo. Stem Cells. 2005;23(9):1251–65.

[7] Blits B, et al. Lentiviral vector-mediated transduction of neural progenitor cells before implantation into injured spinal cord and brain to detect their migration, deliver neurotrophic factors and repair tissue. Restor Neurol Neurosci. 2005;23(5–6):313–24.

[8] Tanaka M, et al. In vivo visualization of cardiac allograft rejection and trafficking passenger leukocytes using bioluminescence imaging. Circulation. 2005;112 Suppl 9:I105–10.

[9] Paulmurugan R, Gambhir SS. Novel fusion protein approach for efficient high-throughput screening of small molecule-mediating protein-protein interactions in cells and living animals. Cancer Res. 2005;65(16):7413–20.

[10] Paulmurugan R, Gambhir SS. Firefly luciferase enzyme fragment complementation for imaging in cells and living animals. Anal Chem. 2005;77(5):1295–302.

[11] Bruchez MP. Turning all the lights on: quantum dots in cellular assays. Curr Opin Chem Biol. 2005;9(5):533–7.

[12] Akerman ME, et al. Nanocrystal targeting in vivo. Proc Natl Acad Sci U S A. 2002;99(20):12617–21.

[13] Michalet X, et al. Quantum dots for live cells, in vivo imaging, and diagnostics. Science. 2005;307(5709):538–44.

[14] Potapova IA, et al. Mesenchymal stem cells support migration, extracellular matrix invasion, proliferation, and survival of endothelial cells in vitro. Stem Cells. 2007;25(7):1761–8.

[15] Rosen AB, et al. Finding fluorescent needles in the cardiac haystack: tracking human mesenchymal stem cells labeled with quantum dots for quantitative in vivo three-dimensional fluorescence analysis. Stem Cells. 2007;25(8):2128–38.

[16] Dingli D, et al. Combined I-124 positron emission tomography/computed tomography imaging of NIS gene expression in animal models of stably transfected and intravenously transfected tumor. Mol Imaging Biol. 2006;8(1):16–23.

[17] Kim DE, et al. Near-infrared fluorescent imaging of cerebral thrombi and blood-brain barrier disruption in a mouse model of cerebral venous sinus thrombosis. J Cereb Blood Flow Metab. 2005;25(2):226–33.

[18] Chung JK. Sodium iodidesymporter: its role in nuclear medicine. J Nucl Med. 2002;43(9):1188–200.

[19] Yaghoubi SS, et al. Imaging progress of herpes simplex virus type 1 thymidine kinase suicide gene therapy in living subjects with positron emission tomography. Cancer Gene Ther. 2005;12(3):329–39.

[20] Buursma AR, et al. 18F-FEAU as a radiotracer for herpes simplex virus thymidine kinase gene expression: in-vitro

comparison with other PET tracers. Nucl Med Commun. 2006;27(1):25–30.

[21] Hustinx R, et al. Imaging in vivo herpes simplex virus thymidine kinase gene transfer to tumour-bearing rodents using positron emission tomography and. Eur J Nucl Med. 2001;28(1):5–12.

[22] Cao F, et al. In vivo visualization of embryonic stem cell survival, proliferation, and migration after cardiac delivery. Circulation. 2006;113(7):1005–14.

[23] Zhang H, et al. Synthesis and evaluation of bombesin derivatives on the basis of pan-bombesin peptides labeled with indium-111, lutetium-177, and yttrium-90 for targeting bombesin receptor-expressing tumors. Cancer Res. 2004;64(18):6707–15.

[24] Love C, et al. Diagnosing infection in the failed joint replacement: a comparison of coincidence detection 18F-FDG and 111In-labeled leukocyte/99mTc-sulfur colloid marrow imaging. J Nucl Med. 2004;45(11):1864–71.

[25] Botti C, et al. Comparison of three different methods for radiolabelling human activated T lymphocytes. Eur J Nucl Med. 1997;24(5):497–504.

[26] Read EJ, et al. In vivo traffic of indium-111–oxine labeled human lymphocytes collected by automated apheresis. J Nucl Med. 1990;31(6):999–1006.

[27] Griffith KD, et al. In vivo distribution of adoptively transferred indium-111–labeled tumor infiltrating lymphocytes and peripheral blood lymphocytes in patients with metastatic melanoma. J Natl Cancer Inst. 1989;81(22):1709–17.

[28] Fisher B, et al. Tumor localization of adoptively transferred indium-111 labeled tumor infiltrating lymphocytes in patients with metastatic melanoma. J Clin Oncol. 1989;7(2):250–61.

[29] Adonai N, et al. Ex vivo cell labeling with 64Cu-pyruvaldehyde-bis(N4–methylthiosemicarbazone) for imaging cell trafficking in mice with positron-emission tomography. Proc Natl Acad Sci U S A. 2002;99(5):3030–5.

[30] Hofmann M, et al. Monitoring of bone marrow cell homing into the infarcted human myocardium. Circulation. 2005;111(17):2198–202.

[31] Frank JA, et al. Magnetic intracellular labeling of mammalian cells by combining (FDA-approved) superparamagnetic iron oxide MR contrast agents and commonly used transfection agents. Acad Radiol. 2002;9 Suppl 2:S484–7.

[32] Frank JA, et al. Clinically applicable labeling of mammalian and stem cells by combining superparamagnetic iron oxides and transfection agents. Radiology. 2003;228(2):480–7.

[33] Arbab AS, et al. Efficient magnetic cell labeling with protamine sulfate complexed to ferumoxides for cellular MRI. Blood. 2004;104(4):1217–23.

[34] Arbab AS, et al. Characterization of biophysical and metabolic properties of cells labeled with superparamagnetic iron oxide nanoparticles and transfection agent for cellular MR imaging. Radiology. 2003;229(3):838–46.

[35] Modo M, Hoehn M, Bulte JW. Cellular MR imaging. Mol Imaging. 2005;4(3):143–64.

[36] Bulte JW, et al. Preparation of magnetically labeled cells for cell tracking by magnetic resonance imaging. Methods Enzymol. 2004;386:275–99.

[37] Bulte JW, Kraitchman DL. Iron oxide MR contrast agents for molecular and cellular imaging. NMR Biomed. 2004;17(7):484–99.

[38] Arbab AS, et al. Intracytoplasmic tagging of cells with ferumoxides and transfection agent for cellular magnetic resonance imaging after cell transplantation: methods and techniques. Transplantation. 2003;76(7):1123–30.

[39] Arbab AS, et al. In vivo trafficking and targeted delivery of magnetically labeled stem cells. Hum Gene Ther. 2004;15(4):351–60.

[40] Kircher MF, et al. A multimodal nanoparticle for preoperative magnetic resonance imaging and intraoperative optical brain tumor delineation. Cancer Res. 2003;63(23):8122–5.

[41] Moore A, et al. Tracking the recruitment of diabetogenic CD8 + T-cells to the pancreas in real time. Diabetes. 2004;53(6):1459–66.

[42] Josephson L, et al. High-efficiency intracellular magnetic labeling with novel superparamagnetic- Tat peptide conjugates. Bioconjug Chem. 1999;10(2):186–91.

[43] Walczak P, et al. Instant MR labeling of stem cells using magnetoelectroporation. Magn Reson Med. 2005;54(4):769–74.

[44] Toyoda K, et al. Effective magnetic labeling of transplanted cells with HVJ-E for magnetic resonance imaging. Neuroreport. 2004;15(4):589–93.

[45] van den Bos EJ, et al. Improved efficacy of stem cell labeling for magnetic resonance imaging studies by the use of cationic liposomes. Cell Transplant. 2003;12(7):743–56.

[46] Shapiro EM, Skrtic S, Koretsky AP. Sizing it up: cellular MRI using micron-sized iron oxide particles. Magn Reson Med. 2005;53(2):329–38.

[47] Zheng H, et al. Novel potential neuroprotective agents with both iron chelating and amino acid-based derivatives targeting central nervous system neurons. Biochem Pharmacol. 2005;70(11):1642–52.

[48] Vuu K, et al. Gadolinium-rhodamine nanoparticles for cell labeling and tracking via magnetic resonance and optical imaging. Bioconjug Chem. 2005;16(4):995–9.

[49] Anderson SA, Lee KK, Frank JA. Gadolinium-fullerenol as a paramagnetic contrast agent for cellular imaging. Invest Radiol. 2006;41(3):332–8.

[50] Rudelius M, et al. Highly efficient paramagnetic labelling of embryonic and neuronal stem cells. Eur J Nucl Med Mol Imaging. 2003;30(7):1038–44.

[51] Aime S, et al. Targeting cells with MR imaging probes based on paramagnetic Gd(III) chelates. Curr Pharm Biotechnol. 2004;5(6):509–18.

[52] Aoki I, et al. Cell labeling for magnetic resonance imaging with the T1 agent manganese chloride. NMR Biomed. 2006;19(1):50–9.

[53] Crich SG, et al. Improved route for the visualization of stem cells labeled with a Gd-/Euchelate as dual (MRI and fluorescence) agent. Magn Reson Med. 2004;51(5):938–44.

[54] Crich SG, et al. Visualization through magnetic resonance imaging of DNA internalized following "in vivo" electroporation. Mol Imaging. 2005;4(1):7–17.

[55] Himmelreich U, et al. A responsive MRI contrast agent to monitor functional cell status. Neuroimage. 2006;32(3):1142–9.

[56] Giesel FL, et al. Gadofluorine m uptake in stem cells as a new magnetic resonance imaging tracking method: an in vitro and in vivo study. Invest Radiol. 2006;41(12):868–73.

[57] Modo M, et al. Tracking transplanted stem cell migration using bifunctional, contrast agentenhanced, magnetic resonance imaging. Neuroimage. 2002;17(2):803–11.

[58] Daldrup-Link HE, et al. Cell tracking with gadophrin-2: a bifunctional contrast agent for MR imaging, optical imaging, and fluorescence microscopy. Eur J Nucl Med Mol Imaging. 2004;31(9):1312–21.

[59] Su W, et al. Synthesis and cellular uptake of a MR contrast agent coupled to an antisense peptide nucleic acid-cell- penetrating peptide conjugate. Contrast Media Mol Imaging. 2007;2(1):42–9.

[60] Brekke C, et al. The in vitro effects of a bimodal contrast agent on cellular functions and relaxometry. NMR Biomed. 2007;20(2):77–89.

[61] Wolf GL, et al. Contrast agents for magnetic resonance imaging. Magn Reson Annu. 1985:231–66.

[62] Mendonca-Dias MH, Gaggelli E, Lauterbur PC. Paramagnetic contrast agents in nuclear magnetic resonance medical imaging. Semin Nucl Med. 1983;13(4):364–76.

[63] Na HB, et al. Development of a T1 contrast agent for magnetic resonance imaging using MnO nanoparticles. Angew Chem Int Ed Engl. 2007;46(28):5397–401.

[64] Odaka K, et al. In vivo tracking of transplanted mononuclear cells using manganese-enhanced magnetic resonance imaging

(MEMRI). PLoS ONE. 2011;6(10):e25487.

[65] Wang YX, Hussain SM, Krestin GP. Superparamagnetic iron oxide contrast agents: physicochemical characteristics and applications in MR imaging. Eur Radiol. 2001;11(11):2319–31.

[66] Jung CW. Surface properties of superparamagnetic iron oxide MR contrast agents: ferumoxides, ferumoxtran, ferumoxsil. Magn Reson Imaging. 1995;13(5):675–91.

[67] Hogemann D, et al. Improvement of MRI probes to allow efficient detection of gene expression. Bioconjug Chem. 2000;11(6):941–6.

[68] Yeh TC, et al. Intracellular labeling of T-cells with superparamagnetic contrast agents. Magn Reson Med. 1993;30(5):617–25.

[69] Bulte JW, et al. Magnetodendrimers allow endosomal magnetic labeling and in vivo tracking of stem cells. Nat Biotechnol. 2001;19(12):1141–7.

[70] Ittrich H, et al. Labeling of mesenchymal stem cells with different superparamagnetic particles of iron oxide and detectability with MRI at 3T. Rofo. 2005;177(8):1151–63.

[71] Mikhaylova M, Kim doK, Bobrysheva N, Osmolowsky M, Semenov V, Tsakalakos T, Muhammed M. Superparamagnetism of magnetite nanoparticles: dependence on surface modification. Langmuir. 2004;20(6):2472–7.

[72] Hawrylak N, et al. Nuclear magnetic resonance (NMR) imaging of iron oxide-labeled neural transplants. Exp Neurol. 1993;121(2):181–92.

[73] Yeh TC, et al. In vivo dynamic MRI tracking of rat T-cells labeled with superparamagnetic iron-oxide particles. Magn Reson Med. 1995;33(2):200–8.

[74] Shen TT, et al. Magnetically labeled secretin retains receptor affinity to pancreas acinar cells. Bioconjug Chem. 1996;7(3):311–6.

[75] Fleige G, et al. In vitro characterization of two different ultrasmall iron oxide particles for magnetic resonance cell tracking. Invest Radiol. 2002;37(9):482–8.

[76] Kaufman CL, et al. Superparamagnetic iron oxide particles transactivator protein-fluorescein isothiocyanate particle labeling for in vivo magnetic resonance imaging detection of cell migration: uptake and durability. Transplantation. 2003;76(7):1043–6.

[77] Koch AM, et al. Uptake and metabolism of a dual fluorochrome Tat-nanoparticle in HeLa cells. Bioconjug Chem. 2003;14(6):1115–21.

[78] Ho C, Hitchens TK. A non-invasive approach to detecting organ rejection by MRI: monitoring the accumulation of immune cells at the transplanted organ. Curr Pharm Biotechnol. 2004;5(6):551–66.

[79] Song H, Choi JS, Huh YM, Kim S, Jun YW, Suh JS, Cheon J. Surface modulation of magnetic nanocrystals in the development of highly effective magnetic resonance probes for intracellular labeling. J Am Chem Soc. 2005;127(28):9992–3.

[80] Schulze E, Ferrucci, Jr JT, Poss K, Lapointe L, Bogdanova A, Weissleder R. Cellular uptake and trafficking of a prototypical magnetic iron oxide label in vitro. Invest Radiol. 1995;30(10):604–10.

[81] Bulte JW, et al. Monitoring stem cell therapy in vivo using magnetodendrimers as a new class of cellular MR contrast agents. Academic Radiology. 2002;9 Suppl 2:S332–5.

[82] Smirnov P, et al. In vivo cellular imaging of magnetically labeled hybridomas in the spleen with a 1.5–T clinical MRI system. Magn Reson Med. 2004;52(1):73–9.

[83] Riviere C, et al. Iron oxide nanoparticle-labeled rat smooth muscle cells: cardiac MR imaging for cell graft monitoring and quantitation. Radiology. 2005;235(3):959–67.

[84] Brillet PY, et al. Evaluation of tumoral enhancement by superparamagnetic iron oxide particles: comparative studies with ferumoxtran and anionic iron oxide nanoparticles. Eur Radiol. 2005;15(7):1369–77.

[85] Wilhelm C, et al. Intracellular uptake of anionic superparamagnetic nanoparticles as a function of their surface coating. Biomaterials. 2003;24(6):1001–11.

[86] Jung CW, Jacobs P. Physical and chemical properties of superparamagnetic iron oxide MR contrast agents: ferumoxides, ferumoxtran, ferumoxsil. Magn Reson Imaging. 1995;13(5):661–74.

[87] Balakrishnan VS, et al. Physicochemical properties of ferumoxytol, a new intravenous iron preparation. Eur J Clin Invest. 2009;39(6):489–96.

[88] Schwenk MH. Ferumoxytol. a new intravenous iron preparation for the treatment of iron deficiency anemia in patients with chronic kidney disease. Pharmacotherapy. 2010;30(1):70–9.

[89] Thu MS, et al. Self-assembling nanocomplexes by combining ferumoxytol, heparin and protamine for cell tracking by magnetic resonance imaging. Nat Med. 2012;18(3):463–7.

[90] Gutova M, et al. Magnetic resonance imaging tracking of ferumoxytol-labeled human neural stem cells: studies leading to clinical use. Stem Cells Transl Med. 2013;2(10):766–75.

[91] Kalish H, et al. Combination of transfection agents and magnetic resonance contrast agents for cellular imaging: relationship between relaxivities, electrostatic forces, and chemical composition. Magn Reson Med. 2003;50(2):275–82.

[92] Taupitz M, Schmitz S, Hamm B. Superparamagnetic iron oxide particles: current state and future development. Rofo. 2003;175(6):752–65.

[93] Sato N, et al. Pharmacokinetics and enhancement patterns of macromolecular MR contrast agents with various sizes of polyamidoamine dendrimer cores. Magn Reson Med. 2001;46(6):1169–73.

[94] Yan GP, et al. Synthesis and evaluation of gadolinium complexes based on PAMAM as MRI contrast agents. J Pharm Pharmacol. 2005;57(3):351–7.

[95] Bryant LH Jr, et al. Synthesis and relaxometry of high-generation (G = 5, 7, 9, and 10) PAMAM dendrimer-DOTA-gadolinium chelates. J Magn Reson Imaging. 1999;9(2):348– 52.

[96] Kobayashi H, et al. Macromolecular MRI contrast agents with small dendrimers: pharmacokinetic differences between sizes and cores. Bioconjug Chem. 2003;14(2):388–94.

[97] Dodd CH, et al. Normal T-cell response and in vivo magnetic resonance imaging of T cells loaded with HIV transactivator-peptide-derived superparamagnetic nanoparticles. J Immunol Methods. 2001;256(1–2):89–105.

[98] Moore A, et al. MRI of insulitis in autoimmune diabetes. Magn Reson Med. 2002;47(4):751– 8.

[99] Kircher MF, et al. In vivo high resolution three-dimensional imaging of antigen-specific cytotoxic T-lymphocyte trafficking to tumors. Cancer Res. 2003;63(20):6838–46.

[100] Josephson L, et al. Near-infrared fluorescent nanoparticles as combined MR/optical imaging probes. Bioconjug Chem. 2002;13(3):554–60.

[101] Moore A, et al. Human transferrin receptor gene as a marker gene for MR imaging. Radiology. 2001;221:244–250.

[102] Moore A, et al. Measuring transferrin receptor gene expression by NMR imaging. Biochim Biophys Acta. 1998;1402(3):239–49.

[103] Bulte JW, et al. Neurotransplantation of magnetically labeled oligodendrocyte progenitors: magnetic resonance tracking of cell migration and myelination. Proc Natl Acad Sci U S A. 1999;96(26):15256–61.

[104] Bulte JW, et al. Specific MR imaging of human lymphocytes by monoclonal antibodyguided dextran-magnetite particles. Magn Reson Med. 1992;25(1):148–57.

[105] Ahrens ET, et al. Receptor-mediated endocytosis of iron-oxide particles provides efficient labeling of dendritic cells for in vivo MR imaging. Magn Reson Med. 2003;49(6):1006–13.

[106] Berry CC, et al. The influence of transferrin stabilised magnetic nanoparticles on human dermal fibroblasts in culture. Int J

Pharm. 2004;269(1):211–25.

[107] Miyoshi S, Flexman JA, Cross DJ, Maravilla KR, Kim Y, Anzai Y, Oshima J, Minoshima S. Transfection of neuroprogenitor cells with iron nanoparticles for magnetic resonance imaging tracking: cell viability, differentiation, and intracellular localization. Mol Imaging Biol. 2005;7(4):1–10.

[108] Song Y, et al. Magnetic resonance imaging using hemagglutinating virus of Japan-envelope vector successfully detects localization of intra-cardially administered microglia in normal mouse brain. Neurosci Lett. 2006;395(1):42–5.

[109] Hinds KA, et al. Highly efficient endosomal labeling of progenitor and stem cells with large magnetic particles allows magnetic resonance imaging of single cells. Blood. 2003;102(3):867–72.

[110] Hill JM, et al. Serial cardiac magnetic resonance imaging of injected mesenchymal stem cells. Circulation. 2003;108(8):1009–14.

[111] Wu YL, et al. In situ labeling of immune cells with iron oxide particles: an approach to detect organ rejection by cellular MRI. Proc Natl Acad Sci U S A. 2006;103(6):1852–7.

[112] Suzuki Y, et al. In vitro comparison of the biological effects of three transfection methods for magnetically labeling mouse embryonic stem cells with ferumoxides. Magn Reson Med. 2007;57(6):1173–9.

[113] Neri M, et al. Efficient in vitro labeling of human neural precursor cells with superparamagnetic iron oxide particles: relevance for in vivo cell tracking. Stem Cells. 2007;26(2):505–16.

[114] Montet-Abou K, et al. Transfection agent induced nanoparticle cell loading. Mol Imaging. 2005;4(3):165–71.

[115] Reynolds F, Weissleder R, Josephson L. Protamine as an efficient membrane-translocating peptide. Bioconjug Chem. 2005;16(5):1240–5.

[116] Wu YJ, et al. In vivo leukocyte labeling with intravenous ferumoxides/protamine sulfate complex and in vitro characterization for cellular magnetic resonance imaging. Am J Physiol Cell Physiol. 2007;293(5):C1698–708.

[117] Arbab AS, et al. Labeling of cells with ferumoxides-protamine sulfate complexes does not inhibit function or differentiation capacity of hematopoietic or mesenchymal stem cells. NMR Biomed. 2005;18(8):553–9.

[118] Guzman R, et al. Long-term monitoring of transplanted human neural stem cells in developmental and pathological contexts with MRI. Proc Natl Acad Sci U S A. 2007;104(24):10211–6.

[119] Janic B, et al. Optimization and validation of FePro cell labeling method. PLoS ONE. 2009;4(6):e5873.

[120] Pawelczyk E, et al. Expression of transferrin receptor and ferritin following ferumoxidesprotamine sulfate labeling of cells: implications for cellular magnetic resonance imaging. NMR Biomed. 2006;19(5):581–92.

[121] Arbab AS, et al. A model of lysosomal metabolism of dextran coated superparamagnetic iron oxide (SPIO) nanoparticles: implications for cellular magnetic resonance imaging. NMR Biomed. 2005;18(6):383–9.

[122] Risau W, Flamme I. Vasculogenesis. Annu Rev Cell Dev Biol. 1995;11(1):73–91.

[123] Folkman J, Shing Y. Angiogenesis. J Biol Chem. 1992;267(16):10931–4.

[124] Ellis LM, et al. Overview of angiogenesis: biologic implications for antiangiogenic therapy. Semin Oncol. 2001; 28(5 Suppl 16):94–104.

[125] Zhang ZG, et al. Bone marrow-derived endothelial progenitor cells participate in cerebral neovascularization after focal cerebral ischemia in the adult mouse. Circ Res. 2002;90(3):284–8.

[126] Asahara T, et al. Isolation of putative progenitor endothelial cells for angiogenesis. Science. 1997;275(5302):964–7.

[127] Gehling UM, et al. In vitro differentiation of endothelial cells from AC133–positive progenitor cells. Blood. 2000;95(10):3106–12.

[128] Janic B, et al. Human cord blood-derived AC133 + progenitor cells preserve endothelial progenitor characteristics after long term in vitro expansion. PLoS ONE. 2010;5(2):e9173.

[129] Arbab AS, et al. Magnetic resonance imaging and confocal microscopy studies of magnetically labeled endothelial progenitor cells trafficking to sites of tumor angiogenesis. Stem Cells. 2006;24(3):671–8.

[130] Hladovec J. Circulating endothelial cells as a sign of vessel wall lesions. Physiol Bohemoslov. 1978;27(2):140–4.

[131] Peichev M, et al. Expression of VEGFR-2 and AC133 by circulating human CD34(+) cells identifies a population of functional endothelial precursors. Blood. 2000;95(3):952–8.

[132] Khakoo AY, Finkel T. Endothelial progenitor cells. Annu Rev Med. 2005;56:79–101.

[133] Ingram DA, et al. Identification of a novel hierarchy of endothelial progenitor cells using human peripheral and umbilical cord blood. Blood. 2004;104(9):2752–60.

[134] Janic B, Arbab AS. Cord blood endothelial progenitor cells as therapeutic and imaging probes. Imaging Med. 2012;4(4):477–90.

[135] Duda DG, et al. A protocol for phenotypic detection and enumeration of circulating endothelial cells and circulating progenitor cells in human blood. Nat Protoc. 2007;2(4):805–10.

[136] Castillo-Melendez M, et al. Stem cell therapy to protect and repair the developing brain: a review of mechanisms of action of cord blood and amnion epithelial derived cells. Front Neurosci. 2013;7:194.

[137] Patel SD, et al. Hematopoietic progenitor cells and restenosis after carotid endarterectomy. Stroke. 2012;43(6):1663–5.

[138] Hristov M, Weber C. Endothelial progenitor cells in vascular repair and remodeling. Pharmacol Res. 2008;58(2):148–51.

[139] Zampetaki A, Kirton JP, Xu Q. Vascular repair by endothelial progenitor cells. Cardiovasc Res. 2008;78(3):413–21.

[140] Bogoslovsky T, et al. Circulating CD133 + CD34 + progenitor cells inversely correlate with soluble ICAM-1 in early ischemic stroke patients. J Transl Med. 2011;9:145.

[141] Tsai NW, et al. The association between circulating endothelial progenitor cells and outcome in different subtypes of acute ischemic stroke. Clin Chim Acta. 2014;427:6–10.

[142] Marti-Fabregas J, et al. Endothelial progenitor cells in acute ischemic stroke. Brain Behav. 2013;3(6):649–55.

[143] Fan Y, et al. A modified culture medium increases blastocyst formation and the efficiency of human embryonic stem cell derivation from poor-quality embryos. J Reprod Dev. 2010;56(5):533–9.

[144] Red-Horse K, et al. Endothelium-microenvironment interactions in the developing embryo and in the adult. Dev Cell. 2007;12(2):181–94.

[145] Ohta T, et al. Administration of ex vivo-expanded bone marrow-derived endothelial progenitor cells attenuates focal cerebral ischemia-reperfusion injury in rats. Neurosurgery. 2006;59(3):679–86; (discussion 679–86).

[146] Bogoslovsky T, et al. Endothelial progenitor cells correlate with lesion volume and growth in acute stroke. Neurology. 2010;75(23):2059–62.

[147] Hayakawa K, et al. Astrocytic high-mobility group box 1 promotes endothelial progenitor cell-mediated neurovascular remodeling during stroke recovery. Proc Natl Acad Sci U S A. 2012;109(19):7505–10.

[148] Iskander A, et al. Intravenous administration of human umbilical cord blood-derived ac133 + endothelial progenitor cells in rat stroke model reduces infarct volume: magnetic resonance imaging and histological findings. Stem Cells Transl Med. 2013;2(9):703–14.

[149] Jiang Q, et al. MRI detects brain reorganization after human umbilical tissue-derived cells (hUTC) treatment of stroke in

rat. PLoS ONE. 2012;7(8):e42845.

[150] Fan Y, et al. Endothelial progenitor cell transplantation improves long-term stroke outcome in mice. Ann Neurol. 2010;67(4):488–97.

[151] Lu C, et al. EPCs in vascular repair: how can we clear the hurdles between bench and bedside? Front Biosci (Landmark Ed). 2014;19:34–48.

[152] Arbab AS, et al. Detection of migration of locally implanted AC133 + stem cells by cellular magnetic resonance imaging with histological findings. FASEB J. 2008;22(9):3234–46.

[153] Finney MR, et al. Umbilical cord blood-selected CD133 + cells exhibit vasculogenic functionality in vitro and in vivo. CytoTherapy. 2010;12(1):67–78.

[154] Kioi M, et al. Inhibition of vasculogenesis, but not angiogenesis, prevents the recurrence of glioblastoma after irradiation in mice. J Clin Invest. 2010;120(3):694–705.

[155] Shichinohe H, et al. Role of SDF-1/CXCR4 system in survival and migration of bone marrow stromal cells after transplantation into mice cerebral infarct. Brain Res. 2007;1183:138–47.

[156] Silverman MD, et al. Endothelial progenitor cell (EPC) recruitment in rheumatoid arthritis. FASEB J. 2007;21(5):A186–A6.

[157] Guo AM, et al. The cytochrome P450 4A/F-20-hydroxyeicosatetraenoic acid system: a regulator of endothelial precursor cells derived from human umbilical cord blood. J Pharmacol Exp Ther. 2011;338(2):421–9.

[158] Chen C, et al. Effect of HMGB1 on the paracrine action of EPC promotes post-ischemic neovascularization in mice. Stem Cells. 2014;32(10):2679–89.

[159] Heissig B, et al. Recruitment of stem and progenitor cells from the bone marrow niche requires MMP-9 mediated release of kit-ligand. Cell. 2002;109(5):625–37.

[160] Ceradini DJ, et al. Progenitor cell trafficking is regulated by hypoxic gradients through HIF-1 induction of SDF-1. Nat Med. 2004;10(8):858–64. Epub 2004 Jul 4.

[161] Kollet O, et al. Rapid and efficient homing of human CD34(+) CD38(–/low)CXCR4(+) stem and progenitor cells to the bone marrow and spleen of NOD/SCID and NOD/SCID/ B2m(null) mice. Blood. 2001;97(10):3283–91.

[162] Hayakawa K, et al. Reactive astrocytes promote adhesive interactions between brain endothelium and endothelial progenitor cells via HMGB1 and beta-2 integrin signaling. Stem Cell Res. 2014;12(2):531–8.

[163] Paczkowska E, et al. Increased circulating endothelial progenitor cells in patients with haemorrhagic and ischaemic stroke: the role of endothelin-1. J Neurol Sci. 2013;325(1–2):90–9.

[164] Rosell A, et al. Factors secreted by endothelial progenitor cells enhance neurorepair responses after cerebral ischemia in mice. PLoS ONE. 2013;8(9):e73244.

[165] Navarro-Sobrino M, et al. The angiogenic gene profile of circulating endothelial progenitor cells from ischemic stroke patients. Vasc Cell. 2013;5(1):3.

[166] Varma NR, et al. Differential biodistribution of intravenously administered endothelial progenitor and cytotoxic T-cells in

rat bearing orthotopic human glioma. BMC Med Imaging. 2013;13(1):17.

[167] Janic B, et al. MRI tracking of FePro labeled fresh and cryopreserved long term in vitro expanded human cord blood AC133 + endothelial progenitor cells in rat glioma. PLOS ONE. 2012;7(5):e37577.

[168] Varma NR, et al. Endothelial progenitor cells (EPCs) as gene carrier system for rat model of human glioma. PLoS ONE. 2012;7(1):e30310.

[169] Gotts JE, Chesselet MF. Vascular changes in the subventricular zone after distal cortical lesions. Exp Neurol. 2005;194(1):139–50.

[170] Nakayama D, et al. Injury-induced neural stem/progenitor cells in post-stroke human cerebral cortex. Eur J Neurosci. 2010;31(1):90–8.

[171] Borlongan CV, et al. Bone marrow grafts restore cerebral blood flow and blood brain barrier in stroke rats. Brain Res. 2004;1010(1–2):108–16.

[172] Polezhaev LV, Alexandrova MA. Transplantation of embryonic brain tissue into the brain of adult rats after hypoxic hypoxia. J Hirnforsch. 1984;25(1):99–106.

[173] Polezhaev LV, et al. Morphological, biochemical and physiological changes in brain nervous tissue of adult intact and hypoxia-subjected rats after transplantation of embryonic nervous tissue. J Hirnforsch. 1985;26(3):281–9.

[174] Jiang Q, et al. MRI detects white matter reorganization after neural progenitor cell treatment of stroke. Neuroimage. 2006;32(3):1080–9.

[175] Li L, et al. Transplantation of marrow stromal cells restores cerebral blood flow and reduces cerebral atrophy in rats with traumatic brain injury: in vivo MRI study. J Neurotrauma. 2011;28(4):535–45.

[176] Liu XS, et al. MicroRNA-17–92 cluster mediates the proliferation and survival of neural progenitor cells after stroke. J Biol Chem. 2013;288(18):12478–88.

[177] Liu XS, et al. MicroRNA profiling in subventricular zone after stroke: MiR-124a regulates proliferation of neural progenitor cells through Notch signaling pathway. PLOS ONE. 2011;6(8):e23461.

[178] Wang L, et al. The Notch pathway mediates expansion of a progenitor pool and neuronal differentiation in adult neural progenitor cells after stroke. Neuroscience. 2009;158(4):1356–63.

[179] Bakondi B, et al. SDF-1alpha secreted by human CD133–derived multipotent stromal cells promotes neural progenitor cell survival through CXCR7. Stem Cells Dev. 2011;20(6):1021–9.

[180] Zhu J, Zhou L, XingWu F. Tracking neural stem cells in patients with brain trauma. N Engl J Med. 2006;355(22):2376–8.

[181] Zhang ZG, et al. Magnetic resonance imaging and neurosphere therapy of stroke in rat. Ann Neurol. 2003;53(2):259–63.

[182] Zhang Z, et al. In vivo magnetic resonance imaging tracks adult neural progenitor cell targeting of brain tumor. Neuroimage. 2004;23(1):281–7.

第13章 生物材料在干细胞疗法治疗脑卒中的作用

Biomaterials Application in Stem Cell Therapies for Stroke

Pouria Moshayedi　S. Thomas Carmichael　著

卢敏南　赵浩然　习杨彦彬　译　　李晓莉　校

一、脑卒中：流行性、风险和病理生理学

（一）脑卒中流行病学和患病风险

脑卒中是导致永久性致残的主要原因之一[1]。目前，美国大约有 680 万人患有脑卒中疾病，如果能够提高相关急救设备的响应速度将使疾病的死亡率降低 13%。预计到 2030 年，美国脑卒中患病人数将增加至 1020 万人[1]。因此，脑卒中将发展成一种严重且发病率不断上升的医疗问题。

当前唯一可用于脑卒中治疗的方法是组织型纤溶酶原激活物（tissue plasminogen activator，t-PA），这在以往的治疗 4.5h 以内的缺血性脑卒中被证明是有效的。但即使在专业的脑卒中治疗中心，在如此短时间内患者得到完全治愈也是相对困难的，因此直到今天 t-PA 的治疗率仍然不到 10%[1]。此外，常用的抗凝血类药物在针对出血性脑卒中（占脑卒中病例 13%～15%）的效果不佳[2]。这就是为什么那些经 t-PA 治疗的患者当中同样会有不同程度的脑损伤存在的原因。据相关统计数据显示，只有 1/3 的脑卒中幸存者在出院时能基本摆脱后期附加治疗手段，达到最低限度的康复。其余的大多数患者因其致残程度较高，后期康复还要高度依赖于成熟的护理设备、家庭保健设施或他人的帮助[1]。这表明，很多脑卒中患者即便在疾病发生的初始阶段即时接受过有效的医疗手段治疗，但在这之后，仍将长期处于慢性残疾状态。

当脑卒中时大脑会启动一系列不完全且有限的保护恢复过程。大约有 50% 的患者在脑卒中后 6 个月内会出现偏瘫和认知功能障碍；有 1/3 的患者在无人协助的情况下不能自主行走；1/5 的患者会并发失语症[3]。而且，除了躯体功能损伤外，部分患者还会引发失明，其中 21% 的患者在发病后 3 个月出现失明症状[4]。每年，为应对急性和慢性脑卒中，全美直接用于医疗保健或间接医疗措施的费用为 365 亿美元[1]，因此，若能发现一种可以完全治愈脑卒中且预后良好的治疗方法，这将对患者的生活质量改善，以及减轻由此带来的沉重经济负担产生重要影响。

（二）脑卒中的病理生理学与自我修复机制

脑卒中最常见的病因是大脑的血液灌注量急剧减少，随后，一系列依赖能量供给的生命过程失效之后，就会导致细胞死亡，导致细胞死亡的因素包括：细胞膜两侧离子和水失衡、细胞膜去极化导致兴奋性神经递质释放、钙离子内流、氧自由基生成等，最终导致细胞膜分解[5]。当细胞死亡后，由局部小胶质细胞激活促炎细胞因子触发炎症反应，并动员血液中的中性粒细胞和巨噬细胞通过破损的血脑屏障迁移至病灶部位[6, 7]；炎症细胞通过分泌活性氧、促凋亡因子和消化酶促进周围组织继发性损伤，从而加重组织损伤，扩大梗死范围[8]。在某些特定情况下，基质中的金属蛋白酶 -9（matrix metalloprotein，MMP-9）的上调会破坏血脑屏障，继而导致缺血性梗死继发性出血转化，进一步损伤正在愈合的组织[8]。

大多数情况下，原发损伤后幸存下来脑卒中患者中，机体会针对其受损的功能产生一系列的自我修复过程，这种修复过程是由成人大脑潜在的可塑性修复作用力引起的[9]。这些代偿性反应主要发生在梗死组织周围区域，尤其是在脑梗死核心区附近并与之相连的区域[10]。自我修复过程涵盖了神经系统发育过程中的诸多因素，如神经干细胞 / 祖细胞（Neural stem progenitor cell，NSPC）的增殖和向脑卒中病灶周围脑组织的迁移[10, 11]。NSPC 通过调节各种生化过程以减轻损伤后的内源性炎症反应，保护脑组织免受进一步损伤[12, 13]。除此之外 NSPC 还通过分泌一些细胞因子、趋化因子和生长因子，为神经元和胶质细胞的生长提供营养支持[13, 14]。NSPC 分泌的这些活性因子有助于损伤部位肉芽组织生长并建立新的胶原纤维连接、突触重塑和血管的形成来促进脑卒中后病灶修复。NSPC 还可分化成神经元，用以重新建立新的神经回路[15, 16]，但这一功能似乎对后续的器官组织修复没有特别显著的作用。

患者脑卒中后的致残程度不一表明内源性修复机制对机体功能的恢复是有限的。因为这些修复过程已经较为完善并有利于一定程度功能恢复，最直接的治疗方法仍是强化体内内源性修复功能[10]。内源性修复过程主要通过促进内源性 NSPC 的增殖和迁移以便在梗死组织周围募集更多的炎性细胞参与到组织修复过程中来[17-21]。但是这种方法有其局限性，它依赖于刺激分子的渗透性、成人细胞对外界刺激的反应性，以及它们的迁移路径。因可直接将大量特征良好的细胞送入脑卒中病灶的中心，所以 NSPC 移植被认为是当前一种很有吸引力的选择。通过细胞移植的方法进行靶向治疗脑卒中这种局灶性疾病具有切实可行性。在进行了充分的研究后，有充分的依据支持将细胞疗法作为脑损伤后促进神经再生修复的一种全新治疗选择[13, 16, 22]。

二、脑卒中的干细胞疗法

临床前相关研究证实干细胞 / 祖细胞在诱导行为改善和组织修复等方面有很好的疗效[16, 23, 24]。真正的"干细胞"是一种可以在体内经过诱导分化产生任何组织细胞的一类细胞，以及具有同样多能性的子代干细胞。鉴于这个定义，针对脑卒中的"干细胞疗法"其实不是直接使用干细胞进行的，而是使用具有已更进一步分化的细胞以产生和补充更多下游细胞。现已有许多源于成人组织的干细胞，包括胚胎干细胞、多能干细胞和较多类型的祖细胞被应用于脑卒中的临床治疗领域。对干细胞进行简单分类，可以将其分为 NSPC 细胞和非 NSPC 细胞。这些细胞来源于各种组织器官，如人类胚胎 / 胎儿组织[25]、细胞株[26, 27]或能够被重新诱导为多能干细胞的体细胞[28]。NSPC 细胞部分源自于神经谱系，因此可以继续分化为神经元、星形胶质细胞和少突胶质细胞。这些细胞在脑卒中发病后的大脑中数量持续降低，而 NSPC 细胞则具有恢复脑组织中这些细胞含量的潜力[29, 30]。另外，移植的细胞具有快速应答反应和较低的神经元分化速率[31, 32]，NSPC 可通过替代机制（如保护存活组织免受进一步损伤）对损伤组织进行重建[33]、调控炎症反应[34]，并促进内源性神经修复和新生血管生成[12]。

能促进脑卒中后神经系统功能改善的第二类干细胞是非 NSPC 细胞[12, 16, 24]。这类细胞包括脐带血干细胞、间充质干细胞、多能成体祖细胞和来源于胚胎、胎儿的间充质细胞或羊水来源的细胞。它们主要通过分泌生长因子和增强内源性恢复机制来促进病灶修复（见上文）。

由于之前所有的临床证据都证实了干细胞改善功能缺损的效能，所以应用干细胞 / 祖细胞疗法已成为临床上治疗脑卒中的有一定参考价值的备选方案。在过去的 14 年里，针对干细胞 / 祖细胞治疗脑卒中的临床研究从未停止（表 13-1）。然而，部分结果显示，接受了干细胞移植的受试者其治愈率和可行性存在一定差异，因此它们不像之前的临床前实验得出的结果那样鼓舞人心。移植失败的原因除了移植的干细胞在不同物种之间生物学作用的差别，也可能存在脑卒中疾病动物模型与人类患者之间的差异。疾病动物模型因脑卒中导致的病灶范围均匀且较小，而实际临床环境中患者病灶位置的分布和大小常都超过了实验所致的病变范围，事实上，在病变区域，由于营养输送不足和损伤后移植细胞存活率较低[35]，因此脑卒中病变范围的大小和严重程度与患者的功能恢复程度密切相关。

如何提高移植细胞生存率仍然是一个严峻的挑战。结合先前对脑卒中发病的实验研究，结果发现梗死的核心区域是由于缺乏营养支持和持续的炎症反应而造成的，其病灶核心部位可以被看作是一个能接受相当数量细胞悬浮液的潜在区域。已有研究显示干细胞 / 祖细胞能够强化梗死灶周围组织的内源性修复过程，因此我们有理由认为将干细胞 / 祖细胞注射到梗死病灶的中心位置是一种相对合理的方法[36, 37]。还有另外的选择，就是将细胞注射到梗死周围完整的组织中发挥修复作用。但是，注射操作本身可能会对正在修复的同一组织造成损害。因此，我们目前还没有找到细胞疗法实施的安全性和有效性之间的平衡关系。

最近，研究人员已经探索出了两种安全有效的干细胞 / 祖细胞移植替代方法。血管内输送干细胞 / 祖细胞，无论动脉内或静脉内注射干细胞 / 祖细胞，已成为许多实验和一些研究的主题；注射的细胞会输送到对应的损伤部位促进机体功能恢复[35, 38]。血管内注射干细胞为整体植入少数细胞类型的短期安全性进行了探究，这为后续多阶段细胞疗法提供了一种可行的治疗方案[39-45]。但考虑到静脉注射细胞之后在某些情况下会导致细胞被限制在内脏组织无法移动[46]，从而无法向脑部病灶迁移发挥其生物活性效应[47]，此方法的长期安全性还有待进一步的验证。研究人员通过大量实验对直接血管内细胞注射法与直接脑实质内细胞输送法进行比较[38]，结果发现将目的细胞输送至脑卒中病灶部位尚不能完全发挥出理想的治疗效果，这或许可以解释为什么血管内注射疗法在促进组织恢复方面的疗效有限。虽然动脉内注射的方式可以实现靶向给药并提高治愈率，但这种细胞疗法的成功

表 13-1 细胞疗法脑卒中的临床研究（修订自参考文献 [24]）

研 究	阶 段	细胞类型	注射方案	脑卒中后时长	样本量	结 果
Kondziolka 等，*Neurology* 2000	I	体外培养人类畸胎瘤细胞系分化的神经元细胞	大脑内	7～55 个月	12	安全，可行
Kondziolka 等，*J Neurosurg* 2005	II	体外培养人类畸胎瘤细胞系分化的神经元细胞	大脑内	1～6 年	14+4 对照	首次测量结果显示无功能提升作用
Savitz 等，*CerebrovascDis* 2005	I	分离自原生猪纹状体	大脑内	1.5～10 年	5	发生皮质血管栓塞和癫痫后停止研究
Rabinovich 等，*Bull Exp Biol Med* 2005	I	分离自冷冻的胎儿神经和造血组织	蛛网膜下腔	4～24 个月	10	有功能改善，无严重并发症
Suarez-Monteagudo 等，*Restor Neurol Neurosci* 2009	I	自体同源骨髓单核细胞	大脑内	1～10 年	5	安全
Barbosa da Fonseca 等，*Exp Neurol* 2010	I	标记的自体同源骨髓单核细胞	动脉内	59～82 天	6	安全可行，细胞定位于大脑和其他内脏
Bang 等，*Ann Neurol* 2005	I / II	体外培养自体同源骨髓间充质干细胞	静脉内	<7 天	5+25 对照	安全可行，潜在的功能益处
Lee 等，*Stem Cells* 2010	I / II	体外培养自体同源骨髓间充质干细胞	静脉内	<7 天	16+36 对照	安全可行，潜在的功能益处
Battistella 等，*Regen Med* 2011	I	标记的自体同源骨髓单核细胞	动脉内	<90 天	6	安全可行
Savitz 等，*Ann Neurol* 2011	I	自体同源骨髓间充质细胞	静脉内	24～72h	10	安全可行
Honmou 等，*Brain* 2011	I	自体同源骨髓间充质细胞	静脉内	36～133 天	12	安全可行
Moniche 等，*Stroke* 2012	I / II	自体同源骨髓间充质细胞	动脉内	5～9 天	10+10 对照	安全可行
Parsad 等，*Indian J Med Res* 2012	I	自体同源骨髓间充质细胞	静脉内	7～30 天	11	安全可行
Bhasin 等，*Cerebrovasc Dis Extra* 2011	I	体外培养自体同源骨髓间充质细胞	静脉内	7～12 个月	6+6 对照	安全可行
Bhasin 等，*Clin Neurol Neurosurg* 2013	I / II	自体同源骨髓单核细胞和间充质细胞	静脉内	3～24 个月	20+20 对照	安全，巴特尔指数提升

率依然有待考量[47, 48]。血管内注射细胞治疗缺血性脑卒中的局限性强调了在脑卒中核心区域直接注射细胞的治疗方法中提高移植细胞存活率和整合率的重要性。

在本章中，我们重点介绍生物活性物质作为一种可行的、灵活且有效的治疗疾病的手段，通过将外源性细胞定植于梗死中心病灶，发挥保护缺血性脑损伤周围细胞免受微环境中炎性因子和有害因素攻击的作用，在适当的契机有利于促进细胞的进一步分化和聚集。

三、生物聚合物水凝胶：化学性质与物理特性

（一）化学成分

生物材料是由天然或合成材料制作合成，目前已被广泛应用于细胞移植到中枢神经系统的治疗当中，主要作为支架的原材料使用（表 13-2）。天然材料来源蛋白质，如基底膜基质[18]、胶原蛋白[49, 50]、纤维连接蛋白[51]和纤维蛋白[52]；多糖，如壳聚糖[53]、琼脂糖[54]、藻酸盐[55]和甲基纤维素[56]、透明质酸（hyalurona, HA）[14, 57]和非细胞组织基质[58]。这些分子大多都存在于细胞外基质中，因此具有与哺乳动物细胞结合促进细胞信号转导的优势。此外，壳聚糖和琼脂糖具有可促进化学改变的功能性基团[59]。从转化医学的角度看，天然分子在临床上被用于真皮填充物、润滑剂、伤口密封剂和外科海绵[60]，从安全性和医疗监管机构的角度考虑似乎更容易达到市场准入标准。

表 13-2　常用于大脑和脊髓损伤后治疗的生物材料

天然化合物	人工合成高分子聚合物名称
• 胶原蛋白 • 纤维蛋白（有凝血作用） • 纤维连接蛋白 • 基底膜基质 • 壳聚糖 • 琼脂糖 • 藻酸盐 • 甲基纤维素 • 透明质酸 • 非细胞组织基质	• 聚乳酸 - 乙醇酸（PLGA） • 聚（丙烯腈）/ 聚（氯乙烯）（PAN/PVC） • 低聚（乙二醇）富马酸酯（OPF） • 聚（N- 异丙基丙烯酰胺）或 PNiPAAM • 聚乙二醇（PEG）

另外，通过对某些生物材料支架应用的设计标准进行组合，就可以生产出具有特定成分、聚合和降解速率，以及机械化学性质的合成聚合物。与纯生物材料其性质与机体存在生物排斥反应相比，高分子合成材料具有免疫排斥反应低和生物相容性好的优势。其中聚乳酸 - 共聚乙醇酸或PLGA[61, 62]、聚丙烯腈 / 聚氯乙烯或 PAN/PVC[61, 62]、低聚（乙二醇）富马酸酯或 OPF[65]、聚（N-异丙基丙烯酰胺）或 PNiPAAM 和聚乙二醇（polyethylene glycol, PEG）[66]都是在 CNS 中被用作支架的合成分子。值得注意的是，PLGA 等聚酯已被用作药物转运载体、骨科固定装置和可吸收缝合线[67, 68]，在临床中已经证实了安全性，这也就加快了它们在临床试验中获得批准。

重要的是，在 NSPC 细胞植入和脑卒中后脑组织生物学复杂性的背景下，上述化合物因其与机体有限的生化相互作用，往往需要天然分子、人工合成聚合物或两者结合优化的人工支架产品的性能，以提高脑卒中后细胞移植的细胞存活率和整合效果。

（二）物理结构特性

1. 高分子微球体

生物材料支架可以根据其微观和纳米结构来进一步分类。最早使用支架来提高细胞存活率的尝试可以追溯到 20 世纪 90 年代，当时科学家们注意到，肾上腺嗜铬细胞移植到帕金森病患者的病灶之后，细胞存活率和有效性很差。为了改善治疗的效果，科学家将细胞附着在胶原包被的右旋糖酐或玻璃微珠载体上后再注入实验病变区 [69, 70]。这种"微粒化"基质提高了细胞存活率并且纠正了纹状体中的多巴胺缺失。此外，名为 Spheramine® 的颗粒基质明胶珠在 PD 的实验模型中被证明能促进人视网膜色素上皮细胞存活和功能修复 [71]。在亨廷顿病中，海藻酸珠可保护被包被的细胞，移植的大鼠脉络丛细胞在注射喹啉酸后存活率得到相应的提高 [72]。与我们的最为相关的是，PLGA 微球支架在注射到脑卒中部位脑室腔后可促进 NSPC 细胞的整合 [36]。这些研究都证明运用三维合成基质在脑损伤细胞移植中的重要性。

除了作为细胞移植的支架外，微球因其具备通过血脑屏障的特性还被广泛地运用于运输物质的微载体，现已发现微球体能够将药物、蛋白质、多肽、病毒结构、DNA、小干扰 RNA（small interfering RNA，siRNA）和其他治疗药物一并输送到中枢神经系统。根据它们的化学特征，微球的降解速率决定了微粒中包裹的化合物的释放速度。这一特性确保了内部封装的活性分子可以安全有效地持续被释放到病灶部位。多个具有不同降解率的微球按序释放生长因子和优化组织修复的功效为最大限度地促进脑卒中后 NSPC 细胞的增殖和发挥神经保护作用提供了强力支撑。例如，为了最大限度地促进 NSPC 的增殖，提高脑卒中后的神经保护作用，需要有序地运送因子，比如表皮生长因子之后要释放促红细胞生成素。Shoichet 研究组通过在含 EPO 纳米颗粒外包裹聚癸二酸来实现这一目标，聚癸二酸可以延迟 EPO 的释放 7 天，从而优化了脑卒中后的组织修复 [56]。

微球的缓释能力与附着在其外表面的细胞联合发挥作用（图 13-1）。实际上，微球可以通过低温凝结形成稳定的三维微环境用于细胞移植 [15]。微球体逐渐黏附于细胞表面释放活性因子和生长因子信号对细胞发挥协同作用的同时，又进一步提高了附着在三维微球体基质上的移植细胞的存活率。该策略已被运用于治疗帕金森病，其中携带胶质源性神经营养因子 PLGA 的微球体增加了胚胎腹侧中脑多巴胺能细胞附着在其外表面的黏附力 [73]。

2. 水凝胶生物聚合物

水凝胶以其独特的性质成为组织修复和促进细胞疗法的理想材料。它们是长链单体交联形成的稳定的亲水聚合物网络。因为具有较强的亲水性，其可以吸收约自体干重 9 倍的液体。这使得水凝胶形成多孔和水合的网络（图 13-2），它的多孔结构允许氧气和营养物质的自由扩散，保护包裹细胞的完整性同时给予充分的营养和水分。值得注意的是，大脑的 ECM 是由基于 HA 的多孔水凝胶网络组成，可以为神经元、神经胶质和血管等大脑基本元素提供支持，在健康和疾病的状态下允许

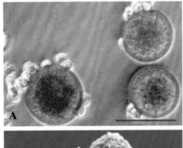

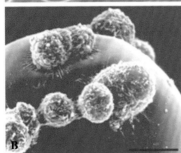

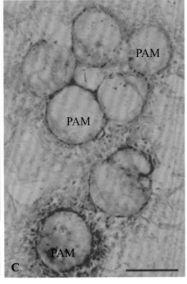

◀ 图 13-1　嗜铬细胞瘤 12 细胞附着于释放神经生长因子的药理学活性微载体

光学 A 和表层电子 B 显微镜观察表明嗜铬细胞瘤 12 细胞附着在药理学活性微载体（pharmacologically active microcarriers，PAM）的外表面。C. 对移植入大脑 2 周后释放 NGF 的 PAM 进行拍照，络氨酸羟化酶活性细胞被染色。标尺：A 和 C. 50μm；B.5μm。经许可转载，引自 Tatard 等，Biomaterials，2005 和 Delcroix 等，Biomaterials，2010

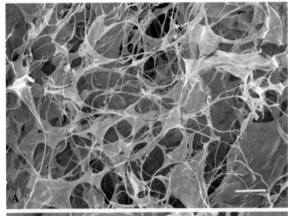

◀ 图 13-2　扫描电子显微镜低倍（A）和高倍（B）放大后的透明质酸水凝胶图像

标尺：A. 50μm；B. 20μm。经许可转载，引自 Hou 等，Neuroscience，2006

包括 NSPC 在内的不同类型的细胞迁移[74-76]。因此，将水凝胶作为载体在大脑组织中运送细胞是非常合适的选择。聚合物网络结构的力学特征使水凝胶成为一种黏弹性材料[77]。水凝胶的弹性特性保证其聚合后保持原有形状，因此在病变腔内聚合后，水凝胶可以保持与病变区域边界一致，而它们机械黏附特性会阻挡水凝胶因流出病变腔而引起组织结构发生位移。

(1) 聚合作用：凝胶化，也叫聚合，是指从液态变为固态，以及从预凝胶溶液中生成凝胶的过程，它包括在长聚合物链间共价交联键的形成。这个过程通常涉及主链上的反应官能团如丙烯酸酯、硫醇或聚酯。与化学交联不同，某些聚合物像琼脂糖、基质胶、藻酸盐和胶原是通过形成氢键的物理交联方式[61]。长链之间交联程度可以预知水凝胶的重要参数，如力学性能、孔隙率、降解速率和功能等[61]。这些参数有助于评估水凝胶在促进被包裹细胞的存活、分化，以及整合到宿主脑组织中的功效。

交联剂加入后，水凝胶随着聚合时间的增加逐渐达到了最大强度。聚合的速度由交联剂与主链官能团的亲和度、交联点的密度和交联剂的浓度等因素决定。因此，如何选择最佳的凝胶化时间并在凝胶化发生之前使用微创方法插入细针并注射水凝胶、最大限度地接近脑卒中核心区域是水凝胶能否发挥作用的关键指标。胶凝也会受到微环境温度[78, 79]或pH[78-80]变化的影响，因而可以通过改变病变区微环境的温度和pH来控制胶凝的发生。凝胶在原位聚合可以使水凝胶符合不规则边界病变区的边界，建立与梗死周围组织的适当连接[14]，这是移植物整合入宿主体内的必要因素。

(2) 硬度和稳定性：水凝胶可以合成不同硬度的材料，在中枢神经系统中使用的水凝胶的弹性应当与大脑相匹配（见"生物材料聚合物水凝胶：促进整合"）。更硬的水凝胶通常也具有更高的交联水平。因此，压缩弹性指数在300~450Pa的水凝胶其交联程度在力学特性上与大脑更为匹配[81]。聚合物的交联程度也决定了聚合物的稳定性。松散的聚合物会导致细胞肿胀。但是目前植入到体内的水凝胶引起细胞肿胀的现象并不明显，因为水凝胶常受到周围脑组织的反作用力的作用，能部分抵消脑组织整体的形变[82]。

(3) 孔隙度：交联点的密度和交联臂的长度决定了凝胶的孔隙或孔径，这是影响凝胶功能的关键因素。被包裹的细胞需要通过水凝胶与周围组织交换养分、氧气和代谢废物；这种交换过程主要由水凝胶的孔径大小决定。凝胶内细胞迁移和轴突延伸过程的能力也和凝胶孔径的大小和连通性相关。我们猜测被包裹的细胞可能通过相互连接的水凝胶多孔结构来引导轴突的生长与新连接的生成[83]。在水凝胶缓释的过程中，其释放速率取决于通过孔径的大小及分子的极性。此外，血管的内生作用对于任何具有血管再生能力的组织的形成都是不可或缺的。脑卒中患者的脉管系统因为梗死、组织吸附和血管网重建等原因而扭曲。诱导移植物生成新血管可以使器官重新获得足够的血供。

(4) 降解：降解速率是生物聚合物基质应用中的另一个重要参数，可致水凝胶的溶解和消失。它通过降解或酶解作用使交联键或不稳定键断裂[84-86]。载体的降解对细胞支架具有重要的功能价值，根据需要可以合成具有不同降解速度的水凝胶：只有被包裹的NSPC细胞整合到宿主脑组织之后，缓慢的降解释放细胞产物才会导致凝胶的水解。同时，尽早取出异物有利于减轻炎症效应和随后的异物排斥反应。因此，根据包裹的NSPC细胞沉降基质的速度来提高降解速率将最大限度地促进脑卒中后的组织修复。在设计生物材料聚合物时，了解降解产物的性质同样重要，要确保载体被及时清除，并且是无毒且不会导致组织器官损伤和加重炎症发生。PLGA聚合物是最常用的可降解的高分子人工合成聚合物[66]，在充当移植物载体方面尤其安全，因为这种化合物最终降解为无毒的小分子例如CO_2和H_2O等[87]。这一有利因素有助于PLGA在脑卒中后作为NSPC细胞载体分解时强化与大脑中组织生物相容性[36]。

接下来的两部分，我们将聚焦于水凝胶如何与包裹的干细胞／祖细胞发生相互作用并促进其存活和分化，以及水凝胶如何与梗死周围组织的相互作用，以促进移植的高分子生物聚合材料基质与正常脑组织的融合。

四、生物聚合物水凝胶：对细胞存活和分化的影响

正如在"脑卒中的干细胞疗法"部分中所讨论的，干细胞／祖细胞是治疗脑卒中的理想选择。但是，移植细胞的存活率限制了疗效。将干细胞／祖细胞移植到类似于其生理生态位的水凝胶基质中，可以通过以下几种机制来改善细胞的存活率（图 13-3）。尽管干细胞／祖细胞的修复能力不仅仅是通过神经分化和整合入宿主神经元回路来实现，但利用移植基质来促进干细胞／祖细胞分化为

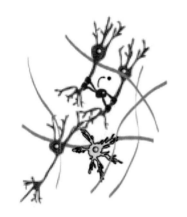
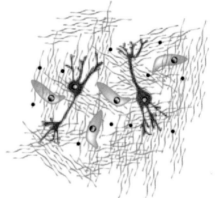

A　体内生态位
与 ECM 蛋白绑定
邻近细胞生成可溶性因子
组织力学强度
不同细胞类型的相互影响

B　生物材料修饰以模拟体内生态位
ECM 蛋白或多肽起固定作用
细胞生成存活因子或是因子被单独包裹
生物材料强度与体内组织相匹配
大部分类型的细胞可被包裹在生物材料中

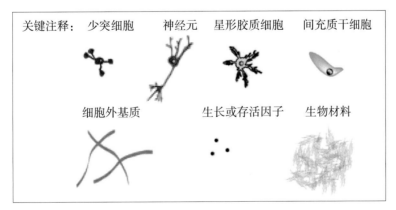

▲ 图 13-3　生物材料通过类似于体内生态位的方式为移植细胞提供微环境

A. 细胞外基质中的化学和物理特性、可溶性因子和细胞间相互作用的组合构成可促进形成细胞生理功能的体内生态位。B. 用于细胞治疗脑卒中的生物材料溶液模拟体内生态位的各种物理、生化和细胞成分（经授权引自参考文献 [36]）

神经元可以进一步增强它们的修复潜能。此外，将多能干细胞／祖细胞包裹在凝胶基质中可确保细胞不会进入异常的分化渠道产生畸胎瘤等恶性肿瘤。

（一）促进移植细胞存活

多种因素会影响到脑卒中后移植到梗死核心部位细胞的存活量。我们将证明生物材料支架以细胞死亡机制为靶向提高细胞存活率的事实。技术上的难题导致移植后低存活率的一个直接例子就是将稀薄的细胞悬液注射入大脑中。组织保留了一部分细胞悬液，但却不可避免地限制了部分注射量，部分细胞悬液回流到软脑膜表面甚至可能弥漫到蛛网膜下腔。接下来我们将展示生物材料支架如何通过靶向注射方法诱导细胞靶向死亡来提高其他有用细胞的存活率。将细胞与生物聚合物水凝胶混合使得其黏度等于或高于梗死组织，可保留细胞的完整性，并将整个细胞群定位于脑卒中的中心病灶区 [14, 88]。这样不仅提高了移植细胞的数量、促进恢复，同时也避免了干细胞／祖细胞在整个CNS 中的扩散，这是干细胞／祖细胞在细胞临床试验中被聚焦的安全问题。

1. 黏附性

除了红细胞外，人类大多数细胞都可以黏附于组织的基底层，这种特殊的黏附性在保持细胞活性等方面起着至关重要的作用。20 世纪 90 年代早期，科学家发现由于细胞缺乏特定的锚定位点无法附着而导致游离细胞被其他免疫细胞吞噬而死亡，这种现象被定义为"失巢凋亡现象"（anoikis）[89]。在细胞疗法中，分离的细胞保存和注射于水介质中。移植到梗死核心区时，由于缺血性损伤和炎症细胞的内流使得移植细胞附着于 ECM 变得复杂。实际上，失巢凋亡现象已在其他 CNS 损伤模型中被证实导致细胞死亡 [90]。包裹在生物材料颗粒或水凝胶中的细胞从注射前起就具有细胞黏附特性。许多天然的生物聚合物凝胶比如胶原和纤连蛋白 [91]、透明质酸 [88]，自然存在于干细胞／祖细胞生态位基质中，更容易直接与干细胞／祖细胞的受体结合。另一种不同类型的三维基质，纤连蛋白包裹的聚乳酸 – 羟基乙酸共聚物微球，也促进了移植至缺血病变区的 NSPC 的存活 [36]。

虽然合成的聚合物对细胞通常是不具有黏附性的，但细胞外基质附着的蛋白上的所有活性位点可以通过共价连接的方式与 ECM 接触并发挥生物活性功能。这些活性位点是激活移植细胞继续增殖、迁移、分化和生存的关键信号 [92]。蛋白质的共价结合需要蛋白质修饰，这种修饰可能会由于蛋白表面活性位点的变性或分子层面的突变而导致蛋白质功能丧失 [62]。为了解决这个问题，与细胞整合素受体相互作用的多肽序列已被鉴定和工业化合成，多肽序列包含了蛋白质活性位点可附着于聚合物主链。源自 ECM 蛋白的寡肽序列比如纤连蛋白（Arg-Gly-Asp 或 RGD）、层粘连蛋白（Ile-Lys-Val-Ala-Val 或 IKVAV、Tyr-Ile-Gly-Ser-Arg 或 YIGSR），被加入到模仿细胞生存环境的水溶液中，用于产生具有干细胞／祖细胞生长微环境相关功能的水凝胶，以提高移植细胞疗法中的细胞存活率。

2. 营养支持和抗炎作用

无论是进行体外细胞培养还是将细胞移植入体内，干细胞或祖细胞始终暴露在许多生长因子的环境中，生长因子在许多方面充当了支持细胞生长的角色。当细胞移植到梗死核心区后，细胞便置于缺乏生长因子与胶质细胞支持的微环境中。随着炎症细胞分泌促凋亡因子如 IL-1 和 TNF-α [93]，情况变得更加复杂。生物聚合物基质通过以下途径促进细胞存活：①减弱炎症反应；②提供营养支持。合成聚合物通常不与炎症细胞发生相互作用，因此可以使被包裹的细胞在炎症细胞面前"隐身"。移植干细胞/祖细胞的免疫原性取决于种间遗传差异性或细胞遗传修饰，在宿主免疫系统消除移植细胞过程中发挥着重要作用。因此，将细胞隐藏使其免受炎症细胞的影响可以阻止宿主对移植物的免疫排斥反应[94]。某些生物聚合物，如高分子量的透明质酸，可以抑制炎症并保护被包裹的细胞免受炎症损伤[88]。

细胞支架可以通过释放抑制炎症反应或诱导细胞生存来进一步促进存活率。但是水凝胶中一些可溶性成分快速扩散和降解会导致细胞短时间暴露在高浓度有害分子中，这些分子可能会产生潜在的毒性效应从而限制高分子聚合材料发挥对细胞的保护作用。为了解决这个问题，有研究人员提出通过共价键将生长因子固定在支架骨架上，或者采用多种缓释方法将生长因子缓慢释放于移植细胞周围。已有科学家成功地做到了把环孢素 A 这种常用抗炎药物植入 PLGA 微球体或 HA– 甲基纤维素复合材料中储存起来，在适当的时候再通过大脑皮质缓慢释放到病灶周围[95]。同时，PLGA 微球体还被用做另一种载体，能够将一种加入活性氧的中和分子（超氧化物歧化酶模拟金属卟啉大分子或 MnTPPyP-Acryl[97]）或肿瘤坏死因子 –α 拮抗肽的免疫抑制剂地塞米松联合输送到中枢神经系统发挥进一步抑制炎症反应的作用[96, 98]。

表皮生长因子和碱性成纤维细胞生长因子是为移植 NSPC 细胞提供生存和促增殖的两个关键因子[99, 100]。bFGF 附着在 HA 凝胶中并逐渐释放 bFGF[101]用于肝素的化学修饰。在聚乙二醇水凝胶中加入 bFGF 能促进 NSPC 细胞[102]和人类间充质干细胞[103]的共同生长。血小板来源生长因子和神经营养因子 –3 的组合从纤维蛋白支架上缓慢释放可诱导被包裹神经祖细胞的存活[104]。在这个例子中，一个细胞支架可以通过细胞黏合和营养支持的协同作用显著提高细胞的生存率。另外一个协同作用的例子是，微球中 GDNF 的缓慢释放为附着在 PLGA 微球上的中脑神经细胞持续提供营养支持[73]。

（二）控制被包裹细胞的分化

干细胞/祖细胞的分泌和分化受到周围微环境的影响，这两种机制对于脑卒中后的神经修复具有重要作用，与包括由蛋白质、邻近细胞、体液生长因子［如 BDNF、睫状神经营养因子（ciliary neurotrophic factor，CNTF）、NT-3、PDGF、GDNF 和 NGF］共同组成的 ECM 具有一定的协同作用。这些元素存在于神经干细胞或祖细胞的基质中，是发生自我更新和分化的线索。因此，任何应用于细胞输送的生物材料支架都应该考虑尽量模拟细胞原有生存环境中的相关物质的构成。

Discher's 团队的一项研究[105]表明，将生物化学因子作为干细胞分化唯一的调节因子的观点过于简单化了。他们发现基质的硬度会影响间充质干细胞的分化。更为有趣的是，组织的硬度会通过非常有特点和专业的方式来诱导其中的干细胞/祖细胞分化成不同细胞类型，比如当外部环境模拟骨骼、肌肉或脑组织的细胞培养时，间充质细胞更倾向于形成成熟的成骨细胞、肌细胞或神经元[105]。这表明，除了生物化学因素之外，移植载体是如何为特化细胞的更新分化提供新的转导信号。其他的研究团队也在对 NSPC 的调控中得出了同样的结论（图 13–4）。有文献报道 NSPC 细胞在 <10kPa（压缩强度）的水凝胶中的增殖和自我更新能力增加，并在 3.5kPa 达到最大值[110]。然而，NSPC 向神经元分化则需要较低的弹性，<1kPa，实际上这与大脑组织的物理特性是类似的[81]。水

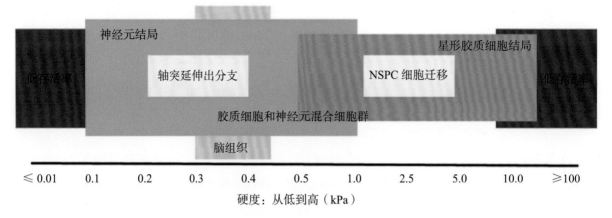

▲ 图 13-4　生物聚合物的硬度决定神经干细胞 / 祖细胞的存活、命运和功能

NSPC 在硬度非常低或非常高的基质中无法较好的生存。在较低硬度中可以生存的细胞，它们较显著地分化成为神经元细胞。相反地，在较高硬度中生长的细胞则分化为星形胶质细胞。突起的延伸和 NSPC 迁移则分别依赖于较低和较高的生物材料硬度（经许可转载，原始数据出自参考文献 [57, 81, 84, 102, 105-109]，经授权重新修订见参考文献 [61]）

凝胶支架因其灵活的交联程度，为优化细胞的自我更新和分化提供了强有力的工具。例如，移植到 3.5kPa 基质中的 NSPC 细胞会促进增殖，但随着聚合物水凝胶的缓慢降解和硬度下降至＜1kPa，它们的自我更新速度开始减慢，NSPC 细胞开始逐渐分化为神经元。除了分化，干细胞 / 祖细胞的其他生殖功能，如它们的分泌特征也受基质硬度的控制[111]。

ECM 中蛋白的加入，如胶原[112, 113]、层粘连蛋白[114] 和纤维连接蛋白[112]，现已被运用到模拟干细胞 / 祖细胞生长微环境并发挥促进其分化的功能。干细胞 / 祖细胞在移植后开始改变它们的微环境并分泌自己的细胞外基质。使用可被 MMP 分割的交联剂，通过被包裹其中的干细胞 / 祖细胞来促进水凝胶支架的重塑[115] 并促进细胞分化和轴突延伸。其他影响细胞基质相互作用的生物、物理因素，比如表面的微图形[116]、添加带电荷的甲基丙烯酸酯单体[117] 和强制形成独特的细胞形态[118] 等，均可促进分化。

生物聚合物材料基质目前已被用来传递一系列生长因子给被包裹的干细胞 / 祖细胞，并驱动它们的增殖和分化过程。琼脂糖固定 PDGF 或壳聚糖固定干扰素 –γ 可分别诱导 NSPC 分化为少突胶质细胞[119] 或神经元[120]。此外，PLGA 微球持续提供 NT-3[121] 或分化因子二丁酰环腺苷单磷酸[122]，能诱导干细胞 / 祖细胞的神经分化。其中诸如以 CNTF、NT-3、PDGF、GDNF 或 NGF 为主要成分的水凝胶输送也增强了分化[55, 104]。

未来，将分化前干细胞 / 祖细胞封装入可选择因子的生物聚合物支架中对于诱导细胞分化会是一种较好选择。那些具有一定的硬度、表面电荷、特殊结构的细胞外基质蛋白组成的支架，再加上及时释放促增殖的生长因子，将是包裹的干细胞 / 祖细胞移植后长期定向分化的较可行途径。

五、生物聚合物水凝胶：促进整合

移植的干细胞 / 祖细胞与宿主组织的整合程度是决定组织能否修复完全的关键指标，也是脑卒

中后细胞移植能否成功的必需因素。在细胞疗法的背景下，细胞与宿主的整合被定义为"移植细胞以有利的方式与宿主组织产生相互作用的能力"[66]。这种能力主要取决于移植细胞到达宿主组织并与之相互作用，以及宿主细胞植入移植基质的能力。生物聚合物基质的原位发生凝胶化，最大限度地增加支架与宿主组织之间的接触面积，从而改善细胞透过支架的能力。理想的孔隙率、化学性质、弹性，以及 ECM 蛋白是支架设计的重要因素，可以促进细胞迁移，促使植入的细胞与宿主组织发生基质同化。此外，减轻脑卒中后的炎症反应和随后的瘢痕形成在支架整合中也非常关键，因为星形细胞瘢痕和相关的硫酸软骨素蛋白多糖（chondroitin sulfate proteoglycan，CSPG）可能把异物（在这里指植入物）与正常脑组织隔离开来，限制任何植入物与外界的其他相互作用，如细胞迁移和轴突延伸。这个事实强调了水凝胶的生物相容性对于避免持续发生炎症反应和随后胶质瘢痕形成的重要性[123]。生物聚合物材料促进血管生成是与宿主整合过程中的另一里程碑，将宿主组织的基质与植入细胞相互连接，聚合物载体通过提供氧气和营养来协助植入细胞的生长，并建立新的细胞迁移轨迹。接下来的篇幅，我们将详细介绍基于生物材料策略的提高脑卒中后细胞于宿主整合与治疗疗效的影响因素。

（一）炎症反应、胶质瘢痕生成和异物排斥反应

大脑组织中任何不可降解的基质都会导致炎症反应的持续激活，形成胶质瘢痕将"异物"隔离开[124]。这种瘢痕形成是一种反整合现象，因为它主要通过支架 – 组织形成边界阻止细胞迁移和轴突生长[125]。生物聚合物水凝胶有多种可以提高生物相容性和整合入大脑组织的特性。

支架植入过程中造成细微的机械性损伤会引起短暂性炎症反应，最终发展为机体组织对植入物的排斥反应[126, 127]。可以通过用微创注射水凝胶的方法来避免这一问题。此外，水凝胶的高含水量进一步提高了它的生物相容性[61]。水凝胶的大小和形状是决定炎症细胞有效接触面积的生物物理参数，并同时影响生物相容性[127, 128]。植入基质的硬度是延长炎症反应和植入隔离的物理参数。星形胶质细胞和小胶质神经细胞是大脑炎症反应中的主要细胞，被硬基质刺激后分别生成促炎分子包括 IL-1β 和 toll 样受体（toll-like receptor，TLR）–4[123]。植入水凝胶的弹性高于大脑组织会在移植早期引发炎症反应，在慢性阶段则形成星形细胞瘢痕[123]。这表明，若选用与脑组织硬度相似的支架将优化被包裹干细胞 / 祖细胞的分化[110]，促进与周围脑组织的整合。另一种解决方案是强化水凝胶的可降解性。水凝胶在植入后早期为被包裹的细胞提供生长支持，随着移植细胞自身基质的生长、分化和聚集到一定程度，水凝胶会连同被包裹细胞一同被降解。HA[88] 和胶原[66] 凝胶就是分别被细胞内的透明质酸酶和胶原酶所降解的。这非常重要，但值得注意的是水凝胶的降解产物应当是无毒和可清除的。

为了寻求更多的生物解决方案来提高生物相容性，水凝胶中加入了多种抗炎因子（更多细节详见"炎症的营养支持和保护"）。软骨霉素 ABC 是 CSPG 分子的消化酶，被用于移植载有神经干细胞的多 –ε– 己内酯支架，促进 NSC 迁移入受伤的 CNS 组织[129]。此外，高分子量的 HA 凝胶能通过它们的抗炎功效减少瘢痕形成，提高封装细胞的整合率[88]。这表明生物聚合物支架可通过它们特殊的物理、化学和生物学特性，帮助减轻炎症和瘢痕组织形成造成的机体免疫排斥反应所带来的负

面影响，促进移植细胞与宿主脑组织更好地融合。

（二）血管生成

事实上，移植细胞存活和新血管形成的程度之间存在紧密的相关性[131]。因此，任何脑卒中后的组织重建都需要建立在一个易于血液流动的环境，便于氧气和营养物质从 150~250μm 的毛细管孔径扩散到血液[130]，这需要进入病灶附近的移植细胞具有能够刺激基质周围新血管生成的能力。血管生成涉及促血管生成因子对内皮细胞的激活，如 VEGF、PDGF、FGF、HGF、血管生成素 -1 和 TGF-β。随后，内皮生长因子从现存的毛细血管中分出来，增殖并迁移到植入基质中[132, 133]。为了血管的成功生成，移植的细胞基质应具备能够促进内皮细胞的存活和增殖的活性因子。此外，基质还应诱导内皮细胞重塑，聚集形成索状结构，这些结构最终将成为成熟的毛细血管，然后是静脉和动脉。

水凝胶作为高含水量和多孔性基质，可为内皮细胞的迁移提供支持。相互连接和共通的多孔网络促进血管生成，并消除了内皮细胞对基质消化的需求。通过水凝胶内部环境和引入 ECM 相关活性物质，如纤维连接蛋白[134]或纤维连接蛋白衍生的合成多肽基序[135]，可以进一步促进血管生成。加入能够缓慢释放的促血管生成因子，如 VEGF 或 bFGF，是促进水凝胶基质内新血管形成的另一种思路[136]。内皮细胞的迁移和基质的重塑涉及 MMP，如 MMP-2 和 MMP-9 的分泌。因此，具有 MMP 识别和分割序列的水凝胶将拥有额外的促血管新生的作用。这可通过加入 MMP 敏感的交联剂来实现。一项研究结合了这两种策略，添加 VEGF 并联合加入 MMP 敏感交联剂，促进了血管生成[118]。某些生物聚合物水凝胶可为新血管的形成和稳定提供特别支持。HA 凝胶就是这样一个例子：高分子量的 HA 会造成内皮细胞静止进入低应答状态，而当 HA 凝胶降解生成低聚 HA 后，在与 HA 细胞受体如 CD44、透明质酸介导的运动受体和 TLR-4[137]相互作用之下，可促进内皮细胞增殖和迁移。实际上，HA 水凝胶已被证实植入脑组织后具有促进血管生成的作用[138]。

NSPC 通过表达转录因子低氧诱导因子 -1 来感知缺氧和营养不足，这种转录因子诱导 VEGF 分泌增加[139]可以增强水凝胶促血管生成的作用。当 NSPC 被包裹在 40kPa（压缩模量）[111]的水凝胶中时，它们对血管生成的促进作用得到增强；这是聚合物材料的机械性能影响支架再生潜力的另一个例子。NSPC 的促血管生成作用可通过在联合移植方案中加入内皮细胞来进一步增强。事实上，这种在 PLGA 凝胶中联合封装的方法改善了 CNS 创伤中心的血管生成，促进了血脑屏障的重建[140]。生物聚合物基质与优化的物理性质（如孔隙率和弹性）、生化性质（如降解率、ECM 元素和生长因子）和细胞成分的联合应用，可以增强新血管的形成，从而促进移植细胞的存活和整合。

（三）轴突再生

脑卒中后细胞疗法中的轴突再生标志着移植细胞与宿主神经回路的功能性整合，可以促发 CNS 接下来的神经行为恢复。大脑中轴突的再生是非常受限的，因为缺乏可以支持的生长因子和 ECM 基质相关信号，以及相应的细胞外部环境。停止生长的中枢神经系统轴突一旦被置于周围包含生长因子和 ECM 相关分子的促神经系统再生环境中，会重新展现再生能力，这为神经组织的修复提供了新的思路[141, 142]。因此，如果能保持轴突原有的生长能力，将植入细胞置于一个有利的环境中则有可能促进轴突的生长和再生。

生物聚合物凝胶的多孔和水合晶格结构，为通过支架的轴突再生提供了优势，这与星形胶质细胞瘢痕内部紧密排列的不利于轴突生长的细胞结构形成了鲜明对比。生长锥是轴突生长末端，孔隙间相互连接的网络可进一步促进生长锥的运动。水凝胶的弹性是另一个在设计适于轴突生长的水凝胶聚合物时的重要参数，较软的水凝胶会促进轴突生长[143]。植入与大脑组织硬度相似的水凝胶可以减少胶质瘢痕形成[88]，从而促进轴突通过凝胶 – 组织接触面生长。

为了进一步促进轴突再生，了解刺激或抑制轴突生长的相关因子显得格外重要。在神经元周围网络（一种在 CNS 神经中发现的 ECM 结构，可调节突触活性[144, 145]）中发现的 HA 可调节轴突延伸路径，微调大脑中轴突末端的特殊结构[88]。层粘连蛋白是另一种在 CNS 中与再生轴突共定位的分子[146]。研究人员通过植入富含层粘连蛋白来源的寡肽来联合两种促进再生的元素，并将凝胶植入大鼠大脑中观察轴突的再生[147]。这项研究证明高分子量 HA 凝胶可通过减少临近组织的胶质瘢痕形成来进一步促进轴突生长[148]。将纤连蛋白垫植入受伤的脊髓还可促进轴突沿着纤维的方向生长[149]，在这个方案中，轴突的生长和延伸受益于 ECM 分子和表面结构的联合作用。

生长因子的传递为存活的轴突提供营养支持以防止它们死亡。生长因子也可能诱导不同类型的轴突再生途径，如 BDNF（红核脊髓、种脊脊髓、蓝斑向脊髓和网状脊髓途径）、NT-3（皮质脊髓和背根柱感觉轴突）[150]、NGF 和 GDNF（支持包括疼痛通路在内的不同类型轴突）[151-153]。这些事实都说明为什么支架上采用生长因子联合生物聚合物对于轴突延伸和再生非常重要[149]。

生长因子通常用作可溶的和自由分散的分子。但是，在神经发育过程中，对于轴突在空间中的生长而言，生长因子浓度是呈梯度的，而不是均匀浓度[154]。生物工程师利用微流体技术或具有不稳定保护组的多光子激光器在三维生物聚合物支架上，制造了不同浓度的生长因子和黏附分子（图13-5）来激活引导轴突生长和细胞迁移[137, 155, 156]。目前的技术允许在微米范围内[157]控制分子浓度梯度，这对于实施对细胞分子层面重建组织的调控具有重要意义。不同类型的水凝胶、琼脂糖凝胶[158, 159]和 PEG 凝胶[160]是当前在分子梯度层面研究最多的因子。

轴突的生长受到多种抑制再生分子的影响，导致生长锥的萎缩。CSPG 和髓磷脂来源抑制分子（Nogo、少突细胞髓磷脂糖蛋白、髓磷脂来源糖蛋白）是两组与星形细胞瘢痕形成相关的分子，它们在损伤后表达上调并阻止轴突再生。关于轴突再生的生物工程方法，已经设想了几种对抗这些抑制分子的方法。如将 Nogo-66 受体（介导髓磷脂相关抑制蛋白抗生长作用的表面分子）的中和抗体与 HA 凝胶结合，可促进损伤脊髓的轴突再生[161]。此外，软骨素酶 ABC 的水凝胶传递系统可通过去除抑制 CSPG 分子，促进脊髓损伤后的轴突生长和恢复[162]。在 Bellamkonda 研究小组的报道中，他们通过用海藻糖对软骨素酶进行热稳定处理来改善其耐久性。此外，针对 BDNF 的传递系统除了对轴突的直接营养作用外，还通过减弱星形胶质细胞聚集和减少硫酸软骨素蛋白多糖的产生间接影响轴突的生长[163]。

抗炎药物给药后，早期通过保护轴突免受炎症损伤起到神经保护作用，长期来看则是通过减少星形细胞瘢痕形成来间接促进 CNS 的轴突再生[164]。甲基泼尼松龙就是一个例子，通过基于 PLGA

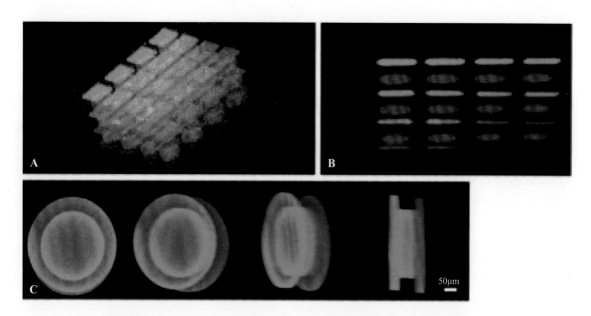

▲ 图 13-5　微米级别的琼脂糖（A 和 B）或 PEG（C）水凝胶三维图像和千分尺标记的化学构造模式图

由多光子不稳定基团修饰的水凝胶被多光子激光激活，在确定的空间排列中固定明确浓度的多肽。琼脂糖凝胶的倾斜（A）和侧面（B）两个角度的图像显示，绿色荧光分子图形为 4×4×4 的正方形阵列（每边长度为 60μm），覆盖红色荧光分子图形为 4×4×4 的圆形阵列（每边长度为 50μm）。同样的方法已经被用于将绿色荧光分子添加到 PEG 凝胶（C）中。激光激发时间和强度是决定固定多肽浓度的两个参数（经许可转载，改编自 Shoichet，Macromolecules，2010，以及 Wosnik 和 Shoichet，Chem Mater，2008）

的纳米颗粒进行局部给药，减轻了脊髓损伤后的炎症反应和胶质细胞瘢痕形成[165]。研究认为甲泼尼龙的此种生物工程制备法优于系统性注射。

联合生物聚合物基质和 ECM 分子、生长因子和抗抑制分子是以克服梗死脑组织的轴突生长障碍为目标，为轴突再生和移植细胞的生长和迁移提供一个合适的环境。干细胞 / 祖细胞的加入则将进一步促进通过细胞介导的轴突生长。

六、生物支架在干细胞疗法中的应用

生物聚合物支架已在缺血性脑卒中的实验模型中被用作运送干细胞 / 祖细胞的载体，目前已有 7 篇发表的研究报道可供参考（表 13-3）。在这些研究中，使用了不同的生物支架组合。一种使用了基于 PLGA 的高分子材料基质[36]，其他 6 种则将细胞包裹在水凝胶基质中[14, 49, 58, 166, 167]；在所有的报道中，除去一项选择了骨髓基质细胞[167] 之外，其余均选择了 NSPC；只有两项研究使用了人体来源的细胞[58, 166]；两项研究选用了合成基质[36, 167]，其余应用的是用基质胶[166]、胶原[49, 50]、HA[14] 和非细胞组织 ECM[58] 等制备的天然支架；除了一项研究基于皮质光化学栓塞法诱导血栓形成，其余所有实验均是在大脑中动脉闭塞模型中进行的[14]。

在功能获益方面，只有 3 篇论文报道了运动功能的改善[49, 50, 166]，其余的均没有进行此项测试。大部分实验结果证实了生物支架对提高细胞存活率的益处。其中一项研究通过磁共振成像的方法对移植细胞的迁移路径进行了追踪[58]。

表 13-3　生物聚合物在神经干细胞／祖细胞治疗局部缺血性病灶中的应用

文　章	脑卒中的种类／动物模型	移植细胞／每只动物的移植量	水凝胶	结　果
Bible 等, *Biomaterials*, 2009	中脑动脉梗死／大鼠	神经干细胞 /3.15×10⁵ 个细胞 / 30ml	涂有纤连蛋白的多聚（乳酸 – 乙醇酸）微粒	对细胞存活率、细胞 – 支架 – 组织整合、细胞分化、血管生成和宿主炎症反应进行了描述性分析
Jin 等, *J Cereb Blood Flow Metab*, 2010	中脑动脉梗死／大鼠	胚胎干细胞 – 神经祖细胞 /6×10⁶ 个细胞 / 50ml	基质胶	减少病变体积，提高细胞存活率、分化和行为指数
Osasai 等, *Neurosurg*, 2010	中脑动脉梗死／小鼠	骨髓基质细胞 /5×10⁵ 个细胞 /125ml	来自 Ikeda Rika 公司的 Mebiol	促进细胞移植和神经元分化，无功能益处
Yu 等, *Anat Rec* (*Hoboken*), 2010	中脑动脉梗死／大鼠	神经干细胞 /1.5×10⁴ 个细胞 /5ml	胶原	细胞存活, NSC 突触形成, 神经创伤分数提高
Zhong 等, *Neurorehabil Neural Repair*, 2010	皮质光化学栓塞法／小鼠	胚胎干细胞 – 神经祖细胞 /1×10⁵ 个细胞 / 7ml	透明质酸／肝素／胶原	改善细胞存活率，宿主炎症反应、血管生成和星形细胞活性
Matsuse 等, *Tissue Eng Part A*, 2011	中脑动脉梗死／大鼠	间充质干细胞 – 神经干细胞 /2×10⁴ 个细胞 / 层 12ml，皮质 8ml	含胶原和碱性成纤维细胞生长因子的明胶微球	梗死体积、细胞存活率和分布、血管生成、宿主神经干细胞数量和运动行为改善
Bible 等, *Biomaterials*, 2012	中脑动脉梗死／大鼠	神经干细胞 /（2.1~2.5）×10⁶ 个细胞 /（25~40）ml	非细胞的细胞外基质	文字性描述：磁共振成像、细胞迁移、分化和细胞 – 宿主组织间相互作用

经许可转载，修订自 Moshayedi 和 Carmichael, Biomatter, 2013

七、结论和展望

脑卒中后的大脑组织表现为一种具有多重抑制修复因素的环境，如炎症水平、缺乏营养支持、破坏存活基质和局部血管系统不良。因此，任何生物工程治疗方案都有可能失败，除非它能解决脑卒中后大脑的这些病理问题。用于干细胞／祖细胞的生物聚合物支架是一种灵活的工具，可以将多种方案进行组合，同时解决神经轴突再生的难点，受益于多重治疗方法的协同效应，从而可以获得更好的结果。现在有少量的微囊化细胞移植的研究表明，生物聚合物基质可提高细胞存活率，并在少数情况下促进功能恢复。

鉴于目前有关脑卒中后干细胞／祖细胞疗法的临床试验状况，以及报道中喜忧参半甚至是常常令人失望的结果，现在将基于生物材料的细胞疗法过渡到临床阶段还为时过早。不过，为了确保稳妥和安全的转化，这里有三个重要事项值得考虑。

第一项，大多数关于生物聚合物 – 封装包裹细胞的脑卒中实验都没有包含功能恢复的测量结果，或者说可能他们有选择性地没有报道阴性结果；比较封装于生物凝胶中和以水凝胶为载体的细胞移植对功能的可能益处，对此进行广泛和盲性评估是非常重要的；使用成套综合的检测方法来评估健侧的或大体的、近端的或远端的肢体运动是非常必要的；实时报道阴性的研究结果可以避免在前景欠佳的治疗方法上花费资源。

第二项，仅仅是功能益处的发现并不能提供对于修复机制的深入理解。研究要阐明机制，最好是通过功能获得和功能丧失实验范式，进一步确保观察到的有益效果是真实的。此外，对机制的了解也有助于增强功能益处，如果临床阶段获得了失败的结果，也能解释可能存在的失败原因并提出合适的解决方案。

第三项，在运用生物疗法到临床治疗的转化过程中，确保安全性当然是最重要的考虑因素。一旦涉及生物材料，在生产和监督中始终保证高品质至关重要。这对于一个由多种元素组合而成的生物聚合物支架而言变得更加困难了，如这个支架是由聚合物主链、ECM 分子、生长因子、酶、药物、细胞等多种元素组成的。因此，确保每种成分的生产高标准和安全性检测非常关键，最终的产品组合也是如此。

致谢

PM 和 STC 得到了加州再生医学研究所 RT2–01881 项目的部分资助。

参考文献

[1] Go AS, Mozaffarian D, Roger VL, et al. Heart disease and stroke statistics-2014 update: a report from the American heart association. Circulation. 2014;129:e28–e92. doi: 10.1161/01.cir.0000441139.02102.80.

[2] Go AS, Mozaffarian D, Roger VL, et al. Heart disease and stroke statistics-2013 update: a report from the American heart association. Circulation. 2013;127:e6–e245. doi: 10.1161/CIR.0b013e31828124ad

[3] Kelly-Hayes M, Beiser A, Kase CS, et al. The influence of gender and age on disability following ischemic stroke: the Framingham study. J Stroke Cerebrovasc Dis. 2003;12:119–26. doi: 10.1016/S1052–3057(03)00042–9.

[4] Ali M, Hazelton C, Lyden P, et al. (2012) Recovery from poststroke visual impairment: evidence from a clinical trials resource. Neurorehabil Neural Repair. doi: 10.1177/1545968312454683

[5] Wechsler LR. Intravenous thrombolytic therapy for acute ischemic stroke. N Engl J Med. 2011;364:2138–46. doi: 10.1056/NEJMct1007370.

[6] Dietrich WD, Prado R, Watson BD, Nakayama H. Middle cerebral artery thrombosis: acute blood-brain barrier consequences. J Neuropathol Exp Neurol. 1988;47:443–51.

[7] Wang PY, Kao CH, Mui MY, Wang SJ. Leukocyte infiltration in acute hemispheric ischemic stroke. Stroke. 1993;24:236–40. doi: 10.1161/01.STR.24.2.236.

[8] Lo EH, Dalkara T, Moskowitz MA. Mechanisms, challenges and opportunities in stroke. Nat Rev Neurosci. 2003;4:399–415. doi: 10.1038/nrn1106.

[9] Murphy TH, Corbett D. Plasticity during stroke recovery: from synapse to behaviour. Nat Rev Neurosci. 2009;10:861–72. doi: 10.1038/nrn2735.

[10] Carmichael ST. Cellular and molecular mechanisms of neural repair after stroke: making waves. Ann Neurol. 2006;59:735–42. doi: 10.1002/ana.20845.

[11] Tsai PT, Ohab JJ, Kertesz N, et al. A critical role of erythropoietin receptor in neurogenesis and post-stroke recovery. J Neurosci. 2006;26:1269–74. doi: 10.1523/JNEUROSCI. 4480–05.2006.

[12] Bliss T, Andres R, Steinberg G. Optimizing the success of cell transplantation therapy for stroke. Neurobiol Dis. 2010;37:1–20. doi: 10.1016/j.nbd.2009.10.003.Optimizing.

[13] Locatelli F, Bersano A, Ballabio E, et al. Stem cell therapy in stroke. Cell Mol Life Sci. 2009;66:757–72. doi: 10.1007/s00018–008–8346–1.

[14] Zhong J, Chan A, Morad L, et al. Hydrogel matrix to support stem cell survival after brain transplantation in stroke. Neurorehabil Neural Repair. 2010;24:636–44. doi: 10.1177/1545968310361958.

[15] Causa F, Netti PA, Ambrosio L. A multi-functional scaffold for tissue regeneration: the need to engineer a tissue analogue. Biomaterials. 2007;28:5093–9. doi: 10.1016/j.biomaterials.2007.07.030.

[16] Luo Y. Cell-based therapy for stroke. J Neural Transm. 2011;118:61–74. doi: 10.1007/ s00702–010–0478–4.

[17] Espinera AR, Ogle ME, Gu X, Wei L. Citalopram enhances neurovascular regeneration and sensorimotor functional recovery after ischemic stroke in mice. Neuroscience. 2013;247:1–11. doi: 10.1016/j.neuroscience.2013.04.011.

[18] Jin K, Sun Y, Xie L, et al. Post-ischemic administration of heparin-binding epidermal growth factor-like growth factor (HB-EGF) reduces infarct size and modifies neurogenesis after focal cerebral ischemia in the rat. J Cereb Blood Flow Metab. 2004;24:399–408. doi: 10.1097/00004647–200400000–00005.

[19] Kim YR, Kim HN, Ahn SM, et al. Electroacupuncture promotes post-stroke functional recovery via enhancing endogenous neurogenesis in mouse focal cerebral ischemia. PLoS One. 2014;9:e90000. doi: 10.1371/journal.pone.0090000.

[20] Ma M, Ma Y, Yi X, et al. Intranasal delivery of transforming growth factor-beta1 in mice after stroke reduces infarct volume and increases neurogenesis in the subventricular zone. BMC Neurosci. 2008;9:117. doi: 10.1186/1471–2202–9–117.

[21] Popa-Wagner A, Stöcker K, Balseanu AT, et al. Effects of granulocyte-colony stimulating factor after stroke in aged rats. Stroke. 2010;41:1027–31. doi: 10.1161/STROKEAHA.109.575621.

[22] Burns TC, Verfaillie CM, Low WC. Stem cells for ischemic brain injury: a critical review. J Comp Neurol. 2009;515:125–44. doi: 10.1002/cne.22038.

[23] Bhasin A, Srivastava MVP, Kumaran SS, et al. Autologous mesenchymal stem cells in chronic stroke. Cerebrovasc Dis Extra. 2011;1:93–104. doi: 10.1159/000333381.

[24] Lemmens R, Steinberg GK. Stem cell therapy for acute cerebral injury: what do we know and what will the future bring? Curr Opin Neurol. 2013;26:617–25. doi:10.1097/WCO.0000000000000023.

[25] Seminatore C, Polentes J, Ellman D, et al. The postischemic environment differentially impacts teratoma or tumor formation after transplantation of human embryonic stem-cell-derived neural progenitors. Stroke. 2010;41:153–9. doi: 10.1161/STROKEAHA.109.563015.

[26] Kondziolka D, Wechsler L, Goldstein S, et al. Transplantation of cultured human neuronal cells for patients with stroke. Neurology. 2000;55:565–9.

[27] Kondziolka D, Steinberg GK, Wechsler L, et al. Neurotransplantation for patients with subcortical motor stroke: a phase 2 randomized trial. J Neurosurg. 2005;103:38–45. doi: 10.3171/jns.2005.103.1.0038.

[28] Yu F, Li Y, Morshead C. Induced pluripotent stem cells for the treatment of stroke: the potential and the pitfalls. Curr Stem Cell Res Ther. 2013;8:407–14. doi: 10.2174/1574888X113089990052.

[29] Buhnemann C, Scholz A, Bernreuther C, et al. Neuronal differentiation of transplanted embryonic stem-cell-derivedd precursors in stroke lesions of adult rats. Brain. 2006;129:3238–48. doi: 10.1093/brain/awl261.

[30] Daadi MM, Li Z, Arac A, et al. Molecular and magnetic resonance imaging of human embryonic stem-cell-derived neural stem cell grafts in ischemic rat brain. Mol Ther. 2009;17:1282–91. doi: 10.1038/mt.2009.104.

[31] Englund U, Bjorklund A, Wictorin K, et al. Grafted neural stem cells develop into functional pyramidal neurons and integrate into host cortical circuitry. Proc Natl Acad Sci U S A. 2002;99:17089–94. doi: 10.1073/pnas.252589099.

[32] Song H, Stevens CF, Gage FH. Neural stem cells from adult hippocampus develop essential properties of functional CNS neurons. Nat Neurosci. 2002;5:438–45. doi: 10.1038/nn844.

[33] Hicks A, Jolkkonen J. Challenges and possibilities of intravascular cell therapy in stroke. Acta Neurobiol Exp (Wars). 2009;69:1–11.

[34] Lee ST, Chu K, Jung KH, et al. Anti-inflammatory mechanism of intravascular neural stem cell transplantation in haemorrhagic stroke. Brain. 2008;131:616–29. doi: 10.1093/brain/ awm306.

[35] Guzman R, Choi R, Gera A. Intravascular cell replacement therapy for stroke. Neurosurg Focus. 2008;24:1–10. doi: 10.3171/FOC/2008/24/3

[36] Bible E, Chau DYS, Alexander MR, et al. The support of neural stem cells transplanted into stroke-induced brain cavities by PLGA particles. Biomaterials. 2009;30:2985–94. doi: 10.1016/j.biomaterials.2009.02.012.

[37] Park KI, Teng YD, Snyder EY. The injured brain interacts reciprocally with neural stem cells supported by scaffolds to reconstitute lost tissue. Nat Biotechnol. 2002;20:1111–7. doi: 10.1038/nbt751.

[38] Misra V, Lal A, El Khoury R, et al. Intra-arterial delivery of cell therapies for stroke. Stem Cells Dev. 2012;21:1007–15. doi:

10.1089/scd.2011.0612.

[39] Bang OY, Lee JS, Lee PH, Lee G. Autologous mesenchymal stem cell transplantation in stroke patients. Ann Neurol. 2005;57:874–82. doi: 10.1002/ana.20501.

[40] Barbosa da Fonseca LM, Gutfilen B Rosado de Castro PH, et al. Migration and homing of bone-marrow mononuclear cells in chronic ischemic stroke after intra-arterial injection. Exp Neurol. 2010;221:122–8. doi: 10.1016/j.expneurol.2009.10.010.

[41] Battistella V, de Freitas GR, da Fonseca LMB, et al. Safety of autologous bone marrow mononuclear cell transplantation in patients with nonacute ischemic stroke. Regen Med. 2011;6:45–52. doi: 10.2217/rme.10.97.

[42] Bhasin A, Padma Srivastava MV, Mohanty S, et al. Stem cell therapy: A clinical trial of stroke. Clin Neurol Neurosurg. 2013;115:1003–8. doi: 10.1016/j.clineuro.2012.10.015.

[43] Moniche F, Gonzalez A, Gonzalez-Marcos J-R, et al. Intra-arterial bone marrow mononuclear cells in ischemic stroke: a pilot clinical trial. Stroke. 2012;43:2242–4. doi: 10.1161/STROKEAHA.112.659409.

[44] Prasad K, Mohanty S, Bhatia R, et al. Autologous intravenous bone marrow mononuclear cell therapy for patients with subacute ischaemic stroke: a pilot study. Indian J Med Res. 2012;136:221–8.

[45] Savitz SI, Misra V, Kasam M, et al. Intravenous autologous bone marrow mononuclear cells for ischemic stroke. Ann Neurol. 2011;70:59–69. doi: 10.1002/ana.22458.

[46] Lappalainen RS, Narkilahti S, Huhtala T, et al. The SPECT imaging shows the accumulation of neural progenitor cells into internal organs after systemic administration in middle cerebral artery occlusion rats. Neurosci Lett. 2008;440:246–50. doi: 10.1016/j.neulet.2008.05.090.

[47] Zawadzka M, Lukasiuk K, Machaj EK, et al. Lack of migration and neurological benefits after infusion of umbilical cord blood cells in ischemic brain injury. Acta Neurobiol Exp (Wars). 2009;69:46–51. doi: 6905 [pii].

[48] Kawabori M, Kuroda S, Sugiyama T, et al. Intracerebral, but not intravenous, transplantation of bone marrow stromal cells enhances functional recovery in rat cerebral infarct: an optical imaging study. Neuropathology. 2012;32:217–26. doi: 10.1111/j.1440–1789.2011.01260.x.

[49] Matsuse D, Kitada M, Ogura F, et al. Combined transplantation of bone marrow stromal cell-derived neural progenitor cells with a collagen sponge and basic fibroblast growth factor releasing microspheres enhances recovery after cerebral ischemia in rats. Tissue Eng Part A. 2011;17:1993–2004. doi: 10.1089/ten.tea.2010.0585.

[50] Yu H, Cao B, Feng M, et al. Combinated transplantation of neural stem cells and collagen type I promote functional recovery after cerebral ischemia in rats. Anat Rec (Hoboken). 2010;293:911–7. doi: 10.1002/ar.20941.

[51] Tate MC, Shear DA, Hoffman SW, et al. (2002) Fibronectin promotes survival and migration of primary neural stem cells transplanted into the traumatically injured mouse brain. Cell Transplant 11:283–95. doi: http://dx.doi.org/10.0000/096020198389933

[52] Hyatt AJT, Wang D, van Oterendorp C, et al. (2014) Mesenchymal stromal cells integrate and form longitudinally-aligned layers when delivered to injured spinal cord via a novel fibrin scaffold. Neurosci Lett. doi: 10.1016/j.neulet.2014.03.023

[53] Shi W, Nie D, Jin G, et al. BDNF blended chitosan scaffolds for human umbilical cord MSC transplants in traumatic brain injury therapy. Biomaterials. 2012;33:3119–26. doi: 10.1016/j.biomaterials.2012.01.009.

[54] Miyoshi Y, Date I, Ohmoto T, Iwata H. Histological analysis of microencapsulated dopamine- secreting cells in agarose/poly (styrene sulfonic acid) mixed gel xenotransplanted into the brain. Exp Neurol. 1996;138:169–75. doi: 10.1006/exnr.1996.0055.

[55] Wood MD, MacEwan MR, French AR, et al. Fibrin matrices

with affinity-based delivery systems and neurotrophic factors promote functional nerve regeneration. Biotechnol Bioeng. 2010;106:970–9. doi: 10.1002/bit.22766.

[56] Wang Y, Cooke MJ, Sachewsky N, et al. Bioengineered sequential growth factor delivery stimulates brain tissue regeneration after stroke. J Control Release. 2013;172:1–11. doi: 10.1016/j.jconrel.2013.07.032.

[57] Seidlits SK, Khaing ZZ, Petersen RR, et al. The effects of hyaluronic acid hydrogels with tunable mechanical properties on neural progenitor cell differentiation. Biomaterials. 2010;31:3930–40. doi: 10.1016/j.biomaterials.2010.01.125.

[58] Bible E, Dell'Acqua F, Solanky B, et al. Non-invasive imaging of transplanted human neural stem cells and ECM scaffold remodeling in the stroke-damaged rat brain by (19)F- and diffusion-MRI. Biomaterials. 2012;33:2858–71. doi: 10.1016/j.biomaterials.2011.12.033.

[59] Pakulska MM, Ballios BG, Shoichet MS. Injectable hydrogels for central nervous system therapy. Biomed Mater. 2012;7:024101. doi: 10.1088/1748–6041/7/2/024101.

[60] Johl SS, Burgett RA. Dermal filler agents: a practical review. Curr Opin Ophthalmol. 2006;17:471–9. doi: 10.1097/01. icu.0000243021.20499.4b.

[61] Aurand ER, Lampe KJ, Bjugstad KB. Defining and designing polymers and hydrogels for neural tissue engineering. Neurosci Res. 2012;72:199–213. doi: 10.1016/j.neures.2011.12.005.

[62] Kim H, Cooke MJ, Shoichet MS. Creating permissive microenvironments for stem cell transplantation into the central nervous system. Trends Biotechnol. 2012;30:55–63. doi: 10.1016/j.tibtech.2011.07.002.

[63] Deng LX, Hu J, Liu N, et al. GDNF modifies reactive astrogliosis allowing robust axonal regeneration through Schwann cell-seeded guidance channels after spinal cord injury. Exp Neurol. 2011;229:238–50. doi: 10.1016/j.expneurol.2011.02.001.

[64] Fouad K, Schnell L, Bunge MB, et al. Combining Schwann cell bridges and olfactoryensheathing glia grafts with chondroitinase promotes locomotor recovery after complete transection of the spinal cord. J Neurosci. 2005;25:1169–78. doi: 10.1523/JNEUROSCI. 3562–04.2005.

[65] Rooney GE, Knight AM, Madigan NN, et al. Sustained delivery of dibutyryl cyclic adenosine monophosphate to the transected spinal cord via oligo [(polyethylene glycol) fumarate] hydrogels. Tissue Eng Part A. 2011;17:1287–302. doi: 10.1089/ten.tea.2010.0396.

[66] Shoichet MS. Polymer scaffolds for biomaterials applications. Macromolecules. 2010;43:581–91. doi: 10.1021/ma901530r.

[67] Lü J-M, Wang X, Marin-Muller C, et al. Current advances in research and clinical applications of PLGA-based nanotechnology. Expert Rev Mol Diagn. 2009;9:325–41. doi: 10.1586/ erm.09.15.

[68] Madhavan Nampoothiri K, Nair NR, John RP. An overview of the recent developments in polylactide (PLA) research. Bioresour Technol. 2010;101:8493–501. doi: 10.1016/j. biortech.2010.05.092.

[69] Borlongan CV, Saporta S, Sanberg PR. Intrastriatal transplantation of rat adrenal chromaffin cells seeded on microcarrier beads promote long-term functional recovery in hemiparkinsonian rats. Exp Neurol. 1998;151:203–14. doi: 10.1006/exnr.1998.6790.

[70] Cherksey BD, Sapirstein VS, Geraci AL. Adrenal chromaffin cells on microcarriers exhibit enhanced long-term functional effects when implanted into the mammalian brain. Neuroscience. 1996;75:657–64. doi: 10.1016/0306–4522(96)00262–X.

[71] Stover NP, Watts RL. Spheramine for treatment of Parkinson's disease. Neurother. 2008;5:252–9. doi: 10.1016/j.nurt.2008.02.006.

[72] Borlongan CV, Thanos CG, Skinner SJM, et al. Transplants of encapsulated rat choroid plexus cells exert neuroprotection in a rodent model of Huntington's disease. Cell Transplant.

2008;16:987–92. doi: 10.3727/000000007783472426.

[73] Tatard VM, Sindji L, Branton J(G), et al. Pharmacologically active microcarriers releasing glial cell line – derived neurotrophic factor: survival and differentiation of embryonic dopaminergic neurons after grafting in hemiparkinsonian rats. Biomaterials. 2007b;28:1978–88. doi: 10.1016/j.biomaterials.2006.12.021.

[74] Bonneh-Barkay D, Wiley CA. Brain extracellular matrix in neurodegeneration. Brain Pathol. 2009;19:573–85. doi: 10.1111/j.1750–3639.2008.00195.x.

[75] Quirico-Santos T, Fonseca CO, Lagrota-Candido J. Brain sweet brain: importance of sugars for the cerebral microenvironment and tumor development. Arq Neuropsiquiatr. 2010;68:799–803. doi: 10.1590/S0004–282X2010000500024.

[76] Ruoslahti E. Brain extracellular matrix. Glycobiology. 1996;6:489–92. doi: 10.1093/glycob/ 6.5.489.

[77] Moshayedi P, da F CL, Christ A, et al. Mechanosensitivity of astrocytes on optimized polyacrylamide gels analyzed by quantitative morphometry. J Phys Condens Matter. 2010;22:194114. doi: 10.1088/0953–8984/22/19/194114.

[78] Nguyen MK, Lee DS. Injectable biodegradable hydrogels. Macromol Biosci. 2010;10:563–79. doi: 10.1002/mabi.200900402.

[79] Ruel-Gariépy E, Leroux J-C. In situ-forming hydrogels-review of temperature-sensitive systems. Eur J Pharm Biopharm. 2004;58:409–26. doi: 10.1016/j.ejpb.2004.03.019.

[80] Chiu YL, Chen SC, Su CJ, et al. pH-triggered injectable hydrogels prepared from aqueous N-palmitoyl chitosan: In vitro characteristics and in vivo biocompatibility. Biomaterials. 2009;30:4877–88. doi: 10.1016/j.biomaterials.2009.05.052.

[81] Christ AF, Franze K, Gautier H, et al. Mechanical difference between white and gray matter in the rat cerebellum measured by scanning force microscopy. J Biomech. 2010;43:2986–92. doi: 10.1016/j.jbiomech.2010.07.002

[82] Lampe KJ, Kern DS, Mahoney MJ, Bjugstad KB. The administration of BDNF and GDNF to the brain via PLGA microparticles patterned within a degradable PEG-based hydrogel: Protein distribution and the glial response. J Biomed Mater Res – Part A. 2011;96 A:595–607. doi: 10.1002/jbm.a.33011

[83] Namba RM, Cole a a, Bjugstad KB, Mahoney MJ. Development of porous PEG hydrogels that enable efficient, uniform cell-seeding and permit early neural process extension. Acta Biomater. 2009;5:1884–97. doi: 10.1016/j.actbio.2009.01.036.

[84] Lampe KJ, Mooney RG, Bjugstad KB, Mahoney MJ. Effect of macromer weight percent on neural cell growth in 2D and 3D nondegradable PEG hydrogel culture. J Biomed Mater Res—Part A. 2010b;94:1162–71. doi: 10.1002/jbm.a.32787.

[85] Nicodemus GD, Bryant SJ. Cell encapsulation in biodegradable hydrogels for tissue engineering applications. Tissue Eng Part B Rev. 2008;14:149–65. doi: 10.1089/ten.teb.2007.0332.

[86] Patterson J, Hubbell JA. Enhanced proteolytic degradation of molecularly engineered PEG hydrogels in response to MMP-1 and MMP-2. Biomaterials. 2010;31:7836–45. doi: 10.1016/j.biomaterials.2010.06.061.

[87] Menei P, Montero-Menei C, Venier M-C, Benoit J-P. Drug delivery into the brain using poly (lactide-co-glycolide) microspheres. Expert Opin Drug Deliv. 2005;2:363–76. doi: 10.1517/17425247.2.2.363.

[88] Moshayedi P, Carmichael ST. Hyaluronan, neural stem cells and tissue reconstruction after acute ischemic stroke. Biomatter. 2013;3:1–9.

[89] Frisch SM, Francis H. Disruption of epithelial cell-matrix interactions induces apoptosis. J Cell Biol. 1994;124:619–26. doi: 10.1083/jcb.124.4.619.

[90] Marchionini DM, Collier TJ, Camargo M, et al. Interference with anoikis-induced cell death of dopamine neurons: implications for augmenting embryonic graft survival in a rat model of

Parkinson's disease. J Comp Neurol. 2003;464:172–9. doi: 10.1002/cne.10785.

[91]　Singh P, Schwarzbauer JE. Fibronectin and stem cell differentiation—lessons from chondrogenesis. J Cell Sci. 2012;125:3703–12. doi: 10.1242/jcs.095786.

[92]　Lu B, Smyth MR, O'Kennedy R. Oriented immobilization of antibodies and its applications in immunoassays and immunosensors. Analyst. 1996;121:29R–32R. doi: 10.1039/an996210029r.

[93]　Kelly S, Bliss TM, Shah AK, et al. Transplanted human fetal neural stem cells survive, migrate, and differentiate in ischemic rat cerebral cortex. Proc Natl Acad Sci U S A. 2004;101:11839–44. doi: 10.1073/pnas.0404474101.

[94]　Hoban DB, Newland B, Moloney TC, et al. The reduction in immunogenicity of neurotrophin overexpressing stem cells after intra-striatal transplantation by encapsulation inaninsitu gelling collagen hydrogel. Biomaterials. 2013;34:9420–9. doi: 10.1016/j.biomaterials. 2013.08.073.

[95]　Caicco MJ, Cooke MJ, Wang Y, et al. A hydrogel composite system for sustained epicortical delivery of Cyclosporin A to the brain for treatment of stroke. J Control Release. 2013;166:197–202. doi: 10.1016/j.jconrel.2013.01.002.

[96]　Kim DH, Martin DC. Sustained release of dexamethasone from hydrophilic matrices using PLGA nanoparticles for neural drug delivery. Biomaterials. 2006;27:3031–7. doi: 10.1016/j.biomaterials.2005.12.021.

[97]　Cheung CY, McCartney SJ, Anseth KS. Synthesis of polymerizable superoxide dismutase mimetics to reduce reactive oxygen species damage in transplanted biomedical devices. Adv Funct Mater. 2008;18:3119–26. doi: 10.1002/adfm.200800566.

[98]　Lin CC, Metters AT, Anseth KS. Functional PEG-peptide hydrogels to modulate local inflammation inducedby the pro-inflammatory cytokine TNF[Alpha]. Biomaterials. 2009;30:4907–14. doi: 10.1016/j.biomaterials.2009.05.083.

[99]　Campos LS, Leone DP, Relvas JB, et al. Beta1 integrins activate a MAPK signalling pathway in neural stem cells that contributes to their maintenance. Development. 2004;131:3433–44. doi: 10.1242/dev.01199.

[100]　DeSilva DR, Jones EA, Favata MF, et al. Inhibition of mitogen-activated protein kinase kinase blocks T cell proliferation but does not induce or prevent anergy. J Immunol. 1998;160:4175–81.

[101]　Pike DB, Cai S, Pomraning KR, et al. Heparin-regulated release of growth factors in vitro and angiogenic response in vivo to implanted hyaluronan hydrogels containing VEGF and bFGF. Biomaterials. 2006;27:5242–51. doi: 10.1016/j.biomaterials.2006.05.018.

[102]　Mahoney MJ, Anseth KS. Contrasting effects of collagen and bFGF-2 on neural cell function in degradable synthetic PEG hydrogels. J Biomed Mater Res—Part A. 2007;81:269–78. doi: 10.1002/jbm.a.30970.

[103]　King WJ, Jongpaiboonkit L, Murphy WL. Influence of FGF2 and PEG hydrogel matrix properties on hMSC viability and spreading. J Biomed Mater Res—Part A. 2010b;93:1110–23. doi: 10.1002/jbm.a.32601.

[104]　Johnson PJ, Tatara A, Shiu A, Sakiyama-Elbert SE. Controlled release of neurotrophin-3 and platelet-derived growth factor from fibrin scaffolds containing neural progenitor cells enhances survival and differentiation into neurons in a subacute model of SCI. Cell Transplant. 2010;19:89–101. doi: 10.3727/096368909X477273.

[105]　Engler AJ, Sen S, Sweeney HL, Discher DE. Matrix elasticity directs stem cell lineage specification. Cell. 2006;126:677–89. doi: 10.1016/j.cell.2006.06.044.

[106]　Flanagan LA, Ju Y-E, Marg B, et al. Neurite branching on deformable substrates. Neuroreport. 2002;13:2411–5. doi: 10.1097/00001756-200212200–00007.

[107]　Hynes SR, Rauch MF, Bertram JP, Lavik EB. A library of tunable poly (ethylene glycol)/ poly (L-lysine) hydrogels to investigate the material cues that influence neural stem cell differentiation. J Biomed Mater Res—Part A. 2009;89:499–509. doi: 10.1002/jbm.a.31987.

[108]　Lampe KJ, Bjugstad KB, Mahoney MJ. Impact of degradable macromer content in a poly (ethylene glycol) hydrogel on neural cell metabolic activity, redox state, proliferation, and differentiation. Tissue Eng Part A. 2010a;16:1857–66. doi: 10.1089/ten.tea.2009.0509.

[109]　Saha K, Keung AJ, Irwin EF, et al. Substrate modulus directs neural stem cell behavior. Biophys J. 2008;95:4426–38. doi: 10.1529/biophysj.108.132217.

[110]　Leipzig ND, Shoichet MS. The effect of substrate stiffness on adult neural stem cell behavior. Biomaterials. 2009;30:6867–78. doi: 10.1016/j.biomaterials.2009.09.002.

[111]　Abdeen A a, Weiss JB, Lee J, Kilian K. Matrix composition and mechanics directs proangiogenic signaling from mesenchymal stem cells. Tissue Eng Part A. 2014;2142:1–39. doi: 10.1089/ten.TEA.2013.0661.

[112]　Cooke MJ, Zahir T, Phillips SR, et al. Neural differentiation regulated by biomimetic surfaces presenting motifs of extracellular matrix proteins. J Biomed Mater Res—Part A. 2010;93:824–32. doi: 10.1002/jbm.a.32585.

[113]　Liu SQ, Tian Q, Hedrick JL, et al. Biomimetic hydrogels for chondrogenic differentiation of human mesenchymal stem cells to neocartilage. Biomaterials. 2010;31:7298–307. doi: 10.1016/j.biomaterials.2010.06.001.

[114]　Tate MC, García AJ, Keselowsky BG, et al. Specific beta1 integrins mediate adhesion, migration, and differentiation of neural progenitors derived from the embryonic striatum. Mol Cell Neurosci. 2004;27:22–31. doi: 10.1016/j.mcn.2004.05.001.

[115]　Park J, Lim E, Back S, et al. Nerve regeneration following spinal cord injury using matrix metalloproteinase-sensitive, hyaluronic acid-based biomimetic hydrogel scaffold containing brain-derived neurotrophic factor. J Biomed Mater Res—Part A. 2010;93:1091–9. doi: 10.1002/jbm.a.32519.

[116]　Wang W, Itaka K, Ohba S, et al. 3D spheroid culture system on micropatterned substrates for improved differentiation efficiency of multipotent mesenchymal stem cells. Biomaterials. 2009;30:2705–15. doi: 10.1016/j.biomaterials.2009.01.030.

[117]　Dadsetan M, Pumberger M, Casper ME, et al. The effects of fixed electrical charge on chondrocyte behavior. Acta Biomater. 2011;7:2080–90. doi: 10.1016/j.actbio.2011.01.012.

[118]　McBeath R, Pirone DM, Nelson CM, et al. Cell shape, cytoskeletal tension, and RhoA regulate stem cell lineage commitment. Dev Cell. 2004;6:483–95. doi: 10.1016/S1534-5807(04)00075–9.

[119]　Leipzig ND, Xu C, Zahir T, Shoichet MS. Functional immobilization of interferon-gamma induces neuronal differentiation of neural stem cells. J Biomed Mater Res—Part A. 2010;93:625–33. doi: 10.1002/jbm.a.32573.

[120]　Aizawa Y, Leipzig N, Zahir T, Shoichet M. The effect of immobilized platelet derived growth factor AA on neural stem/progenitor cell differentiation on cell-adhesive hydrogels. Biomaterials. 2008;29:4676–83. doi: 10.1016/j.biomaterials.2008.08.018.

[121]　Tatard VM, D'Ippolito G, Diabira S, et al. Neurotrophin-directed differentiation of human adult marrow stromal cells to dopaminergic-like neurons. Bone. 2007a;40:360–73. doi: 10.1016/j.bone.2006.09.013.

[122]　Kim H, Zahir T, Tator CH, Shoichet MS. Effects of dibutyryl cyclic-AMP on survival and neuronal differentiation of neural stem/progenitor cells transplanted into spinal cord injured rats. PLoS One. 2011;6(6):e21744. doi:10.1371/journal.pone.0021744

[123]　Moshayedi P, Ng G, Kwok JCF, et al. The relationship between glial cell mechanosensitivity and foreign body reactions in

the central nervous system. Biomaterials. 2014;35:1–7. doi: 10.1016/j.biomaterials.2014.01.038

[124] Polikov VS, Tresco PA, Reichert WM. Response of brain tissue to chronically implanted neural electrodes. J Neurosci Methods. 2005;148:1–18. doi: 10.1016/j.jneumeth.2005.08.015.

[125] Fawcett JW, Asher RA. The glial scar and central nervous system repair. Brain Res Bull. 1999;49:377–91. doi: 10.1016/S0361–9230(99)00072–6.

[126] Bjugstad KB, Lampe K, Kern DS, Mahoney M. Biocompatibility of poly (ethylene glycol)– based hydrogels in the brain: an analysis of the glial response across space and time. J Biomed Mater Res—Part A. 2010;95:79–91. doi: 10.1002/jbm.a.32809.

[127] Fournier E, Passirani C, Montero-Menei CN, Benoit JP. Biocompatibility of implantable synthetic polymeric drug carriers: focus on brain biocompatibility. Biomaterials. 2003;24:3311–31. doi: 10.1016/S0142–9612(03)00161–3.

[128] Anderson JM, Shive MS. Biodegradation and biocompatibility of PLA and PLGA microspheres. Adv Drug Deliv Rev. 2012;64:72–82. doi: 10.1016/j.addr.2012.09.004.

[129] Hwang DH, Kim HM, Kang YM, et al. Combination of Multifaceted Strategies to Maximize the therapeutic benefits of neural stem cell transplantation for spinal cord repair. Cell Transplant. 2011;20:1361–79. doi: 10.3727/096368910X557155.

[130] Pardue EL, Ibrahim S, Ramamurthi A. Role of hyaluronan in angiogenesis and its utility to angiogenic tissue engineering. Organogenesis. 2008;4:203–14. doi: 10.4161/org.4.4.6926.

[131] Patel V, Joseph G, Patel A, et al. Suspension matrices for improved Schwann-cell survival after implantation into the injured rat spinal cord. J Neurotrauma. 2010;27:789–801. doi: 10.1089/neu.2008.0809.

[132] Hayashi T, Deguchi K, Nagotani S, et al. Cerebral ischemia and angiogenesis. Curr Neurovasc Res. 2006;3:119–29. doi: 10.2174/156720206776875902.

[133] Navaratna D, Guo S, Arai K, Lo EH. Mechanisms and targets for angiogenic therapy after stroke. Cell Adh Migr. 2009;3:216–23. doi: 10.4161/cam.3.2.8396.

[134] Seidlits SK, Drinnan CT, Petersen RR, et al. Fibronectin-hyaluronic acid composite hydrogels for three-dimensional endothelial cell culture. Acta Biomater. 2011;7:2401–9. doi: 10.1016/j.actbio.2011.03.024.

[135] Cui FZ, Tian WM, Hou SP, et al. Hyaluronic acid hydrogel immobilized with RGD peptides for brain tissue engineering. J Mater Sci Mater Med. 2006;17:1393–1401.

[136] Preston M, Sherman LS (2011) Neural stem cell niches: roles for the hyaluronan-based extracellular matrix. Front Biosci (Schol Ed) 3:1165–79. doi: 10.2741/218

[137] Moore K, MacSween M, Shoichet M. Immobilized concentration gradients of neurotrophic factors guide neurite outgrowth of primary neurons in macroporous scaffolds. Tissue Eng. 2006;12:267–78. doi: 10.1089/ten.2006.12.ft-42.

[138] Hou S, Xu Q, Tian W, et al. The repair of brain lesion by implantation of hyaluronic acid hydrogels modified with laminin. J Neurosci Methods. 2005;148:60–70. doi: 10.1016/j.jneumeth.2005.04.016.

[139] Harms KM, Li L, Cunningham LA. Murine neural stem/progenitor cells protect neurons against ischemia by HIF-1alpha-regulated VEGF signaling. PLoS One. 2010;5:e9767. doi: 10.1371/journal.pone.0009767.

[140] McCreedy D a, Sakiyama-Elbert SE. Combination therapies in the CNS: engineering the environment. Neurosci Lett. 2012;519:115–21. doi: 10.1016/j.neulet.2012.02.025.

[141] David S, Aguayo AJ. Axonal elongation into peripheral nervous system "bridges" after central nervous system injury in adult rats. Science. 1981;214:931–3. doi: 10.1126/science. 6171034.

[142] Richardson PM, McGuinness UM, Aguayo AJ. Axons from CNS neurons regenerate into PNS grafts. Nature.

1980;284:264–5. doi: 10.1038/284264a0.

[143] Uibo R, Laidmäe I, Sawyer ES, et al. Soft materials to treat central nervous system injuries: evaluation of the suitability of non-mammalian fibrin gels. Biochim Biophys Acta. 2009;1793:924–30. doi: 10.1016/j.bbamcr.2009.01.007.

[144] Bignami A, Asher R. Some observations on the localization of hyaluronic acid in adult, newborn and embryonal rat brain. Int J Dev Neurosci. 1992;10:45–57. doi: 10.1016/0736–5748(92)90006–L.

[145] Bignami A, Asher R, Perides G. The extracellular matrix of rat spinal cord: a comparative study on the localization of hyaluronic acid, glial hyaluronate-binding protein, and chondroitin sulfate proteoglycan. Exp Neurol. 1992;117:90–3. doi: 10.1016/0014–4886(92)90115–7.

[146] King VR, Alovskaya A, Wei DYT, et al. The use of injectable forms of fibrin and fibronectin to support axonal ingrowth after spinal cord injury. Biomaterials. 2010a;31:4447–56. doi: 10.1016/j.biomaterials.2010.02.018.

[147] Wei YT, Tian WM, Yu X, et al. Hyaluronic acid hydrogels with IKVAV peptides for tissue repair and axonal regeneration in an injured rat brain. Biomed Mater. 2007;2:S142–S6. doi: 10.1088/1748–6041/2/3/S11.

[148] Khaing ZZ, Milman BD, Vanscoy JE, et al. High molecular weight hyaluronic acid limits astrocyte activation and scar formation after spinal cord injury. J Neural Eng. 2011;8:046033. doi: 10.1088/1741–2560/8/4/046033.

[149] King VR, Henseler M, Brown RA, Priestley JV. Mats made from fibronectin support oriented growth of axons in the damaged spinal cord of the adult rat. Exp Neurol. 2003;182:383–98. doi: 10.1016/S0014–4886(03)00033–5.

[150] Lu P, Tuszynski MH. Growth factors and combinatorial therapies for CNS regeneration. Exp Neurol. 2008;209:313–20. doi: 10.1016/j.expneurol.2007.08.004.

[151] Blesch A, Tuszynski MH. Cellular GDNF delivery promotes growth of motor and dorsal column sensory axons after partial and complete spinal cord transections and induces remyelination. J Comp Neurol. 2003;467:403–17. doi: 10.1002/cne.10934.

[152] Ramer MS, Bradbury EJ, Michael GJ, et al. Glial cell line-derived neurotrophic factor increases calcitonin gene-related peptide immunoreactivity in sensory and motoneurons in vivo. Eur J Neurosci. 2003;18:2713–21. doi: 3012 [pii].

[153] Tuszynski MH, Peterson DA, Ray J, et al. Fibroblasts genetically modified to produce nerve growth factor induce robust neuritic ingrowth after grafting to the spinal cord. Exp Neurol. 1994;126:1–14. doi: S0014488684710375 [pii].

[154] Kennedy TE, Wang H, Marshall W, Tessier-Lavigne M. Axon guidance by diffusible chemoattractants: a gradient of netrin protein in the developing spinal cord. J Neurosci. 2006;26:8866–74. doi: 10.1523/JNEUROSCI.5191–05.2006.

[155] Cao X, Shoichet MS. Defining the concentration gradient of nerve growth factor for guided neurite outgrowth. Neuroscience. 2001;103:831–40. doi: 10.1016/S0306–4522(01)00029–X.

[156] Cao X, Shoichet MS. Investigating the synergistic effect of combined neurotrophic factor concentration gradients to guide axonal growth. Neuroscience. 2003;122:381–9. doi: 10.1016/j.neuroscience.2003.08.018.

[157] Albrecht DR, Tsang VL, Sah RL, Bhatia SN. Photo- and electropatterning of hydrogelencapsulated living cell arrays. Lab Chip. 2005;5:111–8. doi: 10.1039/b406953f

[158] Luo Y, Shoichet MS. Light-activated immobilization of biomolecules to agarose hydrogels for controlled cellular response. Biomacromolecules. 2004;5:2315–23. doi: 10.1021/bm0495811.

[159] Wylie RG, Shoichet MS. Two-photon micropatterning of amines within an agarose hydrogel. J Mater Chem. 2008;18:2716. doi: 10.1039/b718431j.

[160] Dertinger SKW, Jiang X, Li Z, et al. Gradients of substrate-bound laminin orient axonal specification of neurons. Proc Natl Acad Sci U S A. 2002;99:12542–7. doi: 10.1073/pnas.192457199.

[161] Wei YT, He Y, Xu CL, et al. Hyaluronic acid hydrogel modified with nogo-66 receptor antibody and poly-L-lysine to promote axon regrowth after spinal cord injury. J Biomed Mater Res—Part B Appl Biomater. 2010;95:110–7. doi: 10.1002/jbm.b.31689.

[162] Lee H, McKeon RJ, Bellamkonda RV. Sustained delivery of thermostabilized chABC enhances axonal sprouting and functional recovery after spinal cord injury. Proc Natl Acad Sci U S A. 2010a;107:3340–5. doi: 10.1073/pnas.0905437106.

[163] Jain A, Kim YT, McKeon RJ, Bellamkonda RV. In situ gelling hydrogels for conformal repair of spinal cord defects, and local delivery of BDNF after spinal cord injury. Biomaterials. 2006;27:497–504. doi: 10.1016/j.biomaterials.2005.07.008.

[164] Hurlbert RJ, Hamilton MG. Methylprednisolone for acute spinal cord injury: 5–year practice reversal. Can J Neurol Sci. 2008;35:41–5.

[165] Kim Y, Caldwell JM, Bellamkonda RV. Nanoparticle-mediated local delivery of methylprednisolone after spinal cord injury. Biomaterials. 2009;30:2582–90. doi: 10.1016/j.biomaterials. 2008.12.077.

[166] Jin K, Mao X, Xie L, et al. Transplantation of human neural precursor cells in matrigel scaffolding improves outcome from focal cerebral ischemia after delayed postischemic treatment in rats. J Cereb Blood Flow Metab. 2010;30:534–44. doi: 10.1038/jcbfm.2009.219.

[167] Osanai T, Kuroda S, Yasuda H, et al. Noninvasive transplantation of bone marrow stromal cells for ischemic stroke: preliminary study with a thermoreversible gelation polymer hydrogel. Neurosurgery. 2010;66:1140–7. doi: 10.1227/01.NEU.0000369610.76181.CF. (discussion 1147).

[168] Lee JS, Hong JM, Moon GJ, et al. A long-term follow-up study of intravenous autologous mesenchymal stem cell transplantation in patients with ischemic stroke. Stem Cells. 2010b;28:1099–106. doi: 10.1002/stem.430.

[169] Purcell EK, Seymour JP, Yandamuri S, Kipke DR. In vivo evaluation of a neural stem cellseeded prosthesis. J Neural Eng. 2009;6:026005. doi: 10.1088/1741-2560/6/2/026005.

[170] Zisch AH, Lutolf MP, Ehrbar M, et al. Cell-demanded release of VEGF from synthetic, biointeractive cell ingrowth matrices for vascularized tissue growth. FASEB J. 2003;17:2260–2. doi: 10.1096/fj.02–1041fje.

第14章 干细胞衍生的脑卒中无细胞疗法：将条件培养基转化至临床试验中

A Stem-Cell-Derived Cell-Free Therapy for Stroke: Moving Conditioned Medium into Clinical Trial

Brian H. Johnstone　Keith L. March　著
李　珊　习杨彦彬　译　　李炫璇　校

一、背景

许多疾病模型，以及急慢性缺血性脑卒中的早期临床试验已揭示基于成人干细胞 / 祖细胞的疗法［包括间充质干 / 基质细胞（mesenchymal stem/stromal cell，MSC）］可以改善患者的功能预后[1-11]。但是，越来越多的证据表明，多能 MSC 促进患病和受损组织的功能恢复机制与最初假定的组织直接再生的相关性不大。相反，在过去 10 年中，越来越多的证据表明，MSC 的主要作用方式是旁分泌介导的对体内固有修复过程的刺激和通过营养因子的分泌进而抑制免疫系统的反应[12-16]。旁分泌支持诱导修复的机制与研究观察到的结果一致，即在缺乏已被证明足够数量的细胞来替代丢失组织的情况下，细胞移植仍可促使功能改善[17-21]。但是这与疾病逆转的质量平衡模型相反，在该模型中，治疗效果的大小与移植细胞到达靶组织、稳定的移植条件、可能发生分裂并直接替代足够数量的丢失或受损组织的细胞数量直接相关。旁分泌机制具有信号放大的固有优势，因此仅需要较低的细胞剂量就能达到治疗效果。发生信号放大或扩增是因为每一个应用的细胞均可产生大量营养因子，而这些营养因子会引起纠正疾病过程中所需的多种细胞类型反应。因此，在没有稳定植入的情况下，即使靶组织短暂暴露于干细胞，也会通过旁分泌诱导多种有益作用，而产生治疗反应。这些有益作用包括①为边界区内处于危险中的组织提供支持，从而限制了"梗死区"的扩展；②通过抑制或调节炎症减轻伤害；③通过促进内源性干细胞和祖细胞的募集和存活来诱导修复过程（图 14-1）。

支持 MSC 旁分泌作用机制的累积证据并未排除有直接细胞接触参与的可能，在某些情况下（如免疫调节），直接细胞接触的发生似乎是必需的（在参考文献 [22] 中进行了综述）。同时，受损伤组织产生的化学诱导剂的梯度作用，被传递细胞的寄主和保留也可增强因子的局部浓度。此外，有研究表明，在滞留下来后，治疗细胞可能以一种有益的方式调节分泌因子的水平来响应局部刺

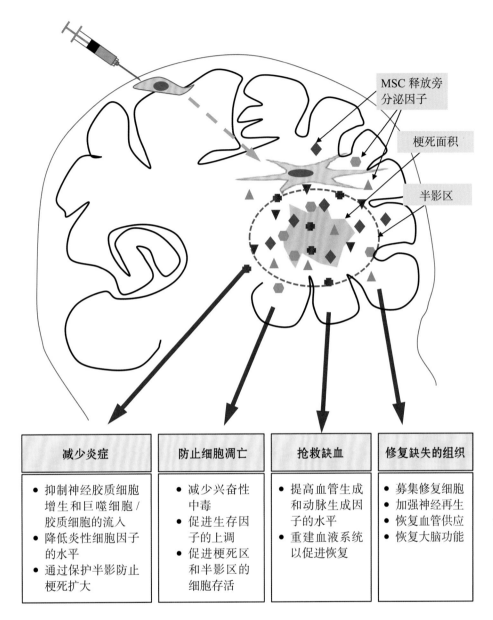

▲ 图 14-1　间充质干细胞（MSC）分泌因子治疗脑卒中的潜力

给药后，间充质干细胞在化学引诱剂的作用下迁移到脑卒中部位，并释放旁分泌因子，以保护和促进梗死区域及周围缺血半暗区的修复。与使用任何一种单独因子治疗相比，通过调节离散的分子途径中的单个旁分泌因子的聚集作用可更完全地解决脑卒中的复杂病理生理问题

激[12, 20, 23, 24]。虽然某些信号分子（如肿瘤坏死因子 -α）已显示出在体外影响干细胞生理功能的能力，但这种现象发生在损伤原位的直接证据有限，尤其是由于大量应用细胞的清除，这种效应维持时间有限[25]。

多能干细胞替代组织的潜力有可能最终实现。然而，在此之前，目前用自体或同种异体 MSC 进行的细胞疗法仍在为以前的难治性疾病提供医学益处。了解目前细胞疗法的实际潜力和局限性将是使其获得推广的关键。

二、源于 MSC 的条件培养基对脑卒中的治疗潜力

开发急性脑血管损伤的神经修复治疗日益受到重视，其中急性缺血性脑卒中（acute ischemic stroke，AIS）是最严重的脑卒中表现。一方面，由于 AIS 的级联损伤大多发生在缺血后 24～48h 内，因此要想获得最有效的神经保护，就必须在损伤后早期进行神经保护，但这在临床实践中具有挑战性[26]。另一方面，在恢复性治疗中，治疗的目标是促进修复过程，如促进血管生成、神经再生和突触形成。然而，有效促进这类修复过程的窗口期尚不清楚，可能会延长至损伤后的 1 周、1 个月甚至更长时间[27, 28]。

AIS 涉及多种细胞类型的破坏，其中包括神经元、星形胶质细胞、少突胶质细胞、内皮细胞和周细胞。因此，再生的治疗手段将解决神经元和一些支持结构的修复问题，如血管和神经胶质。最近出现了关于脑缺血后激活内源性修复机制的报道，研究发现脑缺血后，星形胶质细胞中巢蛋白上调[10, 29]。在啮齿类动物中，脑室下的祖细胞在大脑中动脉闭塞（middle cerebral artery occlusion，MCAo）后增殖并迁移到纹状体，随后在纹状体中形成刺状神经元和胶质细胞[10]。然而，大多数这些神经干细胞最终都会凋亡和死亡。有研究指出，至少在缺血后的 4 个月内，脑室下的祖细胞会继续迁移到纹状体，缺血组织中上调的基质衍生因子（stromal-derived factor，SDF）–1 和正在迁移的神经母细胞中表达的 CXCR4 的梯度主导了这种迁移的发生[4]；而 SDF-1 在脑缺血后星形胶质细胞和内皮细胞中至少保持 1 个月的表达上调，还可引导参与组织修复的骨髓（bone marrow，BM）源性细胞迁移至损伤部位[1]。重要的是，这些脑缺血后的内源性修复机制不足以恢复失去的组织和退化的神经功能。用营养因子刺激这种内源性反应是一种实用的方法，目的是增强这些细胞靶标的活性，而这些靶标在脑卒中后神经重构过程的即刻或数天后表达最多。

早期临床试验中运用的一些细胞疗法都建立在大量临床前工作之上，其中的 MSC 是从各种中胚层组织中分离出来的。当经由大脑、动脉内或静脉内给药时，MSC 以剂量依赖性方式改善啮齿动物 MCAo 模型的功能预后[2, 3, 30–35]；甚至在受伤后 1 个月进行静脉移植也可以有效改善功能预后[10]，在这种情况下，梗死面积没有减少；相反，MSC 治疗后增加了血管生成、神经再生和突触形成，说明 MSC 具有神经修复作用[1, 4]。出现这种现象的作用机制不是直接的细胞替代，而是 MSC 作为旁分泌支持源的作用，在被清除之前，形成短暂的营养因子和生长因子协同爆发[6]。随后观察到的保护作用是对抗受损神经细胞的凋亡，降低其对谷氨酸的敏感性，抑制炎症分子水平，以及增加神经祖细胞的迁移和存活[8, 9, 33, 36]。

三、条件培养基：一种潜在的无细胞干细胞疗法

考虑到 MSC 来源的旁分泌因子的潜在治疗作用，以及现有的实验数据，我们和其他人已经探索了培养 MSC 的条件培养基的治疗潜力。这种营养因子和生长因子的无细胞混合物作为 MSC 疗法的靶点，在治疗许多疾病方面具有安全有效的潜力。在 CM 中发现的多种细胞因子再现了 MSC 的有益作用。与细胞疗法中的分泌延迟相反，CM 中的因子可立即参与病理反应调节，这对于疾病（如

脑卒中）的急性期尤为重要。而且 CM 为重复给药创造了可能性，且没有被宿主排斥的风险。最后，相较于细胞移植疗法，给药需将储存和复苏过程中维持细胞活力，以及所需的冷冻保护剂［如二甲基亚砜（dimethyl sulfoxide，DMSO）］去除，基于这种混合物（尤其是冻干的混合物）的批准药物可能更实用和更具成本效益。

目前，基于 CM 的疗法的功能分类介于细胞疗法和单因子重组蛋白疗法之间。运用多种单因子方法来修复和恢复脑卒中后的方法已经被提出。研究人员尝试用一种有前途的方法，包括促红细胞生成素或粒细胞集落刺激因子，测试了造血生长因子刺激神经再生的效果。但是，促红细胞生成素和 G-CSF 在急性脑卒中的临床试验中均以失败告终[36, 37]。而这些失败与个别药剂在不能克服脑卒中时发生的对多种细胞类型和通路的广泛损害，从而影响单独的信号通路是一致的（至少在给予可耐受剂量时是这样）。例如，碱性成纤维细胞生长因子（basic fibroblast growth factor，bFGF）在初期研究中是备受期待的，但由于可引发低血压和肾毒性的脱靶效应，在临床试验中不被允许使用[26]。

CM 相对于单一蛋白质的一个潜在优势在于，多种因子的混合作用是通过以远远低于每种蛋白质单独使用剂量（即更安全的剂量）的协同而发挥作用的。而所选因子的毒性作用是与在大脑中产生导致高全身暴露的效应所需的相对较高水平有关。大多数营养和生长因子分别结合在不同的受体上，进而产生不同的效果，并且通常是相反的效果。例如，在相对较高的浓度下，神经生长因子（nerve growth factor，NGF）通过与其可供选择的低亲和力受体 p75^{NTR} 结合来刺激细胞凋亡，而该受体在缺血性脑损伤后被上调[38]。除此之外，如果超过最佳作用浓度的话，该受体的有效性会急剧下降。在有效剂量的脂肪来源干细胞（adipose-derived stem cell，ASC）–CM 中，个体治疗因子的浓度比单一蛋白因子的常规给药浓度低 100～1000 倍[39-41]。例如，有人在兔外周血管疾病模型中进行的一项研究确定，重组人血管内皮生长因子剂量介于 0.14～0.33mg/kg，对缺血组织的血管重建具有最佳效果[41]，将其与类似模型中使用的有效剂量的 CM 进行比较，则该有效剂量的 CM 包含 VEGF 约 0.001mg/kg[39]。CM 中较低水平的因子有效剂量下提高了安全系数，最大限度地减少单药高剂量下可能出现的脱靶效应。

关于 CM 中成分的准确构成形式尚不完全清楚，但是，大部分物质可能是蛋白质复合物或其他大分子（如脂质和核酸）。有一种复合物可能是微囊泡，如外泌体，是细胞对环境信号做出反应而释放出来的。在最近的研究中显示，从 MSC-CM 分离的外泌体可在大鼠实验性脑卒中模型中有效诱导功能恢复[42]。也有研究指出，外泌体有增加血管供应、神经再生和神经轴突重塑的作用，而观察到的 CM 介导的神经可塑性作用的很大一部分可归因于单个微核糖核酸（microribonucleic acid，microRNA）的种类而非蛋白质因子[43]。CM 中可能可以调节 RNA 种类，进而通过蛋白质因子的互补作用显著促进 MSC-CM 的效力，而这一发现进一步证实了多因子疗法（相对于单一疗法）对脑卒中治疗的益处。

（一）MSC 分泌因子的神经保护和神经修复特性

MSC-CM 包含神经保护因子和神经修复因子，并参与每一个过程中的关键分子通路（表 14–1），这些包括 NGF、胰岛素样生长因子 –1（insulin-like growth factor-1，IGF-1）、VEGF、胶质细胞

表 14-1 MSC 分泌的神经再生和神经保护因子

功能类别	因 子	作用机制
血管生成 / 动脉	重组人血管内皮生长因子	内皮细胞有丝分裂原和趋化剂
	bFGF	内皮细胞促分裂原和促进重塑的趋化因子
	HGF	动员血管和实质形成细胞
	GDNF	与 VEGF 协同增强血管生成
促生存	VEGF	阻断由 TGF-β 等因子诱导的内皮细胞凋亡
	HGF	通过激活 Akt 阻止凋亡
	IGF-1	通过激活 Akt 阻止凋亡
	BDNF	防止谷氨酸兴奋性中毒
脑源性神经营养因子	NGF	刺激神经再生
	GDNF	保护多种不同类型的细胞免于凋亡
	bFGF	促进突触产生
抗炎 / 免疫调节剂	PGE2	阻止多种不同的炎症细胞的刺激
	IDO	阻止 B 细胞抗体产生；下调 IFN-γ
	HGF	阻断 B 细胞和 NK 细胞的活化 / 增殖
	TSG-6	抑制 NF-κB 刺激
	IL-1Ra	IL-1 拮抗剂
	sTNF-R	诱捕 TNF-α 以防止细胞刺激
募集 / 动员	SDF-1	通过 CXCR4 受体在许多细胞上表达的趋化因子
	HGF	倾向迁移（也称为分散因素）
	G-CSF	促进细胞动员

IDO. 吲哚胺 2, 3- 二加氧酶；PGE2. 前列腺素 E 2；HGF. 肝细胞生长因子；SDF-1. 基质衍生因子 -1；TSG-6. 肿瘤坏死 α 刺激基因 -6；IL-1Ra. 白介素 -1 受体拮抗剂；BDNF. 脑源性神经营养因子；GDNF. 胶质细胞神经营养因子；NGF. 神经生长因子；VEGF. 血管内皮生长因子；IGF-1. 胰岛素样生长因子 -1；bFGF. 碱性成纤维细胞生长因子；G-CSF. 粒细胞集落刺激因子；TGF. 肿瘤生长因子；STNF. 可溶性肿瘤坏死因子；IFN. 干扰素；NF-κB. 核因子 κB；NK. 自然杀伤

神经营养因子（glial cell-derived neurotrophic factor，GDNF）、肝细胞生长因子（hepatocyte growth factor，HGF）、脑源性神经营养因子（brain-derived neurotrophic factor，BDNF），bFGF 和 SDF-1 或 CXCL12，这些因子与多种细胞类型上表达的同源受体结合，从而促进涉及保护和修复的细胞应答和存活[1, 39, 40, 44-48]。有研究发现在新生儿的脑卒中模型中，在给予 ASC-CM 前选择性失活 BDNF 或 IGF-1 会显著降低其效力[40]。在这种情况下，IGF-1，正如所期望的那样，可以通过涉及 IGF-1 诱导的 Akt 激活的机制来发挥保护神经元免受凋亡诱导剂的作用[49]。脑卒中后，Akt 的激活提供了一种

促活信号，从而减弱了谷氨酸的兴奋性毒性并上调 p-cAMP（腺苷 5'- 单磷酸）反应元件结合蛋白（cAMP response element-binding protein，CREB）/ BDNF，从而增加了细胞存活、神经再生和突触形成[50-53]。同时，CM 中的多种因子（包括 BDNF、HGF 和 VEGF），通过刺激 Akt 和有丝分裂原活化蛋白激酶 / 细胞外信号调节激酶，即 MAPK/ERK 途径来减弱兴奋性毒性，可提供进一步的保护[39, 40, 49, 54]。而且，由脐血和 BM 来源的 MSC 产生的可溶性因子可增强体外培养大鼠海马神经元的树突形成和突触形成，而该活性部分是由 CM 中的 BDNF 介导的[55]。

有研究表明通过 ASC-CM 处理后会增强 PC12 细胞中的神经轴突生成，而这是因为 NGF 在体外激活了 AMP 激酶 α（AMP-activated kinase α，AMPK-α）[56, 57]。AMPK 是能量传感器的中心开关，并且是脂质代谢酶的关键抗炎调节因子[58]。AMPK 激活会促进在代谢应激过程中的神经形成和轴突生成，而在少突胶质细胞和星形胶质细胞等支持结构中的缺失加剧了该疾病的恶化[56, 59, 60]。在脉管系统中，AMPK-α1 位于 Akt 的上游，并且它们的交互作用会促进 VEGF 诱导的血管生成[61]。

（二）在脑卒中实验模型中证实了 MSC-CM 的治疗潜力

Kinnaird 和 Epstein 可能是最早在动物疾病模型中证明了 MSC-CM 治疗脑卒中潜力的研究人员[62]。此研究证明，源自 BM-MSC 的 CM 促进了周围血管疾病的小鼠模型中缺血组织的再灌注，经 BM-MSC 的 CM 处理过的组织表现出肌肉萎缩减少、血管形成增多和坏死减少。虽然 CM 中存在多种缺氧诱导的促血管生成和促生存因子，但其中两种（VEGF 和 bFGF）的中和作用仅部分降低了混合物促进内皮细胞和平滑肌细胞迁移的能力。Rehman 等的相关研究证实了缺氧诱导营养因子（包括 bFGF、VEGF 和 HGF）在 ASC 的表达，并且在鼠后肢缺血模型中给药后观察到 ASC 移植产生了快速积极的作用[45]。而后，在同一模型中，研究者确定了通过 siRNA 抑制 HGF 表达可显著减弱 ASC 介导的缺血组织再灌注[63]。而为了增加 BM-MSC 的存活率，进而增加有效细胞剂量，Victor Dzau 实验室建立了表达 Akt 的转基因细胞系[64]。另外，转基因细胞显示出促进缺血性心肌修复的能力是增强的，而已经确定该作用是由于旁分泌活性增强所致，并且移植细胞通过提供 CM 即可呈现类似的作用[13]。

在局灶性和（或）全脑缺血性脑卒中的啮齿动物模型中，已证明了 BM-MSC 和 ASC 的 CM 可以发挥保护和修复脑组织的作用。研究人员用全脑缺血新生大鼠缺氧缺血性脑病（hypoxia-ischemia encephalopathy，HIE）模型来检测 ASC-CM 移植治疗新生儿缺氧缺血性损伤模型的效果，他们发现于损伤后 36h 内进行单次静脉注射可显著减少脑容量损失，并促进损伤后 1 周和 3 个月的功能恢复[40]，然而，注射前抑制 IGF-1 或 BDNF 的表达会部分减轻这种保护作用，他们推测 ASC-CM 的有益作用与防止谷氨酸兴奋性毒性和保护神经元免受缺血性损伤有关。另有研究制作了 MCAo 诱发的大鼠脑卒中模型，将 ASC-CM 直接灌入侧脑室[5]，结果发现从术后 1 周开始连续输注 8 天，MCAo 术后 15 天可显著减少大脑梗死面积，并运动控制，而该活性的产生归因于梗死区微血管灌注的增强，以及细胞死亡并减轻炎症的减少。同样，在小鼠短暂 MCAo 模型中，单次脑室内注射浓缩 ASC-CM 进行短期保护（如 24h）可有效减少梗死体积和组织水肿[7]。另外，在一项对使用自体同源细胞来治疗脑卒中的研究中，Tsai 等评估了从正常健康大鼠和经历过脑卒中的动物中分离的

BM-MSC 的 CM 的治疗效果[30]，结果发现，当静脉注射时，两种 CM 在增强功能恢复方面表现出相似的效果，而这种效果与增加神经新生和减少梗死区炎症有关。

四、面向临床级 MSC-CM 的开发和测试

临床前期研究的累积数据强有力地支持了 MSC-CM 在治疗脑卒中及其他疾病方面的潜力。与任何未经证实的研究对象一样，开始在人体中开展试验之前，需要获得管理机构的监管批准。这些管理机构包括美国食品药品管理局（Food and Drug Administration，FDA）和欧洲药品管理局（European Medicines Agency，EMA），以及欧盟的地方机构审查委员会（Institutional Review Boards，IRB）和主管当局（Competent Authorities，CA）。本节重点介绍美国新药批准的监管途径。

（一）MSC-CM 可能面临的监管途径

在美国，几乎所有进入临床试验的新药都需要进行研究性新药申请（investigational new drug application，IND）。IND 包括三个部分：化学和生产控制（chemistry and manufacturing control，CMC）、临床研究设计、非临床研究。非临床研究部分主要关注的是在动物身上使用临床预期给药途径和与临床使用的产品非常相似（如果不是完全相同的话）的药物的安全性和毒性。这部分内容通常包括对相关疾病模型的疗效研究的描述。CMC 部分是与制造过程和质量控制系统有关，以确保最终产品的稳定性，以及不存在潜在有害试剂的情况。IND 的每个部分都必须向审核人提供足够的细节，以便在进行人体评估之前确定所有产品的潜在安全性。

基于 MSC-CM 的药物的许可管理途径最终很可能需要进行生物许可申请（biological license application，BLA），而不是新药申请（new drug application，NDA），后者通常与具有明确成分的药物有关。在 FDA 内部有两个负责新药的监督和批准的中心：生物制品评估和研究中心（Center for Biologics Evaluation and Research，CBER）和药物评估和研究中心（Center for Drug Evaluation and Research，CDER），对生物制品的管辖权监督一般由 CBER 负责。而对于不太复杂的产品审批也有的例外情况，如单克隆抗体和重组蛋白。鉴于 MSC-CM 的复杂度，无论是以全部还是以部分划分，都可能会受到 CBER 的全面审查。

（二）建立良好的 MSC-CM 生产工艺

FDA，以及其他负责监督生物和细胞疗法方面的部门已经发布了指导文件，详细说明了创建具有适当特性的产品（IND 的 CMC 成分）必须满足的要求[65-72]。本节概述了用于临床的 MSC-CM 的产品的药品生产管理规范（Good Manufacturing Practices，GMP）可接受质量的试剂和材料指南。

1. 供体组织和细胞的来源

对制造过程最重要的是细胞来源的溯源及鉴定。FDA 已经制定了筛选人体细胞和组织产品（human cell and tissue product，HCT/P）捐赠者的详细指南，以最大限度地减少将不确定性引入最终

药物成品中的机会[67]。捐赠者必须通过使用全面的健康史调查表和血液测试，具备传播疾病的最低风险。其中令人关注的传染原有人类免疫缺陷病毒（human immunodeficiency viruses，HIV）、肝炎病毒，人类嗜 T 细胞病毒（human T-lymphotrophic virus，HTLV）、巨细胞病毒（cytomegalovirus，CMV）、苍白螺旋体（梅毒的病原体）、克氏锥虫（查加斯病的病原体）、西尼罗河病毒和病毒蛋白。除此之外，在确认捐赠者合格之后，在生产过程中也会定期进行一些额外的筛选。

2. 用于生产 MSC-CM 的辅助材料

辅助材料（ancillary material，AM），也称为辅助试剂，是用于协助产品制造的物质，但预计不会出现在最终产品中。为了减少将可能传播疾病或对接受者产生毒性的物质引入最终产品的机会，AM 的用量将被严格控制并建立适当的合格准入标准。用于产品生产的 AM 一般必须具有良好的特性，并具有包含有关原材料和质量测试详细信息的分析证书（certificate of analysis，CoA）。对于 MSC-CM 的一个重要警示是，根据此体细胞疗法生产的指导文件，体细胞疗法被考虑用于细胞产品，而不是细胞条件下的培养基。尽管可以通过洗涤细胞来降低最终产品中 AM 的水平，但无论采用何种工艺，制造 MSC-CM 时使用的一定水平的辅助试剂仍将成为最终产品的一部分。例如，在含有蛋白质（如动物血清或重组生长因子）营养丰富的培养基中生长的细胞产品，在转移至基础培养基中之前，可以进行彻底洗涤以除去其中的大部分蛋白质，但是，与细胞存活相关的培养基成分始终会残留。通过超滤或其他方式的部分纯化可以进一步减少这些试剂的含量，但是清洁的程度取决于这些成分的性质和超滤介质的孔径。因此，用于制造 MSC-CM 的某些 AM 将成为最终产品的一部分。

美国药典（US pharmacopoeia，USP < 1043 >）中关于 AM 的专题论文，以及国际协调委员会（International Committee for Harmonization，ICH）指南为选择用于细胞生产的合适材料提供了有用的指南，这些指南似乎都与 MSC-CM 有关[65, 69]。其中包括的材料如用于细胞释放的酶、培养基成分，用于细胞分离的一次性用品及培养瓶。第 1 级 AM 标准描述了试剂的最佳特性，即对最终产品的安全性和有效性产生负面影响的最低潜在风险（表 14-2），而这些试剂是高质量的，通常是获得批准而用于人体治疗的。正如 CoA 中的文件显示，下一级别（第 2 级）通常被认为是完全符合动态药品生产管理规范（current Good Manufacturing Practices，cGMP）的低风险试剂和材料；由于有引入有害物质的未知风险，可能无法纳入细胞产品生产，所以在列表中排在第 3 位的 AM（研究或诊断级）或最高风险的第 4 级 AM 是不具有以上良好特征的。

目前，哺乳动物细胞体外培养的商业化生产规模需要在培养基中添加血液成分，以提供必要的营养促进生长。然而，动物血清成分被认为是第 4 级高风险 AM。传统的做法是使用牛血清，但是，存在传播牛海绵状脑病和其他疾病的病原体的潜在危险。另外，人畜共患疾病的传播是羊类和马类血液制品的潜在问题。目前，可以通过许多不同的公司获得经过彻底筛选和从封闭的畜群中采购，来完全满足 cGMP 要求的经过认证的动物血液产品。动物产品的替代品是来源于人类血液的成分，例如从合格的捐赠者那里获得的血清、白蛋白和血小板溶解产物。这些产品可能更安全，且比动物产品更受欢迎[73, 74]。然而，由于需要提供足够数量满足产品生产，而且存在人为衍生产品批次之间的不一致的问题，对这些替代产品的使用并不是高枕无忧的。

表 14-2　辅助材料的风险分层

等 级	风 险	适合生产	资格水平	例 子	备 注
1	低	最理想的	高	被批准用于人体的药物或营养物	应以无菌包装提供
				得到许可的生物	
				经批准的医疗设备	
				拟用作植入材料	
2	低	很好的提供了相关的文件	高	遵循 cGMP 准则生产的以下试剂	不包括大多数动物产品
				药物	
				生物	
				医疗设备	
3	中	在制造之前，必须执行适当的鉴定	很温和	适用于体外诊断的产品	
				抗体	
				生长因子和细胞因子	
4	高	必须进行大量的鉴定，以确保不存在，去除或灭活了有毒和传染性物质	几乎没有	相对不明确的物质和大多数动物产品	
				动物组织和体液	
				研究级试剂	

3. 在生产和最终成品阶段所需的测试

为了确保使用安全并且维持最终产品的有效特效，FDA 准则要求在整个生产过程中对无菌性、纯度、效力、特性和生存能力进行广泛的测试。而且，在生产过程中实施这些检测对质量控制和确定批次之间的产品一致性至关重要。为了维持受体的安全性、防止对最终产品的活性或稳定性产生有害影响，有必要对产品和中间体的纯度、热原和内毒素进行监测。

就 MSC-CM 而言，成品的同一性既涉及用于产生混合物的细胞表型，又涉及蛋白质组成问题。而就后者来说，确定复杂混合物中每种蛋白质的数量和特性可能不切实际。相反，已知会产生生物活性的因素的存在和丰富程度将是关键标准。因此，评估最终产品的效力将包括建立适当的能定量评估活性的体外和体内检测方法。最后，必须对微生物污染（包括真菌、细菌和病毒）进行监测，以确保这些污染物不会在无意中施加给患者，特别是使用肠外给药的时候。

一旦生产出用于临床评估的最终产品，MSC-CM 就必须在存储过程中保持其稳定性，以确保供人体使用的产品保持上述各项质量。因此，稳定性测试所需的时间长短取决于从生产到用于临床试验之间的时间间隔。在升高到超出预期的存储温度下进行强制降解通常是为了加速产品稳定性的测试。另外，必须评估产品与存储容器之间是否存在负面的相互作用，以确保不会发生容器或封闭装置对产品的吸附或失活。

五、符合 FDA 标准生产的 MSC-CM 的示例

开发符合上述条件的用于治疗的 MSC-CM 将需要仔细的留意制造过程中涉及的所有步骤和组件。例如，用于调节生长环境的培养基必须不包含不适合用于人体的成分。许多公认的研究级培养基的成分都包含氨基酸、维生素和无机盐，而它们的来源不完全确定，因此，对潜在的有毒污染物的存在是没有经过严格测试的。此外，培养基通常用 4-（2- 羟乙基）-1- 哌嗪乙烷磺酸 [4-（2-hydroxyethyl）-1-piperazineethanesulfonic acid，HEPES] 作为缓冲液，并用酚红作为 pH 指示剂，但是这些化合物都未获准可以用于人类。通过使用批准用于人类的药物和补充剂，有可能配制出一种与研究级培养基具有基本相同成分的培养基。在最近的一项研究中就采用了这种策略，该研究检测了用包含批准或符合法规的物质用于生产 ASC-CM，并评价其治疗效果[39]。结果发现所获得的 ASC-CM 加速了小鼠外周血管疾病模型中缺血组织的再灌注损伤。尽管，这种方法生产出了临床级 ASC-CM，但整个生产过程仍然需要进行控制和测试，来确保最终产品具有所需的特性。

符合 FDA 的 ASC-CM 的开发和资格认证

NeuroFx 公司（NeuroFx，Inc. 美国，印第安纳州，印第安纳波利斯）正在开发一种药物产品 NFx-101，该产品包括基本耗尽的氙（通过在最后的调节步骤中洗涤殆尽并使用无蛋白成分）和部分分馏的 CM（源自培养的人源性 ASC）。通过与监管机构、CMC 顾问及 FDA 的交流沟通，该公司正在建立完全符合 cGMP 和 FDA 标准的商业规模制造流程。

图 14-2 中展示了符合 cGMP 和产品组织规范（good tissue practices，GTP）的 NFx-101 的制造流程图。脂肪组织是根据 IRB 批准的协议从有资质的成人捐赠者处获得的；使用 GMP 认证的试剂通过酶促消化从脂肪组织中分离获得的基质血管部分（stromal vascular fraction，SVF）；随后，SVF 是以细胞表型和生存力为鉴定特征，进行冷冻保存作为主库。而传代的人造贴壁细胞，主要是 ASC，将被冷冻保存并作为工作储备。之后，来自工作储备的细胞在专有的完全培养基中扩增至高传代、彻底洗涤，并添加入符合 GMP 要求的基础培养基；收集 CM、过滤、浓缩；最后，对每个批次 NFx-101 产品的无菌性、内毒素含量、残留的人类 DNA、组成成分和效力进行逐一评估。

需要对细胞特性设定统一的标准，以确保在制造过程中细胞类型保持一致，从而让用于评估安全性和功效的细胞品质如一。最常用的方法就是使用细胞表面表型蛋白的流式细胞术分析来确定一致性。NeuroFx 研制的过程中将这些分析纳入了制造过程的关键点；但是，这只能确保在生产 NFx-101 期间细胞类型保持一致，而不能确保最终产品的一致性。因此，最后一部分纯化的 CM 产物也必须进行表征鉴定。由于细胞疗法的功效与旁分泌作用有关，在效价测定中通常选择性的对某些符合目标的因子或其功能进行测定，并据此来确定发布标准。尽管，我们无法确定在体外培养环境中产生的细胞因子于给药后在不受控制的患者体内内环境中产生的潜在因子的数量或组成是否具有一定层面的代表性，但 FDA 已经表示愿意接受目前正在测试中的细胞疗法的有限评估的结果[75]。这

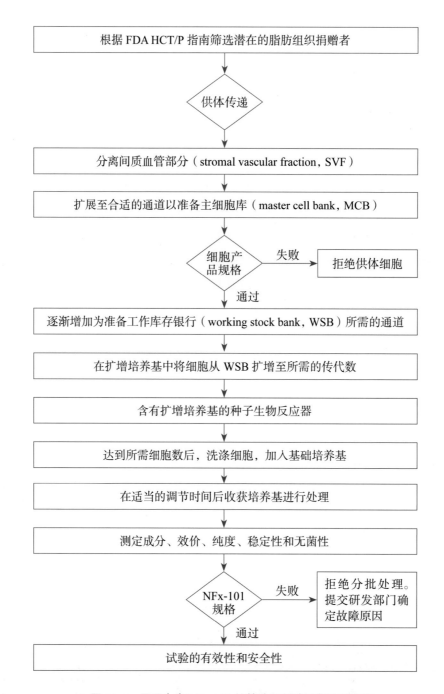

▲ 图 14-2 用于生产 NFx-101 的筛选和制造过程的示意图

流程图描述了制备符合相关法规要求的临床级条件培养基的过程。规格，研发（research and development，R&D），人细胞和组织产品（human cell and tissue product，HCT / P），美国食品药品管理局（Food and Drug Administration，FDA）

与使用经过严格认证的试剂和材料在可控环境中进行 CM 生产形成对照，在这种条件控制的情况下，可以控制批次之间的差异。关于发布标准的建立，我们已经在脑缺血性疾病模型中验证了该产品的效力主要取决的几个关键因素。因此，基于这些限制因素我们将可以建立足够稳定的发布标准。

六、结束语及观点

MSC-CM 的使用有潜力成为临床治疗相关疾病的新疗法，并可以克服肿瘤、栓塞和排斥反应等细胞疗法的潜在问题。此外，MSC-CM 是可立即使用的现成制剂，不需要特别关注在延长储存或制备过程中维持细胞活力，并且排除了潜在的毒性添加剂（如 DMSO），不需要使用时必须额外将其删除。如果采取适当的措施来设计稳定可靠的生产流程，则 MSC-CM 可以被视为 MSC 的安全有效替代方案。基于我们对细胞疗法作用机制的新认识，尽管较少对细胞分泌因子的实际或相对成分水平进行调控，但可以认为 CM 已经通过了大量的临床测试的考验。我们希望首先在动物中然后在人类中使用临床级别的材料来检验这些假设，最终目标是这种新疗法获得批准，用以解决对此疗法的有限治疗需求，值得注意的是，这些被批准的疗法只能治疗大部分有治疗手段选择限制的脑卒中患者。

参考文献

[1] Chen J, Li Y, Katakowski M, Chen X, Wang L, Lu D, et al. Intravenous bone marrow stromal cell therapy reduces apoptosis and promotes endogenous cell proliferation after stroke in female rat. J Neurosci Res. 2003;73(6):778–86.

[2] Chen J, Li Y, Wang L, Lu M, Zhang X, Chopp M. Therapeutic benefit of intracerebral transplantation of bone marrow stromal cells after cerebral ischemia in rats. J Neurol Sci. 2001;189(1–2):49–57.

[3] Chen J, Li Y, Wang L, Zhang Z, Lu D, Lu M, et al. Therapeutic benefit of intravenous administration of bone marrow stromal cells after cerebral ischemia in rats. Stroke. 2001;32(4):1005–11.

[4] Chen J, Zhang ZG, Li Y, Wang L, Xu YX, Gautam SC, et al. Intravenous administration of human bone marrow stromal cells induces angiogenesis in the ischemic boundary zone after stroke in rats. Circ Res. 2003;92(6):692–9.

[5] Cho YJ, Song HS, Bhang S, Lee S, Kang BG, Lee JC, et al. Therapeutic effects of human adipose stem-cell-conditioned medium on stroke. J Neurosci Res. 2012;90(9):1794–802.

[6] Chopp M, Li Y. Treatment of neural injury with marrow stromal cells. Lancet Neurol. 2002;1(2):92–100.

[7] Egashira Y, Sugitani S, Suzuki Y, Mishiro K, Tsuruma K, Shimazawa M, et al. The conditioned medium of murine and human adipose-derived stem cells exerts neuroprotective effects against experimental stroke model. Brain Res. 2012;1461:87–95.

[8] Ikegame Y, Yamashita K, Hayashi S, Mizuno H, Tawada M, You F, et al. Comparison of mesenchymal stem cells from adipose tissue and bone marrow for ischemic stroke therapy. Cytotherapy. 2011;13(6):675–85.

[9] Kang SK, Lee DH, Bae YC, Kim HK, Baik SY, Jung JS. Improvement of neurological deficits by intracerebral transplantation of human adipose tissue-derived stromal cells after cerebral ischemia in rats. Exp Neurol. 2003;183(2):355–66.

[10] Shen LH, Li Y, Chen J, Zacharek A, Gao Q, Kapke A, et al. Therapeutic benefit of bone marrow stromal cells administered 1 month after stroke. J Cereb Blood Flow Metab. 2007;27(1):6–13.

[11] Yang YC, Liu BS, Shen CC, Lin CH, Chiao MT, Cheng HC. Transplantation of adipose tissue-derived stem cells for treatment of focal cerebral ischemia. Curr Neurovasc Res. 2011;8(1):1–13.

[12] Caplan AI, Dennis JE. Mesenchymal stem cells as trophic mediators. J Cell Biochem. 2006;98(5):1076–84.

[13] Gnecchi M, Zhang Z, Ni A, Dzau VJ. Paracrine mechanisms in adult stem cell signaling and therapy. Circulation Res. 2008;103(11):1204–19.

[14] Ratajczak MZ, Kucia M, Jadczyk T, Greco NJ, Wojakowski W, Tendera M, et al. Pivotal role of paracrine effects in stem cell therapies in regenerative medicine: can we translate stemcell- secreted paracrine factors and microvesicles into better therapeutic strategies? Leukemia. 2012;26(6):1166–73.

[15] Prockop DJ. Concise review: two negative feedback loops place mesenchymal stem/stromal cells at the center of early regulators of inflammation. Stem Cells. 2013;31(10):2042–6.

[16] Salgado AJ, Reis RL, Sousa NJ, Gimble JM. Adipose tissue derived stem cells secretome: soluble factors and their roles in regenerative medicine. Curr Stem Cell Res Ther. 2010;5(2):103–10.

[17] Chen X, Li Y, Wang L, Katakowski M, Zhang L, Chen J, et al. Ischemic rat brain extracts induce human marrow stromal cell growth factor production. Neuropathology. 2002;22(4):275–9.

[18] Kang SK, Jun ES, Bae YC, Jung JS. Interactions between human adipose stromal cells and mouse neural stem cells in vitro. Brain Res Dev Brain Res. 2003;145(1):141–9.

[19] Shen LH, Li Y, Chen J, Cui Y, Zhang C, Kapke A, et al. One-year follow-up after bone marrow stromal cell treatment in middle-aged female rats with stroke. Stroke. 2007;38(7):2150–6.

[20] Phinney DG, Prockop DJ. Concise review: mesenchymal stem/multipotent stromal cells: the state of transdifferentiation and modes of tissue repair–current views. Stem Cells. 2007;25(11):2896–902.

[21] Prockop DJ, Oh JY. Medical therapies with adult stem/progenitor cells (MSCs): a backward journey from dramatic results in vivo to the cellular and molecular explanations. J Cell Biochem. 2012;113(5):1460–9.

[22] Murphy MB, Moncivais K, Caplan AI. Mesenchymal stem cells: environmentally responsive therapeutics for regenerative medicine. Exp Mol Med. 2013;45:e54.

[23] Prockop DJ, Kota DJ, Bazhanov N, Reger RL. Evolving paradigms for repair of tissues by adult stem/progenitor cells (MSCs). J Cell Mol Med. 2010;14(9):2190–9.

[24] Lee RH, Pulin AA, Seo MJ, Kota DJ, Ylostalo J, Larson BL, et al. Intravenous hMSCs improve myocardial infarction in mice because cells embolized in lung are activated to secrete the anti-inflammatory protein TSG-6. Cell Stem Cell. 2009;5(1):54–63.

[25] Danchuk S, Ylostalo JH, Hossain F, Sorge R, Ramsey A, Bonvillain RW, et al. Human multipotent stromal cells attenuate lipopolysaccharide-induced acute lung injury in mice via secretion of tumor necrosis factor-alpha-induced protein 6. Stem Cell Res Ther. 2011;2(3):27.

[26] Hossmann KA. The two pathophysiologies of focal brain ischemia: implications for translational stroke research. J Cereb Blood Flow Metab. 2012;32(7):1310–6.

[27] Cramer SC. An overview of therapies to promote repair of the brain after stroke. Head Neck. 2011;33 Suppl 1:S5–7.

[28] Cramer SC, Riley JD. Neuroplasticity and brain repair after stroke. Curr Opin Neurol. 2008;21(1):76–82.

[29] Li Y, Chopp M. Temporal profile of nestin expression after focal cerebral ischemia in adult rat. Brain Res. 1999;838(1–2):1–10.

[30] Tsai MJ, Tsai SK, Hu BR, Liou DY, Huang SL, Huang MC, et al. Recovery of neurological function of ischemic stroke by application of conditioned medium of bone marrow mesenchymal stem cells derived from normal and cerebral ischemia rats. J Biomed Sci. 2014;21:5.

[31] Leong WK, Henshall TL, Arthur A, Kremer KL, Lewis MD, Helps SC, et al. Human adult dental pulp stem cells enhance poststroke functional recovery through non-neural replacement mechanisms. Stem Cells Transl Med. 2012;1(3):177–87.

[32] Leu S, Lin YC, Yuen CM, Yen CH, Kao YH, Sun CK, et al. Adipose-derived mesenchymal stem cells markedly attenuate brain infarct size and improve neurological function in rats. J Transl Med. 2010;8:63.

[33] Li D, Fang Y, Wang P, Shan W, Zuo Z, Xie L. Autologous transplantation of adipose-derived mesenchymal stem cells attenuates cerebral ischemia and reperfusion injury through suppressing apoptosis and inducible nitric oxide synthase. Int J Mol Med. 2012;29(5):848–54.

[34] Li Y, Chen J, Wang L, Lu M, Chopp M. Treatment of stroke in rat with intracarotid administration of marrow stromal cells. Neurology. 2001;56(12):1666–72.

[35] Ramos-Cabrer P, Justicia C, Wiedermann D, Hoehn M. Stem cell mediation of functional recovery after stroke in the rat. PloS One. 2010;5(9):e12779.

[36] Voulgari-Kokota A, Fairless R, Karamita M, Kyrargyri V, Tseveleki V, Evangelidou M, et al. Mesenchymal stem cells protect CNS neurons against glutamate excitotoxicity by inhibiting glutamate receptor expression and function. Exp Neurol. 2012;236(1):161–70.

[37] Ehrenreich H, Weissenborn K, Prange H, Schneider D, Weimar C, Wartenberg K, et al. Recombinant human erythropoietin in the treatment of acute ischemic stroke. Stroke. 2009;40(12):e647–56.

[38] Lee R, Kermani P, Teng KK, Hempstead BL. Regulation of cell survival by secreted proneurotrophins. Science. 2001;294(5548):1945–8.

[39] Bhang SH, Lee S, Shin JY, Lee TJ, Jang HK, Kim BS. Efficacious and clinically relevant conditioned medium of human adipose-derived stem cells for therapeutic angiogenesis. Mol Ther. 2014;22(4):862–72.

[40] Wei X, Du Z, Zhao L, Feng D, Wei G, He Y, et al. IFATS collection: The conditioned media of adipose stromal cells protect against hypoxia-ischemia-induced brain damage in neonatal rats. Stem Cells. 2009;27(2):478–88.

[41] Takeshita S, Zheng LP, Brogi E, Kearney M, Pu LQ, Bunting S, et al. Therapeutic angiogenesis. A single intraarterial bolus of vascular endothelial growth factor augments revascularization in a rabbit ischemic hind limb model. J Clin Invest. 1994;93(2):662–70.

[42] Xin H, Li Y, Cui Y, Yang JJ, Zhang ZG, Chopp M. Systemic administration of exosomes released from mesenchymal stromal cells promote functional recovery and neurovascular plasticity after stroke in rats. J Cereb Blood Flow Metab. 2013;33(11):1711–5.

[43] Xin H, Li Y, Liu Z, Wang X, Shang X, Cui Y, et al. MiR-133b promotes neural plasticity and functional recovery after treatment of stroke with multipotent mesenchymal stromal cells in rats via transfer of exosome-enriched extracellular particles. Stem Cells. 2013;31(12):2737–46.

[44] Liu N, Zhang Y, Fan L, Yuan M, Du H, Cheng R, et al. Effects of transplantation with bone marrow-derived mesenchymal stem cells modified by Survivin on experimental stroke in rats. J Transl Med. 2011;9:105.

[45] Rehman J, Traktuev D, Li J, Merfeld-Clauss S, Temm-Grove CJ, Bovenkerk JE, et al. Secretion of angiogenic and antiapoptotic factors by human adipose stromal cells. Circulation. 2004;109(10):1292–8.

[46] Song S, Mohamad O, Gu X, Wei L, Yu SP. Restoration of intracortical and thalamocortical circuits after transplantation of bone marrow mesenchymal stem cells into the ischemic brain of mice. Cell Transplant. 2013;22(11):2001–15.

[47] Wei L, Fraser JL, Lu ZY, Hu X, Yu SP. Transplantation of hypoxia preconditioned bone marrow mesenchymal stem cells enhances angiogenesis and neurogenesis after cerebral ischemia in rats. Neurobiol Dis. 2012;46(3):635–45.

[48] Zhang J, Li Y, Chen J, Yang M, Katakowski M, Lu M, et al. Expression of insulin-like growth factor 1 and receptor in ischemic rats treated with human marrow stromal cells. Brain Res. 2004;1030(1):19–27.

[49] Wei X, Zhao L, Zhong J, Gu H, Feng D, Johnstone BH, et al. Adipose stromal cells-secreted neuroprotective media against neuronal apoptosis. Neurosci Lett. 2009;462(1):76–9.

[50] Hardingham GE, Fukunaga Y, Bading H. Extrasynaptic NMDARs oppose synaptic NMDARs by triggering CREB shut-off and cell death pathways. Nat Neurosci. 2002;5(5):405–14.

[51] Kawano T, Morioka M, Yano S, Hamada J, Ushio Y, Miyamoto E, et al. Decreased akt activity is associated with activation of forkhead transcription factor after transient forebrain ischemia in gerbil hippocampus. J Cereb Blood Flow Metab. 2002;22(8):926–34.

[52] Yano S, Morioka M, Fukunaga K, Kawano T, Hara T, Kai Y, et al. Activation of Akt/protein kinase B contributes to induction of ischemic tolerance in the CA1 subfield of gerbil hippocampus. J Cereb Blood Flow Metab. 2001;21(4):351–60.

[53] Yoshii A, Constantine-Paton M. BDNF induces transport of PSD-95 to dendrites through PI3K-AKT signaling after NMDA receptor activation. Nat Neurosci. 2007;10(6):702–11.

[54] Lu S, Lu C, Han Q, Li J, Du Z, Liao L, et al. Adipose-derived mesenchymal stem cells protect PC12 cells from glutamate excitotoxicity-induced apoptosis by upregulation of XIAP through PI3–K/Akt activation. Toxicology. 2011;279(1–3):189–95.

[55] Alder J, Kramer BC, Hoskin C, Thakker-Varia S. Brain-derived neurotrophic factor produced by human umbilical tissue-derived cells is required for its effect on hippocampal dendritic differentiation. Dev Nerobiol. 2012;72(6):755–65.

[56] Tan B, Luan Z, Wei X, He Y, Wei G, Johnstone BH, et al. AMP-activated kinase mediates adipose stem-cell-stimulated neuritogenesis of PC12 cells. Neuroscience. 2011;181:40–7.

[57] Zhao L, Wei X, Ma Z, Feng D, Tu P, Johnstone BH, et al. Adipose stromal cells-conditional medium protected glutamate-induced CGNs neuronal death by BDNF. Neurosci Lett. 2009;452(3):238–40.

[58] Nath N, Khan M, Paintlia MK, Singh I, Hoda MN, Giri S. Metformin attenuated the autoimmune disease of the central nervous system in animal models of multiple sclerosis. J Immunol. 2009;182(12):8005–14.

[59] Giri S, Khan M, Nath N, Singh I, Singh AK. The role of

AMPK in psychosine mediated effects on oligodendrocytes and astrocytes: implication for Krabbe disease. J Neurochem. 2008;105(5):1820–33.

[60] Williams T, Courchet J, Viollet B, Brenman JE, Polleux F. AMP-activated protein kinase (AMPK) activity is not required for neuronal development but regulates axogenesis during metabolic stress. Proc Natl Acad Sci U S A. 2011;108(14):5849–54.

[61] Stahmann N, Woods A, Spengler K, Heslegrave A, Bauer R, Krause S, et al. Activation of AMP-activated protein kinase by vascular endothelial growth factor mediates endothelial angiogenesis independently of nitric-oxide synthase. J Biol Chem. 2010;285(14):10638–52.

[62] Kinnaird T, Stabile E, Burnett MS, Lee CW, Barr S, Fuchs S, et al. Marrow-derived stromal cells express genes encoding a broad spectrum of arteriogenic cytokines and promote in vitro and in vivo arteriogenesis through paracrine mechanisms. Circ Res. 2004;94(5):678–85.

[63] Cai L, Johnstone BH, Cook TG, Liang Z, Traktuev D, Cornetta K, et al. Suppression of hepatocyte growth factor production impairs the ability of adipose-derived stem cells to promote ischemic tissue revascularization. Stem Cells. 2007;25(12):3234–43.

[64] Noiseux N, Gnecchi M, Lopez-Ilasaca M, Zhang L, Solomon SD, Deb A, et al. Mesenchymal stem cells overexpressing Akt dramatically repair infarcted myocardium and improve cardiac function despite infrequent cellular fusion or differentiation. Mol Ther. 2006;14(6):840–50.

[65] Atouf F, Provost NM, Rosenthal FM. Standards for ancillary materials used in cell-and tissue- based therapies. BioProcess Int. 2013;11:8.

[66] United States Food and Drug Administration: eligibility determination for donors of human cells, tissues, and cellular and tissue-based products. Final rule. Fed Regist. 2004;69(101):29785–834.

[67] Unites States Food and Drug Administration, Center for Biologics Evaluation and Research. Guidance for industry: eligibility determination for donors of human cells, tissues, and cellular and tissue-based products. 2008. http://www. fda. gov/ BiologicsBloodVaccines/GuidanceComplianceRegulatoryInform ation/ Guidances/Xenotransplantation/ucm074131.htm. Accessed 21 Feb 2015.

[68] Unites States Food and Drug Administration, Center for Biologics Evaluation and Research. Guidance for industry: source animal, product, preclinical, and clinical issues concerning the use of Xenotransplantation products in humans. 2003. http:// www.fda.gov/BiologicsBlood- Vaccines/GuidanceComplia nceRegulatoryInformation/Guidances/Xenotransplantation/ ucm074354.htm. Accessed 21 Feb 2015.

[69] International Conference of Harmonization of Technical Requirements for Registration of Pharmaceuticals for Human Use. Q5D: derivation and characterisation of cell substrates used for production of biotechnological/biological products. 1997. http://www.ich.org/products/ guidelines/quality/quality-single/ article/derivation-and-characterisation-of-cell-substratesused-for-production-of-biotechnologicalbiologica.html. Accessed 21 Feb 2015.

[70] Service UPH. PHS guideline on infectious disease issues in xenotransplantation. MMWR Recommendations and Reports. 2001;50:1–46.

[71] Center of Biological Research and Evaluation: Department of Health and Human Services. Points to consider in the characterization of cell lines used to produce biologicals. 1993. www. fda.gov/downloads/BiologicsBloodVaccines/ SafetyAvailability/UCM162863.pdf. Accessed 21 Feb 2015.

[72] Unites States Food and Drug Administration, Center for Biologics Evaluation and Research. Guidance for FDA reviewers and sponsors: content and review of chemistry, manufacturing, and control (CMC) information for human somatic cell therapy investigational new drug applications (INDs). 2008. www. fda. gov/BiologicsBloodVaccines/GuidanceCompliance-RegulatoryInformation/Guidances/Xenotransplantation/ ucm074131.htm. Accessed 21 Feb 2015.

[73] Jung S, Panchalingam KM, Rosenberg L, Behie LA. Ex vivo expansion of human mesenchymal stem cells in defined serum-free media. Stem Cells Int. 2012;2012:123030.

[74] Jung S, Panchalingam KM, Wuerth RD, Rosenberg L, Behie LA. Large-scale production of human mesenchymal stem cells for clinical applications. Biotechnol Appl Biochem. 2012;59(2):106–20.

[75] Fink DW, Bauer SR. stem-cell-based therapies: food and drug administration product and pre-clinical regulatory considerationses. In: Stem cell anthology: from stem cell biology, tissue engineering, cloning, regenerative medicine and biology. London: Academic; 2009. p. 379.

第 15 章　创伤性脑损伤的病理生理学：细胞疗法的原理和作用

Pathophysiology of Traumatic Brain Injury: Rationale and Role for Cellular Therapies

George Paul Liao　Charles S. Cox, Jr.　**著**

王　茜　习杨彦彬　**译**　　张　洪钿　**校**

　　创伤性脑损伤因其治疗选择十分有限，造成了严重的社会负担。在美国，每年有超过 9 万例成年人因患有严重的 TBI 而导致长期残疾[1]。残疾幸存者的患病人数估计高达 530 万，占美国人口的 2%[2]。国际上的情况也不容乐观，据报道，在中国和巴西等国家，残疾人的患病率是美国 TBI 幸存者的 5 倍[3]。

　　TBI 的发生有两个阶段，最初的主要伤害发生在机械力经过颅骨向脑组织的传递过程中。在伤后立刻出现的组织损伤是通过各种机制发生的，包括沿着冲击矢量对冲伤，以及旋转力造成的剪切损伤，这些损伤会导致弥漫性轴突损伤，通常在神经影像学上表现为灰白质交界处的出血。TBI 的继发性损伤是初始损伤影响的病理生理后遗症，通常发生在原发性损伤后的几分钟、几天和几个月内。这种局灶性或弥漫性继发性损伤可发生在大脑的各个层面，并可以表现为基因表达的改变、血管通透性的增加和脑血管自动调节功能的丧失。虽然与继发性损伤相关的神经炎症反应和血管通透性改变通常是广泛性的，但病变的损伤表现往往是多样化的，并导致特定部位的神经肌肉缺损。虽然原发性损伤会导致即刻的组织损伤和神经元死亡，但继发性损伤可以持续扩散，并伴有持续的慢性损伤，这可以通过尸检脑损伤 12 个月后[4]的海马组织 DNA 片段得到证明。使用正电子发射断层成像（PET）发现在受伤后长达 17 年的人类患者的大脑中仍可检测到配体 ^{11}C-(R)-PK11195 活化的小胶质细胞。

　　细胞疗法为研究人员提供了对受损大脑中一系列生理和炎症信号的感知并反应能力。本章将回顾严重创伤性脑损伤的复杂病理生理，讨论治疗方法，并概述当前的治疗方法，以及细胞疗法的基本原理和作用。

一、创伤性脑损伤的病理生理学

原发性 TBI　原发性损伤是指动能转移，破坏脑组织并导致器官功能障碍的损伤。实质组织对骨的直接冲击将导致神经元和血管损伤。颅内出血是原发性损伤的一部分，可发生在轴内或轴外。挫伤或血肿是最常见于眶额或颞叶前部脑实质的轴内病变，但因位置不同，导致 TBI 表现、预后和结果也不同。撞击后，对冲伤可引起大脑双侧病变。轴外出血可发生在硬膜外、硬膜下和蛛网膜下腔位置。硬膜外血肿可以迅速扩大，导致脑组织受压，但若经迅速诊断和处理后，预后良好。硬膜下血肿和蛛网膜下血肿与预后较差有关，并代表皮质损伤，分别与引流性桥接静脉和脉管在脉管腔上的血管破裂有关。尽管硬膜外血肿占轴外出血的 3%，但硬膜下血肿最为普遍，可发生在近 50% 的 TBI 患者中[5]。细胞凋亡，以 Bcl-2 基因表达和 DNA 断裂为特征，在大鼠脑外伤模型的硬膜下血肿区最常见[6-8]。弥漫性轴索损伤（diffuse axonal injury，DAI）描述了原发性损伤期间精细轴突过程受旋转力的破坏（因旋转力而造成的损伤），并与不良预后和意识水平有关。DAI 可能会延迟 12h，并可在矢状面旋转损伤模型的基础研究中观察到[9]。

临床表现　在体格检查中很少有可靠的发现可以用于评估脑外伤后中枢神经系统损伤的整体严重程度。格拉斯哥昏迷量表（Glasgow oma scale，GCS）仍然是最常用于评估受伤严重程度的临床工具之一，可涵盖损伤初期和整个恢复的关键阶段。GCS 评分从轻度（13～15 分）、中度（9～12 分）到重度（3～8 分）不等。评分为重度损伤的重症患者需要重症监护和治疗，其目标为支持和治疗大脑，并且密切关注与其相关的肺脏、肝和网状内皮系统。

TBI 的全身性反应　孤立的创伤性脑损伤与远隔器官继发性功能障碍有关。在重力打击所致 TBI 的啮齿动物模型中，TBI 与低至胸腰椎[10]水平的脊髓轴突损伤有关。下丘脑 – 垂体 – 肾上腺轴也受创伤性脑损伤的影响，表现为自主神经功能障碍的症状，如交感神经风暴、自主反射障碍和阵发性自主神经张力障碍，这些症状在 8%～33% 的创伤性脑损伤患者中出现。TBI 患者通常会有复杂的自主神经特征，这些症状来自于维持大脑灌注压力和全身性酒精暴露，上述情况均会降低交感神经 – 肾上腺的活化[11, 12]。认知功能及系统性自主神经功能障碍可能会因突触连接处代谢儿茶酚胺的儿茶酚 –O– 甲基转移酶（catechol-O-methyltransferase，COMT）的活性增强而加剧[13, 14]。在啮齿类动物中，有研究表明，使用 α-1 肾上腺素能受体阻断药（如哌唑嗪）可通过 cAMP 反应元件结合蛋白介导的通路改善工作记忆[15]。

肺脏是最常见的表现出继发性损伤（23%）的非神经器官系统[16]。在啮齿动物模型中，由于巨噬细胞和嗜中性粒细胞的浸润导致白三烯 B4 的释放，脑部创伤可导致肺部炎症增强和急性肺损伤的发生[17]。在中枢神经系统外，TBI 还可影响肾和肝功能，从而改变药物清除率[18]。此外，脾亦为 TBI 后的关键非神经器官。对大鼠的研究发现，TBI 后立即进行脾切除术，可导致 MAPK-NF-κB 信号下调，促炎细胞因子减少，脑水肿减轻和认知能力提高[19, 20]。

继发性脑损伤　在大脑中，延迟的继发性损伤包括炎症、缺血和缺氧，导致自由基、兴奋性神经毒素和钙释放，进而导致线粒体衰竭和细胞凋亡[5, 21-25]。继发性损伤过程最终可导致树突和突触变性，以及诸如海马齿状回中成熟的粒状神经元的功能受损[26]。TBI 后，大脑不再具有免疫特异性，许多炎症因子，包括多形核白细胞和来自体循环的单核 / 吞噬细胞穿过血脑屏障（blood brain barrier，BBB），并激活小胶质细胞和星形胶质细胞[27]。在大鼠中，早期 CD3 T 淋巴细胞和小胶质细胞活化可发生在损伤后 30min，在损伤后 45min～3h 其活化程度达到最高水平[28]。激活的细胞在组织学上表现为星形的小胶质细胞，具有激活纤维化过程的活性，通常伴有 GFAP 的表达增强，激活的细胞还参与了半暗区增生和套状周围血管形成[29, 30]。

TBI 后的神经炎症是细胞浸润与炎症分子和生长因子分泌间平衡的表现，它们共同加剧了细胞损伤，但也是再生所必需的（图 15–1）[3, 31, 32]。体外研究，将鼠胚胎干细胞与小鼠受损脑组织提取物混合后可增加细胞凋亡，但也增强了轴突的生长，同时增加了中间丝巢蛋白和神经元结构蛋白 MAP2 的表达[33]。大鼠 TBI 损伤最初 2 周后，大脑皮质中 M₁ 表型的小胶质细胞增加，炎症性的 M_1 与抗炎症的 M_2 小胶质细胞 / 巨噬细胞的数量发生波动，SMI-32 神经丝染色可观察到存在纹状体、胼胝体相关的白质损伤[34]。这种表型既可以在形态学上也可以通过表面标记如 FcγR Ⅱ / Ⅲ（M_1）和 CD206（M_2）来进行鉴定[35]。

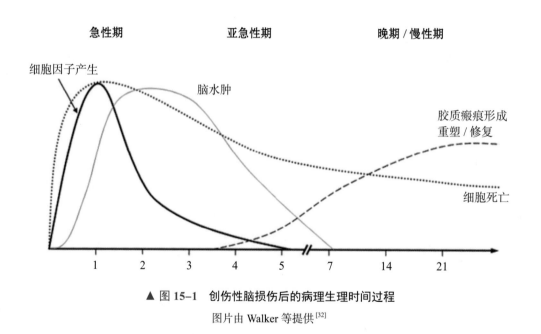

▲ 图 15–1　创伤性脑损伤后的病理生理时间过程

图片由 Walker 等提供[32]

细胞外基质失稳态与细胞功能障碍常同时发生。在 TBI 后神经功能不良患者的脑组织，CSF 和血液样本中几种基质金属蛋白酶（matrix metalloproteinase，MMP）蛋白质的浓度升高[36, 37]。当损伤区域的神经胶质细胞死亡时，会形成瘢痕，从而可能抑制其余神经元的存活并影响局部神经网络的功能。

继发性损伤还可以影响脑血管，包括灌注不足、血管痉挛和缺氧。受损的大脑由于脑自动调节功能紊乱而容易发生缺氧缺血，并且在创伤后经常发生血管痉挛，这两者都可能导致神经系统进一步恶化[38]。但是，组织灌注和氧合并不总是与计算机断层成像或 ICP 测量所提示的损伤严重程度相关[39]。在组织水平，血管新生发生在损伤后，由驻留的成熟内皮细胞通过毛细血管生长介导，也由骨髓或外周内皮祖细胞（endothelial progenitor cell，EPC）介导，这些细胞在损伤后的 24h 内到达，具有原始新生血管或支持功能[40]。

颅内动力学　典型的脑水肿通常在初次创伤后约 48～72h 达到高峰，是神经重症监护的主要目标。水肿是由原发性细胞死亡和组织渗透异常引起的。目前，临床上通过神经科临床检查、神经影像学检查和颅内压监测来监测水肿的严重程度，颅内压监测可用于指导治疗以向大脑进行足够的灌注和氧气输送。直接监测脑组织氧分压和微透析还可与颅内压监测一起用作多模式疗法，以优化脑血流量、氧和能量底物的运输[41]。

大脑由三个容量体积组成包括 1300ml 的脑实质、110ml 的血液和 65ml 的脑脊液（cerebral spinal fluid，CSF）[42]。Monro-Kellie 学说描述了损伤后的颅内动力学，他认为 3 个体积之一的变化必须由另一部分的减少来补偿。在没有体积变化的情况下，ICP 升高 ≤ 10mmHg[43]。

脑实质主要是水，它是不可压缩的[44]。颅内血液由 2/3 的静脉和 1/3 的动脉组成，可通过自动调节来控制，并受动脉压、PO_2 和 PCO_2 的影响。脑灌注压（Cerebral perfusion pressure，CPP）定义为平均动脉压减去 ICP，被用作脑血流量的替代指标，脑灌注压为 50～70mmHg 是临床推荐的最佳血氧输送至脑的压力范围。CSF 的产生速度为 10～20ml/h，通过蛛网膜颗粒吸收，在代谢物的运输和清除中起着重要作用。

创伤性脑损伤后，3 个脑容量中的每一个都会出现容量紊乱。脑实质体积会因血管源性和细胞水肿而增加[45]。体外研究表明，机械拉伸可以激活星形胶质细胞中的阳离子通道，从而加剧细胞毒性水肿[46]。多达 1/3 的 TBI 患者脑部自动调节功能异常。由于脑自动调节功能的丧失，导致脑血流量和毛细血管流体静压增加，加重水肿和 ICP。TBI 后脑脊液循环和代谢产物清除功能也受损。

临床神经重症监护　目前对 TBI 损伤脑的治疗仍主要支持通过控制脑水肿和颅内压来优化脑灌注[5, 47]。临床护理指南也修改完善，并在危重症护理团队使用中发现与预后改善效果相关[48-50]。然而，这些实践缺乏可靠的随机对照试验。目前，管理策略分级递增，一级治疗典型包括镇静、建立 ICP 阈值、脑灌注监测、神经肌肉阻断、脑脊液引流和高渗治疗[51]。二级治疗包括过度通气、巴比妥类药物治疗药物昏迷、脑电图监测爆发抑制，低体温和手术减压。

第一级治疗是镇静，是麻醉药和止痛药的结合。丙泊酚是常用的麻醉药，可以快速免去对于神经系统频繁进行的各项神经学检查，但作为输液综合征的一部分，该药可能引起心肌抑制，并且可能不会减轻脑缺血负荷[52]。去甲肾上腺素和去氧肾上腺素通常用于维持足够的脑灌注压力，因为它们对脑血管舒缩的影响最小，但是过度侵袭性高血压可能会增加发生急性呼吸窘迫综合征的风险[5]。发热会增加脑部代谢负担并增加 ICP，经积极治疗可降低后续感染和肺不张的发生率。高渗疗法包括甘露醇，其剂量为 0.5～1g/kg，并在 15～30min 内产生作用。可以每 6h 给予 1 次，将血清渗透压维持在 310～320Osm/L。除降低颅内压外，甘露醇还被证明可以改善脑血流量[53]。23% 的高渗盐水可用于超急性期 ICP 升高和疝气综合征，并可在数分钟内将 ICP 降低多达 50%，并在数小时内产生持久效应。氯化钠和乙酸钠可混合使用，以最大限度地减少高血氯代谢性酸中毒。

第二级选择包括巴比妥类药物和手术减压。巴比妥类药物昏迷可降低脑部代谢率和 ICP，但也有许多系统性风险包括导致低血压、低血钙、肝肾功能不全、败血症和肠梗阻。此外，巴比妥类药物昏迷的长期预后尚不清楚[54, 55]。使用轻度诱导体温过低（体温在 32～35℃）产生的结果好坏参半，一些研究表明该操作对患者没有益处，而另一些研究则表明存在一定的益处[56]。体温过低确实会加剧电解质紊乱、心律不齐和感染。重度颅脑外伤患者的减压颅骨切除术（decompressive craniectomy in patients with severe traumatic brain injury，DECRA）试验可用于观察因颅内压升高而接受减压颅骨切开术的患者的结局。尽管减压可降低颅内压并缩短住院时间，但研究者指出其长期预后较差。但是，该试验未包括接受颅骨切开术的大量患者，即那些颅内有占位性血肿或接受单侧颅骨切开术的人群[57]。国际多中心颅骨切除术对颅内压升高无法控制的随机评估（randomised evaluation of surgery with craniectomy for uncontrollable elevation of intra-cranial pressure，RESCUEicp）旨在比较手术减压与单纯药物治疗的效果差异。

实验疗法的目的是改善脑损伤后监测和对治疗的反应。神经重症监护中一个有争议的问题是关于保持 ICP 水平低于 20mmHg 的导向疗法。南美试验的多中心随机基准测试：颅内压（treatment of intracranial pressures，BEST TRIP）治疗研究报道发现，将 ICP 保持在 20mmHg 或以下，仅通过成像和临床检查，在功能 / 认知结局、死亡率、ICU 中位停留时间及严重不良事件上无显著性差异[58, 59]。支持持续进行 ICP 和 CPP 监测的支持者认为，该研究所采用的做法与既定准则有所不同，并且看起来并未特别将 ICP 监测器用于颅内高压的管理，从而限制了监测的外部有效性和通用性。ICP 是反映损伤严重程度的指标，但在测量、结果解释和制定治疗决策的操作过程中情况复杂，死亡率等结果测量不能说明颅内压指导治疗的具体作用[60]。根据脑创伤基金会（rain Trauma Foundation，BTF）指南，最近的证据特别针对大型数据库和研究，表明 ICP 监测有助于改善预后[61-63]。

关于 ICP 监测和预后的争论促使研究者寻求额外的、多模式的方法来评估伤者大脑的生理状态。多模式监测包括脑氧监测（目前被认为是Ⅲ期临床实践指南推荐）和微透析（尚未被指南认可）。短期预后不良与脑组织氧分压（partial pressure of oxygen in brain tissue，PbtO$_2$）测得的缺氧有关，与升高的 ICP、低 CPP 和损伤严重程度无关[64]。这项估计于 2014 年完成的多中心Ⅱ期 BOOST 2（创伤性脑损伤中的脑组织氧气监测）试验（ClinicalTrials.gov NCT00974259）将评估是否可以通过监测降低 PbtO$_2$ 的水平，使其＜20mmHg 的临界阈值。在受伤后 6 个月评估安全性、可行性和格拉斯哥成果量表扩展（Glasgow outcome scale-extended，GOSE）评分。多通道监控包括大脑的氧气（目前Ⅲ级临床实践指南推荐）（不支持作为指导原则）和微量透析可把时程延长。不良的短期预后与 PbtO$_2$ 测量的缺氧有关。

微透析能够提供有关缺血半暗区脑组织代谢状态的信息，包括测量实时的葡萄糖、乳酸、甘油和谷氨酸指数，尽管还没有进行强有力的随机临床试验支撑。研究表明，在 ICP 增高之前，微透析可以检测到代谢紊乱[65]。研究人员还证实，尽管有足够的复苏和控制 ICP，以脑葡萄糖＜0.8mmol/L 和乳酸 / 丙酮酸比值＞25 为定义的代谢障碍的发生率为 74%[66]。在啮齿动物模型中，TBI 损伤部位的乳酸水平升高[67]。此外，通过严格的全身血糖控制，微透析已被用于检测大脑中葡萄糖水平不足[68]。

尽管在临床应用中尚未广泛采用 PbtO$_2$ 监测和微透析技术，但在评估新兴疗法时，这两种设备为研究人员提供了简单的 ICP 测量之外的有价值的工具。严重 TBI 后患者的微透析和正电子发射断层成像相结合显示，通过氧摄取分数和脑静脉血氧含量的测量，甚至可以在没有脑缺血的情况下发生代谢障碍[69]。

远期预后　目前，TBI 的远期后遗症很难用结果来衡量。对死亡率和功能的预后测量常用于临床试验，但对于正在研究的治疗策略通常是非特异的。近年来，影像学已成为衡量 TBI 预后的重要指标。大脑中有几个对 TBI 很敏感的区域（包括海马体）[4, 70, 71]。海马区如齿状回和 CA1 区的长期变化可能源于 TBI 后新生神经元的死亡，影响记忆并导致学习障碍[72, 73]。同时，在人类观察中证实了胼胝体体积的丢失，并在分布上与神经心理学结果相互关联（图 15-2）[74]。许多研究试图确定早期的临床干预是否可以转化为长期改善。急性神经强化期间的平均 ICP 已被用作治疗的早期目标，希望该指标可以与长期预后相关。研究表明，损伤后 48h 内平均 ICP 与 6 个月的比较，发现其与功能或神经心理结果无关[75]。然而，这些研究通常不能反映连续监测的趋势、尖峰数量和波形，因此可能受到设计的限制。

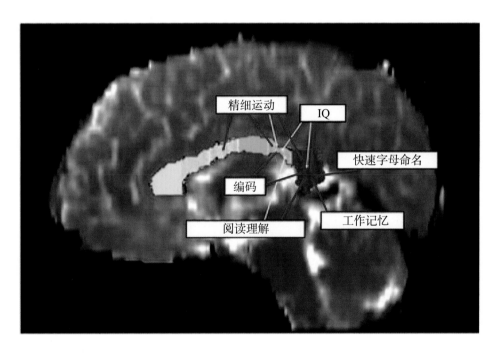

◀ 图 15-2　弥散张量 MRI 显示胼胝体体积的宏观和微观结构指标的变化从地形上与神经心理结果相关

脑外伤经常改变胼胝体高密度纤维束的结构和完整性。各向异性分数（红箭）更多地与运动和认知结果相关。峡部正中矢状区（黄箭）仅与精细运动评分相关（经许可转载，引自参考文献 [74]）

二、内源性神经再生

早在 20 世纪 90 年代，研究人员就观察到哺乳动物的大脑再生区域，特别是垂体切除术后位于室管膜下区（subventricular zone，SVZ）的室管膜下细胞[76-79]。2000 年，研究人员报道了从人类齿状回样本中分离到神经元祖细胞[80]。2005 年，从创伤性脑损伤的大鼠脑皮质中分离出了神经干细胞[81]。

在创伤性脑损伤后的大鼠大脑室管膜下区和海马齿状回颗粒下区发现了增殖和分化的细胞[82-86]。损伤后，齿状回细胞增殖 3～4 倍，2 天达到峰值，35 天恢复到基线水平[85-87]。在大鼠模型中，创伤性脑损伤已被证明能够促进未成熟神经元的成熟。在 5- 溴脱氧尿嘧啶核苷（BrdU）和荧光金追踪的大鼠模型中，通过逆行轴突追踪已证明齿状回中产生的细胞功能整合[88]。

小鼠控制性皮质损伤（controlled cortical injury，CCI）后大脑重塑继发于神经元和星形胶质细胞的增殖及其信号传导活动[89]。研究表明，DAI 的 Wallerian 变性可能是重组和愈合的标志，而不是细胞死亡的迹象[90]。标记和追踪小鼠来自 SVZ 的 NPC 细胞，发现其可发展为大脑中成熟的神经元[91]。此外，也有研究发现基质细胞衍生因子 –1（stromal derived factor-1，SDF-1）是参与再生 CNS 归巢的内源性迁移因子，并且是 TBI 后小鼠中 SVZ 祖细胞迁移所必需的[92, 83]。在转基因小鼠模型中，由更昔洛韦介导的祖细胞表达巢蛋白受损引起执行空间记忆任务的能力可被消除[94]。

在 SVZ 和海马体之外也发现了神经再生。在大鼠中通过从成神经细胞微管相关的双皮质素（doublecortin，DCX）过渡到更成熟的 NeuN 神经标记物染色，也证实了周围性局部神经再生[95-98]。最近，接受创伤性脑损伤手术的成年人的周围皮质标本的神经干细胞标记物染色证实了神经发生[99, 100]。与啮齿动物模型不同，人类尚未证明祖细胞从 SVZ 或海马向受损部位的迁移，这很可能是由于 SVZ 与室管膜之间的细胞间隙减少所致[3, 101, 102]。因此，啮齿动物数据的相关性尚不确定。

三、治疗

对继发性损伤的延迟性表现进行潜在的干预，一直是 TBI 研究的重点[103]。自 20 世纪 90 年代以来，临床前和临床试验一直在努力将新型分子疗法带到临床[104, 105]。临床前研究表明，创伤后大脑靶向治疗的复杂性可以通过对 TBI 后小鼠时序基因表达的临床前研究得到证实，该研究包括转录因子、信号转导基因和炎症蛋白的 80 多个基因和 24 个表达序列标签[106]。不幸的是，尚无特异疗法可阻止或逆转 TBI 后神经元的死亡。自 21 世纪初期以来，研究人员一直在探索使用干细胞作为各种形式和传送途径的潜在疗法。

（一）靶点

兴奋性毒性　谷氨酸被认为是引起细胞损伤的主要神经兴奋性氨基酸，如创伤性脑损伤后星形胶质细胞肿胀[107-109]。在脑外伤后脑脊液中可以发现谷氨酸水平的升高[110]。关于谷氨酸拮抗的研究始于 20 世纪 90 年代[111-113]。最近，在细胞中发现的腺苷 A2A 受体（如骨髓来源的细胞）与 TBI 后谷氨酸水平的升高有关。创伤性脑损伤后，谷氨酸的含量在给予腺苷受体或基因敲除小鼠模型中降低，此外还有促炎细胞因子 IL-1 和 TNF-α 的减少等[114]。丙戊酸钠是一种抗癫痫药物，具有多种靶点，其中包括 GABA、钠通道、糖原和组蛋白途径，并已在大鼠体内证实具有保护血脑屏障、减少神经损伤和改善认知的作用[115]。托吡酯是另一种抗癫痫药物，在临床上被用于减少人脑外伤后谷氨酸的释放，一项旨在确定该药物是否能预防损伤后癫痫的 II 期临床试验正在进行中[116]。研究人员甚至探索了咖啡因和酒精的潜在神经兴奋性调节机制的好处[117, 118]。

氧化应激　在啮齿类动物模型中，抗氧化剂如去铁胺、硒、α- 苯基叔丁基硝基酮（alpha-Phenyl-tert-N-butyl nitrone，PBN）和 NXY-059[119-122] 已被证明具有改善行为的神经保护作用。最近，表没食子儿茶素没食子酸酯 [（-）-epigallocatechin-3-gallate，EGCG] 在脑外伤后的大鼠中被证明可以保存神经干细胞[123]。在小鼠中，咖啡酸苯乙酯（caffeic phenol acid ester，CAPE）通过抗氧化途径改善血脑屏障[124]。依达拉奉（edaravone）是一种清除一氧化氮的抗氧化剂和神经保护剂，可以保护大鼠的血脑屏障，减少 CA3 神经元的丢失、凋亡和星形胶质细胞 / 胶质细胞的激活[125-131]。当将其少量给予 TBI 患者（n=17）时，颈静脉球测量显示活性氧化物质减少[125]。依达拉奉已在脑卒中的对照试验中进行研究，但最佳剂量和治疗窗口尚未确定[132]。确定最佳剂量和治疗窗口无疑对设计人体创伤性脑损伤试验至关重要。

血脑屏障　由于血脑屏障参与了神经炎症过程和脑水肿的发生，因此血脑屏障一直是 TBI 研究的目标之一。大鼠损伤后 24h 内补充内源性表达的亲环素 A（一种参与内皮细胞激活和炎症的蛋白）可降低血脑屏障通透性[133]。TIMP 金属肽酶抑制剂 3（TIMP metallopeptidase inhibitor 3，TIMP-3）是一种 MMP 抑制剂，能稳定和改善动物模型中血脑屏障的完整性[134, 135]。临床前研究证实黄体酮可以促进内皮祖细胞介导的血管重构，下调炎症级联，减少脑水肿[136]。十字花科蔬菜中的萝卜硫素（异硫氰酸酯）可减轻水通道蛋白 4（aquaporin-4，AQP4）的损失，改善血脑屏障[137]。大麻素 2 型受体激动剂已在创伤性脑损伤小鼠模型中被证明可以提高血脑屏障的通透性，减少巨噬细胞 / 小胶质细胞的激活和神经元变性[138]。胞磷胆碱，一种天然内源性化合物，在临床前实验中被发现对血脑屏障保护有效，但在人体Ⅲ期试验中却没有发现可显著改善功能或认知结果[139, 140]。

信号通路　许多信号通路都参与 TBI。Erk 通路被认为是 TBI 临床前模型中重要的细胞外信号通路[141]。动物模型表明，TBI 后的 CREB（cAMP）等转录因子的增加与行为的改变有关[142]。涉及组蛋白的策略可以保护 Akt 信号，减少细胞凋亡，并被证明可增加巢蛋白的表达[143, 144]。磷酸二酯酶靶向策略也在脑外伤研究中得到了探索。靶向 cAMP 通路的 PDE-4 治疗可改善组织病理学结果并减少炎症反应[145, 146]。在小鼠 TBI 模型中，转化生长因子 –β（transforming growth factor-β，TGF-β）通路与 Runt 相关转录因子 –1（Runt-related transcription factor-1，Runx1）相连接，促进齿状回的激活和增殖[147]。黄体酮也已被证明可以调节大鼠齿状回中凋亡蛋白的表达，同时也可以增加血管形成[136, 148, 149]。尽管这些都在临床前实验中获得成功，但在急性脑外伤后使用静脉注射孕激素的Ⅲ期保护试验却于 2013 年底因无效而停止（NCT00822900）。国际突触研究是另一项急性 TBIⅢ期黄体酮临床试验研究，已于 2013 年底完成登记，结果尚未公布（NCT01143064）。

生长因子　生长因子是一个具有吸引力的靶分子，可以内源性地增加或外源性地输送以帮助再生过程。TBI 后脑室内静脉注射成纤维细胞生长因子（fibroblast growth factor，FGF）已显示可增加 SVZ 中的神经发生[150]。神经生长因子（nerve growth factor，NGF）已用于促进星形胶质细胞迁移，并与大鼠 TBI 后凋亡减少有关。脑室内给予表皮生长因子（epidermal growth factor，EGF）已被证明对大鼠具有神经保护作用[151]。在大鼠中，血管内皮生长因子比常驻神经母细胞的增殖表现出更多的新生海马神经发生[152]。在小鼠中，脑室内传送增加了神经发生和血管生成，并减少了 TBI 后病灶的体积[153]。金盐已通过局部灌注注射用于减少通过 VEGF 和 FGF 引起的炎症和细胞凋亡[154, 155]。星形胶质细胞产生的中性 / 促有丝分裂蛋白 S100B 已被证明可增加 TBI 后大鼠的海马神经生成并改善认知能力，但在人类 CSF 中发现其经典结果与不良预后相关[156, 157]。最近，小分子配体 P75 显示可与神经元前体上的神经营养蛋白受体结合并增强其在大鼠中的再生特性[158]。Liu 等的一项重复鼻腔内 NGF 给药以治疗急性 TBI 随机双盲试验研究目前正在进行中（NCT01212679）。

神经元的构架 20 世纪 90 年代，人们发现环孢素 A 可以通过抑制钙诱导的线粒体损伤来保护大鼠脑外伤后的轴突[159, 160]。损伤前对钙内流介导的半胱氨酸蛋白酶 calpain 的抑制可以保持大鼠脑外伤后轴突的完整性[161]。抑制髓鞘分子如 Nogo-A 参与损伤后轴突的出芽，但针对该蛋白的单克隆抗体似乎并没有通过出芽或细胞丢失保护发挥作用，但仍改善了动物模型中的认知[162]。髓鞘相关糖蛋白是另一个轴突生长的抑制剂，研究人员发现大鼠脑室内给药后感觉运动功能得到改善[163]。环孢素目前正在 II 期临床试验中进行研究。

TBI 后神经炎症 颅脑外伤后的神经炎症状态很复杂，可能是细胞因子表达的动态演变过程。例如，已证明 TNF 对神经元干细胞增殖期有毒性，但在分化过程中无毒性。实际上，IFN-γ 可增强神经元干细胞分化和神经突生长[164]。这可以解释为什么尚未发现抗 TNF 或抗 IL-6 的策略可改善大鼠的急性水肿或运动或认知功能[165]。在临床前研究中，已证明中和 IL-1 的策略可改善小鼠的脑水肿、组织损伤和认知能力[166, 167]。研究表明，在 TBI 后的最初 48h 内，大鼠大脑中的局部环境具有高度促炎性，IL-1β、IL-6 和 TNF-α 的水平升高，同时伴有小胶质细胞和巨噬细胞的存在（图 15-3 和图 15-4）[168]。

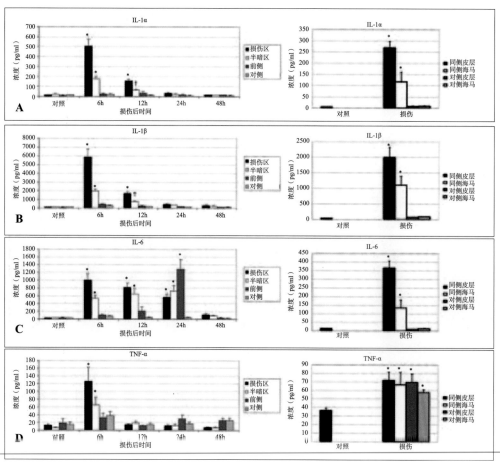

1. 皮层
2. 海马

▲ 图 15-3 大鼠 TBI 模型后局部区域的细胞因子反应

可以看到，促炎细胞因子最早可在 6h 内在大脑中升高，并持续长达 24h。在 24h 内，可以在远离撞击部位的额叶中检测到高水平 IL-6。同样，与其他细胞因子的局部升高相比，损伤后 6h TNF-α 整体升高。大脑部分图片引自 Paxinos 和 Watson，2005（经许可转载，引自 Harting 等[168]）

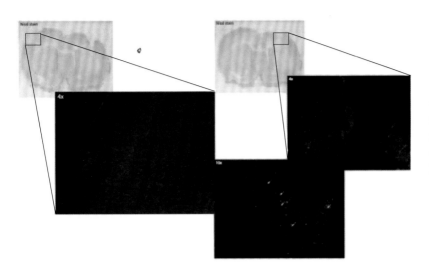

◀ 图 15-4　**TBI 使具有免疫豁免的皮质暴露于参与神经炎症反应的巨噬细胞和小胶质细胞浸润中**

TBI 后脑组织切片，孵育 CD68 抗体（绿色）标记巨噬细胞 / 小胶质细胞。在损伤区域发现大量 CD68⁺ 细胞（对侧半球未见）（经许可转载，引自 Harting 等[216]）

促炎环境可作为细胞疗法的靶点，但也可能限制药物疗效甚至加重损伤。单纯的药理学抗炎策略也可能干扰复杂的炎症修复途径。用于多发性硬化症的硼替佐米是一种选择性蛋白酶体抑制药，在动物模型中被发现具有神经保护特性，并与 NF-κB 表达降低相关[169]。TSG-6 是一种多功能免疫调节剂，可减少动物模型中中性粒细胞外渗和血脑屏障渗漏[170]。在动物模型中，布洛芬已被证明可以改善移植的干细胞的效果[171, 172]。COX-2 是一种参与炎症介导的前列腺素生成的蛋白质，仅在大鼠神经元中表达，而在星形胶质细胞中不表达，并且可能仅在某些神经元中具有保护作用[173, 174]。有发现在大鼠 TBI 模型中使用 COX-2 抑制剂可改善认知能力，但会降低运动功能。因此，选择性抗炎药的使用可能不够特异，无法真正靶向神经保护。此外，抗炎药如罗利普兰可能会增加动物模型的出血[175]。重叠或冗余信号转导途径介导的单个促炎级联反应的抑制尚未证明是成功的。

神经血管系统　研究者还探索了优化神经血管壁的策略，以适应 TBI 后低氧反应对原驻干细胞的活化和功能的影响。缺氧诱导因子（hypoxia induced factor，HIF-1α）通路的下游成分包括 VEGF、SDF-1、脑源性神经营养因子（brain derived neurotrophic factor，BDNF）、酪氨酸激酶受体 TrkB 和相关的共受体 Nrp-1，以及趋化因子受体 CXCR4 和一氧化氮（nitric oxide，NO）[176]。在大鼠中通过腹膜内注射不提供供体 DETA / NONOate，改善了原驻神经元干细胞的增殖、存活和分化[177]。他汀类药物还被证明可诱导大鼠血管新生、减少神经功能缺损、增加神经元存活率和海马突触诱导血管新生[178, 179]。在人体研究中，中度至重度 TBI 后他汀类药物治疗 10 天可降低损伤后 72h 的 TNF-α 水平，以及在长达 6 个月的时间点降低残疾评分[180]。目前，一项Ⅲ期临床试验正在研究皮下注射促红细胞生成素对严重 TBI 患者的作用，其假设是通过优化氧气运输可以改善继发性损伤。

（二）生物学标记物

TBI 研究人员已使用生物标志物包含了从基因到临床测量来评估损伤的病理生理及治疗效果[181, 182]。在动物模型中，由星形胶质细胞、吞噬细胞、小胶质细胞和免疫反应性细胞产生的 RNA 的基因表达产物，也已成为潜在的生物学标志物[183-188]。

生物学标志物可以帮助诊断产生损伤的具体机制，如爆炸损伤后血脑屏障损伤[189]。血清 N -

乙酰天冬氨酸的升高已被证实与 DAI，以及 TBI 后大鼠持续的继发性损伤有关[190, 191]。微透析技术也被用于利用总 tau 蛋白和淀粉样蛋白水平来鉴定轴突损伤[192, 193]。

代谢中间体和分解产物已被作为潜在的生物标记物来进行研究。甘油被用作细胞降解和裂解的标志物[194]。血浆胆红素升高是血红素加氧酶的副产物，可介导血红素的分解，在小鼠和人类中起自由基清除剂的作用[195, 196]。一些研究者主张采用系统生物学方法发现生物标志物，并利用蛋白质网络相互作用作为筛选潜在标记的一种方法[197]。目前已提倡使用通用的数据元素作为生物标志物，以改善有前途的治疗方法的临床前和临床研究[198, 199]。胶质细胞与神经元比值 GFAP/ 泛素比值与 TBI 的损伤程度成像相关，如局灶性和弥漫性损伤模式[200]。在评估潜在疗法的疗效时，生物学标记物还可以帮助识别某些在神经影像学上无法识别的细胞损伤模式[201]。

生物学标志物也已用于预后的评估。在人体研究中，TBI 后血清 IL-6、铜蓝蛋白和铜水平的升高与 ICP 的最终升高有关[115, 202, 203]。脑室切开术患者在第 8 天 CSF 高恒定 α– 突触核蛋白水平与不良预后相关[204]。TBI 患者脑脊液中的血影蛋白分解产物在 2～3 天达到峰值，表明细胞骨架损伤，可以预测损伤的严重程度和死亡率[205, 206]。研究表明，其中包括血清、脑脊液 GFAP 和脑脊液 SBDP145 在内的生物学标志物可以提高评分系统（如 IMPACT）的预后能力[207]。

四、细胞疗法

20 世纪 90 年代，Povlishock 等提出，脑外伤激活的多种有害机制可能需要多种治疗[208]。因此，单一治疗措施可能是一种有限的和不成熟的策略，即使是将其简单的组合。2000 年，研究者开始探索干细胞在治疗神经创伤和中枢神经系统再生的潜力[209-212]。细胞疗法是一种具有吸引力的治疗选择，因为细胞能够感知并响应环境信号，在一个传统认为再生有限的系统中以一种持续的方式靶向多种机制[213]。这些策略包括内源性和外源性干细胞[214]。除了 NSC，许多干细胞群体，如胚胎干细胞（embryonic，ESC）、造血干细胞（hematopoietic，HSC）和间充质干细胞（mesenchymal，MSC）已被探索为潜在的细胞疗法选择[215-217]。在接下来的 30 年里，这些细胞被应用于替换、修复或增强创伤后大脑的功能[218-222]。

全身运输　目前，已有使用动脉内和静脉内注射途径探索了干细胞的全身运送，如神经元、间充质和胎儿相关细胞在内的许多干细胞类型已被用于全身运输的研究探索。在动物模型中，骨髓间充质干细胞和神经干细胞被采用动脉内策略通过颈内动脉输送用于脑外伤，但由于担心发生缺血性栓塞事件，在人体试验中并不受欢迎（图 15-5）[221, 223-225]。静脉给药的细胞会遇到 Fischer 等描述的肺部"首过效应"（图 15-6）[221, 226, 227]。大多数间充质细胞被隔离在肺内，最终被脾清除，很少到达大脑。事实上，只有不到 1% 的绿色荧光蛋白标记的间充质干细胞到达了动脉循环。然而，某些类型的细胞已经被报道在静脉输注后在大脑中定位。研究人员使用超顺磁性氧化铁（superparamagnetic iron oxide，SPIO）标记静脉注入大鼠体内的内皮祖细胞（endothelial progenitor cell，EPC），已能够通过 MRI 检测损伤区域的内皮祖细胞，并在计算机断层成像上观察到脑灌注的相关改善[228]。然而，临床前和临床研究都表明，静脉细胞疗法对大脑功能的改善表明其治疗效果不需要局部直接给药[229-231]。

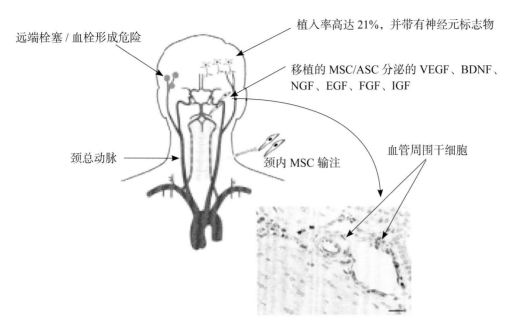

▲ 图 15-5 动脉内导入干细胞

由于避免了与静脉内输送相关的螯合和清除问题，动脉内输送细胞增加了潜在的植入百分比。然而，由于动脉内输送而导致远端栓塞和血栓形成的风险可能是毁灭性的，因此该途径尚未得到广泛应用（经许可转载，引自 Walker 等[221]）

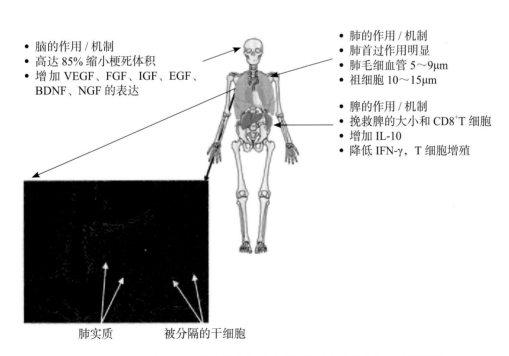

▲ 图 15-6 肺部"首过效应"在细胞疗法的静脉内策略中起着重要作用

经由静脉输送的标有量子点（红色）的细胞被隔离在肺毛细血管中。不到 1% 的绿色荧光蛋白标记的间充质干细胞到达动脉循环（经许可转载，引自 Walker 等[227]）

对保护血脑屏障的啮齿动物研究表明，静脉细胞疗法损伤脑的作用需要脾的参与（图 15-7）[232]。皮质损伤和血脑屏障通透性增加与脾肿块减少有关。静脉输注多能成体祖细胞（multipotent adult progenitor cell，MAPC）后，CD4$^+$ 脾细胞增殖增加，同时产生抗炎细胞因子。

胚胎相关祖细胞也是细胞疗法的候选药物，其中包括脐带血、Wharton 胶和胎盘成分。已证明培养的人脐带血（human umbilical cord blood，HUCB）细胞可产生包括 IL-8、MCP-1 和 IL-1α 在内的细胞因子和趋化因子。静脉 HUCB 细胞减少了 TBI 后大鼠的神经功能缺损[223, 234]。经静脉内和局部运送预标记的人类胎儿神经祖细胞至 TBI 大鼠，其治疗效果可能与血管新生和减少星形胶质细胞增生而不是细胞置换有关[235]。

干细胞的全身运输已在各种疾病模型中安全使用。在临床前和临床试验中，MSC 的全身毒性

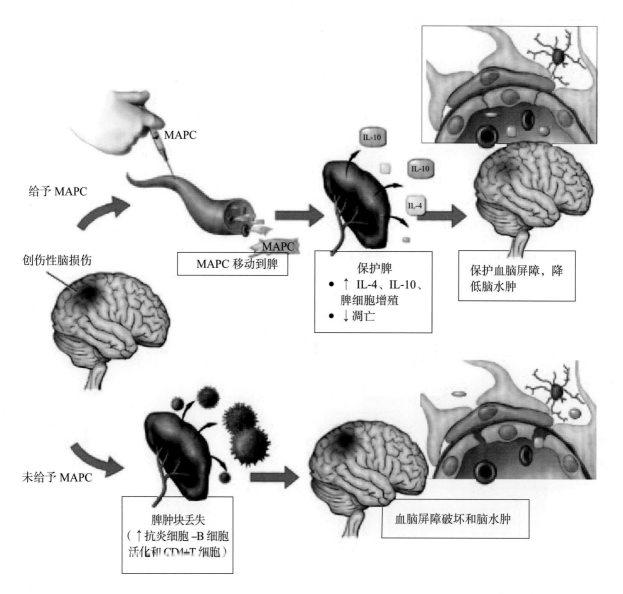

▲ 图 15-7　**TBI 后多能成体祖细胞介导的神经血管保护和脾相互作用的可能机制**

TBI 导致脾肿块减少，以及血脑屏障通透性增加。多能成年祖细胞的使用增加了 CD4$^+$ 脾细胞的增殖和抗炎细胞因子的产生，从而使脑微血管和血脑屏障得到保留（经许可转载，引自 Walker 等[232]）

已经得到了很好的研究。在小鼠 TBI 模型中，从骨髓来源细胞上发现的腺苷 A2A 受体参与了谷氨酸和炎症细胞因子的释放，这被证明会导致急性肺损伤[236]。据报道，干细胞移植中的血栓形成可导致 50%～60% 的患者出现肝窦阻塞综合征（sinusoidal obstructive syndrome，SOS），严重的血栓可导致 84.3% 的死亡率[237]。然而，与自体治疗相关的输液毒性作用，特别是在静脉注射 BM-MNC 的 I 期儿童创伤性脑损伤安全性试验中，还尚未（在人体试验中）得到证实[230]。

干细胞的替代策略/直接运输　已经证明，将各种干细胞包括神经元、间充质、胚胎及诱导性多能干细胞（induced pluripotent stem cell，IPS）立体定向移植到啮齿动物的大脑中，可以挽救 CA3 神经元，从而改善认知和神经运动功能（图 15-8）[238-245]。在将 NSC 注射到小鼠同侧和对侧不同位置的研究表明，细胞的局部递送或迁移可能并不能产生功能性改善[238, 246]。实际上，将细胞直接移植到受伤的大脑中一直是一项挑战。TBI 后的神经炎症环境已被证明是有害的，这种作用长期存在并导致外源细胞的早期丢失[247-250]。

神经干细胞甚至被描述为具有营养、迁移和分泌能力的生物微型泵[251, 252]。移植的人神经干细

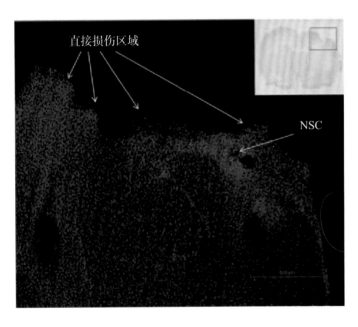

◀ 图 15-8　免疫组化显示，在大鼠 TBI 模型中，NSC 在局部输送至皮质损伤半暗区 48h 后仍可持续存在

经许可转载，引自参考文献 [240]

胞已显示可产生胶质源性神经营养因子（glial derived neurotrophic factor，GDNF），导致大鼠液体冲击所致脑外伤后轴突生长[253]。基因治疗，如使用 NGF 转染，也被用于进一步增加生长因子的产生，方法是将改良的干细胞引入动物 TBI 模型[241, 254 - 257]。

　　旁分泌和全身效应　由于 MSC 具有旁分泌、全身再生和抗炎作用，因此被认为是 TBI 定向细胞疗法的理想候选细胞。体外共培养研究表明 NSC 增殖和 GFAP 表达对星形胶质细胞分化有促进作用。人类脂肪组织来源的 MSC 也被证明可以在体外支持天然神经干细胞[258]。直接将 MSC 注射到小鼠损伤皮质可促进抗炎细胞因子的表达[259]。MSC 的颅内输注已被应用于鼠类 TBI 模型，其细胞和功能结果都得到了改善[260-263]。环孢素 A 免疫抑制小鼠对侧脑室引入人脐带 MSC 已被证明可增加受损 BDNF 水平，减少胶质瘢痕，改善非吞噬巨噬细胞与吞噬巨噬细胞的比例，并改善神经功

能 [263]。大鼠模型显示鞘内 MSC 可通过直接与细胞接触增强神经干细胞的神经保护 [264]。

胚胎干细胞也已用于直接移植。小鼠 ESC 已被证明可分化为 GABA 能神经元和星形胶质细胞 [265]。然而，由于有报道称将小鼠胚胎干细胞移植到大鼠体内会产生肿瘤，因此在临床前试验中并未广泛使用胚胎干细胞 [266]。

在临床前动物模型中，直接移植似乎是一种有吸引力的输注方法。然而，将细胞移植应用到人类身上可能具有挑战性。人类脑损伤后和动物模型之间的差异已经得到了很好的证明。临床前试验中也存在动物异质性 [267]。大多数临床前动物模型涉及单一局灶性损伤。人类的 TBI 损伤模式通常是多灶性的，并且对局部治疗提出了挑战。绿色荧光蛋白标记的神经祖细胞被注射到小鼠损伤 1 周后的对侧脑室中，被证明迁移到损伤部位，并在 3 个月后仍可被检测到 [268]。然而，这种迁移链尚未在人类研究中得到证实 [101, 102]。如果细胞不迁移，创伤性脑损伤会有多个病灶，这一事实使得直接移植不具有吸引力。在其他的人体试验中，局部注射的 NSC 几乎没有迁移能力。

（一）细胞疗法可能的多效性机制

经研究发现，间充质干细胞（mesenchymal stem cell，MSC）的治疗分子传递机制包括全身和旁分泌策略，而不仅仅是细胞置换或转分化 [269]。现已从外周血、骨髓乃至脂肪组织中分离出 MSC。用 TBI 提取物培养的人骨源性 MSC 可被诱导产生生长因子，这是干细胞对其炎性环境做出反应的一个例子 [270]。在大鼠中静脉注射人 MSC 已显示在 TBI 早期可增加大脑的 NGF，BDNF、神经营养素 –3（neurotropin-3，NT-3）水平，并降低其凋亡活性 [271, 272]。经 BDNF 转染的骨髓来源的 MSC 静脉注射给大鼠，其 CSF 中的 BDNF 含量增加，免疫耐受性提高 [273]。TBI 啮齿动物模型中使用的 MAPC 在增强 M_2 再生小胶质细胞和下调促炎性巨噬细胞和细胞因子方面具有与脾细胞和 T 调节细胞的相互作用（图 15–9）[274, 275]。随着时间的推移，与 TBI 相关的继发性损伤会导致大脑容量的不断减少。然而，对接受静脉内自体 BM-MNC 治疗的儿童常规 MRI 研究表明，细胞移植可使伤后脑容量得以保持 6 个月（图 15–10）[230]。

转分化 在体外和体内研究证实了神经元标志物的表达后，非神经元祖细胞可通过转分化成为神经元细胞。最近的研究表明，体外转分化可能实际上并没有发生在体内，神经元标志物的表达可能是由于诱导的细胞应激反应 [276]。静脉输送的细胞很少能够定位到大脑。研究者将未分化的脐带间充质干细胞与经分化的细胞直接引入大鼠 TBI 模型的损伤区域，发现前者能够改善认知功能和组织形态，并增加神经营养蛋白的表达 [248]。因此，目前的临床前策略是利用祖细胞，如通过直接或静脉输注骨髓 MSC，创造更有利的再生环境而不是诱导神经元分化来保护原生细胞 [277]。

（二）增强植入和功能的其他策略

生物工程结构已被应用于帮助细胞传递、靶向和生存。在未成熟的动物模型中，NSC 可以沿着非典型的路径迁移，实现较远的解剖距离迁移（但绝对距离很短），这一过程可用层粘连蛋白或纤维连接蛋白为基础的支架或可生物降解的纳米纤维来增强 [278, 279]。研究人员描述了生物桥的概念，生物桥最初由移植的干细胞组成，进化为具有丰富的基质金属蛋白酶的管道，而有助于其他细胞的迁

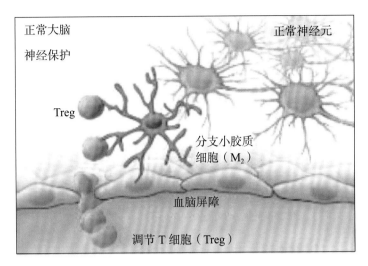

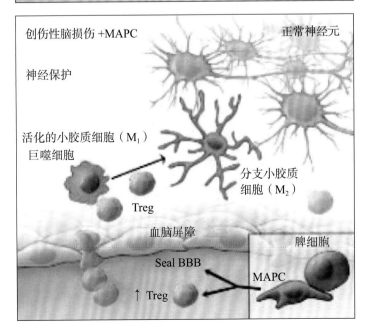

◀ 图 15-9　TBI 后的神经炎症反应

包括神经破坏激活的 M_1 小胶质细胞和效应 T 细胞通过受损的血脑屏障浸润多能成体祖细胞是一种与脾细胞相互作用的间充质干细胞，可增加抗炎细胞因子的产生，促进调节性 T 细胞活性和增殖，从而恢复血脑屏障，将大脑中的神经炎症状态转变为 M_2 再生状态（经许可转载，引自参考文献 [275]）

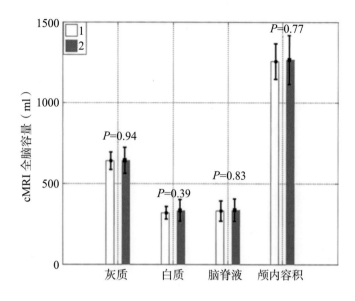

◀ 图 15-10　10 例接受静脉注射自体骨髓单核细胞（BMMNC）的儿童重症颅脑损伤后 1 个月（白色条形图）和 6 个月（灰色条形图）时的常规 MRI 显示不同脑容量。TBI 后的脑容量可能会减少，但接受 BMMNC 的脑容量在损伤后 6 个月仍能保持

经许可转载，引自参考文献 [230]

移[280]。NSC 诱导的缝隙连接蛋白 43 的产生可能改变周围的组织结构[281]。NSC 与脑微血管内皮细胞相互作用，已被用于体外形成血脑屏障模型[282]。该支架可以在体外模拟潜在的细胞疗法与细胞外基质，以及星形胶质细胞的体内相互作用[283]。支架也已被用于增强祖细胞的治疗潜力[227, 284-287]。将 FDG 标记的人 MSC 放入胶原支架中，然后再植入损伤的大鼠脑内。这一策略被证明可以提高细胞存活率并增加能量的摄取能力[288]。

细胞的启动和基因增强也被用作治疗药物的研究。将 GDNF 增强的神经祖细胞注入大鼠大脑表现出了更好的神经分化及认知功能恢复增强[289]。用孕激素等物质刺激人胚胎神经干细胞可以改善大鼠脑外伤后的认知能力[290]。研究表明，当用静脉输送细胞时，缺氧可促进 MSC 产生生长因子，如 VEGF[291, 292]。临床前动物实验也研究了静脉注射 G-CSF 和静脉注射人脐带或骨髓来源 MSC 的双重治疗作用，目的在于最大限度提高治疗效果[229, 293]。

虽然静脉内途径似乎未将细胞运输进入到脑外伤后的损伤部位，但已有策略旨在增加颅内定位。由 MRI 引导的超声对血脑屏障的破坏已被用作干细胞靶向局部传递的一种潜在策略[294]。此外，一种胶囊化的方法也被用于改善生物给药效率[295]。

五、结论

创伤性脑损伤在病理生理学机制和治疗学的发展方面仍然具有挑战性。当损伤的大脑从神经炎炎性退变到再生，许多分子和细胞参与其中，从而对结局产生影响。虽然许多药物制剂已在临床前试验中开发和测试，但尚未在任何成功的临床试验中体现它们对脑外伤后炎症小体的复杂性和演化作用。由于损伤模型、结果测量和分析的异质性，使用细胞疗法治疗 TBI 的临床前研究进展缓慢。因此，国际细胞疗法学会（International Society For Cellular Therapy, ISCT）最近提倡验证和加强标准化检测，以提高这些数据的重复性和一致性[296]。

细胞疗法提供了一种可以感知并与炎症小体相互作用的药物生物反应器。研究表明，祖细胞

可以引发炎症性 M_1 到再生 M_2 的表型转变。一旦启动运输，需要在临床前模型中验证各种干细胞的结局。由于自身荧光和吞噬作用等问题，追踪移植的干细胞具有挑战性[250]。MicroPET 和 SPIO MRI 可用于监测移植的细胞[297-300]，并可用于人体试验[301]。

将细胞疗法从临床前转化为临床试验需要回答许多问题。已经提出使用异源细胞进行 TBI 治疗。由于局部或全身引入的外源细胞均不能移植或存活，因此最佳给药时间和方案仍未确定。在大鼠中，研究人员认为，在损伤后 7 天将骨髓来源的间充质干细胞注入胼胝体可最大程度改善其功能和行为[240, 302, 303]。人体细胞因子测定实验结果表明，促炎症细胞因子的系统治疗窗口期可以超过 48～72h。

最后，只有临床试验证明存在改善性疗效时，才能认为这些创伤性脑损伤治疗方法是成功的。神经影像学已经证明了细胞疗法可以保持细胞体积，但这些发现对认知和功能结果的影响尚不清楚，需要进一步了解细胞疗法在创伤性脑损伤后再生过程中的作用。在短期内，包括药物（如神经刺激、神经康复和免疫调节细胞疗法）在内的多模式方法可能为其提供最佳策略，以最大限度地提高康复潜力。

参考文献

[1] Rose VL. NIH issues consensus statement on the rehabilitation of persons with traumatic brain injury. Am Fam Physician. 1999;59(4):1051–3.

[2] Thurman DJ, Alverson C, Dunn KA, Guerrero J, Sniezek JE. Traumatic brain injury in the United States: a public health perspective. J Head Trauma Rehabil. 1999;14(6):602–15.

[3] Richardson RM, Singh A, Sun D, Fillmore HL, Dietrich DW, 3rd, Bullock MR. Stem cell biology in traumatic brain injury: effects of injury and strategies for repair. J Neurosurg. 2010;112(5):1125–38. doi:10.3171/2009.4.JNS081087.

[4] Williams S, Raghupathi R, MacKinnon MA, McIntosh TK, Saatman KE, Graham DI. In situ DNA fragmentation occurs in white matter up to 12 months after head injury in man. Acta Neuropathol. 2001;102(6):581–90.

[5] Frattalone AR, Ling GS. Moderate and severe traumatic brain injury: pathophysiology and management. Neurosurg Clin N Am. 2013;24(3):309–19. doi:10.1016/j.nec.2013.03.006.

[6] Alessandri B, Nishioka T, Heimann A, Bullock RM, Kempski O. Caspase–dependent cell death involved in brain damage after acute subdural hematoma in rats. Brain Res. 2006;1111(1):196–202. doi:10.1016/j.brainres.2006.06.105.

[7] Clark RS, Chen J, Watkins SC, Kochanek PM, Chen M, Stetler RA, Loeffert JE, Graham SH. Apoptosis–suppressor gene bcl–2 expression after traumatic brain injury in rats. J Neurosci (the official journal of the Society for Neuroscience). 1997;17(23):9172–82.

[8] Zhang X, Chen J, Graham SH, Du L, Kochanek PM, Draviam R, Guo F, Nathaniel PD, Szabo C, Watkins SC, Clark RS. Intranuclear localization of apoptosis–inducing factor (AIF) and large scale DNA fragmentation after traumatic brain injury in rats and in neuronal cultures exposed to peroxynitrite. J Neurochem. 2002;82(1):181–91.

[9] Davidsson J, Risling M. A new model to produce sagittal plane rotational induced diffuse axonal injuries. Front Neurol. 2011;2:41.

doi:10.3389/fneur.2011.00041.

[10] Czeiter E, Pal J, Kovesdi E, Bukovics P, Luckl J, Doczi T, Buki A. Traumatic axonal injury in the spinal cord evoked by traumatic brain injury. J Neurotrauma. 2008;25(3):205–13. doi:10.1089/neu.2007.0331.

[11] Gottesfeld Z, Moore AN, Dash PK. Acute ethanol intake attenuates inflammatory cytokines after brain injury in rats: a possible role for corticosterone. J Neurotrauma. 2002;19(3):317–26. doi:10.1089/089771502753594882.

[12] Woolf PD, Cox C, Kelly M, McDonald JV, Hamill RW. Alcohol intoxication blunts sympathoadrenal activation following brain injury. Alcohol Clin Exp Res. 1990;14(2):205–9.

[13] Kobori N, Clifton GL, Dash PK. Enhanced catecholamine synthesis in the prefrontal cortex after traumatic brain injury: implications for prefrontal dysfunction. J Neurotrauma. 2006;23(7):1094–102. doi:10.1089/neu.2006.23.1094.

[14] Redell JB, Dash PK. Traumatic brain injury stimulates hippocampal catechol–O–methyl transferase expression in microglia. Neurosci Lett. 2007;413(1):36–41. doi:10.1016/j.neulet.2006.11.060.

[15] Kobori N, Hu B, Dash PK. Altered adrenergic receptor signaling following traumatic brain injury contributes to working memory dysfunction. Neuroscience. 2011;172:293–302. doi:10.1016/j.neuroscience.2010.10.048.

[16] Zygun DA, Kortbeek JB, Fick GH, Laupland KB, Doig CJ. Non–neurologic organ dysfunction in severe traumatic brain injury. Crit Care Med. 2005;33(3):654–60.

[17] Kalsotra A, Zhao J, Anakk S, Dash PK, Strobel HW. Brain trauma leads to enhanced lung inflammation and injury: evidence for role of P4504Fs in resolution. J Cereb Blood Flow Metab (official journal of the International Society of Cerebral Blood Flow and Metabolism). 2007;27(5):963–74. doi:10.1038/sj.jcbfm.9600396.

[18] Kalsotra A, Turman CM, Dash PK, Strobel HW. Differential effects of traumatic brain injury on the cytochrome p450 system: a perspective into hepatic and renal drug metabolism. J Neurotrauma. 2003;20(12):1339–50. doi:10.1089/089771503322686139.

[19] Chu W, Li M, Li F, Hu R, Chen Z, Lin J, Feng H. Immediate splenectomy down–regulates the MAPK–NF–kappaB signaling pathway in rat brain after severe traumatic brain injury. J Trauma Acute Care Surg. 2013;74(6):1446–53. doi:10.1097/TA.0b013e31829246ad.

[20] Li M, Li F, Luo C, Shan Y, Zhang L, Qian Z, Zhu G, Lin J, Feng H. Immediate splenectomy decreases mortality and improves cognitive function of rats after severe traumatic brain injury. J Trauma. 2011;71(1):141–7. doi:10.1097/TA.0b013e3181f30fc9.

[21] Enriquez P, Bullock R. Molecular and cellular mechanisms in the pathophysiology of severe head injury. Curr Pharm Des. 2004;10(18):2131–43.

[22] Jain KK. Neuroprotection in traumatic brain injury. Drug Discov Today. 2008;13(23– 24):1082–9. doi:10.1016/j.drudis.2008.09.006.

[23] Povlishock JT, Katz DI. Update of neuropathology and neurological recovery after traumatic brain injury. The J Head Trauma Rehabil. 2005;20(1):76–94.

[24] Sahuquillo J, Poca MA, Amoros S. Current aspects of pathophysiology and cell dysfunction after severe head injury. Curr Pharm Des. 2001;7(15):1475–503.

[25] Schubert A, Emory L. Cellular mechanisms of brain injury and cell death. Curr Pharm Des. 2012;18(38):6325–30.

[26] Gao X, Deng P, Xu ZC, Chen J. Moderate traumatic brain injury causes acute dendritic and synaptic degeneration in the hippocampal dentate gyrus. PloS one. 2011;6(9):e24566. doi:10.1371/journal.pone.0024566.

[27] Giulian D, Chen J, Ingeman JE, George JK, Noponen M. The role of mononuclear phagocytes in wound healing after traumatic injury to adult mammalian brain. J Neurosci (the official journal of the Society for Neuroscience). 1989;9(12):4416–29.

[28] Czigner A, Mihaly A, Farkas O, Buki A, Krisztin–Peva B, Dobo E, Barzo P. Kinetics of the cellular immune response following closed head injury. Acta Neurochir. 2007;149(3):281–9. doi:10.1007/s00701–006–1095–8.

[29] Adams JH, Doyle D, Ford I, Gennarelli TA, Graham DI, McLellan DR. Diffuse axonal injury in head injury: definition, diagnosis and grading. Histopathology. 1989;15(1):49–59.

[30] Silver J, Miller JH. Regeneration beyond the glial scar. Nat Rev Neurosci. 2004;5(2):146–56. doi:10.1038/nrn1326.

[31] Morganti–Kossmann MC, Rancan M, Stahel PF, Kossmann T. Inflammatory response in acute traumatic brain injury: a double–edged sword. Curr Opin Crit Care. 2002;8(2):101–5.

[32] Walker PA, Harting MT, Baumgartner JE, Fletcher S, Strobel N, Cox CS Jr. Modern approaches to pediatric brain injury therapy. J Trauma. 2009;67(2 Suppl):S120–7. doi:10.1097/TA.0b013e3181ad323a.

[33] Bentz K, Molcanyi M, Schneider A, Riess P, Maegele M, Bosche B, Hampl JA, Hescheler J, Patz S, Schafer U. Extract derived from rat brains in the acute phase following traumatic brain injury impairs survival of undifferentiated stem cells and induces rapid differentiation of surviving cells. Cell Physiol Biochem (international journal of experimental cellular physiology, biochemistry, and pharmacology). 2010;26(6):821–30. doi:10.1159/000323991.

[34] Wang G, Zhang J, Hu X, Zhang L, Mao L, Jiang X, Liou AK, Leak RK, Gao Y, Chen J. Microglia/macrophage polarization dynamics in white matter after traumatic brain injury. J Cereb Blood Flow Metab (official journal of the International Society of Cerebral Blood Flow and Metabolism). 2013b. doi:10.1038/jcbfm.2013.146.

[35] Bedi SS, Smith P, Hetz RA, Xue H, Cox CS. Immunomagnetic enrichment and flow cytometric characterization of mouse microglia. J Neurosci Methods. 2013a. doi:10.1016/j.jneumeth.2013.07.017.

[36] Roberts DJ, Jenne CN, Leger C, Kramer AH, Gallagher CN, Todd S, Parney IF, Doig CJ, Yong VW, Kubes P, Zygun D. Association between the cerebral inflammatory and matrix metalloproteinase responses after severe traumatic brain injury in humans. J Neurotrauma. 2013a. doi:10.1089/neu.2012.2842.

[37] Roberts DJ, Jenne CN, Leger C, Kramer AH, Gallagher CN, Todd S, Parney IF, Doig CJ, Yong VW, Kubes P, Zygun DA. Prospective evaluation of the temporal matrix metalloproteinase response after severe traumatic brain injury in humans. J Neurotrauma. 2013b. doi:10.1089/ neu.2012.2841.

[38] Oertel M, Boscardin WJ, Obrist WD, Glenn TC, McArthur DL, Gravori T, Lee JH, Martin NA. Posttraumatic vasospasm: the epidemiology, severity, and time course of an underestimated phenomenon: a prospective study performed in 299 patients. J Neurosurg. 2005;103(5):812–24. doi:10.3171/jns.2005.103.5.0812.

[39] Katsnelson M, Mackenzie L, Frangos S, Oddo M, Levine JM, Pukenas B, Faerber J, Dong C, Kofke WA, le Roux PD. Are initial radiographic and clinical scales associated with subsequent intracranial pressure and brain oxygen levels after severe traumatic brain injury? Neurosurgery. 2012;70(5):1095–105; discussion 1105. doi:10.1227/NEU.0b013e318240c1ed.

[40] Xiong Y, Mahmood A, Chopp M. Angiogenesis, neurogenesis and brain recovery of function following injury. Curr Opin Investig Drugs. 2010;11(3):298–308.

[41] Bouzat P, Sala N, Payen JF, Oddo M. Beyond intracranial pressure: optimization of cerebral blood flow, oxygen, and substrate delivery after traumatic brain injury. Ann Intensive Care. 2013;3(1):23. doi:10.1186/2110–5820–3–23.

[42] Manz HJ. Pathophysiology and pathology of elevated intracranial pressure. Pathobiol Annu. 1979;9:359–81.

[43] Wijdicks EFM, Wijdicks EFM. The practice of emergency and critical care neurology. New York: Oxford University Press; 2010.

[44] Doczi T. Volume regulation of the brain tissue–a survey. Acta Neurochir. 1993;121(1–2):1–8.

[45] Barzo P, Marmarou A, Fatouros P, Hayasaki K, Corwin F. Contribution of vasogenic and cellular edema to traumatic brain swelling measured by diffusion–weighted imaging. J Neurosurg. 1997;87(6):900–7. doi:10.3171/jns.1997.87.6.0900.

[46] Di X, Goforth PB, Bullock R, Ellis E, Satin L. Mechanical injury alters volume activated ion channels in cortical astrocytes. Acta Neurochir Suppl. 2000;76:379–83.

[47] Clausen T, Bullock R. Medical treatment and neuroprotection in traumatic brain injury. Curr Pharm Des. 2001;7(15):1517–32.

[48] Adelson PD, Bratton SL, Carney NA, Chesnut RM, du Coudray HE, Goldstein B, Kochanek PM, Miller HC, Partington MD, Selden NR, Warden CR, Wright DW, American Association for Surgery of T, Child Neurology S, International Society for Pediatric N, International Trauma A, Critical Care S, Society of Critical Care M, World Federation of Pediatric I, Critical Care S. Guidelines for the acute medical management of severe traumatic brain injury in infants, children, and adolescents. Chapter 1: Introduction. Pediatr Crit Care Med (a journal of the society of critical care medicine and the world federation of pediatric intensive and critical care societies). 2003;4(3 Suppl):S2–4. doi:10.1097/01.CCM.0000066600.71233.01.

[49] Suarez JI, Zaidat OO, Suri MF, Feen ES, Lynch G, Hickman J, Georgiadis A, Selman WR. Length of stay and mortality in neurocritically ill patients; impact of a specialized neurocritical care team. Crit Care Med. 2004;32(11):2311–7.

[50] Varelas PN, Conti MM, Spanaki MV, Potts E, Bradford D, Sunstrom C, Fedder W, Hacein Bey L, Jaradeh S, Gennarelli TA. The impact of a neurointensivist–led team on a semiclosed neurosciences intensive care unit. Crit Care Med. 2004;32(11):2191–8.

[51] Sakellaridis N, Pavlou E, Karatzas S, Chroni D, Vlachos

K, Chatzopoulos K, Dimopoulou E, Kelesis C, Karaouli V. Comparison of mannitol and hypertonic saline in the treatment of severe brain injuries. J Neurosurg. 2011;114(2):545–8. doi:10.3171/2010.5.JNS091685.

[52] Johnston AJ, Steiner LA, Chatfield DA, Coleman MR, Coles JP, Al-Rawi PG, Menon DK, Gupta AK. Effects of propofol on cerebral oxygenation and metabolism after head injury. Br J Anaesth. 2003;91(6):781–6.

[53] Scalfani MT, Dhar R, Zazulia AR, Videen TO, Diringer MN. Effect of osmotic agents on regional cerebral blood flow in traumatic brain injury. J Crit Care. 2012;27(5):526 e7–12. doi:10.1016/j.jcrc.2011.10.008.

[54] Bochicchio GV, Bochicchio K, Nehman S, Casey C, Andrews P, Scalea TM. Tolerance and efficacy of enteral nutrition in traumatic brain–injured patients induced into barbiturate coma. JPEN J Parenter Enteral Nutr. 2006;30(6):503–6.

[55] Eisenberg HM, Frankowski RF, Contant CF, Marshall LF, Walker MD. High–dose barbiturate control of elevated intracranial pressure in patients with severe head injury. J Neurosurg. 1988;69(1):15–23. doi:10.3171/jns.1988.69.1.0015.

[56] Sydenham E, Roberts I, Alderson P. Hypothermia for traumatic head injury. Cochrane Database Syst Rev. 2009;(2):CD001048. doi:10.1002/14651858.CD001048.pub4.

[57] Cooper DJ, Rosenfeld JV, Murray L, Arabi YM, Davies AR, D'Urso P, Kossmann T, Ponsford J, Seppelt I, Reilly P, Wolfe R, Investigators DT, Australian, New Zealand Intensive Care Society Clinical Trials G. Decompressive craniectomy in diffuse traumatic brain injury. N Engl J Med. 2011;364(16):1493–502. doi:10.1056/NEJMoa1102077.

[58] Chesnut RM, Temkin N, Carney N, Dikmen S, Rondina C, Videtta W, Petroni G, Lujan S, Pridgeon J, Barber J, Machamer J, Chaddock K, Celix JM, Cherner M, Hendrix T, Global Neurotrauma Research G. A trial of intracranial–pressure monitoring in traumatic brain injury. N Engl J Med. 2012;367(26):2471–81. doi:10.1056/NEJMoa1207363.

[59] Melhem S, Shutter L, Kaynar A. A trial of intracranial pressure monitoring in traumatic brain injury. Crit Care. 2014;18(1):302. doi:10.1186/cc13713.

[60] Le Roux P. Intracranial pressure after the BEST TRIP trial: a call for more monitoring. Curr Opin Crit Care. 2014;20(2):141–7. doi:10.1097/MCC.0000000000000078.

[61] Alali AS, Fowler RA, Mainprize TG, Scales DC, Kiss A, de Mestral C, Ray JG, Nathens AB. Intracranial pressure monitoring in severe traumatic brain injury: results from the American College of Surgeons Trauma Quality Improvement Program. J Neurotrauma. 2013;30(20):1737–46. doi:10.1089/neu.2012.2802.

[62] Gerber LM, Chiu YL, Carney N, Hartl R, Ghajar J. Marked reduction in mortality in patients with severe traumatic brain injury. J Neurosurg. 2013;119(6):1583–90. doi:10.3171/2013.8.JNS13276.

[63] Talving P, Karamanos E, Teixeira PG, Skiada D, Lam L, Belzberg H, Inaba K, Demetriades D. Intracranial pressure monitoring in severe head injury: compliance with Brain Trauma Foundation guidelines and effect on outcomes: a prospective study. J Neurosurg. 2013;119(5):1248–54. doi:10.3171/2013.7.JNS122255.

[64] Oddo M, Levine JM, Mackenzie L, Frangos S, Feihl F, Kasner SE, Katsnelson M, Pukenas B, Macmurtrie E, Maloney–Wilensky E, Kofke WA, LeRoux PD. Brain hypoxia is associated with short–term outcome after severe traumatic brain injury independently of intracranial hypertension and low cerebral perfusion pressure. Neurosurgery. 2011;69(5):1037–45; discussion 1045. doi:10.1227/NEU.0b013e3182287ca7.

[65] Belli A, Sen J, Petzold A, Russo S, Kitchen N, Smith M. Metabolic failure precedes intracranial pressure rises in traumatic brain injury: a microdialysis study. Acta Neurochir. 2008;150(5):461–9; discussion 470. doi:10.1007/s00701–008–1580–3.

[66] Stein NR, McArthur DL, Etchepare M, Vespa PM. Early cerebral metabolic crisis after TBI influences outcome despite adequate hemodynamic resuscitation. Neurocrit Care. 2012;17(1):49–57. doi:10.1007/s12028–012–9708–y.

[67] Chen T, Qian YZ, Rice A, Zhu JP, Di X, Bullock R. Brain lactate uptake increases at the site of impact after traumatic brain injury. Brain Res. 2000;861(2):281–7.

[68] Oddo M, Schmidt JM, Carrera E, Badjatia N, Connolly ES, Presciutti M, Ostapkovich ND, Levine JM, Le Roux P, Mayer SA. Impact of tight glycemic control on cerebral glucose metabolism after severe brain injury: a microdialysis study. Crit Care Med. 2008;36(12):3233–8. doi:10.1097/CCM.0b013e31818f4026.

[69] Vespa P, Bergsneider M, Hattori N, Wu HM, Huang SC, Martin NA, Glenn TC, McArthur DL, Hovda DA. Metabolic crisis without brain ischemia is common after traumatic brain injury: a combined microdialysis and positron emission tomography study. J Cereb Blood Flow Metab (official journal of the International Society of Cerebral Blood Flow and Metabolism). 2005;25(6):763–74. doi:10.1038/sj.jcbfm.9600073.

[70] Colicos MA, Dash PK. Apoptotic morphology of dentate gyrus granule cells following experimental cortical impact injury in rats: possible role in spatial memory deficits. Brain Res. 1996;739(1–2):120–31.

[71] Colicos MA, Dixon CE, Dash PK. Delayed, selective neuronal death following experimental cortical impact injury in rats: possible role in memory deficits. Brain Res. 1996;739 (1–2):111–9.

[72] Atkins CM. Decoding hippocampal signaling deficits after traumatic brain injury. Transl Stroke Res. 2011;2(4):546–55. doi:10.1007/s12975–011–0123–z.

[73] Gao X, Deng–Bryant Y, Cho W, Carrico KM, Hall ED, Chen J. Selective death of newborn neurons in hippocampal dentate gyrus following moderate experimental traumatic brain injury. J Neurosci Res. 2008;86(10):2258–70. doi:10.1002/jnr.21677.

[74] Ewing–Cobbs L, Prasad MR, Swank P, Kramer L, Cox CS Jr, Fletcher JM, Barnes M, Zhang X, Hasan KM. Arrested development and disrupted callosal microstructure following pediatric traumatic brain injury: relation to neurobehavioral outcomes. NeuroImage. 2008;42(4):1305–15. doi:10.1016/j.neuroimage.2008.06.031.

[75] Badri S, Chen J, Barber J, Temkin NR, Dikmen SS, Chesnut RM, Deem S, Yanez ND, Treggiari MM. Mortality and long–term functional outcome associated with intracranial pressure after traumatic brain injury. Intensive Care Med. 2012;38(11):1800–9. doi:10.1007/ s00134–012–2655–4.

[76] Chirumamilla S, Sun D, Bullock MR, Colello RJ. Traumatic brain injury induced cell proliferation in the adult mammalian central nervous system. J Neurotrauma. 2002;19(6):693–703. doi:10.1089/08977150260139084.

[77] Reynolds BA, Weiss S. Generation of neurons and astrocytes from isolated cells of the adult mammalian central nervous system. Science. 1992;255(5052):1707–10.

[78] Romanko MJ, Rola R, Fike JR, Szele FG, Dizon ML, Felling RJ, Brazel CY, Levison SW. Roles of the mammalian subventricular zone in cell replacement after brain injury. Prog Neurobiol. 2004;74(2):77–99. doi:10.1016/j.pneurobio.2004.07.001.

[79] Scott DE, Hansen SL. Post–traumatic regeneration, neurogenesis and neuronal migration in the adult mammalian brain. Va Med Q (VMQ). 1997;124(4):249–61.

[80] Roy NS, Wang S, Jiang L, Kang J, Benraiss A, Harrison–Restelli C, Fraser RA, Couldwell WT, Kawaguchi A, Okano H, Nedergaard M, Goldman SA. In vitro neurogenesis by progenitor cells isolated from the adult human hippocampus. Nat Med. 2000;6(3):271–7. doi:10.1038/73119.

[81] Itoh T, Satou T, Hashimoto S, Ito H. Isolation of neural stem cells from damaged rat cerebral cortex after traumatic brain injury. Neuroreport. 2005;16(15):1687–91.

[82] Christie KJ, Turnley AM. Regulation of endogenous neural stem/progenitor cells for neural repair-factors that promote neurogenesis and gliogenesis in the normal and damaged brain. Front Cell Neurosci. 2012;6:70. doi:10.3389/fncel.2012.00070.

[83] Dash PK, Mach SA, Moore AN. Enhanced neurogenesis in the rodent hippocampus following traumatic brain injury. J Neurosci Res. 2001;63(4):313–9.

[84] Gao X, Enikolopov G, Chen J. Direct isolation of neural stem cells in the adult hippocampus after traumatic brain injury. J Neurotrauma. 2008b;25(8):985–95. doi:10.1089/neu.2008.0460.

[85] Rice AC, Khaldi A, Harvey HB, Salman NJ, White F, Fillmore H, Bullock MR. Proliferation and neuronal differentiation of mitotically active cells following traumatic brain injury. Exp Neurol. 2003;183(2):406–17.

[86] Sun D, Colello RJ, Daugherty WP, Kwon TH, McGinn MJ, Harvey HB, Bullock MR. Cell proliferation and neuronal differentiation in the dentate gyrus in juvenile and adult rats following traumatic brain injury. J Neurotrauma. 2005;22(1):95–105. doi:10.1089/ neu.2005.22.95.

[87] Yu TS, Zhang G, Liebl DJ, Kernie SG. Traumatic brain injury-induced hippocampal neurogenesis requires activation of early nestin-expressing progenitors. J Neurosci (the official journal of the Society for Neuroscience). 2008;28(48):12901–12. doi:10.1523/ JNEUROSCI.4629–08.2008.

[88] Sun D, McGinn MJ, Zhou Z, Harvey HB, Bullock MR, Colello RJ. Anatomical integration of newly generated dentate granule neurons following traumatic brain injury in adult rats and its association to cognitive recovery. Exp Neurol. 2007;204(1):264–72. doi:10.1016/j. expneurol.2006.11.005.

[89] Kernie SG, Erwin TM, Parada LF. Brain remodeling due to neuronal and astrocytic proliferation after controlled cortical injury in mice. J Neurosci Res. 2001;66(3):317–26.

[90] Singleton RH, Zhu J, Stone JR, Povlishock JT. Traumatically induced axotomy adjacent to the soma does not result in acute neuronal death. J Neurosci (the official journal of the Society for Neuroscience). 2002;22(3):791–802.

[91] Salman H, Ghosh P, Kernie SG. Subventricular zone neural stem cells remodel the brain following traumatic injury in adult mice. J Neurotrauma. 2004;21(3):283–92. doi:10.1089/089771504322972077.

[92] Itoh T, Satou T, Ishida H, Nishida S, Tsubaki M, Hashimoto S, Ito H. The relationship between SDF-1alpha/CXCR4 and neural stem cells appearing in damaged area after traumatic brain injury in rats. Neurol Res. 2009a;31(1):90–102. doi:10.1179/174313208X332995.

[93] Moon Y, Kim JY, Kim WR, Kim HJ, Jang MJ, Nam Y, Kim K, Kim H, Sun W. Function of ezrin-radixin-moesin proteins in migration of subventricular zone-derived neuroblasts following traumatic brain injury. Stem Cells. 2013;31(8):1696–705. doi:10.1002/stem.1420.

[94] Blaiss CA, Yu TS, Zhang G, Chen J, Dimchev G, Parada LF, Powell CM, Kernie SG. Temporally specified genetic ablation of neurogenesis impairs cognitive recovery after traumatic brain injury. J Neurosci (the official journal of the Society for Neuroscience). 2011;31(13):4906–16. doi:10.1523/ JNEUROSCI.5265–10.2011.

[95] Ahmed AI, Shtaya AB, Zaben MJ, Owens EV, Kiecker C, Gray WP. Endogenous GFAPpositive neural stem/progenitor cells in the postnatal mouse cortex are activated following traumatic brain injury. J Neurotrauma. 2012;29(5):828–42. doi:10.1089/neu.2011.1923.

[96] Itoh T, Satou T, Nishida S, Hashimoto S, Ito H. Immature and mature neurons coexist among glial scars after rat traumatic brain injury. Neurol Res. 2007;29(7):734–42.

[97] Itoh T, Imano M, Nishida S, Tsubaki M, Nakayama T, Mizuguchi N, Yamanaka S, Tabuchi M, Munakata H, Hashimoto S, Ito A, Satou T. Appearance of neural stem cells around the damaged area following traumatic brain injury in aged rats. J Neural Transm. 2013;120(3):361–74. doi:10.1007/s00702–012–0895–7.

[98] Urrea C, Castellanos DA, Sagen J, Tsoulfas P, Bramlett HM, Dietrich WD. Widespread cellular proliferation and focal neurogenesis after traumatic brain injury in the rat. Restor Neurol Neurosci. 2007;25(1):65–76.

[99] Sgubin D, Aztiria E, Perin A, Longatti P, Leanza G. Activation of endogenous neural stem cells in the adult human brain following subarachnoid hemorrhage. J Neurosci Res. 2007;85(8):1647–55. doi:10.1002/jnr.21303.

[100] Zheng W, Zhuge Q, Zhong M, Chen G, Shao B, Wang H, Mao X, Xie L, Jin K. Neurogenesis in adult human brain after traumatic brain injury. J Neurotrauma. 2013. doi:10.1089/neu.2010.1579.

[101] Quinones-Hinojosa A, Sanai N, Soriano-Navarro M, Gonzalez-Perez O, Mirzadeh Z, Gil-Perotin S, Romero-Rodriguez R, Berger MS, Garcia-Verdugo JM, Alvarez-Buylla A. Cellular composition and cytoarchiteture of the adult human subventricular zone: a niche of neural stem cells. J Comp Neurol. 2006;494(3):415–34. doi:10.1002/cne.20798.

[102] Sanai N, Berger MS, Garcia-Verdugo JM, Alvarez-Buylla A. Comment on "Human neuroblasts migrate to the olfactory bulb via a lateral ventricular extension". Science. 2007;318(5849):393; author reply 393. doi:10.1126/science.1145011.

[103] McHugh GS, Engel DC, Butcher I, Steyerberg EW, Lu J, Mushkudiani N, Hernandez AV, Marmarou A, Maas AI, Murray GD. Prognostic value of secondary insults in traumatic brain injury: results from the IMPACT study. J Neurotrauma. 2007;24(2):287–93. doi:10.1089/ neu.2006.0031.

[104] Doppenberg EM, Bullock R. Clinical neuro-protection trials in severe traumatic brain injury: lessons from previous studies. J Neurotrauma. 1997;14(2):71–80.

[105] Reinert MM, Bullock R. Clinical trials in head injury. Neurolo Res. 1999;21(4):330–8.

[106] Kobori N, Clifton GL, Dash P. Altered expression of novel genes in the cerebral cortex following experimental brain injury. Brain Res Mol Brain Res. 2002;104(2):148–58.

[107] Bullock R, Zauner A, Woodward JJ, Myseros J, Choi SC, Ward JD, Marmarou A, Young HF. Factors affecting excitatory amino acid release following severe human head injury. J Neurosurg. 1998;89(4):507–18. doi:10.3171/jns.1998.89.4.0507.

[108] Koura SS, Doppenberg EM, Marmarou A, Choi S, Young HF, Bullock R. Relationship between excitatory amino acid release and outcome after severe human head injury. Acta Neurochir Suppl. 1998;71:244–6.

[109] Zauner A, Bullock R, Kuta AJ, Woodward J, Young HF. Glutamate release and cerebral blood flow after severe human head injury. Acta Neurochir Suppl. 1996;67:40–4.

[110] Yamamoto T, Rossi S, Stiefel M, Doppenberg E, Zauner A, Bullock R, Marmarou A. CSF and ECF glutamate concentrations in head injured patients. Acta Neurochir Suppl. 1999;75:17–9.

[111] Bullock R, Kuroda Y, Teasdale GM, McCulloch J. Prevention of post-traumatic excitotoxic brain damage with NMDA antagonist drugs: a new strategy for the nineties. Acta Neurochir Suppl. 1992;55:49–55.

[112] Maxwell WL, Bullock R, Landholt H, Fujisawa H. Massive astrocytic swelling in response to extracellular glutamate-a possible mechanism for post-traumatic brain swelling? Acta Neurochir Suppl. 1994;60:465–7.

[113] Myseros JS, Bullock R. The rationale for glutamate antagonists in the treatment of traumatic brain injury. Ann N Y Acad Sci. 1995;765:262–71; discussion 298.

[114] Dai SS, Zhou YG, Li W, An JH, Li P, Yang N, Chen XY, Xiong RP, Liu P, Zhao Y, Shen HY, Zhu PF, Chen JF. Local glutamate level dictates adenosine A2A receptor regulation of neuroinflammation and traumatic brain injury. J Neurosci (the official journal of the Society for Neuroscience). 2010;30(16):5802–10. doi:10.1523/

JNEUROSCI.0268–10.2010.

[115] Dash PK, Zhao J, Hergenroeder G, Moore AN. Biomarkers for the diagnosis, prognosis, and evaluation of treatment efficacy for traumatic brain injury. Neurotherapeutics (the journal of the American Society for Experimental NeuroTherapeutics). 2010b;7(1):100–14. doi:10.1016/j.nurt.2009.10.019.

[116] Alves OL, Doyle AJ, Clausen F, Gilman C, Bullock R. Evaluation of topiramate neuroprotective effect in severe TBI using microdialysis. Ann N Y Acad Sci. 2003;993:25– 34; discussion 48–53.

[117] Dash PK, Moore AN, Moody MR, Treadwell R, Felix JL, Clifton GL. Post–trauma administration of caffeine plus ethanol reduces contusion volume and improves working memory in rats. J Neurotrauma. 2004b;21(11):1573–83. doi:10.1089/neu.2004.21.1573.

[118] Li W, Dai S, An J, Li P, Chen X, Xiong R, Liu P, Wang H, Zhao Y, Zhu M, Liu X, Zhu P, Chen JF, Zhou Y. Chronic but not acute treatment with caffeine attenuates traumatic brain injury in the mouse cortical impact model. Neuroscience. 2008;151(4):1198–207. doi:10.1016/j.neuroscience.2007.11.020.

[119] Clausen F, Marklund N, Lewen A, Hillered L. The nitrone free radical scavenger NXY–059 is neuroprotective when administered after traumatic brain injury in the rat. J Neurotrauma. 2008;25(12):1449–57. doi:10.1089/neu.2008.0585.

[120] Long DA, Ghosh K, Moore AN, Dixon CE, Dash PK. Deferoxamine improves spatial memory performance following experimental brain injury in rats. Brain Res. 1996;717(1–2):109–17.

[121] Marklund N, Clausen F, Lewen A, Hovda DA, Olsson Y, Hillered L. alpha–Phenyl–tert– N–butyl nitrone (PBN) improves functional and morphological outcome after cortical contusion injury in the rat. Acta Neurochir. 2001;143(1):73–81.

[122] Yeo JE, Kang SK. Selenium effectively inhibits ROS–mediated apoptotic neural precursor cell death in vitro and in vivo in traumatic brain injury. Biochim Biophys Acta. 2007;1772(11–12):1199–210. doi:10.1016/j.bbadis.2007.09.004.

[123] Itoh T, Imano M, Nishida S, Tsubaki M, Mizuguchi N, Hashimoto S, Ito A, Satou T. (−)-Epigallocatechin–3–gallate increases the number of neural stem cells around the damaged area after rat traumatic brain injury. J Neural Transm. 2012;119(8):877–90. doi:10.1007/ s00702–011–0764–9.

[124] Zhao J, Pati S, Redell JB, Zhang M, Moore AN, Dash PK. Caffeic acid phenethyl ester protects blood–brain barrier integrity and reduces contusion volume in rodent models of traumatic brain injury. J Neurotrauma. 2012;29(6):1209–18. doi:10.1089/neu.2011.1858.

[125] Dohi K, Satoh K, Mihara Y, Nakamura S, Miyake Y, Ohtaki H, Nakamachi T, Yoshikawa T, Shioda S, Aruga T. Alkoxyl radical–scavenging activity of edaravone in patients with traumatic brain injury. J Neurotrauma. 2006;23(11):1591–9. doi:10.1089/neu.2006.23.1591.

[126] Dohi K, Satoh K, Nakamachi T, Yofu S, Hiratsuka K, Nakamura S, Ohtaki H, Yoshikawa T, Shioda S, Aruga T. Does edaravone (MCI– 186) act as an antioxidant and a neuroprotector in experimental traumatic brain injury? Antioxid Redox Signal. 2007;9(2):281–7. doi:10.1089/ars.2007.9.ft–12.

[127] Itoh T, Satou T, Nishida S, Tsubaki M, Hashimoto S, Ito H. The novel free radical scavenger, edaravone, increases neural stem cell number around the area of damage following rat traumatic brain injury. Neurotox Res. 2009b;16(4):378–89. doi:10.1007/ s12640–009–9081–6.

[128] Miyamoto K, Ohtaki H, Dohi K, Tsumuraya T, Nakano H, Kiriyama K, Song D, Aruga T, Shioda S. Edaravone increases regional cerebral blood flow after traumatic brain injury in mice. Acta Neurochir Suppl. 2013a;118:103–9. doi:10.1007/978–3–7091–1434–6_18.

[129] Miyamoto K, Ohtaki H, Dohi K, Tsumuraya T, Song D, Kiriyama K, Satoh K, Shimizu A, Aruga T, Shioda S. Therapeutic time window for edaravone treatment of traumatic brain injury in mice. BioMed Res Int. 2013b;2013:379206. doi:10.1155/2013/379206.

[130] Satoh K, Ikeda Y, Shioda S, Tobe T, Yoshikawa T. Edarabone scavenges nitric oxide. Redox Rep (communications in free radical research). 2002;7(4):219–22. doi:10.1179/135100002125000587.

[131] Wang GH, Jiang ZL, Li YC, Li X, Shi H, Gao YQ, Vosler PS, Chen J. Free–radical scavenger edaravone treatment confers neuroprotection against traumatic brain injury in rats. J Neurotrauma. 2011;28(10):2123–34. doi:10.1089/neu.2011.1939.

[132] Lapchak PA. A critical assessment of edaravone acute ischemic stroke efficacy trials: is edaravone an effective neuroprotective therapy? Expert Opin Pharmacother. 2010;11(10):1753–63. doi :10.1517/14656566.2010.493558.

[133] Redell JB, Zhao J, Dash PK. Acutely increased cyclophilin a expression after brain injury: a role in blood–brain barrier function and tissue preservation. J Neurosci Res. 2007;85(9):1980–8. doi:10.1002/jnr.21324.

[134] Menge T, Zhao Y, Zhao J, Wataha K, Gerber M, Zhang J, Letourneau P, Redell J, Shen L, Wang J, Peng Z, Xue H, Kozar R, Cox CS Jr, Khakoo AY, Holcomb JB, Dash PK, Pati S. Mesenchymal stem cells regulate blood–brain barrier integrity through TIMP3 release after traumatic brain injury. Sci Transl Med. 2012;4(161):161ra150. doi:10.1126/ scitranslmed.3004660.

[135] Tejima E, Guo S, Murata Y, Arai K, Lok J, van Leyen K, Rosell A, Wang X, Lo EH. Neuroprotective effects of overexpressing tissue inhibitor of metalloproteinase TIMP–1. J Neurotrauma. 2009;26(11):1935–41. doi:10.1089/neu.2009–0959.

[136] Li Z, Wang B, Kan Z, Zhang B, Yang Z, Chen J, Wang D, Wei H, Zhang JN, Jiang R. Progesterone increases circulating endothelial progenitor cells and induces neural regeneration after traumatic brain injury in aged rats. J Neurotrauma. 2012;29(2):343–53. doi:10.1089/neu.2011.1807.

[137] Zhao J, Moore AN, Clifton GL, Dash PK. Sulforaphane enhances aquaporin–4 expression and decreases cerebral edema following traumatic brain injury. J Neurosci Res. 2005;82(4):499–506. doi:10.1002/jnr.20649.

[138] Amenta PS, Jallo JI, Tuma RF, Elliott MB. A cannabinoid type 2 receptor agonist attenuates blood–brain barrier damage and neurodegeneration in a murine model of traumatic brain injury. J Neurosci Res. 2012;90(12):2293–305. doi:10.1002/jnr.23114.

[139] Baskaya MK, Dogan A, Rao AM, Dempsey RJ. Neuroprotective effects of citicoline on brain edema and blood–brain barrier breakdown after traumatic brain injury. J Neurosurg. 2000;92(3):448–52. doi:10.3171/jns.2000.92.3.0448.

[140] Zafonte RD, Bagiella E, Ansel BM, Novack TA, Friedewald WT, Hesdorffer DC, Timmons SD, Jallo J, Eisenberg H, Hart T, Ricker JH, Diaz–Arrastia R, Merchant RE, Temkin NR, Melton S, Dikmen SS. Effect of citicoline on functional and cognitive status among patients with traumatic brain injury: Citicoline Brain Injury Treatment Trial (COBRIT). JAMA (the journal of the American Medical Association). 2012;308(19):1993–2000. doi:10.1001/ jama.2012.13256.

[141] Dash PK, Mach SA, Moore AN. The role of extracellular signal–regulated kinase in cognitive and motor deficits following experimental traumatic brain injury. Neuroscience. 2002;114(3):755–67.

[142] Dash PK, Moore AN, Dixon CE. Spatial memory deficits, increased phosphorylation of the transcription factor CREB, and induction of the AP–1 complex following experimental brain injury. J Neurosci (the official journal of the Society for Neuroscience). 1995;15(3 Pt 1):2030–9.

[143] Lu J, Frerich JM, Turtzo LC, Li S, Chiang J, Yang C, Wang X,

Zhang C, Wu C, Sun Z, Niu G, Zhuang Z, Brady RO, Chen X. Histone deacetylase inhibitors are neuroprotective and preserve NGF-mediated cell survival following traumatic brain injury. Proc Natl Acad Sci U S A. 2013;110(26):10747–52. doi:10.1073/pnas.1308950110.

[144] Wang G, Jiang X, Pu H, Zhang W, An C, Hu X, Liou AK, Leak RK, Gao Y, Chen J. Scriptaid, a novel histone deacetylase inhibitor, protects against traumatic brain injury via modulation of PTEN and AKT pathway: scriptaid protects against TBI via AKT. Neurotherapeutics (the journal of the American Society for Experimental NeuroTherapeutics). 2013a;10(1):124–42. doi:10.1007/s13311-012-0157-2.

[145] Atkins CM, Oliva AA Jr, Alonso OF, Pearse DD, Bramlett HM, Dietrich WD. Modulation of the cAMP signaling pathway after traumatic brain injury. Exp Neurol. 2007;208(1):145–58. doi:10.1016/j.expneurol.2007.08.011.

[146] Titus DJ, Sakurai A, Kang Y, Furones C, Jergova S, Santos R, Sick TJ, Atkins CM. Phosphodiesterase inhibition rescues chronic cognitive deficits induced by traumatic brain injury. J Neurosci (the official journal of the Society for Neuroscience). 2013;33(12):5216–26. doi:10.1523/JNEUROSCI.5133-12.2013.

[147] Logan TT, Villapol S, Symes AJ. TGF-beta superfamily gene expression and induction of the Runx1 transcription factor in adult neurogenic regions after brain injury. PloS one. 2013;8(3):e59250. doi:10.1371/journal.pone.0059250.

[148] Barha CK, Ishrat T, Epp JR, Galea LA, Stein DG. Progesterone treatment normalizes the levels of cell proliferation and cell death in the dentate gyrus of the hippocampus after traumatic brain injury. Exp Neurol. 2011;231(1):72–81. doi:10.1016/j.expneurol.2011.05.016.

[149] Yao XL, Liu J, Lee E, Ling GS, McCabe JT. Progesterone differentially regulates pro- and anti-apoptotic gene expression in cerebral cortex following traumatic brain injury in rats. J Neurotrauma. 2005;22(6):656–68. doi:10.1089/neu.2005.22.656.

[150] Sun D, Bullock MR, McGinn MJ, Zhou Z, Altememi N, Hagood S, Hamm R, Colello RJ. Basic fibroblast growth factor-enhanced neurogenesis contributes to cognitive recovery in rats following traumatic brain injury. Exp Neurol. 2009;216(1):56–65. doi:10.1016/j.expneurol.2008.11.011.

[151] Sun D, Bullock MR, Altememi N, Zhou Z, Hagood S, Rolfe A, McGinn MJ, Hamm R, Colello RJ. The effect of epidermal growth factor in the injured brain after trauma in rats. J Neurotrauma. 2010;27(5):923–38. doi:10.1089/neu.2009.1209.

[152] Lee C, Agoston DV. Vascular endothelial growth factor is involved in mediating increased de novo hippocampal neurogenesis in response to traumatic brain injury. J Neurotrauma. 2010;27(3):541–53. doi:10.1089/neu.2009.0905.

[153] Thau-Zuchman O, Shohami E, Alexandrovich AG, Leker RR. Vascular endothelial growth factor increases neurogenesis after traumatic brain injury. J Cereb Blood Flow Metab (official journal of the International Society of Cerebral Blood Flow and Metabolism). 2010;30(5):1008–16. doi:10.1038/jcbfm.2009.271.

[154] Larsen A, Kolind K, Pedersen DS, Doering P, Pedersen MO, Danscher G, Penkowa M, Stoltenberg M. Gold ions bio-released from metallic gold particles reduce inflammation and apoptosis and increase the regenerative responses in focal brain injury. Histochem Cell Biol. 2008;130(4):681–92. doi:10.1007/s00418-008-0448-1.

[155] Pedersen MO, Larsen A, Pedersen DS, Stoltenberg M, Penkowa M. Metallic gold treatment reduces proliferation of inflammatory cells, increases expression of VEGF and FGF, and stimulates cell proliferation in the subventricular zone following experimental traumatic brain injury. Histol Histopathol. 2009;24(5):573–86.

[156] Kleindienst A, Ross Bullock M. A critical analysis of the role of the neurotrophic protein S100B in acute brain injury. J Neurotrauma. 2006;23(8):1185–200. doi:10.1089/neu.2006.23.1185.

[157] Kleindienst A, McGinn MJ, Harvey HB, Colello RJ, Hamm RJ, Bullock MR. Enhanced hippocampal neurogenesis by intraventricular S100B infusion is associated with improved cognitive recovery after traumatic brain injury. J Neurotrauma. 2005;22(6):645–55. doi:10.1089/neu.2005.22.645.

[158] Shi J, Longo FM, Massa SM. A small molecule P75 ligand protects neurogenesis after traumatic brain injury. Stem Cells. 2013. doi:10.1002/stem.1516.

[159] Buki A, Okonkwo DO, Povlishock JT. Postinjury cyclosporin A administration limits axonal damage and disconnection in traumatic brain injury. J Neurotrauma. 1999;16(6):511–21.

[160] Okonkwo DO, Buki A, Siman R, Povlishock JT. Cyclosporin A limits calcium-induced axonal damage following traumatic brain injury. Neuroreport. 1999;10(2):353–8.

[161] Buki A, Farkas O, Doczi T, Povlishock JT. Preinjury administration of the calpain inhibitor MDL-28170 attenuates traumatically induced axonal injury. J Neurotrauma. 2003;20(3):261–8. doi:10.1089/089771503321532842.

[162] Lenzlinger PM, Shimizu S, Marklund N, Thompson HJ, Schwab ME, Saatman KE, Hoover RC, Bareyre FM, Motta M, Luginbuhl A, Pape R, Clouse AK, Morganti-Kossmann C, McIntosh TK. Delayed inhibition of Nogo-A does not alter injury-induced axonal sprouting but enhances recovery of cognitive function following experimental traumatic brain injury in rats. Neuroscience. 2005;134(3):1047–56. doi:10.1016/j.neuroscience.2005.04.048.

[163] Thompson HJ, Marklund N, LeBold DG, Morales DM, Keck CA, Vinson M, Royo NC, Grundy R, McIntosh TK. Tissue sparing and functional recovery following experimental traumatic brain injury is provided by treatment with an anti-myelin-associated glycoprotein antibody. Eur J Neurosci. 2006;24(11):3063–72. doi:10.1111/j.1460-9568.2006.05197.x.

[164] Wong G, Goldshmit Y, Turnley AM. Interferon-gamma but not TNF alpha promotes neuronal differentiation and neurite outgrowth of murine adult neural stem cells. Exp Neurol. 2004;187(1):171–7. doi:10.1016/j.expneurol.2004.01.009.

[165] Marklund N, Keck C, Hoover R, Soltesz K, Millard M, LeBold D, Spangler Z, Banning A, Benson J, McIntosh TK. Administration of monoclonal antibodies neutralizing the inflammatory mediators tumor necrosis factor alpha and interleukin -6 does not attenuate acute behavioral deficits following experimental traumatic brain injury in the rat. Restor Neurol Neurosci. 2005;23(1):31–42.

[166] Clausen F, Hanell A, Bjork M, Hillered L, Mir AK, Gram H, Marklund N. Neutralization of interleukin-1beta modifies the inflammatory response and improves histological and cognitive outcome following traumatic brain injury in mice. Eur J Neurosci. 2009;30(3):385–96. doi:10.1111/j.1460-9568.2009.06820.x.

[167] Clausen F, Hanell A, Israelsson C, Hedin J, Ebendal T, Mir AK, Gram H, Marklund N. Neutralization of interleukin-1beta reduces cerebral edema and tissue loss and improves late cognitive outcome following traumatic brain injury in mice. Eur J Neurosci. 2011;34(1):110–23. doi:10.1111/j.1460-9568.2011.07723.x.

[168] Harting MT, Jimenez F, Adams SD, Mercer DW, Cox CS Jr. Acute, regional inflammatory response after traumatic brain injury: implications for cellular therapy. Surgery. 2008;144(5):803–13. doi:10.1016/j.surg.2008.05.017.

[169] Qu C, Mahmood A, Ning R, Xiong Y, Zhang L, Chen J, Jiang H, Chopp M. The treatment of traumatic brain injury with velcade. J Neurotrauma. 2010;27(9):1625–34. doi:10.1089/neu.2010.1359.

[170] Watanabe J, Shetty AK, Hattiangady B, Kim DK, Foraker JE, Nishida H, Prockop DJ. Administration of TSG-6 improves memory after traumatic brain injury in mice. Neurobiol Dis.

2013;59:86–99. doi:10.1016/j.nbd.2013.06.017.

[171] Wallenquist U, Holmqvist K, Hanell A, Marklund N, Hillered L, Forsberg–Nilsson K. Ibuprofen attenuates the inflammatory response and allows formation of migratory neuroblasts from grafted stem cells after traumatic brain injury. Restor Neurol Neurosci. 2011. doi:10.3233/RNN–2011–606.

[172] Wallenquist U, Holmqvist K, Hanell A, Marklund N, Hillered L, Forsberg–Nilsson K. Ibuprofen attenuates the inflammatory response and allows formation of migratory neuroblasts from grafted stem cells after traumatic brain injury. Restor Neurol Neurosci. 2012;30(1):9–19. doi:10.3233/RNN–2011–0606.

[173] Dash PK, Mach SA, Moore AN. Regional expression and role of cyclooxygenase–2 following experimental traumatic brain injury. J Neurotrauma. 2000;17(1):69–81.

[174] Kunz T, Marklund N, Hillered L, Oliw EH. Cyclooxygenase–2, prostaglandin synthases, and prostaglandin H2 metabolism in traumatic brain injury in the rat. J Neurotrauma. 2002;19(9):1051–64. doi:10.1089/089771502760341965.

[175] Atkins CM, Kang Y, Furones C, Truettner JS, Alonso OF, Dietrich WD. Postinjury treatment with rolipram increases hemorrhage after traumatic brain injury. J Neurosci Res. 2012;90(9):1861–71. doi:10.1002/jnr.23069.

[176] Madri JA. Modeling the neurovascular niche: implications for recovery from CNS injury. J Physiol Pharmacol (an official journal of the Polish Physiological Society). 2009;60(Suppl 4):95–104.

[177] Lu D, Mahmood A, Zhang R, Copp M. Upregulation of neurogenesis and reduction in functional deficits following administration of DEtA/NONOate, a nitric oxide donor, after traumatic brain injury in rats. J Neurosurg. 2003;99(2):351–61. doi:10.3171/ jns.2003.99.2.0351.

[178] Lu D, Goussev A, Chen J, Pannu P, Li Y, Mahmood A, Chopp M. Atorvastatin reduces neurological deficit and increases synaptogenesis, angiogenesis, and neuronal survival in rats subjected to traumatic brain injury. J Neurotrauma. 2004;21(1):21–32. doi:10.1089/089771504772695913.

[179] Lu D, Qu C, Goussev A, Jiang H, Lu C, Schallert T, Mahmood A, Chen J, Li Y, Chopp M. Statins increase neurogenesis in the dentate gyrus, reduce delayed neuronal death in the hippocampal CA3 region, and improve spatial learning in rat after traumatic brain injury. J Neurotrauma. 2007;24(7):1132–46. doi:10.1089/neu.2007.0288.

[180] Sanchez–Aguilar M, Tapia–Perez JH, Sanchez–Rodriguez JJ, Vinas–Rios JM, Martinez–Perez P, de la Cruz–Mendoza E, Sanchez–Reyna M, Torres–Corzo JG, Gordillo–Moscoso A. Effect of rosuvastatin on cytokines after traumatic head injury. J Neurosurg. 2013;118(3):669–75. doi:10.3171/2012.12. JNS121084.

[181] Hergenroeder GW, Redell JB, Moore AN, Dash PK. Biomarkers in the clinical diagnosis and management of traumatic brain injury. Mol Diagn Ther. 2008;12(6):345–58. doi:10.2165/1250444–200812060–00002.

[182] Wang KK, Ottens AK, Liu MC, Lewis SB, Meegan C, Oli MW, Tortella FC, Hayes RL. Proteomic identification of biomarkers of traumatic brain injury. Expert Rev Proteomics. 2005;2(4):603–14. doi:10.1586/14789450.2.4.603.

[183] Dash PK, Kobori N, Moore AN. A molecular description of brain trauma pathophysiology using microarray technology: an overview. Neurochem Res. 2004a;29(6):1275–86.

[184] Israelsson C, Wang Y, Kylberg A, Pick CG, Hoffer BJ, Ebendal T. Closed head injury in a mouse model results in molecular changes indicating inflammatory responses. J Neurotrauma. 2009;26(8):1307–14. doi:10.1089/neu.2008–0676.

[185] Matzilevich DA, Rall JM, Moore AN, Grill RJ, Dash PK. High–density microarray analysis of hippocampal gene expression following experimental brain injury. J Neurosci Res. 2002;67(5):646–63.

[186] Rall JM, Matzilevich DA, Dash PK. Comparative analysis

[187] of mRNA levels in the frontal cortex and the hippocampus in the basal state and in response to experimental brain injury. Neuropathol Appl Neurobiol. 2003;29(2):118–31.

[187] Redell JB, Liu Y, Dash PK. Traumatic brain injury alters expression of hippocampal microRNAs: potential regulators of multiple pathophysiological processes. J Neurosci Res. 2009;87(6):1435–48. doi:10.1002/jnr.21945.

[188] Redell JB, Moore AN, Ward NH, 3rd, Hergenroeder GW, Dash PK. Human traumatic brain injury alters plasma microRNA levels. J Neurotrauma. 2010;27(12):2147–56. doi:10.1089/ neu.2010.1481.

[189] Arun P, Abu–Taleb R, Oguntayo S, Tanaka M, Wang Y, Valiyaveettil M, Long JB, Zhang Y, Nambiar MP. Distinct patterns of expression of traumatic brain injury biomarkers after blast exposure: role of compromised cell membrane integrity. Neurosci Lett. 2013. doi:10.1016/j.neulet.2013.07.047.

[190] Alessandri B, al–Samsam R, Corwin F, Fatouros P, Young HF, Bullock RM. Acute and late changes in N–acetyl–aspartate following diffuse axonal injury in rats: an MRI spectroscopy and microdialysis study. Neurol Res. 2000;22(7):705–12.

[191] Al–Samsam RH, Alessandri B, Bullock R. Extracellular N–acetyl–aspartate as a biochemical marker of the severity of neuronal damage following experimental acute traumatic brain injury. J Neurotrauma. 2000;17(1):31–9.

[192] Marklund N, Blennow K, Zetterberg H, Ronne–Engstrom E, Enblad P, Hillered L. Monitoring of brain interstitial total tau and beta amyloid proteins by microdialysis in patients with traumatic brain injury. J Neurosurg. 2009;110(6):1227–37. doi:10.3171/2008.9.JNS08584.

[193] Marklund N, Farrokhnia N, Hanell A, Vanmechelen E, Enblad P, Zetterberg H, Blennow K, Hillered L. Monitoring of beta–Amyloid dynamics after human traumatic brain injury. J Neurotrauma. 2013. doi:10.1089/neu.2013.2964.

[194] Clausen T, Alves OL, Reinert M, Doppenberg E, Zauner A, Bullock R. Association between elevated brain tissue glycerol levels and poor outcome following severe traumatic brain injury. J Neurosurg. 2005;103(2):233–8. doi:10.3171/ jns.2005.103.2.0233.

[195] Chen J, Tu Y, Connolly EC, Ronnett GV. Heme oxygenase–2 protects against glutathione depletion–induced neuronal apoptosis mediated by bilirubin and cyclic GMP. Curr Neurovasc Res. 2005;2(2):121–31.

[196] Dohi K, Satoh K, Ohtaki H, Shioda S, Miyake Y, Shindo M, Aruga T. Elevated plasma levels of bilirubin in patients with neurotrauma reflect its pathophysiological role in free radical scavenging. In Vivo. 2005;19(5):855–60.

[197] Feala JD, Abdulhameed MD, Yu C, Dutta B, Yu X, Schmid K, Dave J, Tortella F, Reifman J. Systems biology approaches for discovering biomarkers for traumatic brain injury. J Neurotrauma. 2013;30(13):1101–16. doi:10.1089/ neu.2012.2631.

[198] Maas AI, Harrison–Felix CL, Menon D, Adelson PD, Balkin T, Bullock R, Engel DC, Gordon W, Orman JL, Lew HL, Robertson C, Temkin N, Valadka A, Verfaellie M, Wainwright M, Wright DW, Schwab K. Common data elements for traumatic brain injury: recommendations from the interagency working group on demographics and clinical assessment. Arch Phys Med Rehabil. 2010;91(11):1641–9. doi:10.1016/ j.apmr.2010.07.232.

[199] Manley GT, Diaz–Arrastia R, Brophy M, Engel D, Goodman C, Gwinn K, Veenstra TD, Ling G, Ottens AK, Tortella F, Hayes RL. Common data elements for traumatic brain injury: recommendations from the biospecimens and biomarkers working group. Arch Phys Med Rehabil. 2010;91(11):1667–72. doi:10.1016/j.apmr.2010.05.018.

[200] Mondello S, Jeromin A, Buki A, Bullock R, Czeiter E, Kovacs N, Barzo P, Schmid K, Tortella F, Wang KK, Hayes RL. Glial neuronal ratio: a novel index for differentiating injury type in

patients with severe traumatic brain injury. J Neurotrauma. 2012;29(6):1096–104. doi:10.1089/neu.2011.2092.

[201] Mondello S, Papa L, Buki A, Bullock MR, Czeiter E, Tortella FC, Wang KK, Hayes RL. Neuronal and glial markers are differently associated with computed tomography findings and outcome in patients with severe traumatic brain injury: a case control study. Crit Care. 2011;15(3):R156. doi:10.1186/cc10286.

[202] Dash PK, Redell JB, Hergenroeder G, Zhao J, Clifton GL, Moore A. Serum ceruloplasmin and copper are early biomarkers for traumatic brain injury–associated elevated intracranial pressure. J Neurosci Res. 2010;88(8):1719–26. doi:10.1002/jnr.22336.

[203] Hergenroeder GW, Moore AN, McCoy JP Jr, Samsel L, Ward NH, 3rd, Clifton GL, Dash PK. Serum IL-6: a candidate biomarker for intracranial pressure elevation following isolated traumatic brain injury. J Neuroinflammation. 2010;7:19. doi:10.1186/1742–2094– 7–19.

[204] Mondello S, Buki A, Italiano D, Jeromin A. alpha-Synuclein in CSF of patients with severe traumatic brain injury. Neurology. 2013;80(18):1662–8. doi:10.1212/ WNL.0b013e3182904d43.

[205] Farkas O, Polgar B, Szekeres–Bartho J, Doczi T, Povlishock JT, Buki A. Spectrin breakdown products in the cerebrospinal fluid in severe head injury–preliminary observations. Acta Neurochir. 2005;147(8):855–61. doi:10.1007/s00701–005–0559–6.

[206] Mondello S, Robicsek SA, Gabrielli A, Brophy GM, Papa L, Tepas J, Robertson C, Buki A, Scharf D, Jixiang M, Akinyi L, Muller U, Wang KK, Hayes RL. alphaII–spectrin breakdown products (SBDPs): diagnosis and outcome in severe traumatic brain injury patients. J Neurotrauma. 2010;27(7):1203–13. doi:10.1089/neu.2010.1278.

[207] Czeiter E, Mondello S, Kovacs N, Sandor J, Gabrielli A, Schmid K, Tortella F, Wang KK, Hayes RL, Barzo P, Ezer E, Doczi T, Buki A. Brain injury biomarkers may improve the predictive power of the IMPACT outcome calculator. J Neurotrauma. 2012;29(9):1770–8. doi:10.1089/neu.2011.2127.

[208] Povlishock JT, Buki A, Koiziumi H, Stone J, Okonkwo DO. Initiating mechanisms involved in the pathobiology of traumatically induced axonal injury and interventions targeted at blunting their progression. Acta Neurochiru Suppl. 1999;73:15–20.

[209] Brodhun M, Bauer R, Patt S. Potential stem cell therapy and application in neurotrauma. Exp Toxicol Pathol (official journal of the Gesellschaft fur Toxikologische Pathologie). 2004;56(1–2):103–12. doi:10.1016/j.etp.2004.04.004.

[210] Longhi L, Zanier ER, Royo N, Stocchetti N, McIntosh TK. Stem cell transplantation as a therapeutic strategy for traumatic brain injury. Transpl Immunol. 2005;15(2):143–8. doi:10.1016/j.trim.2005.09.003.

[211] Webber DJ, Minger SL. Therapeutic potential of stem cells in central nervous system regeneration. Curr Opin Investig Drugs. 2004;5(7):714–9.

[212] Xiong Y, Mahmood A, Chopp M. Emerging treatments for traumatic brain injury. Expert Opin Emerg Drugs. 2009;14(1):67–84. doi:10.1517/14728210902769601.

[213] Jain KK. Cell therapy for CNS trauma. Mol Biotechnol. 2009;42(3):367–76. doi:10.1007/ s12033–009–9166–8.

[214] Kulbatski I, Mothe AJ, Nomura H, Tator CH. Endogenous and exogenous CNS derived stem/progenitor cell approaches for neurotrauma. Curr Drug Targets. 2005;6(1):111–26.

[215] Axell MZ, Zlateva S, Curtis M. A method for rapid derivation and propagation of neural progenitors from human embryonic stem cells. J Neurosci Methods. 2009;184(2):275–84. doi:10.1016/j.jneumeth.2009.08.015.

[216] Harting MT, Baumgartner JE, Worth LL, Ewing-Cobbs L, Gee AP, Day MC, Cox CS Jr. Cell therapies for traumatic brain injury. Neurosurg Focus. 2008;24(3–4):E18. doi:10.3171/FOC/2008/24/3–4/E17.

[217] Royo NC, Schouten JW, Fulp CT, Shimizu S, Marklund N, Graham DI, McIntosh TK. From cell death to neuronal regeneration: building a new brain after traumatic brain injury. J Neuropathol Exp Neurol. 2003;62(8):801–11.

[218] Chopp M, Mahmood A, Lu D, Li Y. Editorial. Mesenchymal stem cell treatment of traumatic brain injury. J Neurosurg. 2009;110(6):1186–8. doi:10.3171/2008.10.JNS081254.

[219] Gold EM, Su D, Lopez-Velazquez L, Haus DL, Perez H, Lacuesta GA, Anderson AJ, Cummings BJ. Functional assessment of long-term deficits in rodent models of traumatic brain injury. Regen Med. 2013;8(4):483–516. doi:10.2217/rme.13.41.

[220] Li Y, Chopp M. Marrow stromal cell transplantation in stroke and traumatic brain injury. Neurosci Lett. 2009;456(3):120–3. doi:10.1016/j.neulet.2008.03.096.

[221] Walker PA, Shah SK, Harting MT, Cox CS Jr. Progenitor cell therapies for traumatic brain injury: barriers and opportunities in translation. Disease Model Mech. 2009;2(1–2):23–38. doi:10.1242/dmm.001198.

[222] Walker PA, Harting MT, Shah SK, Cox CS. Current trends in cell therapy for pediatric acquired brain injury. Minerva Pediatr. 2010;62(1):91–106.

[223] Lu D, Li Y, Wang L, Chen J, Mahmood A, Chopp M. Intraarterial administration of marrow stromal cells in a rat model of traumatic brain injury. J Neurotrauma. 2001;18(8):813–19. doi:10.1089/089771501316919175.

[224] Lundberg J, Le Blanc K, Soderman M, Andersson T, Holmin S. Endovascular transplantation of stem cells to the injured rat CNS. Neuroradiology. 2009;51(10):661–7. doi:10.1007/s00234–009–0551–6.

[225] Lundberg J, Sodersten E, Sundstrom E, Le Blanc K, Andersson T, Hermanson O, Holmin S. Targeted intraarterial transplantation of stem cells to the injured CNS is more effective than intravenous administration: engraftment is dependent on cell type and adhesion molecule expression. Cell Transplant. 2012;21(1):333–43. doi:10.3727/096368911X576036.

[226] Fischer UM, Harting MT, Jimenez F, Monzon-Posadas WO, Xue H, Savitz SI, Laine GA, Cox CS Jr. Pulmonary passage is a major obstacle for intravenous stem cell delivery: the pulmonary first-pass effect. Stem Cells Dev. 2009;18(5):683–92. doi:10.1089/scd.2008.0253.

[227] Walker PA, Aroom KR, Jimenez F, Shah SK, Harting MT, Gill BS, Cox CS Jr. Advances in progenitor cell therapy using scaffolding constructs for central nervous system injury. Stem Cell Rev. 2009;5(3):283–300. doi:10.1007/s12015–009–9081–1.

[228] Chen X, Yin J, Wu X, Li R, Fang J, Chen R, Zhang B, Zhang W. Effects of magnetically labeled exogenous endothelial progenitor cells on cerebral blood perfusion and microvasculature alterations after traumatic brain injury in rat model. Acta Radiol. 2013;54(3):313–23. doi:10.1258/ar.2012.120605.

[229] Bakhtiary M, Marzban M, Mehdizadeh M, Joghataei MT, Khoei S, Tondar M, Mahabadi VP, Laribi B, Ebrahimi A, Hashemian SJ, Modiry N, Mehrabi S. Combination of stem cell mobilized by granulocyte-colony stimulating factor and human umbilical cord matrix stem cell: therapy of traumatic brain injury in rats. Iran J Basic Med Sci. 2011;14(4):327–39.

[230] Cox CS Jr, Baumgartner JE, Harting MT, Worth LL, Walker PA, Shah SK, Ewing-Cobbs L, Hasan KM, Day MC, Lee D, Jimenez F, Gee A. Autologous bone marrow mononuclear cell therapy for severe traumatic brain injury in children. Neurosurgery. 2011;68(3):588–600. doi:10.1227/NEU.0b013e318207734c.

[231] Zhang R, Liu Y, Yan K, Chen L, Chen XR, Li P, Chen FF, Jiang XD. Anti-inflammatory and immunomodulatory mechanisms of mesenchymal stem cell transplantation in experimental traumatic brain injury. J Neuroinflammation. 2013;10(1):106.

doi:10.1186/1742–2094–10– 106.

[232] Walker PA, Shah SK, Jimenez F, Gerber MH, Xue H, Cutrone R, Hamilton JA, Mays RW, Deans R, Pati S, Dash PK, Cox CS Jr. Intravenous multipotent adult progenitor cell therapy for traumatic brain injury: preserving the blood brain barrier via an interaction with splenocytes. Exp Neurol. 2010;225(2):341–52. doi:10.1016/j.expneurol.2010.07.005.

[233] Lu D, Sanberg PR, Mahmood A, Li Y, Wang L, Sanchez-Ramos J, Chopp M. Intravenous administration of human umbilical cord blood reduces neurological deficit in the rat after traumatic brain injury. Cell Transplant. 2002;11(3):275–81.

[234] Newman MB, Willing AE, Manresa JJ, Sanberg CD, Sanberg PR. Cytokines produced by cultured human umbilical cord blood (HUCB) cells: implications for brain repair. Exp Neurol. 2006;199(1):201–8. doi:10.1016/j.expneurol.2006.04.001.

[235] Skardelly M, Gaber K, Burdack S, Scheidt F, Hilbig H, Boltze J, Forschler A, Schwarz S, Schwarz J, Meixensberger J, Schuhmann MU. Long-term benefit of human fetal neuronal progenitor cell transplantation in a clinically adapted model after traumatic brain injury. J Neurotrauma. 2011;28(3):401–14. doi:10.1089/neu.2010.1526.

[236] Dai SS, Wang H, Yang N, An JH, Li W, Ning YL, Zhu PF, Chen JF, Zhou YG. Plasma glutamate-modulated interaction of A2AR and mGluR5 on BMDCs aggravates traumatic brain injury-induced acute lung injury. J Exp Med. 2013;210(4):839–51. doi:10.1084/ jem.20122196.

[237] Kansu E. Thrombosis in stem cell transplantation. Hematology. 2012;17(Suppl 1):S159–62. doi:10.1179/10245331 2X13336169156735.

[238] Boockvar JA, Schouten J, Royo N, Millard M, Spangler Z, Castelbuono D, Snyder E, O'Rourke D, McIntosh T. Experimental traumatic brain injury modulates the survival, migration, and terminal phenotype of transplanted epidermal growth factor receptoractivated neural stem cells. Neurosurgery. 2005;56(1):163–71; discussion 171.

[239] Conti L, Reitano E, Cattaneo E. Neural stem cell systems: diversities and properties after transplantation in animal models of diseases. Brain Pathol. 2006;16(2):143–54. doi:10.1111/j.1750–3639.2006.00009.x.

[240] Harting MT, Sloan LE, Jimenez F, Baumgartner J, Cox CS Jr. Subacute neural stem cell therapy for traumatic brain injury. J Surg Res. 2009;153(2):188–94. doi:10.1016/j. jss.2008.03.037.

[241] Philips MF, Mattiasson G, Wieloch T, Bjorklund A, Johansson BB, Tomasevic G, Martinez-Serrano A, Lenzlinger PM, Sinson G, Grady MS, McIntosh TK. Neuroprotective and behavioral efficacy of nerve growth factor-transfected hippocampal progenitor cell transplants after experimental traumatic brain injury. J Neurosurg. 2001;94(5):765–74. doi:10.3171/ jns.2001.94.5.0765.

[242] Riess P, Zhang C, Saatman KE, Laurer HL, Longhi LG, Raghupathi R, Lenzlinger PM, Lifshitz J, Boockvar J, Neugebauer E, Snyder EY, McIntosh TK. Transplanted neural stem cells survive, differentiate, and improve neurological motor function after experimental traumatic brain injury. Neurosurgery. 2002;51(4):1043–52; discussion 1052–1044.

[243] Schouten JW, Fulp CT, Royo NC, Saatman KE, Watson DJ, Snyder EY, Trojanowski JQ, Prockop DJ, Maas AI, McIntosh TK. A review and rationale for the use of cellular transplantation as a therapeutic strategy for traumatic brain injury. J Neurotrauma. 2004;21(11):1501–38. doi:10.1089/ neu.2004.21.1501.

[244] Shear DA, Tate MC, Archer DR, Hoffman SW, Hulce VD, Laplaca MC, Stein DG. Neural progenitor cell transplants promote long-term functional recovery after traumatic brain injury. Brain Res. 2004;1026(1):11–22. doi:10.1016/ j.brainres.2004.07.087.

[245] Wennersten A, Meier X, Holmin S, Wahlberg L, Mathiesen T. Proliferation, migration, and differentiation of human neural stem/progenitor cells after transplantation into a rat model of traumatic brain injury. J Neurosurg. 2004;100(1):88–96. doi:10.3171/jns.2004.100.1.0088.

[246] Shear DA, Tate CC, Tate MC, Archer DR, LaPlaca MC, Stein DG, Dunbar GL. Stem cell survival and functional outcome after traumatic brain injury is dependent on transplant timing and location. Restor Neurol Neurosci. 2011;29(4):215–25. doi:10.3233/ RNN-2011–0593.

[247] Bakshi A, Keck CA, Koshkin VS, LeBold DG, Siman R, Snyder EY, McIntosh TK. Caspase-mediated cell death predominates following engraftment of neural progenitor cells into traumatically injured rat brain. Brain Res. 2005;1065(1–2):8–19. doi:10.1016/j. brainres.2005.09.059.

[248] Hong SQ, Zhang HT, You J, Zhang MY, Cai YQ, Jiang XD, Xu RX. Comparison of transdifferentiated and untransdifferentiated human umbilical mesenchymal stem cells in rats after traumatic brain injury. Neurochem Res. 2011;36(12):2391–400. doi:10.1007/ s11064–011–0567–2.

[249] Molcanyi M, Riess P, Bentz K, Maegele M, Hescheler J, Schafke B, Trapp T, Neugebauer E, Klug N, Schafer U. Trauma-associated inflammatory response impairs embryonic stem cell survival and integration after implantation into injured rat brain. J Neurotrauma. 2007;24(4):625–37. doi:10.1089/ neu.2006.0180.

[250] Molcanyi M, Bosche B, Kraitsy K, Patz S, Zivcak J, Riess P, Majdoub FE, Hescheler J, Goldbrunner R, Schafer U. Pitfalls and fallacies interfering with correct identification of embryonic stem cells implanted into the brain after experimental traumatic injury. J Neurosci Methods. 2013;215(1):60–70. doi:10.1016/ j.jneumeth.2013.02.012.

[251] Chen HI, Bakshi A, Royo NC, Magge SN, Watson DJ. Neural stem cells as biological minipumps: a faster route to cell therapy for the CNS? Curr Stem Cell Res Ther. 2007;2(1):13–22.

[252] Hagan M, Wennersten A, Meijer X, Holmin S, Wahlberg L, Mathiesen T. Neuroprotection by human neural progenitor cells after experimental contusion in rats. Neurosci Lett. 2003;351(3):149–52.

[253] Wang E, Gao J, Yang Q, Parsley MO, Dunn TJ, Zhang L, DeWitt DS, Denner L, Prough DS, Wu P. Molecular mechanisms underlying effects of neural stem cells against traumatic axonal injury. J Neurotrauma. 2012;29(2):295–312. doi:10.1089/neu.2011.2043.

[254] Hwang DH, Jeong SR, Kim BG. Gene transfer mediated by stem cell grafts to treat CNS injury. Expert Opin Biol Ther. 2011;11(12):1599–610. doi:10.1517/14712598.2011.631908.

[255] Ma H, Yu B, Kong L, Zhang Y, Shi Y. Transplantation of neural stem cells enhances expression of synaptic protein and promotes functional recovery in a rat model of traumatic brain injury. Mol Med Rep. 2011;4(5):849–56. doi:10.3892/ mmr.2011.510.

[256] Ugoya SO, Tu J. Bench to bedside of neural stem cell in traumatic brain injury. Stem Cells Int. 2012;2012:141624. doi:10.1155/2012/141624.

[257] Watson DJ, Longhi L, Lee EB, Fulp CT, Fujimoto S, Royo NC, Passini MA, Trojanowski JQ, Lee VM, McIntosh TK, Wolfe JH. Genetically modified NT2N human neuronal cells mediate long-term gene expression as CNS grafts in vivo and improve functional cognitive outcome following experimental traumatic brain injury. J Neuropathol Exp Neurol. 2003;62(4):368–80.

[258] Kang SK, Jun ES, Bae YC, Jung JS. Interactions between human adipose stromal cells and mouse neural stem cells in vitro. Brain Res Dev Brain Res. 2003;145(1):141–9.

[259] Galindo LT, Filippo TR, Semedo P, Ariza CB, Moreira CM, Camara NO, Porcionatto MA. Mesenchymal stem cell therapy modulates the inflammatory response in experimental traumatic brain injury. Neurol Res Int. 2011;2011:564089. doi:10.1155/2011/564089.

[260] Mahmood A, Lu D, Yi L, Chen JL, Chopp M. Intracranial bone marrow transplantation after traumatic brain injury improving functional outcome in adult rats. J Neurosurg. 2001;94(4):589–95. doi:10.3171/jns.2001.94.4.0589.

[261] Mahmood A, Wu H, Qu C, Xiong Y, Chopp M. Effects of treating traumatic brain injury with collagen scaffolds and human bone marrow stromal cells on sprouting of corticospinal tract axons into the denervated side of the spinal cord. J Neurosurg. 2013;118(2):381–9. doi:10.3171/2012.11.JNS12753.

[262] Nichols JE, Niles JA, Dewitt D, Prough D, Parsley M, Vega S, Cantu A, Lee E, Cortiella J. Neurogenic and neuro-protective potential of a novel subpopulation of peripheral bloodderived CD133+ABCG2+CXCR4+ mesenchymal stem cells: development of autologous cell-based therapeutics for traumatic brain injury. Stem Cell Res Ther. 2013;4(1):3. doi:10.1186/scrt151.

[263] Zanier ER, Montinaro M, Vigano M, Villa P, Fumagalli S, Pischiutta F, Longhi L, Leoni ML, Rebulla P, Stocchetti N, Lazzari L, De Simoni MG. Human umbilical cord blood mesenchymal stem cells protect mice brain after trauma. Crit Care Med. 2011;39(11):2501–10. doi:10.1097/CCM.0b013e31822629ba.

[264] Walker PA, Harting MT, Jimenez F, Shah SK, Pati S, Dash PK, Cox CS Jr. Direct intrathecal implantation of mesenchymal stromal cells leads to enhanced neuroprotection via an NFkappaB-mediated increase in interleukin-6 production. Stem Cells Dev. 2010;19(6):867–76. doi:10.1089/scd.2009.0188.

[265] Becerra GD, Tatko LM, Pak ES, Murashov AK, Hoane MR. Transplantation of GABAergic neurons but not astrocytes induces recovery of sensorimotor function in the traumatically injured brain. Behav Brain Res. 2007;179(1):118–25. doi:10.1016/j.bbr.2007.01.024.

[266] Riess P, Molcanyi M, Bentz K, Maegele M, Simanski C, Carlitscheck C, Schneider A, Hescheler J, Bouillon B, Schafer U, Neugebauer E. Embryonic stem cell transplantation after experimental traumatic brain injury dramatically improves neurological outcome, but may cause tumors. J Neurotrauma. 2007;24(1):216–25. doi:10.1089/neu.2006.0141.

[267] Marklund N, Hillered L. Animal modelling of traumatic brain injury in preclinical drug development: where do we go from here? Br J Pharmacol. 2011;164(4):1207–29. doi:10.1111/j.1476–5381.2010.01163.x.

[268] Wallenquist U, Brannvall K, Clausen F, Lewen A, Hillered L, Forsberg-Nilsson K. Grafted neural progenitors migrate and form neurons after experimental traumatic brain injury. Restor Neurol Neurosci. 2009;27(4):323–34. doi:10.3233/RNN-2009–0481.

[269] Azari MF, Mathias L, Ozturk E, Cram DS, Boyd RL, Petratos S. Mesenchymal stem cells for treatment of CNS injury. Curr Neuropharmacol. 2010;8(4):316–23. doi:10.2174/157015910793358204.

[270] Chen X, Katakowski M, Li Y, Lu D, Wang L, Zhang L, Chen J, Xu Y, Gautam S, Mahmood A, Chopp M. Human bone marrow stromal cell cultures conditioned by traumatic brain tissue extracts: growth factor production. J Neurosci Res. 2002;69(5):687–91. doi:10.1002/jnr.10334.

[271] Kim HJ, Lee JH, Kim SH. Therapeutic effects of human mesenchymal stem cells on traumatic brain injury in rats: secretion of neurotrophic factors and inhibition of apoptosis. J Neurotrauma. 2010;27(1):131–8. doi:10.1089/neu.2008–0818.

[272] Wang Z, Deng Q, Zhang X, Zhang J. Treatment of injured neurons with bone marrow stem cells cotransfected by hTERT and Ad-BDNF in vitro. J Mol Neurosci (MN). 2009;38(3):265–72. doi:10.1007/s12031–009–9208–5.

[273] Wang Z, Yao W, Deng Q, Zhang X, Zhang J. Protective effects of BDNF overexpression bone marrow stromal cell transplantation in rat models of traumatic brain injury. J Mol Neurosci (MN). 2013d;49(2):409–16. doi:10.1007/s12031–012–9908–0.

[274] Bedi SS, Walker PA, Shah SK, Jimenez F, Thomas CP, Smith P, Hetz RA, Xue H, Pati S, Dash PK, Cox CS Jr. Autologous bone marrow mononuclear cells therapy attenuates activated microglial/macrophage response and improves spatial learning after traumatic brain injury. J Trauma Acute Care Surg. 2013b. doi:10.1097/TA.0b013e31829617c6.

[275] Walker PA, Bedi SS, Shah SK, Jimenez F, Xue H, Hamilton JA, Smith P, Thomas CP, Mays RW, Pati S, Cox CS Jr. Intravenous multipotent adult progenitor cell therapy after traumatic brain injury: modulation of the resident microglia population. J Neuroinflammation. 2012;9:228. doi:10.1186/1742–2094–9–228.

[276] Scuteri A, Miloso M, Foudah D, Orciani M, Cavaletti G, Tredici G. Mesenchymal stem cells neuronal differentiation ability: a real perspective for nervous system repair? Curr Stem Cell Res Ther. 2011;6(2):82–92.

[277] Parr AM, Tator CH, Keating A. Bone marrow-derived mesenchymal stromal cells for the repair of central nervous system injury. Bone Marrow Transplant. 2007;40(7):609–19. doi:10.1038/sj.bmt.1705757.

[278] Tate MC, Shear DA, Hoffman SW, Stein DG, Archer DR, LaPlaca MC. Fibronectin promotes survival and migration of primary neural stem cells transplanted into the traumatically injured mouse brain. Cell Transplant. 2002;11(3):283–95.

[279] Tate CC, Shear DA, Tate MC, Archer DR, Stein DG, LaPlaca MC. Laminin and fibronectin scaffolds enhance neural stem cell transplantation into the injured brain. J Tissue Eng Regen Med. 2009;3(3):208–17. doi:10.1002/term.154.

[280] Tajiri N, Kaneko Y, Shinozuka K, Ishikawa H, Yankee E, McGrogan M, Case C, Borlongan CV. Stem cell recruitment of newly formed host cells via a successful seduction? Filling the gap between neurogenic niche and injured brain site. PloS one. 2013;8(9):e74857. doi:10.1371/journal.pone.0074857.

[281] Yu B, Ma H, Kong L, Shi Y, Liu Y. Enhanced connexin 43 expression following neural stem cell transplantation in a rat model of traumatic brain injury. Arch Med Sci (AMS). 2013;9(1):132–8. doi:10.5114/aoms.2012.31438.

[282] Weidenfeller C, Svendsen CN, Shusta EV. Differentiating embryonic neural progenitor cells induce blood-brain barrier properties. J Neurochem. 2007;101(2):555–65. doi:10.1111/j.1471–4159.2006.04394.x.

[283] Cullen DK, Stabenfeldt SE, Simon CM, Tate CC, LaPlaca MC. In vitro neural injury model for optimization of tissue-engineered constructs. J Neurosci Res. 2007;85(16):3642–51. doi:10.1002/jnr.21434.

[284] Delcroix GJ, Schiller PC, Benoit JP, Montero-Menei CN. Adult cell therapy for brain neuronal damages and the role of tissue engineering. Biomaterials. 2010;31(8):2105–20. doi:10.1016/j.biomaterials.2009.11.084.

[285] Stabenfeldt SE, Irons HR, Laplaca MC. Stem cells and bioactive scaffolds as a treatment for traumatic brain injury. Curr Stem Cell Res Ther. 2011;6(3):208–20.

[286] Tam RY, Fuehrmann T, Mitrousis N, Shoichet MS. Regenerative therapies for central nervous system diseases: a biomaterials approach. Neuropsychopharmacology (official publication of the American College of Neuropsychopharmacology). 2013. doi:10.1038/ npp.2013.237.

[287] Wang JY, Liou AK, Ren ZH, Zhang L, Brown BN, Cui XT, Badylak SF, Cai YN, Guan YQ, Leak RK, Chen J, Ji X, Chen L. Neurorestorative effect of urinary bladder matrixmediated neural stem cell transplantation following traumatic brain injury in rats. CNS Neurol Disord Drug Targets. 2013c;12(3):413–25.

[288] Guan J, Zhu Z, Zhao RC, Xiao Z, Wu C, Han Q, Chen L, Tong W, Zhang J, Gao J, Feng M, Bao X, Dai J, Wang R. Transplantation of human mesenchymal stem cells loaded on collagen scaffolds for the treatment of traumatic brain injury in rats. Biomaterials. 2013;34(24):5937–46. doi:10.1016/j.biomaterials.2013.04.047.

[289] Bakshi A, Shimizu S, Keck CA, Cho S, LeBold DG, Morales

D, Arenas E, Snyder EY, Watson DJ, McIntosh TK. Neural progenitor cells engineered to secrete GDNF show enhanced survival, neuronal differentiation and improve cognitive function following traumatic brain injury. Eur J Neurosci. 2006;23(8):2119–34. doi:10.1111/j.1460–9568.2006.04743.x.

[290] Gao J, Prough DS, McAdoo DJ, Grady JJ, Parsley MO, Ma L, Tarensenko YI, Wu P. Transplantation of primed human fetal neural stem cells improves cognitive function in rats after traumatic brain injury. Exp Neurol. 2006;201(2):281–92. doi:10.1016/j. expneurol.2006.04.039.

[291] Chang CP, Chio CC, Cheong CU, Chao CM, Cheng BC, Lin MT. Hypoxic preconditioning enhances the therapeutic potential of the secretome from cultured human mesenchymal stem cells in experimental traumatic brain injury. Clin Sci (Lond). 2013;124(3):165–76. doi:10.1042/CS20120226.

[292] Chuang TJ, Lin KC, Chio CC, Wang CC, Chang CP, Kuo JR. Effects of secretome obtained from normoxia-preconditioned human mesenchymal stem cells in traumatic brain injury rats. J Trauma Acute Care Surg. 2012;73(5):1161–7. doi:10.1097/TA.0b013e318265d128.

[293] Bakhtiary M, Marzban M, Mehdizadeh M, Joghataei MT, Khoei S, Pirhajati Mahabadi V, Laribi B, Tondar M, Moshkforoush A. Comparison of transplantation of bone marrow stromal cells (BMSC) and stem cell mobilization by granulocyte colony stimulating factor after traumatic brain injury in rat. Iran Biomed J. 2010;14(4):142–9.

[294] Burgess A, Ayala-Grosso CA, Ganguly M, Jordao JF, Aubert I, Hynynen K. Targeted delivery of neural stem cells to the brain using MRI-guided focused ultrasound to disrupt the blood-brain barrier. PloS one. 2011;6(11):e27877. doi:10.1371/journal.pone.0027877.

[295] Heile A, Brinker T. Clinical translation of stem cell therapy in traumatic brain injury: the potential of encapsulated mesenchymal cell biodelivery of glucagon-like peptide-1. Dialogues Clin Neurosci. 2011;13(3):279–86.

[296] Krampera M, Galipeau J, Shi Y, Tarte K, Sensebe L. Immunological characterization of multipotent mesenchymal stromal cells–The International Society for Cellular Therapy (ISCT) working proposal. Cytotherapy. 2013;15(9):1054–61. doi:10.1016/j. jcyt.2013.02.010.

[297] Cheng JL, Yang YJ, Li HL, Wang J, Wang MH, Zhang Y. In vivo tracing of superparamagnetic iron oxide-labeled bone marrow mesenchymal stem cells transplanted for traumatic brain injury by susceptibility weighted imaging in a rat model. Chin J Traumatol (Zhonghua chuang shang za zhi/Chinese Medical Association). 2010;13(3):1,73–7.

[298] Darkazalli A, Levenson CW. Tracking stem cell migration and survival in brain injury: current approaches and future prospects. Histol Histopathol. 2012;27(10):1255–61.

[299] Tang HL, Sun HP, Wu X, Sha HY, Feng XY, Zhu JH. Detection of neural stem cells function in rats with traumatic brain injury by manganese-enhanced magnetic resonance imaging. Chin Med J. 2011;124(12):1848–53.

[300] Zhang H, Zheng X, Yang X, Fang S, Shen G, Zhao C, Tian M. 11C-NMSP/18F-FDG microPET to monitor neural stem cell transplantation in a rat model of traumatic brain injury. Eur J Nucl Med Mol Imaging. 2008;35(9):1699–708. doi:10.1007/s00259–008–0835–9.

[301] McColgan P, Sharma P, Bentley P. Stem cell tracking in human trials: a meta-regression. Stem Cell Rev. 2011;7(4):1031–40. doi:10.1007/s12015–011–9260–8.

[302] de Munter JP Wolters E. 70th Birthday symposium of Prof. Dr. Riederer: autologous adult stem cells in ischemic and traumatic CNS disorders. J Neural Transm. 2013;120(1):91–102. doi:10.1007/s00702–012–0868–x.

[303] Han EY, Chun MH, Kim ST, Lim DP. Injection time-dependent effect of adult human bone marrow stromal cell transplantation in a rat model of severe traumatic brain injury. Curr Stem Cell Res Ther. 2013;8(2):172–81.

第 16 章 新生儿缺氧缺血性脑损伤的干细胞疗法

Stem Cell Therapy for Neonatal Hypoxic–Ischemic Brain Injury

James Carroll 著

严国纪 译 习杨彦彬 校

当下，多种类型的干细胞及其在疾病治疗中的运用被认为是新生儿缺氧缺血性脑损伤的治疗手段。尽管大多数临床案例缺乏有力的临床证据证明干细胞疗法的有效性，但是该疗法仍在此类疾病及其他疾病中被广泛使用。这使得当下有必要对临床环境中的新生儿缺氧缺血性脑损伤的病理生理学、实验动物缺氧缺血性脑损伤模型的临床前数据及现有的临床研究进行系统回顾。

评估新生儿缺氧缺血性脑损伤治疗方法疗效的核心问题在于，该病存在两种截然不同的情况，即①急性损伤；②慢性损伤或急性损伤造成的长期后果。对于上述两种情况所造成的病理生理学改变，干细胞介入治疗可能带来的益处是截然不同的。

对于干细胞治疗脑性瘫痪（cerebral palsy, CP）获得的广泛关注使得干细胞在治疗 CP 上的运用变得更加复杂，这种新型的尝试引起了患儿双亲及社会的极大关注，互联网上流传的轶文故事使人们对这方面的关注持续加温。然而，新生儿缺氧缺血性脑损伤只是一小部分脑瘫儿童残疾的病因。虽然治疗脑瘫是干细胞疗法运用的热门对象，但 CP 是一组病因复杂而多样的疾病。本章仅讨论新生儿期的足月婴儿缺氧缺血性脑损伤引起的脑性瘫痪。

一、新生儿缺氧缺血性损伤的病理生理学

足月儿急性缺氧缺血性损伤的病理生理学机制是众所周知的。这些病理生理过程与干细胞和组织相互作用的方式有关，所以它们对于我们的讨论至关重要。Volpe 对急性缺氧缺血性损伤的机制进行了详细的总结[1]。简而言之，关键的先天因素在其中起作用，如脆弱的血管交界区、局部厌氧机制、兴奋性谷氨酸能突触。高碳酸血症、低氧血症和酸中毒会导致局部血流调节功能障碍，当这种现象合并全身系统性低血压时，会导致上述事件与异常血流增多、乳酸堆积引起的无氧代谢加剧，以及有害性谷氨酸升高相结合。最终，细胞三磷酸腺苷（adenosine triphosphate, ATP）耗尽、钙超载、兴奋性氨基酸释放堆积导致其进一步损伤。后续的再灌注损伤会加重神经元损伤，同时伴

随细胞坏死和细胞凋亡。下文论述急性缺氧缺血性损伤模型，并力图模拟这些病理事件。

大多数关于缺氧缺血性的研究都与足月儿时期发生的病理事件密切相关。然而，早产儿大脑损伤是 CP 患者病理学表现的重要组成部分。相比于足月儿，早产儿损伤大脑出现更多的白质损伤，而足月儿更容易出现神经元和皮质损伤。目前，干细胞疗法对白质损伤的影响尚不为人所知，故其不作为本章节的主题进行探讨。

发生在临近损伤时间段的其他的分子事件是损伤组织响应干细胞修复作用的关键。在这一过程中存在一个重要因素：趋化因子 SDF-1/CXCL12 系统，它有助于干细胞归巢到损伤部位[2]。另外，表达 CXCR4 受体的细胞可迁移到损伤区域，并表现出 SDF-1 的上调。其他趋化因子系统也因干细胞植入而大量激活，毫无疑问，这些趋化因子会在急性干细胞疗法中发挥作用[3]。

此外，上述分子事件在慢性缺氧缺血性脑损伤导致的 CP 中早已诱导完成。组织中"吸引"干细胞的分子元素不再上调，且几乎没有证据表明，干细胞的介入会改变损伤组织的固有细胞。因此，干细胞疗法对慢性缺氧缺血性损伤的主要益处是：可以使用干细胞替代损伤组织的神经元和支持细胞成分。

二、可以应用的细胞类型

当下，许多候选干细胞类型可以用于移植。但迄今为止，临床上可以应用于儿童的干细胞只有三种类型：脐带血（通常来自自体）、骨髓来源的间充质细胞（通常来自自体）、从流产的胎儿脑中获得的神经前体细胞（仅在允许该程序的国家 / 地区）。

目前被广泛应用的细胞来源于人类脐带血。具有假阳性作用的细胞成分是 CD34⁻ 或间充质干细胞[4]。正常培养环境中的间充质干细胞具有可塑性黏附特性，且其形态类似成纤维细胞，这些细胞可能对内源性脑细胞发挥神经营养作用。已有研究证实，CD133⁺ 细胞是脐带间充质细胞的另外成分，可能具有轴突再生、减少凋亡、保护神经元的潜能[5]。

除此之外，某些候选的间充质细胞同样具有治疗作用。Veraille 等发现了多能成体祖细胞（multipotent adult progenitor cell，MAPC）[6, 7]，Athersys 生物技术公司开发了 MAPC 可能存在的商业用途，即经过适当的安全测试后，该细胞可以用于疾病治疗，如一项正在进行的针对患急性脑卒中成年人的 MAPC 临床试验（NCT01436487）。这一类型细胞的优势在于：可以作为现成产品使用，不需要为患者进行单独匹配。

经临床前测试，发现了其他可用于患者临床治疗的细胞类型：诱导多能干细胞（induced pluripotent stem，iPS）、胚胎干细胞。由于 iPS 可由患者自身的皮肤成纤维细胞演变而来，因此它们是胚胎细胞的良好替代物[8]。研究表明，这些细胞具有大量胚胎干细胞的生物学特征。但 iPS 在使用前需要进行安全性测试，以确保它们不具有致瘤潜能[9]。与 iPS 相比，胚胎干细胞是这一细胞群体中最具争议的。胚胎干细胞来自人体胚胎组织，并在几项治疗急性临床前损伤的研究中取得了积极的结果。然而，胚胎干细胞似乎并不会在短期内成为儿童临床治疗的候选细胞。

三、急性期临床前研究现状概述

当前，大量临床前研究证明，各种类型的干细胞在急性新生儿缺氧缺血性脑损伤中具有疗效。下表显示了一些对新生小鼠急性缺氧缺血性损伤模型的研究（表 16-1）。

表 16-1　新生鼠急性脑损伤的干细胞疗法

损伤时间	细胞类型	给药途径	参考文献
24h	脐带血	经动脉	[10]
24h	脐带血	经腹膜内	[11]
24h	脐带血		[12]
24h	牙髓干细胞	经大脑内	[13]
24h	脐带血	经颈静脉	[14]
	间充质干细胞	经纹状体	[15]
3h	脐带血	经腹膜内	[16]
	脐带血	经大脑内	[17]
7天	多能成体祖细胞	经海马	[18]
7天	多能成体祖细胞	经静脉	[19]
3天	胎儿神经干细胞	经脑室	[20]
24h	间充质干细胞	经腹膜内	[21]

上述研究中值得注意的是（下文中将详细叙述）：治疗途径的不同似乎并不影响总体治疗的良好预后。多数研究报道没有表明移植细胞与宿主大脑实质存在明显结合。因此，该类细胞似乎通过神经营养作用或旁分泌功能产生有益作用。

动脉内移植的报道显示[10]，即使减少了长期不利的认知影响，移植也并没有恢复受损组织的体视学容积。这表明移植对剩余宿主的固有细胞存在积极作用，但对宿主细胞的更新没有影响。

据 Huang 等的报道[11]，细胞移植经腹腔内给药途径同样有效。该研究再次传达出神经营养作用的重要性。

Wang 等的研究表明[12]，海马 CA1 区的细胞丢失水平降低。这些研究结果也将揭示宿主细胞在损伤后得以保存的机制。

牙髓细胞很少分化为神经细胞，但它可通过抑制促炎细胞因子、增加抗炎物质表达、减少细胞凋亡来改善神经系统功能[13]。

De Paula 等的研究报道了细胞疗法经静脉给药时存在的剂量依赖性，他们的研究提示剂量实验应当成为临床研究中必不可少的一步[14]。

Part 等的研究发现了一种源于人类胎盘的细胞[15]。通过纹状体移植这种细胞可以促进损伤后运动功能的恢复，他们推测运动行为的改善与抑制细胞促进多巴胺能神经元分化有关。Pimental-

Coelho 等也观察到了相似的现象，即抑制细胞在纹状体中产生了神经保护作用[16]。

如上所述，Xia 等的研究发现，细胞移植对出生前损伤模型产生的影响与更为标准的（贴近临床真实情况）产后损伤模型较为相似[17]。

Yasuhara 发表了两篇关于 MAPC 相关制剂的潜在商业应用价值的论文[18, 19]，结果显示疗效良好。他们实验的关键成果在于发现了直接经大脑注射或经静脉进行细胞疗法均可获得较好的疗效。

Qu 等则使用了经脑室注射人胚胎神经干细胞的方法所得出的结果，与其他研究者通常观察到的结果不同，他们发现经脑室进行细胞移植的组别存在宿主细胞的广泛存活与迁移[20]。

Meier 等的研究则发现，于新生小鼠出生后第 7 天，应用左颈动脉结扎术产生低氧血症，随后在损伤第 8 天经腹腔内注射人脐带血来源的单核细胞进行治疗，有部分移植的细胞整合到损伤的宿主脑组织中[21]。

尽管如此，我们仍需指出这样一个不容忽视的事实：不止一份研究得出了阴性结果。例如，DePaula 等的研究表明，经静脉注射人脐带血无法改善新生鼠重度脑损伤[22]。

四、干细胞在急性损伤研究中的作用机制

时至今日，我们仍不清楚干细胞治疗急性新生儿脑损伤的疗效发生机制，但有几个观点得到了大多数认可。另外，所有提出的机制都不是独立作用的，而是可能以一种相互叠加的方式产生放大效应。

第一个可能的有益机制是移植干细胞对宿主固有细胞的替代作用。虽然只有一小部分干细胞被移植，某些甚至可分化为神经元的形式存在，移植细胞的数量似乎不足以支持对结果有如此大的改善[19, 23, 24]。

目前，其他值得注意的观点包括血管再生，借助脾的影响，减少脾释放可能对大脑产生有害影响的炎性细胞等。最后，可能性较高的观点是，移植细胞借助各种非细胞因子的作用，提高宿主大脑固有细胞的存活率。

实现血管再生可能通过如下途径：通过 CXCR4 阳性细胞与血管内皮细胞的黏附[25]、内皮祖细胞的招募[26]、血管细胞在血管内皮周围的形成[27]。另外，原始骨髓细胞也可分化成为血管内皮细胞[28]。

Vendrame 等提出：脐带血可能通过作用于脾来减少炎性细胞的释放，从而降低大脑的炎性反应[29, 30]。另外，脾炎性细胞会明显增加血脑屏障通透性，进而导致不良影响。Walker 等的结果表明，经静脉注射 MAPC 也可通过减少脾释放炎症细胞，进而抑制脾对损伤的反应，从而改善预后[31]。Leonardo 等的工作同样证实了上述发现[32]。

关于干细胞移植提高宿主固有细胞存活率的机制这项研究有很多报道。Wang 等的研究发现：Sonic hedgehog 信号通路具有促进损伤组织中神经干细胞增殖的能力[12]。Rosenkranz 等指出，移植脐带细胞能够降低缺氧缺血性损伤后促炎细胞因子（如白细胞介素 –1α、白细胞介素 –1β 和肿瘤坏死因子 α）预期中的指数上升程度[33]，减少活化的小胶质细胞和巨噬细胞的标记物；大脑的炎症反

应由此得以减轻[33]。Bae 等则认为：主要影响宿主固有细胞存活率的因素是旁分泌作用[34]。人脐血细胞能够降低 CX43 的表达，从而减轻反应性胶质细胞增生[35]。总而言之，移植的干细胞可以通过上述机制减轻炎症反应。此外，Rosenkranz 等经过研究，发现干细胞可以促进损伤部位多种蛋白质的含量上升，这些蛋白质能够促进血管生成[36]，同时伴有细胞凋亡的现象减少；与此同时，他们还观察到了损伤部位血管内皮生长因子的含量上升，这可能是促使血管增殖增多的原因。该小组的研究表明：人类脐带血细胞中 SDF-1 表达上升并与 SDF-1/CXCR4 轴存在的协同作用可能是细胞归巢的主要因素[2]。Li 等在灵长类动物模型的研究发现，人类骨髓间充质干细胞的细胞移植会引起 IL-10 表达上升，同时合并神经元凋亡减少、增殖增加[37]。Dayer 等发现神经前体细胞能够增加成纤维细胞生长因子 –2 的表达，最终改善缺氧缺血预后[38]。总而言之，上述机制已经成为学术界的广泛共识，上述细胞能够分化为未成熟神经元池，它具有神经修复的能力（图 16-1）。

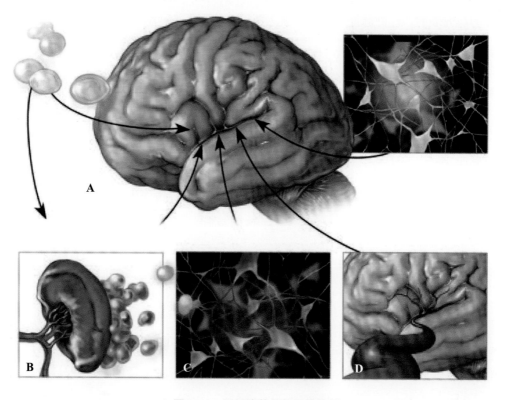

▲ 图 16-1 干细胞益处的可能机制

A. 替换损坏细胞；B. 脾炎性细胞释放减少；C. 拯救固有神经元；D. 血管再生（图片由 Courtesy of Pediatric Research 提供）

五、急性损伤临床细胞疗法病例的研究总结

目前尚无有关干细胞在急性新生儿缺氧缺血性损伤中的对照、双盲试验的报道，仅见零散个案报道。

Luan 等报道了 1 位 75 天大的男童，他在出生时受到严重的脑损伤，该例患儿在接受了胚胎神经干细胞的脑室移植后病情出现好转（无对照组）[39]。鉴于本研究中移植时间相对较晚，尚不清楚这例患儿应当被视为急性还是慢性缺氧缺血性损伤的病例。

ClinicalTrials.gov 网站上列举了三项正在进行中的实验，分别是：杜克大学（Duke University）使用脐带血治疗新生儿缺氧缺血性脑损伤、开罗的 Ain Shams 大学应用自体脐血输血治疗早产儿缺氧缺血性脑损伤、墨西哥蒙特雷的立马大学医院（Hospital Universitario）使用自体干细胞治疗缺氧新生儿的脑损伤。但是，上述实验仅限于单个机构的报导。

在任何一个医疗中心，患急性缺氧缺血性脑病（hypoxic ischemic encephalopathy，HIE）的足月儿的数量，都相对较少。因此，从一个医院系统中获取所需足够数量的受试者会花费很长时间。鉴于目前已经有充分的临床前实验室证据证明干细胞疗法的良好疗效，并且成人干细胞移植治疗急性 HIE 已经有了充分且多层次的理论基础，但是令人震惊的是，目前还没有研究机构启动多中心对照试验。当然，该试验高额的成本也是导致这种现状的原因之一。

Cotton 等的研究报道了 23 例婴幼儿遭受急性缺氧缺血性损伤后经静脉注射自体脐带血治疗的案例[40]。该研究表明，在研究机构充分的准备和协调下，运用新鲜的自体脐带血治疗新生儿急性 HI 损伤的试验是可行的。当然，进行该项预试验将会花费大量的时间与精力。

缺乏统一标准且无法广泛使用的细胞制备方法是阻碍这种试验推广的问题之一。尽管可以应用自体脐带血进行细胞制备，但所获得的样本在制备质量上存在一定差异，这无疑将会影响最终的研究结果。所以，使用适合广泛应用的商业制剂会给研究工作的推进带来大量好处。

六、慢性临床脑性瘫痪的特点

如前所述，CP 是一组异质性儿童运动障碍疾病。它是一类可能由多种特定的脑部疾病导致的非进行性疾病，而新生儿缺氧缺血性损伤仅占脑性瘫痪儿童疾病的少数。虽然 CP 的常见临床表现包括肌张力减退、共济失调、偏瘫、肌张力障碍或痉挛，但由新生儿缺氧缺血性脑损伤引起的 CP 通常会以痉挛型 CP 和痉挛型 – 肌张力障碍型 CP 两种形式出现。因此，在任何慢性缺氧缺血性损伤引起 CP 的临床试验中，临床纳入标准均应仅限于痉挛型或痉挛型 – 肌张力障碍型 CP。

在选择受试者之前，需要仔细制订纳入和排除的标准，如研究对象应仅限于足月儿或近足月儿。从这个方面来说，美国妇产科医师协会制定的标准[41]有一定的参考价值。该标准列举了四项受试者纳入的重要条件：动脉性脐带血代谢性酸中毒的证据、妊娠期≥34 周婴儿的新生儿脑病、痉挛型或肌张力障碍型 CP 或已经排除其他病因。其他可用于确认受试者的标准包括特定的 HI 损伤事件、明显的胎儿心动过缓伴异常性减速、阿普加评分持续较低、对其他器官产生不良影响的证据和可以证实的影像学研究。影像学研究中，磁共振成像（magnetic resonance imaging，MRI）是该疾病检测的最佳方式[42]：最初的 24h 内，弥散加权图像可能显示中枢脑区域（如基底神经节）的信号强度增加。这一发现见于所谓的严重窒息病例。由于出生后 7 天左右的图像结果可用于诊断，所以拍摄 T_1 和 T_2 加权像的时间选择在该时间段更为适当。另外，较轻或"部分"的窒息会导致基底神经节出现分水岭样式的损伤。

七、慢性 HIE 的疾病动物模型

在各种各样的 CP 动物模型中，研究者面临的最大困难可能是如何造成长期持续的损伤。大脑遭受损伤后，啮齿类动物要么死亡，要么快速恢复，因此它们在运动功能方面的受损特征会很快消失。在模拟持续性大脑损伤的治疗性实验中，至关重要的问题在于所运用的动物模型是否能够维持持续的运动障碍。

目前，研究常用改良的 Rice-Vanucci 法[43] 来制备大多数动物模型，即在分娩之前或分娩前后阻止向动物大脑输送氧气。具体的方法是：研究人员通过结扎单侧颈动脉，造成一段时间的缺氧状态。目前该类方法已在啮齿类动物、小型猪和胎羊身上进行了实验[44]，但最终结果无法令人完全满意。

研究人员还在实验兔身上造成了产前缺氧缺血性损伤[45]，但损伤的持续时间不足以模拟儿童 CP。另外，研究人员发现通过子宫缺血诱导产前缺氧缺血性损伤导致的实验兔运动障碍并不会持续很长时间（<2 周）。通常，研究人员会通过游泳测试来评估模型动物的缺氧缺血性损伤后运动障碍[46]。该模型同时适用于 MRI 研究[47]。

有研究表明，向处于妊娠后期的母鼠体内注射脂多糖，可以导致子代出现显著的运动障碍，但这些表现往往在 5 周后消退[48]。借助该造模方法，研究人员制造了实验兔的类似模型[49, 50]。然而，这种损伤类型无法完全模拟足月儿的缺氧缺血性损伤，因此也不适用于干细胞治疗慢性缺氧缺血性损伤的临床前研究。另外，该模型更容易让人联想到早产儿的脑室周围白质软化，而不是足月儿缺氧缺血性损伤。

总而言之，人类大脑结构与上述所有动物模型的大脑结构存在较大不同。尤其是啮齿类动物模型，除了结构不同之外，其大脑白质比哺乳动物少得多。就运动功能障碍而言，这些模型的存活期或实验观察期总体来说相对较短。

八、慢性 HIE 疾病的临床试验

目前，干细胞疗法被广泛运用于 CP 治疗。除了美国以外，该类疗法大多数是收费的，而美国的几个州则是在基于同情的基础上提供治疗。总体而言，该类治疗似乎是安全的，但我们尚不清楚治疗的效果。由于 CP 由许多不同的疾病组成，并使得问题变得更加复杂，本章节仅探讨一项主题（新生儿缺氧缺血性损伤）。

据笔者了解，已有几份研究报道显示了细胞疗法的益处。但目前为止，没有一份报道具体谈及慢性新生儿缺氧缺血性损伤在治疗方面的问题。

Min 等在一项对照性研究中报道了同种异体脐带血的治疗优势[51]。迄今为止，这是关于干细胞治疗 CP 可能带来好处的最佳研究。在该研究中，研究人员向同种异体脐带血中注射人促红细胞生成素，并将患者分为三组：脐带血细胞合并促红细胞生成素组、单独注射促红细胞生成素组及安慰剂组。Min 等测量了受试者的运动表现总指标，收集婴儿发育 Bayley 量表，并进行 ^{18}F- 氟脱氧葡萄糖正电子发射断层成像和弥散张量成像。结果发现：第一组受试者在运动功能测试和 Bayley 婴儿发育量表中的得分显著提高。同时，在弥散张量成像和正电子发射断层成像研究中似乎也能得到相似结果：即脐带血细胞合并促红细胞生成素治疗是有益的。在该项实验中，受试者患 CP 的病因也多种多样，其中包括脑室周围白质软化、"弥漫性脑病"、局灶性脑缺血 / 出血、多囊性脑软化及大脑畸形。目前，我们尚不清楚有多少儿童由于慢性疾病而导致缺氧缺血性损伤。同时，由于无法分离出这些儿童患 CP 的原因，所以我们不能盲目得出同种异体脐带血细胞在慢性缺氧缺血性损伤中可能带来好处的结论。

Chen 等报道了一项观察者盲法对照研究，他们向 60 例患有 CP 的儿童注射自体骨髓神经干细胞样细胞[52]，并将这些细胞植入受试者蛛网膜下腔。其中，30 例儿童接受此治疗，另外 30 例则作为对照组进行观察。对受试患儿进行运动功能评分和语言能力评估发现，受治疗组的运动功能评分显著提高，并且无不良反应报道。但是，笔者不得不再次声明，由于无法确定受试者患 CP 的原因，所以不可能得出上述细胞疗法在慢性缺氧缺血性损伤中存在益处的结论。

Wang 等进行了一项非对照研究，52 位 CP 患者接受了自体骨髓间充质干细胞移植[53]。据报道，患者接收治疗后临床表现得以改善。借助腰椎穿刺及立体定向手术，这些细胞被输送进入脊髓液和大脑。同样，由于患者没有按照病因进行分类，因此无法得出该方法在治疗慢性 HI 损伤中存在益处的结论。

Li 等的研究报道了 1 例因出生时发生窒息而导致大脑损伤的 11 岁男性 CP 患者[54]。这例儿童患有严重的视力障碍。在接受了 4 次自体骨髓间充质干细胞输注治疗后，他的视力和运动功能得到改善。这种类型的研究突出了一个问题，在研究 CP 患儿可能从治疗中获得的益处时，临床结果可能会随着患儿的发育与成长而发生改变。另外，虽然比起正常儿童，患病儿童的学习速度更慢，但他们仍可能掌握新的技能。

Luan 等发表了一篇关于移植神经前体细胞来治疗儿童 CP 的研究报道[55]。实验中，通过侧脑室注射，45 例患有 CP 的儿童接受了胎儿组织源性的神经前体细胞。研究人员发现，与对照组相比，治疗组患儿的发育功能明显改善。本实验的不足是，没有明确受试者患 CP 的病因。

上述研究均存在不足之处：要么实验质量控制不充分或缺乏，要么对受试者疾病过程定义不完整。因此，干细胞疗法对新生儿慢性缺氧缺血性损伤的疗效尚无定论。不确定数目的受试者可能会将新生儿 HI 脑损伤归结为导致其残疾的原因。

九、我们的实验

目前，本研究团队正在对患有 CP 的儿童进行自体脐带血干细胞注射试验，项目名称：（611187-2）"A Placebo-Controlled，Observer-Blinded，Crossover Study to Evaluate the Safety and Effectiveness of a Single Autologous Cord Blood Stem Cell Infusion for the Treatment of Cerebral Palsy in Children"。截至目前，试验尚未完成。研究方案包括在第 1 次或第 2 次探访时进行细胞注射（2 次注射时间间隔 3 个月）。即 1/2 的患儿在第 1 次探访时接受细胞注射，另 1/2 则在第 2 次探访时以

双盲方式接受细胞注射；同时在第 1 次或第 2 次探访时给予生理盐水安慰剂。研究计划在 1 年中进行随访，但是在招募和接受治疗的儿童中进行随访始终很困难。由于媒体上关于治疗益处的轶文报道，患儿父母当然是对他们的孩子能否接受细胞疗法感兴趣的。因此，在父母确定已经儿童接受了细胞疗法后，他们往往不希望再回来接受随访。试验遇到的第 2 个难点是：研究建立了严格而合理的纳入和排除标准，导致符合条件的患者数量相对较少。最后，本研究并不限于由新生儿缺氧缺血性损伤引起的 CP 患者。所以大多数受试者都无法归类于新生儿缺氧缺血性损伤。因此，本试验并不符合慢性缺氧缺血性损伤评估标准。

十、临床 HIE 损伤的评估方法

损伤评估的标准方法是一般的身体和神经系统检查。其中标准化的评估流程包括大肌肉运动性能测定、大肌肉运动功能测量和 Bayley 婴儿发育量表。MRI 评估一般包括常规成像、弥散张量成像和部分各向异性成像，也可以使用 ^{18}F– 氟脱氧葡萄糖正电子发射断层成像。由于随着窒息状态的延续，受试者体内乳酸含量上升，因此乳酸磁共振波谱是一个有用的辅助检查手段。

十一、急性 HIE 实验中应当做些什么

急性新生儿缺氧缺血性损伤是临床试验的理想候选方向之一。目前已经获得了可靠的、支持临床治疗的临床前数据。如上文提到的，已经有几种貌似合理的科学解释能够说明移植细胞在动物模型中表现出的一些益处。

首先，要选择试验使用的细胞类型。当前已经发现了几种候选细胞，第一个显而易见的选择是自体脐带细胞；另一个可能的细胞是 MAPC，它不需要进行细胞匹配，可以作为现成产品进行提供。同时可以使用其他细胞制剂，如 IPS 细胞。细胞类型的选择应该通过针对性较强的临床前实验来决定，这些实验是基于在动物实验中直接比较不同细胞类型的疗效。

其次，应当以非常具体的方式来描述患者群体的特征，排除轻度 HIE 和极重度 HIE；设计的试验应当成为当下标准化冷却（cooling）程序的"附加"条目。

最后，为了保证足够的受试者数量，试验将需要大量的医疗中心参与，并同时进行试验的中心协调，单一的医疗中心没有足够数量的 HIE 患者来满足试验需求。

试验中，大部分结果评估需要在急性期或亚急性期进行。此外，在正常完成认知功能评估之前，有必要对受试者进行长期随访。随访应包括上面提到的测试项目，也许还会附加更为详细的智商测试。

十二、慢性 HIE 实验中应当做些什么

慢性 HIE 的临床型试验开展无疑会更加困难。因为支持这类实验科学原理的临床前数据非常稀

少，尽管在同行评审的文献中有临床疗效的轶文和若干肯定的报道，在报道取得了疗效的试验中，对照试验处理的可能是患有不同类型 CP 的受试者。如上所述，CP 的病因很多，但由缺氧缺血性损伤引起的只占其中少数，为 10%～20%。

首先，需要决定哪种细胞类型是最佳选择。鉴于上述提到的慢性缺氧缺血性损伤模型存在的问题，我们可能不得不基于有限的信息来做出选择。

其次，应认真建立临床纳入和排除标准。这些标准应根据有充分记录的出生时缺氧缺血性损伤，并使用在理想情况下临床上会采用的程序标准。受试者之间产生的 CP 类型应相同，即伴或不伴有肌张力障碍的痉挛型瘫痪。CP 的临床严重程度应在中等至严重范围内。

最后，研究者应设计多中心实验，从而获得足够数量的受试者。

参 考 文 献

[1] Volpe, J. Neurology of the newborn. 5th Ed. Philadelphia: Saunders/Elsevier Health Sciences; 2008. pp. 245–480.

[2] Rosenkranz K, Kumbruch S, Lebermann K, et al. The chemokine SDF-1/CXCL12 contributes to the 'homing' of umbilical cord blood cells to a hypoxic-ischemic lesion in the rat brain. J Neurosci Res. 2010;88:1223–33.

[3] Jiang L, Newman M, Saporta S, et al. MIP-1alpha and MCP-1 induce migration of human umbilical cord blood cells in models of stroke. Curr Neurovasc Res. 2008;5:118–24.

[4] Lu X, Alshemali S, de Wynter EA, et al. Mesenchymal stem cells from CD34(–) human umbilical cord blood. Transfus Med. 2010;20:178–84

[5] Tanaka N, Kamei N, Nakamae T, et al. CD133+ cells form human umbilical cord blood reduce cortical damage and promote axonal growth in neonatal rat organ co-cultures exposed to hypoxia. Int J Dev Neurosci. 2010;28:581–7.

[6] Jiang T, Vaessen B, Lenvik T, et al. Multipotent progenitor cells can be isolated from postnatal murine bone marrow, muscle, and brain. Exp Hematol. 2002a;30:896–904.

[7] Jiang Y, Jahagirdar B, Reinhardt RL, et al. Pluripotency of mesenchymal stem-cell-derived from adult marrow. Nature. 2002b;418:41–9.

[8] Kazutoshi T, Yamanaka S. Induction of pluripotent stem cells from mouse embryonic and adult fibroblast cultures by defined factors. Cell. 2006;126:663–76.

[9] Robbins RD, Prasain N, Maier BF, et al. Inducible pluripotent stem cells: not quite ready for prime time? Curr Opin Organ Transplant. 2010;15:61–7.

[10] Greggio S, de Paula S, Azevedo PN, et al. Intra-arterial transplantation of human umbilical cord blood mononuclear cells in neonatal hypoxic-ischemic rats. Life Sci. 2014;96:33–9.

[11] Huang HZ, Wen XH, Liu H, et al. Human umbilical cord blood mononuclear cell transplantation promotes long-term neurobehavioral functional development of newborn SD rats with hypoxic-ischemic brain injury. Zhonghua Er Ke Za Zhi. 2013;51:460–6.

[12] Wang XL, Zhao YS, Hu MY, et al. Umbilical cord blood cells regulate endogenous neural stem cell proliferation via hedgehog signaling in hypoxic ischemic neonatal rats. Brain Res. 2013;1518:26–35.

[13] Yamagata M, Yamamoto A, Kato E, et al. Human dental pulp-derived stem cells protect against hypoxic-ischemic brain injury in neonatal mice. Stroke. 2013;44:551–4.

[14] de Paula S, Greggio S, Marinowic DR, et al. The dose-response effect of acute intravenous transplantation of human umbilical cord blood cells on brain damage and spatial memory deficits in neonatal hypoxia-ischemia. Neuroscience. 2012;210:431–41.

[15] Park S, Koh SE, Maeng S, et al. Neural progenitors generated from the mesenchymal stem cells of first-trimester human placenta matured in the hypoxic-ischemic rat brain and mediated restoration of locomotor activity. Placenta. 2011;32:269–76.

[16] Pimental-Coelho PM, Magalhaes ES, Lopes LM, et al. Human cord blood transplantation in a neonatal rat model of hypoxic-ischemic brain damage: functional outcome related to neuroprotection in the striatum. Stem Cells Dev. 2010;19:351–8.

[17] Xia G, Hong X, Chen X, et al. Intracerebral transplantation of mesenchymal stem-cell-derived from human umbilical cord blood alleviated hypoxic ischemic brain injury in rat neonates. J Perinat Med. 2010;38:215–21.

[18] Yasuhara T, Matsukawa N, Yu G, et al. Behavioral and histological characterization of intrahippocampal grafts of human bone mararrow-derived multipotent progenitor cells in neonatal rats with hypoxic-ischemic injury. Cell Transplant. 2006;15:231–8.

[19] Yasuhara, T, Hara K, Maki M, Mays RW, et al. Intravenous grafts recapitulate the neurorestoration afforded by intracerebrally delivered multipotent adult progenitor cells in neonatal hypoxic-ischemic rats. J Cereb Blood Flow Metab. 2008;28:1804–10.

[20] Qu SQ, Luan Z, Yin GC, et al. Transplantation of human fetal neural stem cells into cerebral ventricle of the neonatal rat following hypoxic-ischemic injury: survival, migration and differentiation. Zhongua Er Ke Za Zhi. 2005;43:576–9.

[21] Meier CA, Middelanis J, Wasielewski B, et al. Spastic paresis after perinatal brain damage in rats is reduced by human cord blood mononuclear cells. Pediatr Res. 2006;59:244–9.

[22] de Paula S, Vitola AS, Greggio S, et al. Hemispheric brain injury and behavioral deficits induced by severe neonatal hypoxia-ischemia in rats are not attenuated by intravenous administration of human umbilical cord blood cells. Pediatr Res. 2009;65:631–5.

[23] Riess P, Zhang C, Saatman KE, et al. Transplanted neural stem cells survive, differentiate, and improve neurological motor function after experimental traumatic brain injury. Neurosurgery. 2002;51:1043–52.

[24] Zhao LR, Duan WM, Reyes M, et al. Human bone marrow stem cells exhibit neural phenotypes and ameliorate neurological deficits after grafting into the ischemic brain of rats. Exp Neurol.

2002;174:11–20.

[25] Peled A, Kollet O, Ponomaryov T, et al. The chemokine SDF-1 activates the integrins LFA- 1, VLA-4, and VLA-5 on immature human CD34(+) cells: role in transendothelial/stromal migration and engraftment of NOD/SCID mice. Blood. 2000;95:3289–96.

[26] Yamaguchi J, Kusano KF, Masuo O, et al. Stromal cell-derived factor-1effects on ex vivo expanded endothelial progenitor cell recruitment for ischemic neovascularization. Circulation. 2003;107:1322–8.

[27] Rajantie I, Ilmonen M, Alminaite A, et al. Adult bone marrow-derived cells recruited during angiogenesis comprise precursors for periendothelial vascular mural cells. Blood. 2004;104:2084–6.

[28] Borlongan CV, Lind JG, Dillon-Carter O, et al. Bone marrow grafts restore cerebral blood flow and blood brain barrier in stroke rats. Brain Res. 2004;1010:108–16.

[29] Vendrame M, Gemma C, de Mesquita D, et al. Anti-inflammatory effects of human cord blood cells in a rat model of stroke. Stem Cells Dev. 2005;14:595–604.

[30] Vendrame M, Gemma C, Pennypacker KR, et al. Cord blood rescues stroke-induced changes in splenocyte phenotype and function. Exp Neurol. 2006;199:191–200.

[31] Walker PA, Shah SK, Jimenez F, et al. Intravenous multipotent adult progenitor cell therapy for traumatic brain injury: preserving the blood brain barrier via an interaction with splenocytes. Exp Neurol. 2010;225:341–52.

[32] Leonardo CC, Hall AA, Collier LA, et al. Human umbilical cord blood cell therapy blocks the morphological change and recruitment of CD11b-expressing, isolectin-binding proinflammatory cells after middle cerebral artery occlusion. J Neurosci Res. 2010;88: 1213–22.

[33] Rosenkranz K, Tenbruch M, May C, et al. Changes in interleukin-1 alpha serum levels after transplantation of umbilical cord blood cells in a model of perinatal hypoxic-ischemic brain damage. Ann Anat. 2013;195:122–7.

[34] Bae SH, Kong TH, Lee HS, et al. Long-lasting paracrine effects of human cord blood cells on damaged neocortex in an animal model of cerebral palsy. Cell Transplant. 2012;21: 2497–515.

[35] Waisielewski B, Jensen A, Roth-Harer A, et al. Neuroglial activation and Cx43 expression are reduced upon transplantation of human umbilical cord blood cells after perinatal hypoxicischemic injury. Brain Res. 2012;1487:39–53.

[36] Rosenkranz K, Krumbach S, Tenbusch M, Marcus K, Marschner K, Dermietzel R, Meier C. Transplantation of human umbilical cord blood cells mediated beneficial effects on apoptosis, angiogenesis and neuronal survival after hypoxic-ischemic brain injury in rats. Cell Tissue Res. 2012;348:429–38.

[37] Li J, Zhu H, Liu Y, et al. Human mesenchymal stem cell transplantation protects against cerebral ischemic injury and upregulates interleukin-10 expression in Macaca fascicularis. Brain Res. 2010;1334:65–72.

[38] Dayer AG, Jenny B, Sauvain MO, et al. Expression of FGF-2 in neural progenitor cells enhances their potential for cellular brain repair in the rodent cortex. Brain. 2007;130: 2962–76.

[39] Luan Z, Yin GC, Hu XH, et al. Treatment of an infant with severe neonatal hypoxic-ischemic encephalopathy sequelae with transplantation of human neural stem cells into cerebral

ventricle. Zhonghua Er Ke Za Zhi. 2005;43:580–3.

[40] Cotten MG, Murtha AP, Goldberg RN, et al. Feasibility of autologous cord blood cells for infants with hypoxic-ischemic encephalopathy. J Pediatr. 2014;164:973–979.e1. doi:10.1016/j.peds.2013.11.036.

[41] Committee on Obstetrics Practice: Inappropriate use of the terms fetal distress and birth Asphyxia. Obstet Gynecol. 2005;106:1469–70.

[42] Huang BY, Castillo M. Hypoxic-ischemic brain injury: imaging findings from birth to adulthood. Radiographics. 2008;28:417–39.

[43] Rice JE, Vanucci RC, Brierly JB. The influence of immaturity on hypoxic-ischemic brain damage in the rat. Ann Neurol. 1981;9:131–41.

[44] Johnston MV, Ferriero DM, Vannucci SJ, et al. Models of cerebral palsy; which ones are better. J Child Neurol. 2005;20:984–7.

[45] Derrick M, Drobyshevsky A, Ji X, et al. A model of cerebral palsy from fetal hypoxiaischemia. Stroke. 2007;38(2 Suppl):731–5.

[46] Derrick M, Drobyshevsky A, Ji X, et al. Hypoxia-ischemic causes persistent movement deficits in a perinatal rabbit model of cerebral palsy: assessed by a new swim test. Int J Dev Neurosci. 2009;27:549–57.

[47] Droboshevsky A, Derrick M, Luo K, et al. Near-term fetal hypoxia-ischemia in rabbits: MRI can predict muscle tone abnormalities and deep brain injury. Stroke. 2012;43:2757–63.

[48] Rousset CL, Kassem J, Aubert A, et al. Maternal exposure to lipopolysaccharide leads to transient motor dysfunction in neonatal rats. Dev Neurosci. 2013;35:172–81.

[49] Kannan S, Saadani-Makki F, Balakrishnan B, et al. Magnitude of [(11)C]PK11195 binding is related to severity of motor deficits in a rabbit model of cerebral palsy induced by intrauterine endotoxin exposure. Dev Neurosci. 2011;33:231–40.

[50] Stigger F, Felizzola AL, Kronbauer GA, et al. Effects of fetal exposure to lipopolysaccharide, perinatal anoxia and sensorimotor restriction on motor skills and musculoskeletal tissue: implication for an animal model of cerebral palsy. Exp Neurol. 2011;228:183–91.

[51] Min K, Song J, Kang JY, et al. Umbilical cord blood therapy potentiated with erythropoietin for children with cerebral palsy: a double-blind, randomized, placebo-controlled trial. Stem Cells. 2013;31:581–91.

[52] Chen G, Wang Y, Xu Z, et al. Neural stem-cell-lie cells derived from autologous bone mesenchymal stem cells for the treatment of patients with cerebral palsy. J Transl Med. 2013;11:21.

[53] Wang X, Cheng H, Hua R, et al. Effects of bone marrow mesenchymal stromal cells on gross motor function measure scores of children with cerebral palsy: a preliminary clinical study. Cytotherapy. 2013;15:1549–62.

[54] Li M, Yu A, Zhang F, Dai G, et al. Treatment of one case of cerebral palsy combined with posterior visual pathway injury using autologous bone marrow mesenchymal stem cells. J Transl Med. 2012;10:100.

[55] Luan Z, Liu W, Qu S, Du K, et al. Effects of neural progenitor cell transplantation in children with severe cerebral palsy. Cell Transplant. 2012;21(Suppl 1):591–8.

第17章 新生儿脑卒中的细胞疗法
Cell-Based Therapies in Neonatal Stroke

Masahiro Tsuji　Michael V. Johnston　著

檀雅欣　习杨彦彬 **译** 李炫璇 **校**

一、新生儿脑卒中

（一）定义

新生儿脑卒中又称围产期脑卒中，是指因脑缺血或脑出血导致脑血管堵塞而引起的一系列局灶性或多灶性的脑组织损伤[1]。目前为止，业内对新生儿脑卒中（或围产期脑卒中）的认识、定义或分类尚未达成共识[2]。美国国家儿童健康与人类发展研究所和美国国家神经疾病与脑卒中研究所（美国马里兰州）共同主办的研讨会将缺血性围产期脑卒中定义为：发生在胎龄20周至出生后28天内，由于脑动脉或静脉血栓形成或栓子脱落引起的局部脑血流障碍及脑功能障碍，并且已经通过神经影像学或神经病理学的检查结果证实[2]。该定义将围产期脑卒中与新生儿缺氧缺血性脑病（neonatal hypoxic-ischemic encephalopathy，HIE）区分开来。但是，这两种疾病状态的确具有共同的危险因素和发病机制，并且可以同时存在于同一患病的新生儿中[3, 4]。新生儿脑损伤是一种以急性脑功能障碍为临床特征的新生儿神经系统综合征，涵盖了所有HIE病例和部分新生儿脑卒中病例[3, 5, 6]（图17–1）。新生儿脑卒中与HIE两种疾病在新生儿期的临床表现有所不同，患儿经磁共振成像检查的表现也不尽相同[7, 8]。

（二）发病率

新生儿脑卒中并不罕见，其发病率仅次于老年人，据统计分析，围产期动脉缺血性脑卒中的发生率为1/2300～1/5000[2]，而新生儿脑静脉窦血栓形成的概率在1/100 000～2.7/100 000[1]。在发达国家，新生儿脑损伤的发生率为1/1000～6/1000[6]。统计还发现50%～80%的新生儿脑损伤患者罹患HIE，而在这类病例中5%～10%的患儿还同时患有脑卒中[6]（图17–1）。

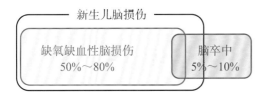

◀ 图 17–1 **新生儿脑卒中患者占新生儿脑损伤患者的 5% ～ 10%**
在新生儿期，部分新生儿脑卒中患儿出现癫痫发作而不伴有脑损伤；另外，约 40% 的新生儿脑卒中患儿没有表现出任何症状

新生儿期以后发生的儿童脑卒中也是一个威胁幼儿健康的严重问题。每年儿童脑卒中的发生率约为 10/100 000～13/100 000，脑血管疾病已经成为导致美国儿童死亡的十大原因之一[9]。但是，由于到目前为止，尚无儿童脑卒中的细胞疗法面世，本章主要讲述正在进行的新生儿脑卒中的细胞疗法。

（三）临床表现

包括新生儿脑卒中在内的新生儿脑损伤的主要临床特征是意识水平低下，这通常与癫痫发作有关[6]。围产期 / 新生儿脑卒中的患儿中约有 60% 会出现早期症状，其中阵挛性和（或）强直性发作最为常见（约占 90%）[4]。其他早期症状包括反复性呼吸暂停和（或）血氧饱和度下降、语气持续改变和意识水平下降；其余 40% 的新生儿脑卒中患儿在新生儿期没有表现出特定症状，只有在出现偏瘫和癫痫发作等症状时才被发现[4]。

（四）治疗

当前对新生儿脑卒中的治疗手段有限，主要是支持治疗[4, 10]。在某些病例中，新生儿脑卒中的发生在产前已有一些表象，而在其他一些病例中却无迹可寻。因此，对于围产期 / 新生儿脑卒中的治疗，使用如组织型纤溶酶原激活物（t-PA）等具有狭窄治疗窗口的治疗是不可行的。在这种情况下，基于细胞的治疗作为包括新生儿脑损伤在内的许多神经系统疾病的新疗法，越来越引起人们的关注[11]。这不仅是因为干细胞可能的再生特性，还由于干细胞作用的治疗时间窗口较长。在新生儿和成年动物的研究中，已有 1000 多种针对缺血性脑损伤的治疗方法被报道出具有神经保护作用[12]。尽管这 1000 多种候选疗法中的 100 多种已经用于临床试验以检测其疗效，但是在临床试验中仅有两种疗法表现出了确切的临床疗效：t-PA 治疗成人脑卒中和亚低温治疗新生儿脑损伤。从临床角度来看，即使在实验动物情况控制良好的研究中，这些治疗的干预 / 给药时间窗口也很短，大多数治疗只能在受损伤之前开始实施才可以发挥神经保护作用。尽管某些疗法在脑损伤发生后的治疗中显示了神经保护作用，但其治疗时间窗仅限于损伤后最初的几小时内。有趣的是，在动物研究中，即使在脑损伤数日后给予细胞疗法，结果发现也仍具有神经保护作用[13, 14]。

二、细胞疗法的临床前研究

（一）概述

自 1996 年 Elsayed 等发表了第一篇关于围产期 / 新生儿脑损伤细胞疗法领域的报道以来，迄今为止已有 50 余篇关于该领域的研究文章在英文期刊中发表[15]（表 17-1 至表 17-3）。这些研究中，绝大多数研究者都使用了新生儿 HIE 的啮齿动物模型，而在模拟新生儿脑卒中的啮齿动物模型中，只有 4 项研究被发表[16-19]（表 17-2）。尽管有一些研究团队正在研究细胞疗法对大型动物围产期 / 新生儿脑损伤模型的影响，但目前尚无研究报道（仅见会议报道和个人交流的摘要），也没有关于新生儿脑卒中动物模型研究的报道。

表 17-1　新生儿缺氧缺血性脑损伤模型的研究综述

研究组		实验动物	来源	细胞类型	计量	时间[a]	给药途径	研究时长	改善（组织形态）	改善（行为表现）	作者
	1	P7大鼠	胎儿大脑	皮质	一块	7天	i.c.	6周	no	NA	Elsayed 等[15]
	2	新生大鼠	胎儿大脑	皮质	一块	3天	i.c.	12周	NA	yes	Jansen 等[20]
A	3	P7小鼠	小鼠	NSC	1×10^{7}	7天	i.c.	12周	yes	NA	Park 等[21]
A	4	P7小鼠	小鼠	NSC	$(0.4\sim1.6)\times10^{5}$	3天	i.c.	4周	NA	NA	Park 等[25]
A	5	P7小鼠	小鼠	NT3-NSC	约3×10^{5}	3天	i.c.		NA	NA	Park 等[26]
A	6	P7小鼠	人类，小鼠	NSC	约3×10^{5}	3天	i.c.	10周	NA	NA	Imitola 等[27]
	7	P7大鼠	小鼠源胎鼠	MASC	5×10^{4}	24h 或 5天	i.c.	3周	NA	NA	Zheng 等[28]
B	8	P7大鼠	大鼠骨髓（BM）	MAPC	2×10^{5}	7天	i.c.	3周	NA	yes	Yasuhara 等[29]
B	9	P7大鼠	小鼠骨髓（BM）	MAPC	2×10^{5}	7天	i.c. 或 i.v.	3周	yes	yes	Yasuhara 等[24]
B	10	P7大鼠	hUCB	MNC + 甘露醇	1.5×10^{4}	7天	i.v.	3周	NA	yes	Yasuhara 等[13]
C	11	P7大鼠	hUCB	MNC	1×10^{7}	24h	i.p.	2周	NA	yes	Meier 等[23]
C	12	P7大鼠	hUCB	MNC	1×10^{7}	24h	i.p.	2周	NA	NA	Rosenkranz 等[30]
C	13	P7大鼠	hUCB	MNC	1×10^{7}	24h	i.p.	6周	yes	NA	Geißler 等[31]
C	14	P7大鼠	hUCB	MNC	1×10^{7}	24h	i.p. 或 i.t.	7周	yes	yes	Wasielewski 等[32]
C	15	P7大鼠	hUCB	MNC	1×10^{7}	24h	i.p.	2周	yes	NA	Rosenkranz 等[33]
C	16	P7大鼠	hUCB	MNC	1×10^{7}	24h	i.p.	2周	NA	NA	Rosenkranz 等[34]
	17	P7小鼠	小鼠的胚胎干细（ES）	胚胎干细胞来源的细胞	1×10^{4}	2～3天	i.c.	8个月	yes	yes	Ma 等[35]
	18	P7大鼠	胎鼠大脑	NSC+ChABC	2×10^{5}	24h	i.c.	8d	yes	NA	Sato 等[36]
D	19	P7大鼠	hUCB	MNC	1×10^{7}	24h	i.v.	3周	no	no	de Paula 等[37]

（续表）

研究组	实验动物	细胞 来源	细胞 类型	计量	时间a	给药途径	研究时长	改善 组织形态	改善 行为表现	作者
D	P7大鼠	hUCB	MNC	1×10^6、1×10^7、1×10^8	24h	i.v.	8周	yes	yes	de Paula 等[38]
D	P7大鼠	hUCB	MNC	1×10^6、1×10^7	24h	动脉注射	9周	no	yes	Greggio 等[39]
	P7大鼠	人类骨髓（BM）	MSC	1×10^6	72h	心内注射	6周	no	yes	Lee 等[40]
	P7大鼠	人类胚胎干细胞（ES）	NSC	1.5×10^5	24h	i.c.	4周	no	yes	Daadi 等[41]
	P7大鼠	hUCB	MSC	1×10^5	3天	i.c.	4周	yes	yes	Xia 等[42]
	P7大鼠	hUCB	MNC	2×10^6	3h	i.p.	7d	yes	yes	Pimentel-Coelho 等[43]
E	P9小鼠	小鼠骨髓（BM）	MSC	1×10^5	3天或10天	i.c.	4周	yes	yes	van Velthoven 等[44]
E	P9小鼠	小鼠骨髓（BM）	MSC	5×10^5	10天	鼻内给药	4周	yes	yes	van Velthoven 等[45]
E	P9小鼠	小鼠骨髓（BM）	MSC	1×10^5	3天或3天+10天	i.c.	4周	yes	yes	van Velthoven 等[46]
E	P9小鼠	小鼠骨髓（BM）	MSC	1×10^5	3天、10天或3天+10天	i.c.	4周	yes	NA	van Velthoven 等[47]
E	P9小鼠	小鼠骨髓（BM）	MSC	1×10^5	3天+10天	i.c.	4周	yes	yes	van Velthoven 等[48]
E	P9小鼠	小鼠骨髓（BM）	MSC	0.25×10^6、0.5×10^6、1×10^6	3天、10天、17天或3天+10天	鼻内给药	9周	yes	yes	Donega 等[14]
E	P9小鼠	小鼠骨髓（BM）	GM-MSC	5×10^5	10天	鼻内给药	4周	yes	yes	van Velthoven 等[49]
E	P9小鼠	小鼠骨髓（BM）	MSC	1×10^6	10天	鼻内给药	2周	yes	NA	Donega 等[50]
F	P10大鼠	小鼠	NSC	5×10^5	3天	i.c.	58周	NA	NA	Obenaus 等[51]
F	P10大鼠	人	NSC	约2.5×10^5	3天	i.c.	13周	yes	yes	Ashwal 等[52]

（续表）

研究组		实验动物	细胞		计量	时间 a	给药途径	研究时长	改善		作者
			来源	类型					组织形态	行为表现	
	36	P7大鼠	大鼠胚胎	NSC、VEGF-NSC	$1×10^5$	3天	i.c.	5周	yes	yes	Zheng 等 [53]
	37	P7大鼠	hUCB	MNC	$1×10^7$	24h	i.v.	10周	yes	yes	Bae 等 [54]
	38	P2小鼠	小鼠胚胎干细胞（ES）	NPC	$2×10^5$	48h	i.c.	3周	NA	yes	Shinoyama 等 [55]
	39	P5小鼠	hDP	SHED	$2×10^5$	24h	i.c.	8周	yes	yes	Yamagata 等 [56]
	40	P7大鼠	hDP	hDP干细胞	$1×10^5$	3天	i.c.	5周	yes	yes	Fang 等 [57]
G	41	P7大鼠	hUCB	MNC	$3×10^6$	24h	i.c.	2周	yes	NA	Wang 等 [58]
G	42	P7大鼠	hUCB	MNC	$3×10^6$	24h	i.c.	4周	yes	NA	Wang 等 [59]
	43	P3大鼠	hUCB	MSC	$1×10^6$	0天、1天和2天	i.p.	4周	yes	yes	Zhu 等 [60]
	44	P7小鼠	新生小鼠	脾细胞	$5×10^6$	3周	i.v.	3周	NA	no	Wang 等 [61]
	45	P8小鼠	大鼠骨髓（BM）	MSC、MNC	$1×10^5$	48h	i.p.或i.v.	24h	NA	NA	Ohshima 等 [62]

以上列表内不包括，在脑损伤之前给予细胞移植移植治疗的研究，以及非英语文献的研究

A～G 每个字母表示同一研究组；P. 出生几天；BM. 骨髓；hUCB. 人脐血；ES. 胚胎干细胞；hDP. 人牙髓；NSC. 神经干细胞；NT3-NSC. 神经营养素-3转染的神经干细胞；MASC. 乳腺上皮干细胞；MAPC. 多能成体祖细胞；MNC. 单核细胞；ChABC. 硫酸软骨素酶ABC；MSC. 间充质干细胞；VEGF-NSC. 血管内皮生长因子转染的神经干细胞；SHED. 干细胞来源于人脱落的乳牙；i.c.. 颅内；i.v.. 静脉注射；i.p.. 腹腔内注射；NA. 没有评估；yes. 代表在文献中所做的几个检查里至少有一个检查是因为经过细胞治疗而改善的，或者在几个测试方案中至少有一个治疗方案是有益的；no. 代表文献中所做的几个检查里没有一个检查是因为经过细胞治疗而前改善的，或者在几个测试方案中没有一个治疗方案是有益的

a. 表示受伤后给药的时间

表 17-2 新生儿脑卒中模型研究报告综述

研究组	模型	实验动物	细胞		计量	时间ᵃ	给药途径	研究时长	改善		作 者
			来源	类型					组织形态	行为表现	
1	永久的 CCAO	P12 小鼠	小鼠的胚胎干细胞（ES）	NSC	1×10^5	2 天或 7 天	纹状体内注射	4 周	yes	no	Comi 等[16]
2	永久的 MCAo	P10 大鼠	hUCB	MSC	1×10^5	6h	心内注射	4 周	yes	yes	Kim 等[17]
3	暂时的 MCAo	P10 大鼠	大鼠骨髓（BM）	MSCᵇ	1×10^6	3 天	鼻内给药	4 周	yes	yes	van Velthoven 等[18]
4	永久的 MCAO	P12 小鼠	hUCB	CD34⁺ 细胞	1×10^5	48h	i.v.	7 周	yes	no	Tsuji 等[19]

P. 出生儿天；CCAC 颈总动脉结扎术；MCAo. 大脑中动脉阻塞；ES. 胚胎干细胞；BM. 骨髓；NSC. 神经干细胞；MSC. 间充质干细胞；hUCB. 人类脐带血；i.v. 静脉注射；yes 代表在文献中所做的几个检查里至少有一个治疗方案中至少有一个测试方案是因为经过细胞治疗而改善的；no. 代表在文献里所做的几个检查里没有一个检查里因为经过细胞治疗是有益的
a. 表示受伤后给药时间；b 表示过表达脑源性神经营养因子的 MSC

表 17-3 兴奋性毒性脑损伤模型研究的综述

研究组	实验动物	细胞		计量	时间ᵃ	给药途径	研究时长	改善		作 者
		来源	类型					组织形态	行为表现	
1	P5～P7 大鼠	人类胚胎生殖干细胞（EG）	NSC	1.5×10^5	3 天	脑胼胝体旁，脑室内	10 天	yes	NA	Mueller 等[63]
2	P7 大鼠	小鼠的胚胎干细胞（ES）	胚胎干细胞	1×10^6	8 天	纹状体内注射	2 周	NA	NA	Vadivelu 等[64]
3	P5 大鼠	新生小鼠	MSC		1 天	病变附近		yes	yes	Chen 等[65]
4	A	小鼠胚胎的大脑	NDP	3×10^5	4h 或 72h	对侧半球给药	5 个月	yes	yes	Titomanlio 等[66]
5	A	hUCB	MNC	1×10^6、3×10^6、1×10^7	0h 或 24h	i.p. 或 i.v.	5 天	no	NA	Dalous 等[67]

A 表示同一个研究～组；P. 出生儿天；EG. 胚胎生殖干细胞；ES. 胚胎干细胞；NSC. 神经干细胞；NDP. 神经球分化的前体细胞；MNC. 单核细胞；MSC. 间充质干细胞；hUCB. 人脐带血；i.p. 腹腔内注射；i.v. 静脉注射；NA. 没有评估；yes 代表在文献中所做的几个检查里至少有一个测试方案是因为经过细胞治疗而改善的，或者在文中所测试方案中至少有一个是有益的；no. 代表在文献中所做的几个检查里没有一个检查是经过细胞治疗的
a. 表示受伤后给药的时间

在这个研究领域自 1996 年以来的第一个 10 年间，研究了对胎儿大脑或神经干细胞（neural stem cell，NSC）的脑内移植[20, 21]（表 17-1）。Guan 等在 2004 年非英文期刊中首次报道了通过腹膜内注射细胞进行全身给药的研究[22]，2006 年 Meier 等在英文期刊中首次报道了经腹膜内注射治疗的研究[23]。Yasuhara 等[24] 首次报道了通过静脉注射全身给药的临床途径的可行性。此外，Guan 等首次报道了运用间充质干细胞（mesenchymal stem cell，MSC）对新生儿脑损伤模型的影响，Meier 等率先报道了单核细胞（mononuclear cell，MNC）对新生儿脑损伤模型的影响。进入到该研究领域的第二个 10 年，已有使用颅内移植或全身使用干细胞进行治疗的大量研究报道。而关于细胞疗法的供体细胞这方面的研究，学者们聚焦于人脐带血（human umbilical cord blood，hUCB）和源自啮齿动物骨髓（bone marrow，BM）的 MSC 和 MNC 部分，研究者们对这些来源的细胞展开了全面广泛的研究。在许多此类研究中，MNC 是可以用不同方式进行输注，采用了不同的途径进行移植，而 MSC 多是经颅内移植。

hUCB-MNC 人脐带血单核细胞（hUCB-MNC）人脐带血（hUCB）单核细胞（MNC）包含许多干细胞类型，如造血干细胞、内皮祖细胞和间充质干细胞（MSC）[68-70]。据研究表明 hUCB-MNC 中一部分细胞亚群可能会分化成为神经细胞[71]。而且与成人外周血 MNC 相比，hUCB-MNC 会分泌更高水平的营养因子，如脑源性神经营养因子（BDNF）和神经营养素 –4/5（Neurotrophin-4/5，NT-4/5）[72]。

MSC 骨髓间充质干细胞 MSC 存在于骨髓、脂肪组织、羊膜组织和脐带血（UCB）中。MSC 易于获得，是具有多向分化潜能的成体干细胞，除了能够分化为中胚层细胞系，如脂肪细胞、骨骼肌成肌细胞、软骨细胞和成骨细胞，还可以诱导分化成非中胚层的细胞组织，如神经胶质细胞[69, 73]。此外，MSC 还有同种异体（非自体）移植低免疫原性、无致瘤性[74] 等优点。

动物模型 目前尚无广泛应用的新生儿脑卒中模型。部分脑卒中动物模型为短暂或永久单侧大脑中动脉闭塞（MCAo）[75-78]，有些为颈总动脉闭塞（CCA）[79, 80]，其他一些颈总动脉（CCA）和大脑中动脉（MCA）同时闭塞[81]。另外，啮齿动物新生儿脑损伤的模型是使用出生后 7～12 天（P7～P12）的大鼠或小鼠幼崽，因为很多人认为，这些幼崽在脑成熟方面与人类刚出生第 1 天的新生儿相当[82]。

本章的重点虽然是新生儿脑卒中，但为什么文中简要总结了研究组在新生儿 HIE 啮齿动物模型中获得的数据？这是因为啮齿动物模型的新生儿脑卒中和新生儿 HIE 形成了一个连续的缺氧 – 缺血路径，即从一个更缺氧的状态到缺血的病理生理学损害的状态，同时，这种现象也发生在临床环境中。在以往研究中，有一种广泛使用的新生儿 HIE 啮齿动物模型叫 Rice-Vannucci 模型，具有上述混合的组织病理学，并有约 1/2 的幼崽表现出有局灶性脑卒中和缺氧缺血损害[83]。Rice-Vannucci 模型建立方法为，首先对动物进行永久性单侧颈总动脉闭塞（CCAO），然后将全身暴露在 8%～10% 的 O_2 中缺氧 30min 至 4h[83, 84]。

（二）新生儿脑卒中模型的研究：4 项报告

关于对新生儿脑卒中啮齿动物模型细胞疗法的 4 项研究已总结在表 17-2 中。

Comi 等首次在新生儿脑卒中模型中报道了干细胞的治疗作用[16]。他们使用的干细胞是小鼠胚胎干细胞来源的 NSC。他们首先对出生 12 天的 CD1 小鼠进行永久性单侧颈总动脉闭塞，并在闭塞后第 2 天或第 7 天将制备好的 1×10^5 个 NSC 的悬浮液注入小鼠损伤侧的纹状体内。相比较在闭塞后第 28 天的非治疗组或对照治疗组的幼崽，NSC 治疗组幼崽在第 2 天出现较少的严重脑半球萎缩。另外，注射 NSC 的 10 只幼崽中有 3 只发生了局部肿瘤。

Kim 等报道了间充质干细胞移植对进行永久性单侧大脑中动脉闭塞出生 10 天的 Sprague-Dawley 大鼠[17]的影响。闭塞 6h 后，研究团队将脐带血衍生的 MSC（1×10^5 个细胞）注入模型大鼠的同侧脑室。他们发现 MSC 移植提高了 MCAo 大鼠的存活率和体重。Kim 等在 MCAo 术后的第 3 天、第 7 天和第 28 天进行了 MSC 移植，同时用 MRI 测量这 3 个时间点的脑梗死体积。另外，MRI 还可以显示移植的超顺磁性氧化铁标记的 MSC 的存在，一直到移植后第 28 天。Kim 的研究团队通过进行转棒试验和圆筒试验，发现通过干细胞移植的 MCAo 大鼠的功能缺陷得到部分改善。他们还发现 MSC 移植后，MCAo 半暗区的凋亡细胞死亡、反应性小胶质细胞和星形胶质细胞增多，并且只有少数移植的 MSC 被标记为神经元或星形胶质细胞。另外，作者认为，MSC 治疗脑损伤的主要机制可能是营养因子表达增加所介导的抗炎作用。

Van Velthoven 等发表了几项关于 HIE 小鼠模型中小鼠骨髓来源 MSC 作用的研究，最近他们研究了 MSC 在新生儿脑卒中[18]大鼠模型中的作用。他们使用出生 10 天的 Sprague-Dawley 大鼠进行短暂的 MCAo 手术。在 MCAo 后第 3 天，通过鼻腔注射 1×10^6 个大鼠骨髓间充质干细胞。证明了在 HIE 模型中[45]，鼻腔内注射 MSC 可以迁移到大脑中。单独使用 MSC 或过度表达 BDNF 的 MSC 在 MCAo 后第 28 天同样减少梗死面积和运动缺陷［圆筒试验和移物黏附能力试验（adhesive removal test）的结果］。虽然缺血性脑损伤不能诱导同侧纹状体和室管膜下区的细胞增殖，但 MSC 治疗可诱导 MCAo 后第 3 周的长期细胞增殖。结合他们在 HIE 模型中的观察，作者认为移植的 MSC 通过分泌和刺激几种生长和分化因子的分泌来诱导修复，从而刺激内源性神经发生和血管生成[47]。

本章的作者之一研究了 hUCB CD34+ 细胞（造血干细胞 / 内皮祖细胞）对出生 12 天免疫功能低下并进行永久性 MCAo 小鼠（严重联合免疫缺陷小鼠）的影响[19]。我们在 MCAo 后 48h 静脉注射 1×10^5 hUCB CD34+ 细胞。细胞疗法改善了 MCAo 后 24h 梗死区的脑血流量情况，但不改变第 7 天或第 7 周时的脑血流情况。半球体积损失减小，MCAo 后第 7 周细胞处理可增加梗死周围血管的平均直径。细胞疗法对脑组织丢失的保护作用显著，但相对较小，且无一例细胞疗法小鼠表现出明显的改善，提示其改善可能存在一定的局限性。这意味着细胞疗法可以挽救和（或）恢复缺血半暗区，而不是缺血核心。另外，通过转棒试验和旷场试验发现 hUCB CD34+ 移植并不能显著改善行为缺陷。静脉注射 24h 后脑内很少能发现 hUCB 细胞。我们认为 CBF 在梗死周围区域的瞬时增强是 hUCB CD34+ 细胞发挥作用的机制之一。

从上面讨论的 4 项研究中似乎很难得出结论，并且目前还没有开发出一种用于新生儿脑卒中的细胞疗法的最佳方案。然而，这 4 项研究表明，即使在脑损伤后数小时或数天移植细胞，其仍有发挥神经保护作用的潜力。

（三）新生儿神经元兴奋性毒性损伤模型研究：5 项报告

研究表明神经元兴奋性毒性损伤与新生儿脑卒中和 HIE 在病理生理过程中激活的一系列损伤有关[85]。5 项研究报道细胞疗法对神经元兴奋性毒性损伤啮齿动物模型的作用，而这种模型的脑损伤是通过脑内注射兴奋性毒性化合物（如谷氨酸类似物）诱导的[63-67]。关于这方面的研究均汇总在表17-3 中。

Mueller 等在注射 N- 甲基 -D- 天冬氨酸（N-methyl-D-aspartate，NMDA）受体激动药喹啉酸 3 天后，将人类胚胎生殖细胞来源的干细胞移植到大脑[63]。移植细胞亚群表达出神经元和神经胶质细胞标志物的现象，并且一部分恢复补充了纹状体神经元。有趣的是，病变脑中 hNSC 的存活率是假手术对照组的 5 倍。

Vadivelu 等在 NMDA 注射 8 天后，将小鼠 ES 来源的祖细胞移植到损伤的纹状体中[64]。移植细胞分化为神经细胞，并产生内皮细胞。产生的内皮细胞与宿主细胞整合形成血管。与成年动物不同的是，进行短暂 MCAo 手术的未成熟大鼠缺血区的内皮细胞增殖和血管密度受到限制[86]。因此，促进新生儿脑卒中后的血管生成可能是一种很有前景的治疗策略。

Chen 通过颅内注射谷氨酸类似物建立神经损伤模型，并在建模 1 天后在颅内注射 MSC[65]。MSC 治疗增加了胼胝体的抗髓鞘免疫反应性，提高了到达受损区域和进行修复的能力。但是这项研究没有证据表明 MSC 能分化为神经表型。

Titomanlio 等在注射鹅膏蕈氨酸（ibotenate acid，IA）的 4h 或 72h 后，通过颅内注射神经球衍生的前体[66]。实验结果发现：早期（4h）和晚期（72h）细胞移植都降低了脑损伤和记忆损伤的程度。尽管移植细胞最终死亡，但移植细胞可以分化为少突胶质细胞和神经元。

与 Titomanlio 同一研究组的 Dalous 团队研究了 hUCB-MNC 对脑损伤的影响[67]。当脑损伤后立即或 24h 后腹腔内注射 MNC 时，低细胞剂量（1×10^6 个细胞）减少了皮质的病变大小，但高细胞剂量（1×10^7 个细胞）在脑损伤后 5 天增加了白质的病变范围。当静脉注射 MNC 时，两种细胞剂量对病变大小均无显著影响。

（四）机制

以细胞为基础治疗新生儿脑损伤可能的作用机制大致可以分为两类：旨在细胞替代的治疗和旨在有其他有益效果的治疗。第一类，细胞治疗的研究目的是使移植的细胞在大脑中存活，分化为神经细胞谱系，并重建足够的神经网络和形成突触[15, 20]，和对源自于 ES 细胞或诱导多能干细胞的 NSC 的研究[21, 55]，以及一些非 NSC 的研究，如 MSC。在多数研究中，组织和细胞直接注入大脑，进入脑实质、脑室或脑脊液。第二类，细胞治疗的研究目的是使移植的细胞能够刺激内源性神经发生和（或）血管生成、分泌营养因子、调节炎症 / 免疫反应和（或）增加 CBF。第二类的许多实验包括对 MNC、MSC、多能成体祖细胞（MAPC）和 CD34+ 细胞研究[24]。细胞被注射进入血液或者组织。从新生儿 HIE 和成人脑卒中动物模型的研究积累的证据表明，细胞疗法具有上述所有作用机制的能力。任何类型的细胞疗法对损伤的大脑有多种影响，这种多能性是其长治疗时间窗口的基础，从而使其能够转化为临床用途。

为了开发基于细胞的治疗方法，无论假设的作用机制是什么，了解儿童脑缺血损伤后神经发生和血管生成的机制是很重要的。对未成熟啮齿动物的几项研究表明，HI 损伤促进了室管膜下区（SVZ）的细胞增殖[87, 88]。不同的研究对新生儿 HI 后增殖细胞向神经元分化的速度存在不同的结论[89]。只有一项研究探讨了新生儿脑卒中[90]后的神经发生。Kadam 等在 P12 CD1 小鼠进行永久性单侧 CCAO 术 6～8 天后注射 5-溴脱氧尿嘧啶核苷（BrdU）用来标记新生细胞。与假手术组相比，新生儿缺血显著降低了海马齿状回中来自粒下区（SGZ）的新细胞的细胞计数，增加了纹状体和新皮质中的计数，研究员猜测这些计数可能来自 SVZ。新生儿脑缺血损伤后依然维持了细胞系的储备形式，主要包括假手术组中观察到的海马神经元和纹状体和新皮质中的非神经元。这些观察结果与 Zhu 等研究 P9C57BL/6 小鼠 HI 的数据基本一致[91, 92]。

（五）治疗方案

细胞疗法的最佳方案在新生儿 HIE 模型或成人脑卒中模型中尚不清楚，其中与新生儿脑卒中模型相比，已经做了更多的研究。细胞类型、剂量、损伤后的时间窗和给药途径是设计最有效、最可行的临床应用方案的关键问题。

细胞类型 没有研究比较不同细胞类型对新生儿脑损伤模型的影响。一项在成年小鼠永久性 MCAo 模型中的研究，比较了 BMSC 和 BM-MNC 的作用[93]。细胞移植到同侧纹状体，结果显示 BMSC，而非 MNC，广泛迁移到梗死周围地区。大约 20% 的移植 MSC 表达神经元标记物 NeuN，而 1.4% 的移植 MNC 表达 NeuN。这些结果可能表明 MSC 比 MNC 更有利。然而，MNC 在临床应用中还有其他潜在的好处，因为 MNC 在从 UCB 或 BM 校正后可以很容易地通过密度梯度分离的方法分离出来，而 MSC 在大多数案例中需要进行牛血清的体外培养。

细胞剂量 一些针对新生儿脑损伤模型的研究比较了不同的细胞剂量带来的影响。其中一些研究结果表明，更高剂量的细胞对治疗更有益[14, 38, 39]，然而另外一些研究并没有证实该结果[67]。

脑损伤后的治疗时间窗 在新生儿脑损伤模型中，对治疗时间窗的研究非常有限。Van Velthoven 等发现，在 HI 损伤 3 天或 10 天后，MSC 治疗也是同样有益[14, 44, 46, 47]，但在损伤后第 17 天，MSC 治疗没有表现出明显的疗效。Comi 等人等证明在 CCAO 术 2 天后，进行 NSC 移植，细胞疗法是有效的，但在损伤 7 天后再进行细胞治疗无效[16]。在兴奋性毒性模型中的 2 项研究对比，脑损伤后 4h 给药与 72h 给药，损伤后立即给药与损伤后 24h 给药的效果，结果表明药物治疗没有时间依赖性[66, 67]。另外一项研究表明，HI 损伤后 24h 至 5 天内，移植的多能星形细胞干细胞的特性无差异[28]。

给药途径 很少有新生儿脑损伤模型的研究探讨不同给药途径对病变的影响。结果表明，静脉注射 UCB-MNC 和腹腔注射 UBC-MNC 对病变的影响是不同的[67]。与之相反的是，有两项研究表明不同途径给药的细胞疗法有同样的治疗效果，这两项研究的不同给药途径对比分别为：静脉注射与脑内注射的对比[24]，腹腔注射与椎管内注射对比[60]。相当多的研究表明，尽管供体细胞在大脑中存活的数量和时间有限[19, 24, 43, 47]，但细胞疗法仍可带来有益的治疗效果。另外，还有两项关于新生儿兴奋性毒性和新生儿 HI 脑损伤模型的研究，比较了静脉注射和腹腔注射后全身细胞的分布情况^[62,67]。相比于腹腔注射，静脉注射后在大脑中检测到的细胞量更多。然而，即使静脉注射，在大脑中检测到的细胞数量也相对较低，而在肺、肝和脾中可以检测到大量的细胞聚集。在幼龄灵长类动物 MCAo 的研究中，科学家也发现了相同的系统细胞分布模式[62]。

如上所述，除了数量有限的证据外，研究结果通常相互矛盾。出现这种情况的原因可能是研究使用了不同的损伤模型、菌株、损伤程度、供体细胞、评估方法和时间点等。所以，有必要开展更多的研究来找到最佳的方案，以供临床应用。

（六）细胞疗法对年龄不同的影响

众所周知，新生儿大脑和成人大脑在神经变性和神经修复方面是不同的，这一概念在细胞疗法中也是适用的。供体细胞（给药细胞）和受体大脑的特征都有动态的年龄结构变化。例如，移植的 hUCB-NSC 在未受损的新生大鼠脑中存活的时间比在未受损的成年大鼠脑中存活的时间长[94]。因此，在将成人脑卒中研究中的治疗依据转化为新生儿脑卒中时，应谨慎行事。

三、细胞疗法的临床研究

（一）概述

美国国家卫生研究所（ClinicalTrials.gov）网站列出了一项新生儿或儿童脑卒中细胞疗法的临床试验，项目号为 NCT01700166（表 17-4）。这是针对 6 周至 6 岁儿童产前或围产期脑卒中的 I 期试验，并且有 HIE 病史的儿童被排除在这个实验之外。研究人员会将纳入实验儿童的自体 UCB 通过静脉注射给自身。然而，由于首席研究员的离职，这一实验已在登记前被撤回。

在将成人脑卒中的临床前和临床研究结果转化为新生儿和儿童脑卒中时，应谨慎行事。新生儿脑卒中和成人脑卒中在许多方面是不同的，如背景危险因素、病理生理学和修复过程等[10]。研究人员通常认为新生儿更能抵抗脑缺血造成的损伤，并且有更高的修复损伤的潜力。然而，这些假设并不总是正确的，如与晚期脑卒中的儿童相比，早期脑卒中儿童的表现更差[95]。

（二）脑损伤急性期的临床试验

然而开展儿童脑卒中急性期治疗的临床试验是非常困难的。因为缺乏患者权责，一项使用 t-PA 治疗儿童脑卒中的 I 期临床研究（NCT01591096）因患者数目太少而被迫终止。本研究设计为 2—17 岁儿童在急性动脉缺血性脑卒中发作 4.5h 内进行静脉注射 t-PA 治疗。儿童脑卒中的发病率低和发病时间不明确等先天因素使临床试验难以进行。

新生儿脑卒中急性期治疗的临床试验可能比儿童脑卒中更容易进行。不仅因为新生儿脑卒中的发病率较高，集中在围产期，还有患病婴儿在发现疾病时就在已经在医疗机构内可以被及时发现。然而，新生儿脑卒中的临床试验比新生儿 HIE 的临床试验更难进行。与新生儿 HIE 相比，新生儿脑卒中的发病往往是模糊不清的。新生儿脑卒中的症状通常比新生儿 HIE 轻，多达 40% 的新生儿脑卒中在新生儿期未被识别[4]。

在美国国家卫生研究所中没有列出新生儿脑卒中急性期细胞疗法的临床试验。如上所述（见"定义"），通常新生儿脑卒中和新生儿 HIE 很难清楚地区分[96]。一些"新生儿 HIE"临床试验的参与者可能同时患有新生儿脑卒中。有趣的是，当具有里程碑意义的全身低温治疗临床试验首次发表时，参与的患病婴儿被称为 HIE 新生儿[97]。几年后，这个队列的后续研究发表了题为"新生儿脑病低温治疗后的儿童结局"的报道[98]。这篇文章中部分新生儿脑病的婴儿也有患有局灶性脑卒中[3]。因此，本文简要回顾了新生儿 HIE 的临床研究。

美国国家卫生研究所列出了三项新生儿 HIE 临床试验：NCT00593242、NCT01506258、NCT01649648（表 17-5）。3 个试验均在婴儿出生后几天内使用自体 UCB 进行静脉注射。试验项目 NCT00593242（首席调查员 Dr. Cotton，美国杜克大学）使用非保留体积和红细胞减少的 UCBC，而试验项目 NCT01506258（墨西哥大学医院 Dr. Mancias-Guera 和墨西哥 Dr. Jose E Gonzalez）使用非保留 CD34+ UCBC。试验项目 NCT01649648（Dr. Lee，新加坡国立大学医院）治疗方案的细节没有记录在临床试验中。这 3 个试验都是小型的非随机试验，因此细胞疗法的效果还不清楚。目前只 NCT00593242 已完成，结果已发表[99]。Cotten 和同事招募了经过低温治疗的 23 例患有 HIE 的婴儿，然后他们静脉注射 UCBC［最多 4 剂，$(1 \sim 5) \times 10^7$ 个细胞剂量，约产后 72h］，实验过程中未发现明显的输液反应。在 23 例婴儿中，18 例婴儿使用 Bayley 婴儿发育量表（Bayley Ⅲ）评估 1 年神经发育结果，其中有 13 例婴儿（72%）的 Bayley 评分≥85 分。在研究期间，82 例婴儿没有可用的 UCB，而 HIE 经过了低温治疗。在 82 例婴儿中，46 例接受了评估，19 例（41%）的 Bayley 评分≥85。值得注意的是，接受 UCBC 治疗的婴儿中有 26% 是院外出生（分娩后从外地医院转入），而未接受 UCBC 移植的低温治疗的婴儿有 88% 是院外出生。院外出生婴儿往往比院内出生新生儿结局差，因此移植 UCBC 的益处可能被夸大了。不可否认的是，该试验表明自体 UCBC 输注治疗新生儿 HIE 是安全可行的，并可能改善预后，这需要进行随机双盲研究。此外，一项与杜克大学几乎相同的 Ⅰ 期实验即将在日本开始（主要调查员为大阪市立大学的 Dr. Shintaku）。

一项临床试验（NCT01121328）主要针对不足 34 周生产的早产新生儿开展（表 17-5）。自体 UCB 单核细胞在婴儿出生后的前 14 天内注入。

hUCBC 的特性可能会被几个因素改变，如胚胎龄和围产期窒息[100, 101]。例如，Aly 等发现尽管在健康新生儿和围产期窒息的足月新生儿之间 UCB-MNC 计数没有差异，但 hUCB-MSC 的神经元分化在窒息新生儿中更为明显[102]。与成人外周血相比，窒息新生儿的脐带血中性粒细胞凋亡受损，说明缺氧可降低中性粒细胞凋亡[103]。在 HIE 足月儿中，淋巴细胞计数升高，尽管计数会迅速正常化[104]。这些改变可能对接受 UCB 治疗的婴儿有益或有害。

在 ClinicalTrials.gov 网站上，有两个分别为 Ⅰ 期和 Ⅱ 期的临床试验，NCT00254722 和 NCT01851083（表 17-5），作为儿童创伤性脑损伤的急性期细胞疗法，这 2 项试验的主要研究者和实验方案相同。目前 Ⅰ 期试验已完成，其结果已发表[105]。这个试验是对 10 例 5—14 岁严重 TBI 患儿进行自体 BM-MNC 治疗，研究者对发生 TBI 的儿童在受伤 48h 内按每千克体重静脉注射 6×10^6 个细胞。骨髓采集和细胞输注过程中，受伤儿童并没有发生相关的不良反应。因为这是一个 Ⅰ 期试验，没有对照

表 17-4　新生儿脑卒中和脑瘫儿童慢性期治疗临床试验研究的综述

		美国国家卫生研究所 项目号	阶段	状态	诊断	参与者 人数	年龄	分组	随机	来源	细胞 类型	计量	给药方式	实验地点
[1]		NCT01700166	I	撤回	产前和围产期脑卒中	10	6周龄至6岁	1	-	auto	UCB	NA	i.v.	美国[a]
1		NCT01019733	NS	完成并发表	CP伴围产期缺氧缺血	18	2—5岁	1	-	auto	BM-TNC	(5~54)×10^8	i.t.和i.v.	墨西哥
2		NCT01072370	I,II	招募中	CP	40	1—12岁	2	+	auto	UCB-MNC	>1×10^7/kg	i.v.	美国[b]
3		NCT01147653	II	招募中	痉挛型脑瘫(CP)	120	1—6岁	2	+	auto	UCB	>1×10^7/kg	i.v.	美国[c]
4	A	NCT01193660	NS	完成并发表	CP	105	10月龄至10岁	3	+	allo	UCB	>3×10^7/kg	i.v.	韩国
5	A	NCT01528436	II	完成	CP	37	6月龄至20岁	2	+	allo	UCB	NA	i.v.或i.a.	韩国
6	A	NCT01639404	NS	完成	CP	17	6月龄至20岁	1	-	allo	UCB	NA	i.v.或i.a.	韩国
7	A	NCT01991145	NS	招募中	CP	120	10月龄至6岁	4	+	allo	UCB	NA	i.v.	韩国
8		NCT01832454	II,III	招募中	CP	100	3—5岁	1	-	auto	BM-MNC	1×10^8	i.t.	印第安
9		NCT01929434	III	招募前阶段	CP	300	1—14岁	3	+	NA	UCB-MSC	NA	i.t.	中国
10		NCT01978821	I	完成	CP	40	17个月龄至22岁	1	-	auto	BM-MNC	NA	NA	印第安
11		NCT01988584	II	招募中	CP	30	2—10岁	3	+	auto	UCB 或 BM-MNC	NA	i.v.	美国[a]
12	B	NCT01404663	I	完成	痉挛型四肢瘫型脑瘫(CP)	12	4—12岁	1	-	auto	BM CD133[+]	NA	i.t.	伊朗
13	B	NCT01763255	I,II	完成	痉挛型四肢瘫型脑瘫(CP)	8	4—12岁	2	+	NA	BM CD133[+]	NA	i.t.	伊朗

A, B 相同的字母表示相同的研究所
NS. 未注明; CP. 脑瘫; HI. 缺氧缺血; auto. 自体移植; allo. 异体移植; NA. 暂无; UCB. 脐带血; BM. 骨髓; TNC. 总有核细胞; MNC. 单核细胞; MSC. 间充质干细胞; i.v.. 静脉注射; i.t.. 椎管内注射;
i.a.. 动脉注射
a. 得克萨斯大学休斯顿健康科学中心
b. 格鲁吉亚摄政大学
c. 美国杜克大学

组，所以治疗效果没有评估。

Luan 等报道了对 6 例发生严重新生儿脑损伤的患儿进行同源异体移植人神经前体细胞的研究[106]。这 6 例中 1 例患儿出生第 5 天发生了严重一氧化碳中毒；1 例患儿发生严重低血糖；其余 4 例有严重的新生儿 HIE。另外，治疗用的神经前体细胞是从自发性流产胎儿的端脑获得的。移植手术在出生后 4～20 天进行。随访 12 个月后，研究者发现接受细胞移植的 4 例患儿精神运动发育正常，而剩下的 2 例发生脑瘫。

（三）脑损伤慢性期的临床试验

新生儿脑卒中最常见的后遗症是脑瘫（cerebral palsy，CP），大约一半的幸存者会发展为 CP[107, 108]。CP 是指婴儿出生前或新生儿时期由于各种原因导致脑损伤的一种永久性疾病，会影响运动发育和出现姿势异常。据研究发现，围产期缺血性脑卒中占偏瘫性 CP 的 30%[109]，占所有 CP 病例的 18%～41%[110, 111]。因此，除非明确 CP 的类型和（或）病因，否则在对 CP 的临床研究中不可避免地会包括新生儿脑卒中的患儿。

在美国临床试验数据库中来自 9 个研究小组的 13 项试验被作为对脑瘫儿童的细胞疗法（表 17-4）。由同一研究者进行的 2 项临床试验（NCT01404663，NCT01763255）将痉挛型四肢瘫痪脑瘫参与者纳入实验标准。这一标准排除了大多数由新生儿脑卒中引起的脑瘫儿童，因为他们通常是偏瘫。自此后来自 8 个研究小组的 11 项试验均与新生儿脑卒中有关。

这 11 项试验中有两项已经发表（NCT01193660，NCT01019733）。NCT01193660 是一项随机试验，有 105 例参与者在韩国 CHA 大学进行[112]。有核细胞（total nucleated cells，TNC）总数 $> 3 \times 10^7$/kg 组成的经过人类白细胞抗原匹配的同种异体脐带血通过静脉注射到脑瘫儿童中，同时给予促红细胞生成素和免疫抑制治疗。在 6 个月后，UCB 治疗组在总运动性能测量和 Bayley Ⅱ 精神和运动量表上得分显著高于对照组和仅用促红细胞生成素治疗组。严重不良事件发生率组间统计无差异。同一组还比较了脑瘫儿童同种异体（3 例）和自体（4 例）UCB 移植的不同[113]，结果显示同种异体移植比自体移植效果更好。NCT01019733 是 18 例与围产期 HI 脑损伤相关的 CP 患儿的 I 期试验[114]。这个项目的主要研究者与 NCT01506258 相同（新生儿 HIE 的急性期治疗；见 "脑损伤急性期临床试验"）。用粒细胞集落刺激因子刺激后，注射自体 BM-TNC（平均为 13×10^8 个细胞），其中 CD34$^+$ 细胞（10×10^6 个细胞）鞘内注射，其余细胞从骨髓吸出后通过静脉注射。细胞治疗后在 3 例患者身上出现头痛、呕吐和发热的早期不良反应，但并没有严重的影响结果。随访 6 个月也未发现患者 MRI 有改变。

在剩下的 9 项试验中，有 1 项试验（NCT01988584）使用自体 UCB 或 BM-MNC，有 2 项试验（NCT01832454、NCT0197821）使用自体 BM-MNC，多项试验（NCT01072370、NCT01147653、NCT01193660、NCT01528436、NCT01639404、NCT01991145、NCT01929434）使用自体或异体 UCB。其中，大多数试验通过静脉注射细胞，但在一些试验中是通过动脉内或鞘内注射。另外，NCT01929434 不仅是这些项目中是唯一的 Ⅲ 期试验，还是唯一使用 MSC 的试验，而其他实验则注射 MNC 或 TNC。

在一项关于神经系统疾病儿童（其中大多数儿童患有 CP）的研究中，报道了静脉输注冷冻

表 17-5 新生儿或儿童急性脑损伤急性期治疗临床试验研究的综述

美国国家卫生研究所 项目号	阶段	状态	诊断	参与者		分组	随机	来源	细胞		给药时间	给药方式	实验地点
				人数	年龄				类型	计量			
1 NCT0C593242	I	完成并发表	HIE[a]	23	NB	1	−	auto	UCB	$(1\sim5)\times10^7\times4$	约 72h	i.v.	美国[e]
2 NCT01506258	NS	NA	窒息[b]	20	NB	2	−	auto	UCB CD34[+]	NA	约 48h	i.v.	墨西哥
3 NCT01649648	I	招募中	HIE[c]	10	NB	1	−	auto	UCB	NA	约 3 天	NA	新加坡
4 NCT0112328	I	招募中	早产[d]	60	NB	1	−	auto	UCB-MNC	NA	约 14 天	i.v.	埃及
5 NCT00254722	I	完成并发表	TBI	10	5~14 岁	1	−	auto	BM-MNC	$6\times10^6/kg$	约 36h	i.v.	美国[f]
6 NCT0:851083	II	招募中	TBI	50	5~17 岁	2	+	auto	BM-MNC	$6\times10^6/kg$	约 36h	i.v.	美国[f]

NS. 未注明；NA. 暂无；HIE. 新生儿缺氧缺血性脑病；TBI. 外伤性脑损伤；NB. 新生儿；auto. 自体移植；UCB. 脐带血；BM. 骨髓；MNC. 单核细胞；i.v. 静脉注射
纳入标准如下所示。
a. 妊娠≥35 周，手且符合低温治疗的标准
b. 妊娠 37~42 周，阿普加评分在 5min 内＜5 分，UCB 的 PH＜7.0，HIE 的表现
c. 妊娠＞36 周，符合低温治疗的标准
d. 妊娠＜34 周，出生时体重＜1500g
e. 美国杜克大学
f. 得克萨斯大学休斯顿健康科学中心

保存的自体 UCB 的安全性和可行性[115]。在 184 例研究参与者中（年龄为 6 日龄至 9 岁，平均 27 月龄），有 3 例患者发生输液反应，在停止输液和经过药物治疗后缓解。在长达 12 个月的随访中，没有其他不良事件报道。

除了 ClinicalTrials.gov 中列出的临床研究外，还有一些关于脑损伤的婴儿接受细胞疗法的病例报告。Jensen 和 Hamelmann 报道了 1 例男性儿童在 2 岁时因心脏骤停而患有 HI 脑损伤[116]。这个男性儿童在心脏骤停 9 周后接受自体静脉注射 UCB 治疗。在接下来 2 个月的随访中，其神经功能修复效果显著。Jansen 等认为这种好的康复效果归因于细胞疗法。Chen 等进行了一项随机对照试验，对患有 CP 的儿童嗅鞘细胞（olfactory ensheathing cell，OEC）进行了异基因移植[117]。他们从流产的人胎儿嗅球中分离 OEC，并将 2×10^6 个细胞注射到 HLA 匹配的患者额叶的白质放射冠中。另外，接受治疗的患者无须进行免疫抑制药治疗。细胞治疗 6 个月后，他们发现细胞疗法组（$n=6$）的运动功能评分明显优于对照组（$n=8$），并且他们没有发现治疗的不良反应。Lee 等对 20 例 CP 儿童自体 UCB 静脉输注进行了初步研究[118]，其研究中没有对照组。经过 6 个月治疗后，他们发现有 5 例儿童在神经发育评估方面表现的比正常情况下预期的更好。对于细胞疗法有改善的儿童通常患有偏瘫或双瘫，而不是四肢瘫，虽然这些结果似乎是有希望的，但它们受到了一个限制，即这些仅是 1 个病例报告和 1 个样本量非常小，或者没有对照组的临床试验。因此，对细胞疗法疗效的解读是很困难的。

四、结论

目前关于新生儿脑卒中细胞疗法不仅缺乏临床前研究，也缺乏有关的临床数据。临床前研究表明，即使在梗死后几天开始治疗，细胞疗法也有可能改善婴儿的脑损伤。但在临床应用这些疗法之前，特别是当细胞疗法可能具有致瘤风险时，或者给药途径是侵入性时，需进行严格的临床前研究。然而，即使在这种情况下许多患者和他们的父母正在拼命地寻找接受细胞疗法的机会，因为目前治疗新生儿脑卒中和其他新生儿脑损伤的方法似乎并不有效。所以，根据临床应用所涉及的风险进行不同的细胞疗法，并在监管局的批准和监测下立即进行治疗风险较低临床试验是非常重要的。

参考文献

[1] Rutherford MA, Ramenghi LA, Cowan FM. Neonatal stroke. Arch Dis Child Fetal Neonatal Ed. 2012;97:F377–84.

[2] Raju TN, Nelson KB, Ferriero D, Lynch JK, Participants N-NPSW. Ischemic perinatal stroke: summary of a workshop sponsored by the National Institute of Child Health and Human Development and the National Institute of Neurological Disorders and Stroke. Pediatrics. 2007;120:609–16.

[3] Ramaswamy V, Miller SP, Barkovich AJ, Partridge JC, Ferriero DM. Perinatal stroke in term infants with neonatal encephalopathy. Neurology. 2004;62:2088–91.

[4] Chabrier S, Husson B, Dinomais M, Landrieu P, Nguyen The Tich S. New insights (and new interrogations) in perinatal arterial ischemic stroke. Thromb Res. 2011;127:13–22.

[5] Ferriero DM. Neonatal brain injury. N Engl J Med. 2004;351:1985–95.

[6] Volpe JJ. Neonatal encephalopathy: an inadequate term for hypoxic-ischemic encephalopathy. Ann Neurol. 2012;72:156–66.

[7] Cowan F, Rutherford M, Groenendaal F, Eken P, Mercuri E, Bydder GM, Meiners LC, Dubowitz LM, de Vries LS. Origin and timing of brain lesions in term infants with neonatal

encephalopathy. The Lancet. 2003;361:736–42.

[8] Johnston MV. MRI for neonatal encephalopathy in full-term infants. The Lancet. 2003;361:713–4.

[9] de Veber GA. Cerebrovascular disease. In: Swaiman KF, Ashwal S, Ferriero DM, editors. Pediatric Neurology, principles & practice. 4th ed. Philadelphia: Mosby; 2006. pp. 1759–801.

[10] Roach ES, Golomb MR, Adams R, Biller J, Daniels S, Deveber G, Ferriero D, Jones BV, Kirkham FJ, Scott RM, Smith ER, American Heart Association Stroke C, Council on Cardiovascular Disease in the Y. Management of stroke in infants and children: a scientific statement from a special writing group of the American Heart Association Stroke Council and the Council on Cardiovascular Disease in the Young. Stroke. 2008;39:2644–91.

[11] Bennet L, Tan S, Van den Heuij L, Derrick M, Groenendaal F, van Bel F, Juul S, Back SA, Northington F, Robertson NJ, Mallard C, Gunn AJ. Cell therapy for neonatal hypoxia-ischemia and cerebral palsy. Ann Neurol. 2012;71:589–600.

[12] O'Collins VE, Macleod MR, Donnan GA, Horky LL, van der Worp BH, Howells DW. 1,026 experimental treatments in acute stroke. Ann Neurol. 2006;59:467–77.

[13] Yasuhara T, Hara K, Maki M, Xu L, Yu G, Ali MM, Masuda T, Yu SJ, Bae EK, Hayashi T, Matsukawa N, Kaneko Y, Kuzmin-Nichols N, Ellovitch S, Cruz EL, Klasko SK, Sanberg CD, Sanberg PR, Borlongan CV. Mannitol facilitates neurotrophic factor up-regulation and behavioural recovery in neonatal hypoxic-ischaemic rats with human umbilical cord blood grafts. J Cell Mol Med. 2010;14:914–21.

[14] Donega V, van Velthoven CT, Nijboer CH, van Bel F, Kas MJ, Kavelaars A, Heijnen CJ. Intranasal mesenchymal stem cell treatment for neonatal brain damage: long-term cognitive and sensorimotor improvement. PloS one. 2013a;8:e51253.

[15] Elsayed MH, Hogan TP, Shaw PL, Castro AJ. Use of fetal cortical grafts in hypoxic-ischemic brain injury in neonatal rats. Exp Neurol. 1996;137:127–41.

[16] Comi AM, Cho E, Mulholland JD, Hooper A, Li Q, Qu Y, Gary DS, McDonald JW, Johnston MV. Neural stem cells reduce brain injury after unilateral carotid ligation. Pediatr Neurol. 2008;38:86–92.

[17] Kim ES, Ahn SY, Im GH, Sung DK, Park YR, Choi SH, Choi SJ, Chang YS, Oh W, Lee JH, Park WS. Human umbilical cord blood-derived mesenchymal stem cell transplantation attenuates severe brain injury by permanent middle cerebral artery occlusion in newborn rats. Pediatr Res. 2012;72:277–84.

[18] van Velthoven CT, Sheldon RA, Kavelaars A, Derugin N, Vexler ZS, Willemen HL, Maas M, Heijnen CJ, Ferriero DM. Mesenchymal stem cell transplantation attenuates brain injury after neonatal stroke. Stroke. 2013;44:1426–32.

[19] Tsuji M, Taguchi A, Ohshima M, Kasahara Y, Sato Y, Tsuda H, Otani K, Yamahara K, Ihara M, Harada-Shiba M, Ikeda T, Matsuyama T. Effects of intravenous administration of umbilical cord blood CD34+ cells in a mouse model of neonatal stroke. Neuroscience. 2014;263:148–58.

[20] Jansen EM, Solberg L, Underhill S, Wilson S, Cozzari C, Hartman BK, Faris PL, Low WC. Transplantation of fetal neocortex ameliorates sensorimotor and locomotor deficits following neonatal ischemic-hypoxic brain injury in rats. Exp Neurol. 1997;147:487–97.

[21] Park KI, Teng YD, Snyder EY. The injured brain interacts reciprocally with neural stem cells supported by scaffolds to reconstitute lost tissue. Nat Biotechnol. 2002;20:1111–7.

[22] Guan XQ, Yu JL, Li LQ, Liu GX. Study on mesenchymal stem cells entering the brain through the blood-brain barrier. Zhonghua er ke za zhi. 2004;42:920–3.

[23] Meier C, Middelanis J, Wasielewski B, Neuhoff S, Roth-Haerer A, Gantert M, Dinse HR, Dermietzel R, Jensen A. Spastic paresis after perinatal brain damage in rats is reduced by human cord blood mononuclear cells. Pediatr Res. 2006;59:244–9.

[24] Yasuhara T, Hara K, Maki M, Mays RW, Deans RJ, Hess DC, Carroll JE, Borlongan CV. Intravenous grafts recapitulate the neurorestoration afforded by intracerebrally delivered multipotent adult progenitor cells in neonatal hypoxic-ischemic rats. J Cereb Blood Flow Metab. 2008;28:1804–10.

[25] Park KI, Hack MA, Ourednik J, Yandava B, Flax JD, Stieg PE, Gullans S, Jensen FE, Sidman RL, Ourednik V, Snyder EY. Acute injury directs the migration, proliferation, and differentiation of solid organ stem cells: evidence from the effect of hypoxia-ischemia in the CNS on clonal "reporter" neural stem cells. Exp Neurol. 2006a;199:156–78.

[26] Park KI, Himes BT, Stieg PE, Tessler A, Fischer I, Snyder EY. Neural stem cells may be uniquely suited for combined gene therapy and cell replacement: Evidence from engraftment of Neurotrophin-3–expressing stem cells in hypoxic-ischemic brain injury. Exp Neurol. 2006b;199:179–90.

[27] Imitola J, Raddassi K, Park KI, Mueller FJ, Nieto M, Teng YD, Frenkel D, Li J, Sidman RL, Walsh CA, Snyder EY, Khoury SJ. Directed migration of neural stem cells to sites of CNS injury by the stromal cell-derived factor 1alpha/CXC chemokine receptor 4 pathway. Proc Natl Acad Sci U S A. 2004;101:18117–22.

[28] Zheng T, Rossignol C, Leibovici A, Anderson KJ, Steindler DA, Weiss MD. Transplantation of multipotent astrocytic stem cells into a rat model of neonatal hypoxic-ischemic encephalopathy. Brain Res. 2006;1112:99–105.

[29] Yasuhara T, Matsukawa N, Yu G, Xu L, Mays RW, Kovach J, Deans RJ, Hess DC, Carroll JE, Borlongan CV. Behavioral and histological characterization of intrahippocampal grafts of human bone marrow-derived multipotent progenitor cells in neonatal rats with hypoxicischemic injury. Cell Transplant. 2006;15:231–8.

[30] Rosenkranz K, Kumbruch S, Lebermann K, Marschner K, Jensen A, Dermietzel R, Meier C. The chemokine SDF-1/CXCL12 contributes to the 'homing' of umbilical cord blood cells to a hypoxic-ischemic lesion in the rat brain. J Neurosci Res. 2010;88:1223–33.

[31] Geißler M, Dinse HR, Neuhoff S, Kreikemeier K, Meier C. Human umbilical cord blood cells restore brain damage induced changes in rat somatosensory cortex. PloS one. 2011;6:e20194.

[32] Wasielewski B, Jensen A, Roth-Harer A, Dermietzel R, Meier C. Neuroglial activation and Cx43 expression are reduced upon transplantation of human umbilical cord blood cells after perinatal hypoxic-ischemic injury. Brain Res. 2012;1487:39–53.

[33] Rosenkranz K, Kumbruch S, Tenbusch M, Marcus K, Marschner K, Dermietzel R, Meier C. Transplantation of human umbilical cord blood cells mediated beneficial effects on apoptosis, angiogenesis and neuronal survival after hypoxic-ischemic brain injury in rats. Cell Tissue Res. 2012;348:429–38.

[34] Rosenkranz K, Tenbusch M, May C, Marcus K, Meier C. Changes in Interleukin-1 alpha serum levels after transplantation of umbilical cord blood cells in a model of perinatal hypoxicischemic brain damage. Ann Anat. 2013;195:122–7.

[35] Ma J, Wang Y, Yang J, Yang M, Chang KA, Zhang L, Jiang F, Li Y, Zhang Z, Heo C, Suh YH. Treatment of hypoxic-ischemic encephalopathy in mouse by transplantation of embryonic stem-cell-derived cells. Neurochem Int. 2007;51:57–65.

[36] Sato Y, Nakanishi K, Hayakawa M, Kakizawa H, Saito A, Kuroda Y, Ida M, Tokita Y, Aono S, Matsui F, Kojima S, Oohira A. Reduction of brain injury in neonatal hypoxic-ischemic rats by intracerebroventricular injection of neural stem/progenitor cells together with chondroitinase ABC. Reprod Sci. 2008;15:613–20.

[37] de Paula S, Vitola AS, Greggio S, de Paula D, Mello PB, Lubianca JM, Xavier LL, Fiori HH, Dacosta JC. Hemispheric brain injury and behavioral deficits induced by severe neonatal hypoxia-ischemia in rats are not attenuated by intravenous administration of human umbilical cord blood cells. Pediatr Res. 2009;65:631–5.

[38] de Paula S, Greggio S, Marinowic DR, Machado DC, DaCosta

JC. The dose-response effect of acute intravenous transplantation of human umbilical cord blood cells on brain damage and spatial memory deficits in neonatal hypoxia-ischemia. Neuroscience. 2012;210:431–41.

[39] Greggio S, de Paula S, Azevedo PN, Venturin GT, Dacosta JC. Intra-arterial transplantation of human umbilical cord blood mononuclear cells in neonatal hypoxic-ischemic rats. Life Sci. 2014;96:33–9.

[40] Lee JA, Kim BI, Jo CH, Choi CW, Kim EK, Kim HS, Yoon KS, Choi JH. Mesenchymal stem cell transplantation for hypoxic-ischemic brain injury in neonatal rat model. Pediatr Res. 2010;67:42–6.

[41] Daadi MM, Davis AS, Arac A, Li Z, Maag AL, Bhatnagar R, Jiang K, Sun G, Wu JC, Steinberg GK. Human neural stem cell grafts modify microglial response and enhance axonal sprouting in neonatal hypoxic-ischemic brain injury. Stroke. 2010;41:516–23.

[42] Xia G, Hong X, Chen X, Lan F, Zhang G, Liao L. Intracerebral transplantation of mesenchymal stem cells derived from human umbilical cord blood alleviates hypoxic ischemic brain injury in rat neonates. J Perinat Med. 2010;38:215–21.

[43] Pimentel-Coelho PM, Magalhaes ES, Lopes LM, deAzevedo LC, Santiago MF, Mendez- Otero R. Human cord blood transplantation in a neonatal rat model of hypoxic-ischemic brain damage: functional outcome related to neuroprotection in the striatum. Stem Cells Dev. 2010;19:351–8.

[44] van Velthoven CT, Kavelaars A, van Bel F, Heijnen CJ. Mesenchymal stem cell treatment after neonatal hypoxic-ischemic brain injury improves behavioral outcome and induces neuronal and oligodendrocyte regeneration. Brain Behav Immun. 2010a;24:387–93.

[45] van Velthoven CT, Kavelaars A, van Bel F, Heijnen CJ. Nasal administration of stem cells: a promising novel route to treat neonatal ischemic brain damage. Pediatr Res. 2010b;68:419– 22.

[46] van Velthoven CT, Kavelaars A, van Bel F, Heijnen CJ. Repeated mesenchymal stem cell treatment after neonatal hypoxia-ischemia has distinct effects on formation and maturation of new neurons and oligodendrocytes leading to restoration of damage, corticospinal motor tract activity, and sensorimotor function. J Neurosci. 2010c;30:9603–11.

[47] van Velthoven CT, Kavelaars A, van Bel F, Heijnen CJ. Mesenchymal stem cell transplantation changes the gene expression profile of the neonatal ischemic brain. Brain Behav Immun. 2011;25:1342–8.

[48] van Velthoven CT, Kavelaars A, van Bel F, Heijnen CJ. Nasal administration of stem cells: a promising novel route to treat neonatal ischemic brain damage. Pediatr Res. 2012;68:419–22.

[49] van Velthoven CT, Braccioli L, Willemen HL, Kavelaars A, Heijnen CJ. Therapeutic potential of genetically modified mesenchymal stem cells after neonatal hypoxic-ischemic brain damage. Mol Ther. 2014;22:645–54.

[50] Donega V, Nijboer CH, van Tilborg G, Dijkhuizen RM, Kavelaars A, Heijnen CJ. Intranasally administered mesenchymal stem cells promote a regenerative niche for repair of neonatal ischemic brain injury. Exp Neurol. 2014;261:53–64.

[51] Obenaus A, Dilmac N, Tone B, Tian HR, Hartman R, Digicaylioglu M, Snyder EY, Ashwal S. Long-term magnetic resonance imaging of stem cells in neonatal ischemic injury. Ann Neurol. 2011;69:282–91.

[52] Ashwal S, Ghosh N, Turenius CI, Dulcich M, Denham CM, Tone B, Hartman R, Snyder EY, Obenaus A. Reparative effects of neural stem cells in neonatal rats with hypoxic-ischemic injury are not influenced by host sex. Pediatric Res. 2014;75:603–11.

[53] Zheng XR, Zhang SS, Yin F, Tang JL, Yang YJ, Wang X, Zhong L. Neuroprotection of VEGFexpression neural stem cells in neonatal cerebral palsy rats. Behav Brain Res. 2012;230:108–15.

[54] Bae SH, Kong TH, Lee HS, Kim KS, Hong KS, Chopp M, Kang MS, Moon J. Long-lasting paracrine effects of human cord blood cells on damaged neocortex in an animal model of cerebral palsy. Cell Transplant. 2012a;21:2497–515.

[55] Shinoyama M, Ideguchi M, Kida H, Kajiwara K, Kagawa Y, Maeda Y, Nomura S, Suzuki M. Cortical region-specific engraftment of embryonic stem-cell-derived neural progenitor cells restores axonal sprouting to a subcortical target and achieves motor functional recovery in a mouse model of neonatal hypoxic-ischemic brain injury. Front Cell Neurosci. 2013;7:128.

[56] Yamagata M, Yamamoto A, Kako E, Kaneko N, Matsubara K, Sakai K, Sawamoto K, Ueda M. Human dental pulp-derived stem cells protect against hypoxic-ischemic brain injury in neonatal mice. Stroke. 2013;44:551–4.

[57] Fang CZ, Yang YJ, Wang QH, Yao Y, Zhang XY, He XH. Intraventricular injection of human dental pulp stem cells improves hypoxic-ischemic brain damage in neonatal rats. PloS one. 2013;8:e66748.

[58] Wang XL, Zhao YS, Hu MY, Sun YQ, Chen YX, Bi XH. Umbilical cord blood cells regulate endogenous neural stem cell proliferation via hedgehog signaling in hypoxic ischemic neonatal rats. Brain Res. 2013;1518:26–35.

[59] Wang X, Zhao Y, Wang X. Umbilical cord blood cells regulate the differentiation of endogenous neural stem cells in hypoxic ischemic neonatal rats via the hedgehog signaling pathway. Brain Res. 2014;1560:18–26.

[60] Zhu LH, Bai X, Zhang N, Wang SY, Li W, Jiang L. Improvement of human umbilical cord mesenchymal stem cell transplantation on glial cell and behavioral function in a neonatal model of periventricular white matter damage. Brain Res. 2014;1563:13–21.

[61] Wang F, Shen Y, Tsuru E, Yamashita T, Baba N, Tsuda M, Maeda N, Sagara Y. Syngeneic transplantation of newborn splenocytes in a murine model of neonatal ischemia-reperfusion brain injury. J Matern Fetal Neonatal Med. 2014;18:1–19.

[62] Ohshima M, Taguchi A, Tsuda H, Sato Y, Yamahara K, Harada-Shiba M, Miyazato M, Ikeda T, Iida H, Tsuji M. Intraperitoneal and intravenous deliveries are not comparable in terms of drug efficacy and cell distribution in neonatal mice with hypoxia-ischemia. Brain Dev. 2014. http://dx.doi.org/10.1016/j.braindev.2014.06.010.

[63] Mueller D, Shamblott MJ, Fox HE, Gearhart JD, Martin LJ. Transplanted human embryonic germ cell-derived neural stem cells replace neurons and oligodendrocytes in the forebrain of neonatal mice with excitotoxic brain damage. J Neurosci Res. 2005;82:592–608.

[64] Vadivelu S, Platik MM, Choi L, Lacy ML, Shah AR, Qu Y, Holekamp TF, Becker D, Gottlieb DI, Gidday JM, McDonald JW. Multi-germ layer lineage central nervous system repair: nerve and vascular cell generation by embryonic stem cells transplanted in the injured brain. J Neurosurg. 2005;103:124–35.

[65] Chen A, Siow B, Blamire AM, Lako M, Clowry GJ. Transplantation of magnetically labeled mesenchymal stem cells in a model of perinatal brain injury. Stem Cell Res. 2010a;5:255–66.

[66] Titomanlio L, Bouslama M, Le Verche V, Dalous J, Kaindl AM, Tsenkina Y, Lacaud A, Peineau S, El Ghouzzi V, Lelievre V, Gressens P. Implanted neurosphere-derived precursors promote recovery after neonatal excitotoxic brain injury. Stem Cells Dev. 2011;20:865–79.

[67] Dalous J, Pansiot J, Pham H, Chatel P, Nadaradja C, D'Agostino I, Vottier G, Schwendimann L, Vanneaux V, Charriaut-Marlangue C, Titomanlio L, Gressens P, Larghero J, Baud O. Use of human umbilical cord blood mononuclear cells to prevent perinatal brain injury: a preclinical study. Stem Cells Dev. 2012;22:169–79.

[68] Ingram DA, Mead LE, Tanaka H, Meade V, Fenoglio A, Mortell K, Pollok K, Ferkowicz MJ, Gilley D, Yoder MC. Identification of a novel hierarchy of endothelial progenitor cells using human peripheral and umbilical cord blood. Blood. 2004;104:2752–60.

[69] Lee OK, Kuo TK, Chen WM, Lee KD, Hsieh SL, Chen TH. Isolation of multipotent mesenchymal stem cells from umbilical cord blood. Blood. 2004;103:1669–75.

[70] Verina T, Fatemi A, Johnston MV, Comi AM. Pluripotent possibilities: human umbilical cord blood cell treatment after neonatal brain injury. Pediatr Neurol. 2013;48:346–54.

[71] Chen N, Hudson JE, Walczak P, Misiuta I, Garbuzova-Davis S, Jiang L, Sanchez-Ramos J, Sanberg PR, Zigova T, Willing AE. Human umbilical cord blood progenitors: the potential of these hematopoietic cells to become neural. Stem Cells. 2005;23:1560–70.

[72] Fan CG, Zhang QJ, Tang FW, Han ZB, Wang GS, Han ZC. Human umbilical cord blood cells express neurotrophic factors. Neurosci Lett. 2005;380:322–5.

[73] Kopen GC, Prockop DJ, Phinney DG. Marrow stromal cells migrate throughout forebrain and cerebellum, and they differentiate into astrocytes after injection into neonatal mouse brains. Proc Natl Acad Sci U S A. 1999;96:10711–6.

[74] Phillips AW, Johnston MV, Fatemi A. The potential for cell-based therapy in perinatal brain injuries. Transl Stroke Res. 2013;4:137–48.

[75] Ashwal S, Cole DJ, Osborne S, Osborne TN, Pearce WJ. A new model of neonatal stroke: reversible middle cerebral artery occlusion in the rat pup. Pediatr Neurol. 1995;12:191–6.

[76] Derugin N, Ferriero DM, Vexler ZS. Neonatal reversible focal cerebral ischemia: a new model. Neurosci Res. 1998;32:349–53.

[77] Wen TC, Rogido M, Gressens P, Sola A. A reproducible experimental model of focal cerebral ischemia in the neonatal rat. Brain Res Brain Res Protoc. 2004;13:76–83.

[78] Tsuji M, Ohshima M, Taguchi A, Kasahara Y, Ikeda T, Matsuyama T. A novel reproducible model of neonatal stroke in mice: Comparison with a hypoxia-ischemia model. Exp Neurol. 2013;247C:218–25.

[79] Mitsufuji N, Yoshioka H, Okano S, Nishiki T, Sawada T. A new model of transient cerebral ischemia in neonatal rats. J Cereb Blood Flow Metab. 1996;16:237–43.

[80] Comi AM, Weisz CJ, Highet BH, Johnston MV, Wilson MA. A new model of stroke and ischemic seizures in the immature mouse. Pediatr Neurol. 2004;31:254–7.

[81] Renolleau S, Aggoun-Zouaoui D, Ben-Ari Y, Charriaut-Marlangue C. A model of transient unilateral focal ischemia with reperfusion in the P7 neonatal rat: morphological changes indicative of apoptosis. Stroke. 1998;29:1454–60.

[82] Hagberg H, Peebles D, Mallard C. Models of white matter injury: comparison of infectious, hypoxic-ischemic, and excitotoxic insults. Ment Retard Dev Disabil Res Rev. 2002;8:30–8.

[83] Rice JE 3rd, Vannucci RC, Brierley JB. The influence of immaturity on hypoxic-ischemic brain damage in the rat. Ann Neurol. 1981;9:131–41.

[84] Johnston MV, Ferriero DM, Vannucci SJ, Hagberg H. Models of cerebral palsy: which ones are best? J Child Neurol. 2005;20:984–7.

[85] Johnston MV, Nakajima W, Hagberg H. Mechanisms of hypoxic neurodegeneration in the developing brain. Neuroscientist. 2002;8:212–20.

[86] Fernandez-Lopez D, Faustino J, Derugin N, Vexler ZS. Acute and chronic vascular responses to experimental focal arterial stroke in the neonate rat. Transl Stroke Res. 2013;4:179–88.

[87] Hayashi T, Iwai M, Ikeda T, Jin G, Deguchi K, Nagotani S, Zhang H, Sehara Y, Nagano I, Shoji M, Ikenoue T, Abe K. Neural precursor cells division and migration in neonatal rat brain after ischemic/hypoxic injury. Brain Res. 2005;1038:41–9.

[88] Ong J, Plane JM, Parent JM, Silverstein FS. Hypoxic-ischemic injury stimulates subventricular zone proliferation and neurogenesis in the neonatal rat. Pediatr Res. 2005;58:600–6.

[89] Donega V, van Velthoven CT, Nijboer CH, Kavelaars A, Heijnen CJ. The endogenous regenerative capacity of the damaged newborn brain: boosting neurogenesis with mesenchymal stem cell treatment. J Cereb Blood Flow Metab. 2013b;33:625–34.

[90] Kadam SD, Mulholland JD, McDonald JW, Comi AM. Neurogenesis and neuronal commitment following ischemia in a new mouse model for neonatal stroke. Brain Res. 2008;1208:35–45.

[91] Qiu L, Zhu C, Wang X, Xu F, Eriksson PS, Nilsson M, Cooper-Kuhn CM, Kuhn HG, Blomgren K. Less neurogenesis and inflammation in the immature than in the juvenile brain after cerebral hypoxia-ischemia. J Cereb Blood Flow Metab. 2007;27:785–94.

[92] Zhu C, Qiu L, Wang X, Xu F, Nilsson M, Cooper-Kuhn C, Kuhn HG, Blomgren K. Agedependent regenerative responses in the striatum and cortex after hypoxia-ischemia. J Cereb Blood Flow Metab. 2009;29:342–54.

[93] Shichinohe H, Kuroda S, Maruichi K, Osanai T, Sugiyama T, Chiba Y, Yamaguchi A, Iwasaki Y. Bone marrow stromal cells and bone marrow-derived mononuclear cells: which are suitable as cell source of transplantation for mice infarct brain? Neuropathology. 2010;30:113–22.

[94] Jablonska A, Kozlowska H, Markiewicz I, Domanska-Janik K, Lukomska B. Transplantation of neural stem cells derived from human cord blood to the brain of adult and neonatal rats. Acta Neurobiol Exp (Wars). 2010;70:337–50.

[95] Max JE, Bruce M, Keatley E, Delis D. Pediatric stroke: plasticity, vulnerability, and age of lesion onset. J Neuropsychiatry Clin Neurosci. 2010;22:30–9.

[96] Dammann O, Ferriero D, Gressens P. Neonatal encephalopathy or hypoxic-ischemic encephalopathy? Appropriate terminology matters. Pediatr Res. 2011;70:1–2.

[97] Shankaran S, Laptook AR, Ehrenkranz RA, Tyson JE, McDonald SA, Donovan EF, Fanaroff AA, Poole WK, Wright LL, Higgins RD, Finer NN, Carlo WA, Duara S, Oh W, Cotten CM, Stevenson DK, Stoll BJ, Lemons JA, Guillet R, Jobe AH, National Institute of Child H, Human Development Neonatal Research N. Whole-body hypothermia for neonates with hypoxic-ischemic encephalopathy. N Engl J Med. 2005;353:1574–84.

[98] Shankaran S, Pappas A, McDonald SA, Vohr BR, Hintz SR, Yolton K, Gustafson KE, Leach TM, Green C, Bara R, Petrie Huitema CM, Ehrenkranz RA, Tyson JE, Das A, Hammond J, Peralta-Carcelen M, Evans PW, Heyne RJ, Wilson-Costello DE, Vaucher YE, Bauer CR, Dusick AM, Adams-Chapman I, Goldstein RF, Guillet R, Papile LA, Higgins RD. Childhood outcomes after hypothermia for neonatal encephalopathy. N Engl J Med. 2012;366:2085–92.

[99] Cotten CM, Murtha AP, Goldberg RN, Grotegut CA, Smith PB, Goldstein RF, Fisher KA, Gustafson KE, Waters-Pick B, Swamy GK, Rattray B, Tan S, Kurtzberg J. Feasibility of autologous cord blood cells for infants with hypoxic-ischemic encephalopathy. J Pediatr. 2014;164(973–979):e971.

[100] Javed MJ, Mead LE, Prater D, Bessler WK, Foster D, Case J, Goebel WS, Yoder MC, Haneline LS, Ingram DA. Endothelial colony forming cells and mesenchymal stem cells are enriched at different gestational ages in human umbilical cord blood. Pediatr Res. 2008;64:68–73.

[101] Ligi I, Simoncini S, Tellier E, Vassallo PF, Sabatier F, Guillet B, Lamy E, Sarlon G, Quemener C, Bikfalvi A, Marcelli M, Pascal A, Dizier B, Simeoni U, Dignat-George F, Anfosso F. A switch toward angiostatic gene expression impairs the angiogenic properties of endothelial progenitor cells in low birth weight preterm infants. Blood. 2011;118:1699–709.

[102] Aly H, Mohsen L, Badrawi N, Gabr H, Ali Z, Akmal D. Viability and neural differentiation of mesenchymal stem cells derived from the umbilical cord following perinatal asphyxia. J Perinat. 2012;32:671–6.

[103] Hanna N, Graboski S, Laskin DL, Weinberger B. Effects of ibuprofen and hypoxia on neutrophil apoptosis in neonates. Biol Neonate. 2004;86:235–9.

[104] Phelan JP, Korst LM, Ahn MO, Martin GI. Neonatal nucleated

red blood cell and lymphocyte counts in fetal brain injury. Obstet Gynecol. 1998;91:485–9.

[105] Cox CS Jr, Baumgartner JE, Harting MT, Worth LL, Walker PA, Shah SK, Ewing-Cobbs L, Hasan KM, Day MC, Lee D, Jimenez F, Gee A. Autologous bone marrow mononuclear cell therapy for severe traumatic brain injury in children. Neurosurgery. 2011;68:588–600.

[106] Luan Z, Liu WP, Qu SQ, Qu SQ, Hu XH, Wang ZY, He S, Liu CQ, Xiao M. Treatment of newborns with severe injured brain with transplantation of human neural precursor cells. Zhonghua er ke za zhi. 2011;49:445–9.

[107] Sreenan C, Bhargava R, Robertson CM. Cerebral infarction in the term newborn: clinical presentation and long-term outcome. J Pediatr. 2000;137:351–5.

[108] Lee J, Croen LA, Lindan C, Nash KB, Yoshida CK, Ferriero DM, Barkovich AJ, Wu YW. Predictors of outcome in perinatal arterial stroke: a population-based study. Ann Neurol. 2005;58:303–8.

[109] Raju TN. Ischemic perinatal stroke: challenge and opportunities. Int J Stroke. 2008;3:169–72.

[110] Menkes JH, Sarnat HB. Perinatal asphyxias and Trauma. In: Menkers JH, Sarnat HB, Maria BL, editors. Child neurology. 7th ed. Philadelphia: Lippincott Williams & Wilkins; 2000. pp. 367–431.

[111] Suzuki J, Miyajima T, Fujii T. Epidemiological study of cerebral palsy in Shiga Prefecture, Japan, during 1977–2000. Part 3: clinical features of cerebral palsy at six years of age. No to Hattatsu 2009;41:289–93.

[112] Min K, Song J, Kang JY, Pt JK, Ryu JS, Kang MS, Jang S, Kim SH, Oh D, Kim MK, Soo KS, Kim M. Umbilical cord blood therapy potentiated with erythropoietin for children with cerebral palsy: a double-blind, randomized, placebo-controlled trial. Stem Cells. 2013;31:581–91.

[113] Bae SH, Lee HS, Kang MS, Strupp BJ, Chopp M, Moon J. The levels of pro-inflammatory factors are significantly decreased in cerebral palsy patients following an allogeneic umbilical cord blood cell transplant. Int J Stem Cells. 2012b;5:31–8.

[114] Mancias-Guerra C, Marroquin-Escamilla AR, Gonzalez-Llano O, Villarreal-Martinez L, Jaime-Perez JC, Garcia-Rodriguez F, Valdes-Burnes SL, Rodriguez-Romo LN, Barrera- Morales DC, Sanchez-Hernandez JJ, Cantu-Rodriguez OG, Gutierrez-Aguirre CH, Gomez- De Leon A, Elizondo-Riojas G, Salazar-Riojas R, Gomez-Almaguer D. Safety and tolerability of intrathecal delivery of autologous bone marrow nucleated cells in children with cerebral palsy: an open-label phase I trial. Cytotherapy. 2014;16:810–20.

[115] Sun J, Allison J, McLaughlin C, Sledge L, Waters-Pick B, Wease S, Kurtzberg J. Differences in quality between privately and publicly banked umbilical cord blood units: a pilot study of autologous cord blood infusion in children with acquired neurologic disorders. Transfusion. 2010;50:1980–7.

[116] Jensen A, Hamelmann E. First autologous cell therapy of cerebral palsy caused by hypoxicischemic brain damage in a child after cardiac arrest-individual treatment with cord blood. Case Rep Transplant. 2013;2013:951827.

[117] Chen L, Huang H, Xi H, Xie Z, Liu R, Jiang Z, Zhang F, Liu Y, Chen D, Wang Q, Wang H, Ren Y, Zhou C. Intracranial transplant of olfactory ensheathing cells in children and adolescents with cerebral palsy: a randomized controlled clinical trial. Cell Transplant. 2010b;19:185–91.

[118] Lee YH, Choi KV, Moon JH, Jun HJ, Kang HR, Oh SI, Kim HS, Um JS, Kim MJ, Choi YY, Lee YJ, Kim HJ, Lee JH, Son SM, Choi SJ, Oh W, Yang YS. Safety and feasibility of countering neurological impairment by intravenous administration of autologous cord blood in cerebral palsy. J Transl Med. 2012;10:58.

Steven C. Cramer **著**

董晓函　习杨彦彬 **译**　李炫璇 **校**

一、背景

脑卒中仍然是导致人类残疾的主要原因。目前批准的用于治疗脑卒中的方法只适用于数量有限的部分患者，主要原因是治疗的时间窗很窄，难以把握介入时机。例如，在美国，虽然约 5% 的脑卒中患者已使用静脉注射组织型纤溶酶原激活物（t-PA）[1]，值得注意的是，尽管如此，仍然有一半或更多的人罹患长期残疾等后遗症[2, 3]。一些研究表明，基于干细胞的治疗有可能通过急性神经保护机制改善脑卒中的预后。另外，更多的研究集中在干细胞作为康复性疗法的疗效上，这些研究认为干细胞移植有可能改善大部分患者的预后，部分原因是治疗时间窗是以数天至数周来衡量的。这也是本章将重点介绍的内容。

近年来，关于脑卒中的康复性试验受到越来越多的关注。越来越多的研究经验表明，在测试干细胞等康复性疗法的疗效时，需要考虑一些重要的问题。康复性试验有些问题与急性脑卒中试验存在共性，而有些则不是；一些问题在许多不同的康复性疗法中是共同的，而另一些则与细胞疗法最为相关。

从康复性脑卒中试验中，我们总结出几个关键原则。首先，与身体的其他器官不同，大脑实际上是数十个或数百个不同功能单元的集合；这一点认识对于诸如以评价治疗的终末效果为目的的课题来说很重要。其次，许多康复性疗法在与行为训练相结合时可以获得最佳效果，损伤后重建神经功能的大脑需要进行行为塑造，也就是说，康复性疗法与经验依赖的神经功能重建相结合可以改善治疗结果。与急性再灌注或神经保护疗法相比，这是一个主要区别，在这些疗法中，不会因为治疗效果而对受试者的行为有所要求。最后，诸多试验层面来源的异质性降低了研究动力，但这样的异质性可以通过努力最小化。在康复性脑卒中治疗研究中，结果获得的方差数值并不小。这个问题涉及临床试验设计的许多方面，特别是研究人员的培训和受试者的分层，这些都是异质性因素的来源。

二、康复性脑卒中与急性脑卒中试验研究中的共性问题

在临床试验设计中，康复性试验和急性脑卒中试验有一些共同的问题。在这方面，一个关键问题的解决关系到临床前研究结果是否能有效转化[4-6]。而正因如此，临床前研究方法学质量的回顾分析受到越来越多的关注[6-8]。低质量的临床前研究，如缺乏盲法或不随机分配治疗的研究，不太可能直接转化为成功的人体临床试验。尽管，在临床前研究中使用的物种（如大鼠）和人类之间存在重大差异[9]，但在临床前研究中发现的一些重要的关于疗效的关键问题，可能对于人体试验的终点选择具有指导价值。虽然实现从啮齿类动物到人类的快速转换是极其困难的[10-12]，但临床前研究可以提供一些关于人类治疗研究中有关剂量选择的参考信息。脑卒中康复是一个四维的目标，当引入治疗时，疗效会随着脑卒中后康复期时间的延续而变化[13-17]。因此，将临床前干细胞的研究结果转化到人类研究中必须考虑在动物身上开始实施治疗的时间与脑卒中发生后时间窗的关系。

终点评估中的方差分析代表了一个可以从策略上减少方差巨大差异来源的方法。急性脑卒中试验人员熟悉病程终点的评估方法，如美国国立卫生院脑卒中量表（NIHSS）和改良的 Rankin 量表（mRS）等。最近一项康复性研究中采用了类似的方法[18]，许多报道为脑卒中后疾病康复的终点状态评价体系提供了关键工具[19, 20]。还有一项研究[20] 为 Fugl-Meyer 量表的应用和解读提供了详细的方法和培训材料，并发现使用这种方法进行培训可以提高使用人员对于 Fugl-Meyer 评分的准确性，减少人为因素引起的方差。采用这种训练方法将 Fugl-Meyer 量表得分的方差减少了 20%，在一个旨在检测该量表 7 个项目差异的理论试验中将样本量要求从 137 减少到 88。

临床前干细胞移植治疗脑卒中的研究中使用的纳入标准，对于人体转化试验中的目标人群是有价值的。例如，患者的解剖和生理特征应与临床前模型中的特征一致，这个问题由硬膜外运动皮质刺激损伤修复的研究中提出；来自啮齿类和灵长类动物的研究显示这种干预的有效性需要保留运动诱发反应[21-24]，而在Ⅲ期人体试验中则不需要[25]。Nouri 和 Cramer 在事后分析中发现，在Ⅲ期试验中，与随机接受硬膜外运动皮质刺激但没有保留运动诱发反应的人类患者的疗效终点相比较，随机接受硬膜外运动皮质刺激（像临床前研究中选择的动物一样）并保持运动诱发反应的人类患者，达到主要疗效终点的可能性，是前者的 2.5 倍（67% vs. 27%，$P < 0.05$）[26]。

三、预后评估的相关问题

预后评价指标的选择是脑卒中后干细胞疗法试验设计的中心问题。与许多可迅速纳入患者的急性脑卒中研究不同，许多基于修复的治疗研究有可能在治疗前对患者进行更加详细的基线评估；从而使组内分析成为可能，这与横断面预后评估相比具有潜在的统计优势[27]。

早期研究可能强调基于安全性的措施或生物标志物，而后期研究通常依赖于特定的量表来证明疗效[28]，有许多不同的标准可供选择[29-33]。一个重要的考虑因素是对于脑卒中终点分类，即这些终末结局属于世界卫生组织国际功能、残疾和健康分类（international classification of functioning, disability, and health，ICF）的某个方面[34, 35]。身体功能和结构的丢失，以前被称为损伤，其中包括

脑卒中造成的缺陷。而活动受限，过去统称为残疾，反映了脑卒中患者在执行功能任务方面的困难。参与限制，以前被称为残障，则是指脑卒中患者在社会角色中遇到困难。

每种脑卒中量表，在作为一种结果衡量标准时，都存在其局限性[36-38]。有些量表对受试者较小的缺陷不敏感，或者需要特殊技能来协助评估。某些量表的实用性取决于所研究的人群。一些量表因对轻度脑卒中患者具有上限效应而被禁用，如功能独立测量或 Barthel 指数，即使存在持续的生理和心理上的缺陷，受试者也能达到正常的分数[40-42]。患者报告的预后可能在脑卒中后的干细胞疗法试验中有用。这些评估方法因对变化敏感、能够准确提示残疾，故被认为是评估脑损伤造成的许多社会和情感后果的金标准，并且成为最近几项研究的主题[43-46]。

即使不是大多数，但仍有许多测量既不是连续的，也不是线性的。在一些临床量表中，数值被视为一个连续变量，但实际上是几个顺序变量的总和，这是一种相对较弱的测量形式[47]。非连续的标准减少了颗粒度。虽然许多全球公认的标准将患者的预后降至一个单一的数字，有时甚至是个位数，但人是非常复杂的生物，提高评估标准分辨率可以增加识别有意义的治疗收益的可能性[39, 48, 49]。这个问题可能会随着数字传感器等设备的使用而被解决。这种传感器的高分辨率可以提高评估的灵敏度和可靠性；然而，这些措施可能对患者的功能和独立性的评估效果影响有限[35, 50]。很少有脑卒中预后指标是真正线性的。例如，在 NIHSS 评分中，同样是提高 5 分，但从 3 分增加到 8 分，与从 14 分增加到 19 分的含义不同。因此，在解释非线性比例的数据时，必须做出更多假设。

在脑卒中试验中，通常采用二分类结果测量法，但上述列出的问题，尤其是在脑卒中康复性试验中应用这种方法时，存在一些问题。这种二分法的结果评估标准将治疗反应分为是否成功，从而将人类的情况从一个数值简化为二进制数字。在此类临床试验的设计中，一个潜在的解决方案是根据患者的基线状态确定一个成功的评估结果。这种方法被称为滑动二分法预后或响应者分析。最近，研究人员对急性脑卒中试验结果的分析，强调了该方法的有效性，并注意到这种滑动二分法能够提高研究工作的效力。采用这种方法，在试验前研究人员根据确定的预后指标（如年龄、基线行为状态或损伤程度）确定患者纳入的亚组，每个亚组对治疗的疗效反应有不同的定义。滑动预后的方法也被用于一些急性脑卒中试验[51]。例如，Abciximab 治疗急性脑卒中的 Abest Ⅱ 试验将良好预后定义为基线 NIHSS 评分为 4～7 分的患者，其改良 Rankin 量表（mRS）评分为 0，基线 NIHSS 评分为 8～14 分的患者，其 mRS 评分为 0～1 分，NIHSS 评分为 15～22 分患者的 mRS 评分为 0～2 分[52]。滑动预后法也被用于纳入慢性脑卒中患者的试验中。例如，脑卒中后运动训练(the locomotor experience applied post-stroke, LEAPS) 试验[53] 将训练成功的主要预后测量（功能性步行水平改善的参与者比例）定义：对于基线步速 <0.4m/s 的受试者，其训练后步态速度 ≥0.4m/s，而对于基线步态速度为 0.4～0.8m/s 的患者，运动训练后其步态速度 ≥0.8m/s。

在评估急性期或慢性期患者康复性脑卒中试验治疗效果时，滑动二分法的预后评价标准是有应用价值的候选方案。例如，在一项检查运动康复状态的研究中，对于一个基线存在严重运动功能缺陷的患者，其手部运动不太可能恢复到较为灵巧的状态，而将握力从 10N 增加到 40N 可能很容易实现；这种挤压力的增强很可能与患者的功能恢复密切相关。另外，对于基线为轻度运动功能缺陷的患者，其手部运动则很有可能恢复到较为灵巧的状态，并且这种功能的恢复与功能性提高相关，而同样的 30N 抓力提升在此中情况下则参考意义不大。

在选择预后指标时，另一种处理脑卒中人群异质性的方法是使用复合终点。有研究人员将该方法用于硬膜外运动皮质刺激的Ⅲ期试验[25, 26]，主要预后测定需要 Fugl-Meyer 手臂运动量表（测量身体功能和结构的损失）和手臂运动能力测试（测量活动受限）的改善。最近的一项研究通过对两个终点的主要成分分析，应用 Fugl-Meyer 量表和手臂活动研究测试，检验了外骨骼机器人治疗对脑卒中后手臂运动状态的影响（这意味着活动受限）[54]。

在脑卒中临床试验中，对终点进行分类的一种方法是基于总体性和模式特异性。总体终点评估采用综合方法，这种方法可将多种神经因素放到一个测量中综合考虑。NIHSS 和改良 Rankin 脑卒中量表通常被归类为总体预后指标。另外，基于特定模式的终点评估体系需分别对单个神经系统进行检查，如 Fugl-Meyer 运动量表和 Western 失语症成套量表的使用。

在总体预后测量和模式特异性预后测量直接的选择可能基于临床试验的主要特征。大脑在功能上和解剖学上属于多种不同神经系统的集合体，这一事实表明，模式特异性预后测量的方法可能有助于康复性药物的效果评估。这是因为康复性疗法可以通过改善特定神经系统的功能来达到治疗效果，当有足够的基质存活下来并可用于修复时，神经系统损伤便会得到改善。相比起那些由仍然可接受康复性治疗的大脑区域所控制的行为，因脑卒中而完全摧毁的大脑中枢区域控制的行为，在接受治疗后获得改善的可能性更小。如一个脑卒中患者的部分语言系统受损，但左半球的运动系统破坏，在康复性治疗后，患者的语言功能可能会出现与治疗相关的改善，但运动功能的变化却微乎其微。这些治疗效果可以使用多种不同的失语症量表来衡量，但当使用一个基于总体预后的测量标准来评估时，对于疗效的判定结论就变得不太确定。另外，总体预后测量是确立与治疗相关的实质性收益的有力工具。例如，经静脉注射 t-PA 等治疗方法可以挽救由多种不同神经系统构成的大量脑组织，通过总体预后的测定，其有益效果可能是显而易见的。由此，究竟是选择特定模式的结果测量系统还是总体结果测量系统，取决于疗效的作用机制等因素。

考虑到提供给脑卒中患者的许多标准治疗都具有特定模式的特点，模式特异性测定对康复性治疗的重要性就上升了。例如，职业治疗、物理治疗和语言治疗。有证据表明，脑卒中康复的许多特征是具有经验依赖性的（见下文），因此这种伴随治疗的本质往往具有特定的模式，这一特征更容易被终点评估捕获，因而不易被忽视。此外，行为收益率和程度往往因行为模式不同而有很大的差异[55-57]。总体终点实质上通过求取不同康复曲线的平均值压缩了行为预后，基本上减少了行为结果的占比，而特定模式的预后评价体系保留了神经病学家评估脑卒中预后所需的所有特征。

监管方面的观点也可能会影响预后评价措施的选择。基于依赖总体终点评价的临床试验结果，经静脉注射 t-PA 的疗法获得批准，而在临床脑卒中试验中，对于模式特异性预后评价的监管角度存在不确定性[58]。最近，FDA 批准了应用 4- 氨基吡啶改善多发性硬化症患者行走能力[59] 的相关试验，这是一种模式特异性终点。

当然，全面改善脑卒中患者的临床状况是最重要的目标，但通过促进神经可塑性来提高获益的治疗方法，可能只对那些遭受持续次全损伤的脑网络有效，凸显出衡量这些模式特异性治疗效果终点的互补价值。

四、同期辅助治疗的经验

如上所述，神经修复是在经验依赖的可塑性基础上发生的，这一问题通常不是急性再灌注或神经保护剂脑卒中治疗的因素之一。证据表明，从康复性治疗中获益需要特定的训练——一种辅助性治疗。相比之下，患者不需要进行任何特定的行为就可以从静脉注射 t-PA 中获益。Feeney 等发表了一项具有里程碑意义的研究[60]，他们发现，在实验性脑卒中的啮齿动物中，苯丙胺治疗可以改善运动预后，但前提是药物剂量与训练相结合。随后在许多关于脑卒中后康复性治疗的研究中都证实了这一发现[21, 61-64]。

一些旨在研究促进脑卒中后神经修复的细胞疗法临床试验发现，良好疗效的获得可能会受益于对患者的某些经历，因为这些经历可能会影响治疗效果。其中涉及有趣的问题可能包括获得这种体验的时间、内容、剂量和强度[37, 65-71]。在这条轴线上，患者的心理社会经验和生活环境可能也很重要[72-77]，这些问题提示了啮齿类动物研究模拟人类脑卒中康复的限制。

当下有几个潜在的选择，可以通过临床试验设计来解决这些问题。一些研究可能能够控制这些问题。例如，通过纳入标准或通过严格规定来实施评估治疗的细节。这种方法可能特别适用于那些计划在卫生系统对脑卒中后康复治疗采取常规做法的国家开展的研究。由于成本等原因，无法控制此类措施的研究可能会根据既往相关经验进行操作。这种方法在最近的一项以康复为基础的脑卒中临床试验中提供了有用的见解，该实验发现，在接收积极治疗和安慰剂治疗两组之间，外部物理治疗的数量（即在试验参与过程中同时进行物理治疗，但在试验管辖范围之外由私人医生开处方）存在显著差异[78]。这样的测量可以被视为统计分析中有意义的计划协变量。

五、确定并招募理想的目标人群

由于脑卒中存在异质性，使得对患者治疗后有无反应的预测成为一个巨大的挑战。预测治疗反应和前瞻性的区分亚组可能有助于对患者进行分层[79]，从而最大限度地提高行为收益，有效地利用康复和财政资源，并减少差异以增加临床试验的效力。急性再灌注治疗通常针对血栓或动脉，而修复性治疗通常针对大脑。研究需要识别并纳入那些大脑状态对康复性治疗有理想反应的患者。

脑卒中后，许多不同的变量会影响患者对特定康复疗法的反应，这使得结果评价变得更加复杂。脑卒中后修复性治疗相关的因素可分为三大类：①神经损伤的评价，如白质或灰质损伤的程度[26, 80-83]；②神经功能的评价，如功能激活[84-87]、功能连接[88, 89]和神经生理学状态[26, 85]；③临床测量，如人口统计学[90]、基线行为状态[80, 86, 91, 92]，以及情感障碍[74, 93]。一些人体实验数据也表明，基因变异可能带来修复性治疗的收效差异[94-97]。

修复性试验的一个主要挑战是了解哪一种或哪些措施对患者的选择最重要，因为这些见解可用于指导纳入标准或分层变量。更具选择性的患者招募方法可能会减少差异，从而增加研究效力，但这会增加研究成本。如有选择地将一小部分脑卒中患者纳入研究，会减慢登记速度，这可能会增加总的研究成本；鼓励建立更多的登记网站，这可能会增加结果测量的差异，并限制研究结果在更广泛的脑卒中人群中的推广。目前有一些趋同类似的发现，至少在慢性脑卒中患者中，对康复性治疗反应的最佳预测来自于神经功能和神经损伤的综合测量[54, 80]。

六、将治疗研究和照护标准程序融合

如上所述，修复性试验通常需要考虑在研究程序之外为患者提供的治疗。修复性试验要求必须在脑卒中后接受标准照护治疗的患者中实施。在以功能性行走能力为主要终点的 LEAPS 试验中[53]，81.9% 的受试者也接受了研究程序之外的物理治疗——平均 25 个疗程。更复杂的是，在一些国家，脑卒中后修复治疗在不同的地区差异很大[98]。

七、生物标志物

通过运用生物标志物，可能巩固脑卒中后修复的临床试验效果评估的潜能[99]。生物标志物可被定义为一种能够洞察组织状态或疾病状态的测量方法，在临床试验中，它能提供床旁检查以外的信息。生物标志物具有能够识别最可能对治疗产生反应的患者的潜力，因此可能减少方差并增加研究效力[100-102]。生物标志物还可能帮助研究人员深入了解治疗的作用机制[103-105]，这将有助于研究方案的开发，或者细化目标患者群体。在选择任何生物标志物时都有重要的注意事项作为指引[106]。例如，当充分理解生物标志物与疾病过程和治疗的关系时，其效用最高[107, 108]。

在进行修复性脑卒中试验时，可以借助许多具体的检测方法，来获得生物标志物。有人提出了从血液检测中得出的简单测量方法[109, 110]；以影像学为基础的检测方法可以提供损伤的解剖学评估[82, 111]、组织状态的检测，如皮质厚度[112]、白质纤维束完整性[80, 82, 113-115]、局部脑功能[86, 116, 117]、网络交互作用[118]或化学状态[119, 120]。生理状态的评估也可能有用[26, 80, 121]。对预先设定的功能性脑区损伤程度的测量，如对手部初级运动皮质损伤程度[122]、白质胆碱能投射区域[123]、皮质脊髓束[54]或左颞语言区的受损程度评估[124]，这些测量可能会帮助研究人员深入了解某种特异性治疗方法促进特定靶区修复的可能性。

八、修复性临床试验的复杂性与干细胞研究的关联性

许多不同类型的细胞产品正在以治疗脑卒中为目标的研究中进行测试。这些治疗策略有时会引发一些问题，而这些问题在其他脑卒中治疗方法（如药理学方法）中，很少遇到。一些干细胞疗法代表了一种联合疗法，即细胞与基因疗法相结合，暴露于神经营养因子或缺氧环境中，以及加入一种生物支架。对于某些形式的细胞疗法，治疗产品在宿主体内的长期归宿可能是一个值得特别关注的问题，并且需要对患者进行多年的随访。干细胞疗法有时与免疫抑制剂方案同时进行，对于脑卒中患者来说，这是一个不容忽视的问题。一些患者、科学家和医疗保健提供者对某些细胞的使用存在伦理问题[125]。一些细胞产品的交付方案涉及神经介入或神经外科手术，这增加了干预和安全性

评估的复杂性。干细胞是活的有机体，在某些情况下，它们的生物活性或生物特性可能会随着时间 / 储存的推移而改变，因此在患者接受治疗之前，通常需要产品测试和发布方案[126]。虽然这些问题都不是禁止性的，但每一个问题都代表着某种程度的复杂性，这在神经修复药物的分类研究中可能并不常见。

参 考 文 献

[1] Adeoye O, Hornung R, Khatri P, Kleindorfer D. Recombinant tissue-type plasminogen activator use for ischemic stroke in the United States: a doubling of treatment rates over the course of 5 years. Stroke. 2011;42:1952–5.

[2] Hacke W, Kaste M, Bluhmki E, Brozman M, Davalos A, Guidetti D, et al. Thrombolysis with alteplase 3–4.5 hours after acute ischemic stroke. N Engl J Med. 2008;359:1317–29.

[3] Tissue plasminogen activator for acute ischemic stroke. The national institute of neurological disorders and stroke rt-pa stroke study group. N Engl J Med. 1995;333:1581–7.

[4] Grotta J, Bratina P. Subjective experiences of 24 patients dramatically recovering from stroke. Stroke. 1995;26:1285–8.

[5] Fisher M, Ratan R. New perspectives on developing acute stroke therapy. Ann Neurol. 2003;53:10–20.

[6] Philip M, Benatar M, Fisher M, Savitz SI. Methodological quality of animal studies of neuroprotective agents currently in phase ii/iii acute ischemic stroke trials. Stroke. 2009;40:577–81.

[7] Savitz SI, Fisher M. Future of neuroprotection for acute stroke: in the aftermath of the saint trials. Ann Neurol. 2007;61:396–402.

[8] Vu Q, Xie K, Eckert M, Zhao W, Cramer SC. Meta-analysis of preclinical studies of mesenchymal stromal cells for ischemic stroke. Neurology. 2014;82:1277–86.

[9] Cramer S. Clinical issues in animal models of stroke and rehabilitation. ILAR J/Nat Res Counc, Inst Lab Anim Resour. 2003;44:83–4.

[10] Watanabe K, Bois FY, Zeise L. Interspecies extrapolation: a reexamination of acute toxicity data. Risk Anal. 1992;12:301–10.

[11] Davidson IW, Parker JC, Beliles RP. Biological basis for extrapolation across mammalian species. Regul Toxicol Pharmacol. 1986;6:211–37.

[12] Guidance for industry estimating the maximum safe starting dose in initial clinical trials for therapeutics in adult healthy volunteers USDoHaHSFaDA. 2005.

[13] Li S, Carmichael ST. Growth-associated gene and protein expression in the region of axonal sprouting in the aged brain after stroke. Neurobiol Dis. 2006;23:362–73.

[14] Stroemer R, Kent T, Hulsebosch C. Enhanced neocortical neural sprouting, synaptogenesis, and behavioral recovery with d-amphetamine therapy after neocortical infarction in rats. Stroke. 1998;29:2381–95.

[15] Jones T, Schallert T. Overgrowth and pruning of dendrites in adult rats recovering from neocortical damage. Brain Res. 1992;581:156–60.

[16] Ren J, Kaplan P, Charette M, Speller H, Finklestein S. Time window of intracisternal osteogenic protein-1 in enhancing functional recovery after stroke. Neuropharmacology. 2000;39:860–5.

[17] Biernaskie J, Chernenko G, Corbett D. Efficacy of rehabilitative experience declines with time after focal ischemic brain injury. J Neurosci. 2004;24:1245–54.

[18] Winstein CJ, Wolf SL, Dromerick AW, Lane CJ, Nelsen MA, Lewthwaite R, et al. Interdisciplinary comprehensive arm rehabilitation evaluation (icare): a randomized controlled trial protocol. BMC Neurol. 2013;13:5.

[19] Yozbatiran N, Der-Yeghiaian L, Cramer SC. A standardized approach to performing the action research arm test. Neurorehabil Neural Repair. 2008;22:78–90.

[20] See J, Dodakian L, Chou C, Chan V, McKenzie A, Reinkensmeyer DJ, et al. A standardized approach to the fugl-meyer assessment and its implications for clinical trials. Neurorehabil Neural Repair. 2013;27:732–41.

[21] Adkins-Muir D, Jones T. Cortical electrical stimulation combined with rehabilitative training: enhanced functional recovery and dendritic plasticity following focal cortical ischemia in rats. Neurol Res. 2003;25:780–8.

[22] Kleim J, Bruneau R, VandenBerg P, MacDonald E, Mulrooney R, Pocock D. Motor cortex stimulation enhances motor recovery and reduces peri-infarct dysfunction following ischemic insult. Neurol Res. 2003;25:789–93.

[23] Plautz E, Barbay S, Frost S, Friel K, Dancause N, Zoubina E, et al. Post-infarct cortical plasticity and behavioral recovery using concurrent cortical stimulation and rehabilitative training: a feasibility study in primates. Neurol Res. 2003;25:801–10.

[24] Teskey G, Flynn C, Goertzen C, Monfils M, Young N. Cortical stimulation improves skilled forelimb use following a focal ischemic infarct in the rat. Neurol Res. 2003;25:794–800.

[25] Levy R, Benson R, Winstein C, for the Everest Study Investigators. Cortical stimulation for upper-extremity hemiparesis from ischemic stroke: Everest study primary endpoint results. International Stroke Conference. 2008.

[26] Nouri S, Cramer SC. Anatomy and physiology predict response to motor cortex stimulation after stroke. Neurology. 2011 Sep 13;77(11):1076–83.

[27] Calautti C, Baron J. Functional neuroimaging studies of motor recovery after stroke in adults: a review. Stroke. 2003;34:1553–66.

[28] Cramer SC. Repairing the human brain after stroke. Ii. Restorative therapies. Ann Neurol. 2008;63:549–60.

[29] Lyden P, Lau G. A critical appraisal of stroke evaluation and rating scales. Stroke. 1991;22:1345–52.

[30] Gresham G, Duncan P, Stason W, Adams H, Adelman A, Alexander D, et al. Post-stroke rehabilitation. Rockville: U.S. Department of Health and Human Services. Public Health Service, Agency for Health Care Policy and Research; 1995.

[31] Barak S, Duncan PW. Issues in selecting outcome measures to assess functional recovery after stroke. Neuro Rx. 2006;3:505–24.

[32] Baker K, Cano SJ, Playford ED. Outcome measurement in stroke: a scale selection strategy. Stroke. 2011;42:1787–94.

[33] Lees KR, Bath PM, Schellinger PD, Kerr DM, Fulton R, Hacke W, et al. Contemporary outcome measures in acute stroke research: choice of primary outcome measure. Stroke. 2012;43:1163–70.

[34] World Health Organization. International classification of functioning, disability and health (icf). Geneva: World Health Organization; 2008.

[35] Miller EL, Murray L, Richards L, Zorowitz RD, Bakas T, Clark P, et al. Comprehensive overview of nursing and interdisciplinary rehabilitation care of the stroke patient: a scientific statement from the American heart association. Stroke. 2010;41:2402–48.

[36] Wood-Dauphinee S, Williams J, Shapiro S. Examing outcome measures in a clinical study of stroke. Stroke. 1990;21:731–9.

[37] Dobkin B. The clinical science of neurologic rehabilitation. New York: Oxford University Press; 2003.

[38] Cramer S, Nelles G, Schaechter J, Kaplan J, Finklestein S. Computerized measurement of motor performance after stroke. Stroke. 1997;28:2162–8.

[39] Stewart JC, Cramer SC. Patient-reported measures provide unique insights into motor function after stroke. Stroke. 2013;44:1111–6.

[40] Duncan PW, Samsa GP, Weinberger M, Goldstein LB, Bonito A, Witter DM, et al. Health status of individuals with mild stroke. Stroke. 1997;28:740–5.

[41] Edwards DF, Hahn M, Baum C, Dromerick AW. The impact of mild stroke on meaningful activity and life satisfaction. J Stroke Cerebrovasc Dis. 2006;15:151–7.

[42] Carlsson GE, Moller A, Blomstrand C. Consequences of mild stroke in persons < 75 years–a 1–year follow-up. Cerebrovas Dis. (Basel, Switzerland). 2003;16:383–8.

[43] Barrett AM. Rose-colored answers: neuropsychological deficits and patient-reported outcomes after stroke. Behav Neurol. 2010;22:17–23.

[44] Snyder CF, Aaronson NK, Choucair AK, Elliott TE, Greenhalgh J, Halyard MY, et al. Implementing patient-reported outcomes assessment in clinical practice: a review of the options and considerations. Qual Life Res. 2012 Oct;21(8):1305–14.

[45] Department of Health. Equity and excellence: liberating the NHS. London: Department of Health; 2010.

[46] Promis. Dynamic tools to measure health outcomes from the patient perspective. http://nihpromis. Org/. Zugegriffen: 01. Oct. 2014.

[47] Luce R, Narens L. Measurement scales on the continuum. Science. 1987;236:1527–32.

[48] Cramer SC, Koroshetz WJ, Finklestein SP. The case for modality-specific outcome measures in clinical trials of stroke recovery-promoting agents. Stroke. 2007;38:1393–5.

[49] Cramer SC, Fitzpatrick C, Warren M, Hill MD, Brown D, Whitaker L, et al. The betahcg+ erythropoietin in acute stroke (betas) study: a 3–center, single-dose, open-label, noncontrolled, phase iia safety trial. Stroke. 2010;41:927–31.

[50] Roth EJ, Heinemann AW, Lovell LL, Harvey RL, McGuire JR, Diaz S. Impairment and disability: their relation during stroke rehabilitation. Arch Phys Med Rehabil. 1998;79:329–35.

[51] Bath PM, Lees KR, Schellinger PD, Altman H, Bland M, Hogg C, et al. Statistical analysis of the primary outcome in acute stroke trials. Stroke. 2012;43:1171–8.

[52] Adams HP, Jr., Leclerc JR, Bluhmki E, Clarke W, Hansen MD, Hacke W. Measuring outcomes as a function of baseline severity of ischemic stroke. Cerebrovasc Dis (Basel, Switzerland). 2004;18:124–9.

[53] Duncan PW, Sullivan KJ, Behrman AL, Azen SP, Wu SS, Nadeau SE, et al. Body-weightsupported treadmill rehabilitation after stroke. N Engl J Med. 2011;364:2026–36.

[54] Burke Quinlan E, Dodakian L, See J, McKenzie A, Le V, Wojnowicz M, et al. Neural function, injury, and stroke subtype predict treatment gains after stroke. Ann Neurol. 2015 Jan;77(1):132–45.

[55] Hier D, Mondlock J, Caplan L. Recovery of behavioral abnormalities after right hemisphere stroke. Neurology. 1983;33:345–50.

[56] Marshall R, Perera G, Lazar R, Krakauer J, Constantine R, DeLaPaz R. Evolution of cortical activation during recovery from corticospinal tract infarction. Stroke. 2000;31:656–61.

[57] Markgraf C, Green E, Hurwitz B, Morikawa E, Dietrich W, McCabe P, et al. Sensorimotor and cognitive consequences of middle cerebral artery occlusion in rats. Brain Res. 1992;575:238–46.

[58] Fisher M, Hanley DF, Howard G, Jauch EC, Warach S. Recommendations from the stair v meeting on acute stroke trials, technology and outcomes. Stroke. 2007;38:245–8.

[59] Traynor K. Dalfampridine approved for ms. Am J Health Syst Pharm. 2010;67:335

[60] Feeney D, Gonzalez A, Law W. Amphetamine, haloperidol, and experience interact to affect the rate of recovery after motor cortex injury. Science. 1982;217:855–7.

[61] Fang PC, Barbay S, Plautz EJ, Hoover E, Strittmatter SM, Nudo RJ. Combination of nep 1–40 treatment and motor training enhances behavioral recovery after a focal cortical infarct in rats. Stroke. 2010;41:544–9.

[62] Starkey ML, Schwab ME. Anti-nogo-a and training: Can one plus one equal three? Exp Neurol. 2012 May;235(1):53–61.

[63] Hovda D, Feeney D. Amphetamine with experience promotes recovery of locomotor function after unilateral frontal cortex injury in the cat. Brain Res. 1984;298:358–61.

[64] Adkins DL, Hsu JE, Jones TA. Motor cortical stimulation promotes synaptic plasticity and behavioral improvements following sensorimotor cortex lesions. Exp Neurol. 2008;212:14–28.

[65] Kwakkel G. Impact of intensity of practice after stroke: issues for consideration. Disabil Rehabil. 2006;28:823–30.

[66] Kwakkel G, Wagenaar R, Twisk J, Lankhorst G, Koetsier J. Intensity of leg and arm training after primary middle-cerebral-artery stroke: a randomised trial. Lancet. 1999;354:191–6.

[67] Van Peppen RP Kwakkel G Wood-Dauphinee S Hendriks HJ Van der Wees PJ Dekker J. The impact of physical therapy on functional outcomes after stroke: What's the evidence? Clin Rehabil. 2004;18:833–62.

[68] Cicerone KD, Dahlberg C, Malec JF, Langenbahn DM, Felicetti T, Kneipp S, et al. Evidencebased cognitive rehabilitation: updated review of the literature from 1998 through 2002. Arch Phys Med Rehabil. 2005;86:1681–92.

[69] Bhogal S, Teasell R, Speechley M. Intensity of aphasia therapy, impact on recovery. Stroke. 2003;34:987–93.

[70] Jones T, Chu C, Grande L, Gregory A. Motor skills training enhances lesion-induced structural plasticity in the motor cortex of adult rats. J Neurosci. 1999;19:10153–63.

[71] Johansson B. Brain plasticity and stroke rehabilitation. The willis lecture. Stroke. 2000;31:223–30.

[72] Smith J, Forster A, Young J. Cochrane review: information provision for stroke patients and their caregivers. Clin Rehabil. 2009;23:195–206.

[73] Glass TA, Matchar DB, Belyea M, Feussner JR. Impact of social support on outcome in first stroke. Stroke. 1993;24:64–70.

[74] Lai SM, Duncan PW, Keighley J, Johnson D. Depressive symptoms and independence in badl and iadl. J Rehabil Res Dev. 2002;39:589–96.

[75] Jonsson AC, Lindgren I, Hallstrom B, Norrving B, Lindgren A. Determinants of quality of life in stroke survivors and their informal caregivers. Stroke. 2005;36:803–8.

[76] Mukherjee D, Levin RL, Heller W. The cognitive, emotional, and social sequelae of stroke: Psychological and ethical concerns in post-stroke adaptation. Top Stroke Rehabil. 2006;13:26–35.

[77] McFadden E, Luben R, Wareham N, Bingham S, Khaw KT. Social class, risk factors, and stroke incidence in men and women: a prospective study in the European prospective investigation into cancer in norfolk cohort. Stroke. 2009;40:1070–7.

[78] Cramer S, Dobkin B, Noser E, Rodriguez R, Enney L. A randomized, placebo-controlled, double-blind study of ropinirole in chronic stroke. Stroke. 2009 Sep;40(9):3034–8.

[79] Cramer SC. Stratifying patients with stroke in trials that target brain repair. Stroke. 2010;41:S114–6.

[80] Stinear CM, Barber PA, Smale PR, Coxon JP, Fleming MK, Byblow WD. Functional potential in chronic stroke patients depends on corticospinal tract integrity. Brain. 2007;130:170–80.

[81] Lindenberg R, Zhu LL, Ruber T, Schlaug G. Predicting functional motor potential in chronic stroke patients using diffusion tensor imaging. Hum Brain Mapp. 2012;33:1040–51.

[82] Riley JD, Le V, Der-Yeghiaian L, See J, Newton JM, Ward NS, et al. Anatomy of stroke injury predicts gains from therapy. Stroke. 2011;42:421–6.

[83] Stinear CM, Barber PA, Petoe M, Anwar S, Byblow WD. The prep algorithm predicts potential for upper limb recovery after stroke. Brain: J Neurol. 2012;135:2527–35.

[84] Dong Y, Dobkin BH, Cen SY, Wu AD, Winstein CJ. Motor cortex activation during treatment may predict therapeutic gains in paretic hand function after stroke. Stroke. 2006;37:1552–5.

[85] Milot MH, Spencer SJ, Chan V, Allington JP, Klein J, Chou C, et al. Corticospinal excitability as a predictor of functional gains at the affected upper limb following robotic training in chronic stroke survivors. Neurorehabil Neural Repair. 2014 Nov-Dec;28(9):819–27.

[86] Cramer SC, Parrish TB, Levy RM, Stebbins GT, Ruland SD, Lowry DW, et al. Predicting functional gains in a stroke trial. Stroke. 2007;38:2108–14.

[87] Laible M, Grieshammer S, Seidel G, Rijntjes M, Weiller C, Hamzei F. Association of activity changes in the primary sensory cortex with successful motor rehabilitation of the hand following stroke. Neurorehabil Neural Repair. 2012;26:881–8.

[88] Sergi F, Krebs HI, Groissier B, Rykman A, Guglielmelli E, Volpe BT, et al. Predicting efficacy of robot-aided rehabilitation in chronic stroke patients using an mri-compatible robotic device. Conference proceedings:... annual international conference of the IEEE engineering in medicine and biology society. IEEE engineering in medicine and biology society. Conference. 2011;2011:7470–3.

[89] Varkuti B, Guan C, Pan Y, Phua KS, Ang KK, Kuah CW, et al. Resting state changes in functional connectivity correlate with movement recovery for bci and robot-assisted upperextremity training after stroke. Neurorehabil Neural Repair. 2013;27:53–62.

[90] Graham JE, Ripsin CM, Deutsch A, Kuo YF, Markello S, Granger CV, et al. Relationship between diabetes codes that affect medicare reimbursement (tier comorbidities) and outcomes in stroke rehabilitation. Arch Phys Med Rehabil. 2009;90:1110–6.

[91] Dam M, Tonin P, Casson S, Ermani M, Pizzolato G, Iaia V, et al. The effects of long-term rehabilitation therapy on poststroke hemiplegic patients. Stroke. 1993;24:1186–91.

[92] Kononen M, Tarkka IM, Niskanen E, Pihlajamaki M, Mervaala E, Pitkanen K, et al. Functional mri and motor behavioral changes obtained with constraint-induced movement therapy in chronic stroke. Eur J Neurol. 2012;19:578–86.

[93] Gillen R, Tennen H, McKee TE, Gernert-Dott P, Affleck G. Depressive symptoms and history of depression predict rehabilitation efficiency in stroke patients. Arch Phys Med Rehabil. 2001;82:1645–9.

[94] McCarron MO, Muir KW, Nicoll JA, Stewart J, Currie Y, Brown K, et al. Prospective study of apolipoprotein e genotype and functional outcome following ischemic stroke. Arch Neurol. 2000;57:1480–4.

[95] Cramer SC, Procaccio V. Correlation between genetic polymorphisms and stroke recovery: analysis of the gain Americas and gain international studies. Eur J Neurol. 2012;19:718–24.

[96] Pearson-Fuhrhop KM, Burke E, Cramer SC. The influence of genetic factors on brain plasticity and recovery after neural injury. Curr Opin Neurol. 2012 Dec;25(6):682–8.

[97] Siironen J, Juvela S, Kanarek K, Vilkki J, Hernesniemi J, Lappalainen J. The met allele of the bdnf val66met polymorphism predicts poor outcome among survivors of aneurysmal subarachnoid hemorrhage. Stroke. 2007;38:2858–60.

[98] Freburger JK, Holmes GM, Ku LJ, Cutchin MP, Heatwole-Shank K, Edwards LJ. Disparities in postacute rehabilitation care for stroke: an analysis of the state inpatient databases. Arch Phys Med Rehabil. 2011;92:1220–9.

[99] Burke E, Cramer SC. Biomarkers and predictors of restorative therapy effects after stroke. Curr Neurol Neurosci Rep. 2013;13:329.

[100] Toth G, Albers GW. Use of mri to estimate the therapeutic window in acute stroke: is perfusion-weighted imaging/diffusion-weighted imaging mismatch an epithet for salvageable ischemic brain tissue? Stroke. 2009;40:333–5.

[101] Donnan GA, Baron JC, Ma H, Davis SM. Penumbral selection of patients for trials of acute stroke therapy. Lancet Neurol. 2009;8:261–9.

[102] Feuerstein GZ, Zaleska MM, Krams M, Wang X, Day M, Rutkowski JL, et al. Missing steps in the stair case: a translational medicine perspective on the development of nxy-059 for treatment of acute ischemic stroke. J Cereb Blood Flow Metab. 2008;28:217–9.

[103] Carey J, Kimberley T, Lewis S, Auerbach E, Dorsey L, Rundquist P, et al. Analysis of fmri and finger tracking training in subjects with chronic stroke. Brain. 2002;125:773–88.

[104] Johansen-Berg H, Dawes H, Guy C, Smith S, Wade D, Matthews P. Correlation between motor improvements and altered fmri activity after rehabilitative therapy. Brain. 2002;125:2731–42.

[105] Koski L, Mernar T, Dobkin B. Immediate and long-term changes in corticomotor output in response to rehabilitation: correlation with functional improvements in chronic stroke. Neurorehabil Neural Repair. 2004;18:230–49.

[106] Milot MH, Cramer SC. Biomarkers of recovery after stroke. Curr Opin Neurol. 2008;21:654–9.

[107] Fleming T, DeMets D. Surrogate end points in clinical trials: are we being misled? Ann Intern Med. 1996;125:605–13.

[108] Bucher H, Guyatt G, Cook D, Holbrook A, McAlister F. Users' guides to the medical literature: Xix. Applying clinical trial results. A. How to use an article measuring the effect of an intervention on surrogate end points? Evidence-based medicine working group. JAMA. 1999;282:771–8.

[109] Geiger S, Holdenrieder S, Stieber P, Hamann GF, Bruening R, Ma J, et al. Nucleosomes as a new prognostic marker in early cerebral stroke. J Neurol. 2007;254:617–23.

[110] Yip HK, Chang LT, Chang WN, Lu CH, Liou CW, Lan MY, et al. Level and value of circulating endothelial progenitor cells in patients after acute ischemic stroke. Stroke. 2008;39:69–74.

[111] Brott T, Marler J, Olinger C, Adams H, Tomsick T, Barsan W, et al. Measurements of acute cerebral infarction: lesion size by computed tomography. Stroke. 1989;20:871–5.

[112] Schaechter JD, Moore CI, Connell BD, Rosen BR, Dijkhuizen RM. Structural and functional plasticity in the somatosensory cortex of chronic stroke patients. Brain. 2006;129:2722–33.

[113] Ding G, Jiang Q, Li L, Zhang L, Zhang ZG, Ledbetter KA, et al. Magnetic resonance imaging investigation of axonal remodeling and angiogenesis after embolic stroke in sildenafiltreated rats. J Cereb Blood Flow Metab. 2008;28:1440–8.

[114] Lindenberg R, Zhu LL, Ruber T, Schlaug G. Predicting functional motor potential in chronic stroke patients using diffusion tensor imaging. Hum Brain Mapp. 2012 May;33(5):1040–51.

[115] Marchina S, Zhu LL, Norton A, Zipse L, Wan CY, Schlaug G. Impairment of speech production predicted by lesion load of the left arcuate fasciculus. Stroke. 2011;42:2251–6.

[116] Hodics T, Cohen LG, Cramer SC. Functional imaging of intervention effects in stroke motor rehabilitation. Arch Phys Med Rehabil. 2006;87:36–42.

[117] Richards LG, Stewart KC, Woodbury ML, Senesac C, Cauraugh JH. Movement-dependent stroke recovery: a systematic review and meta-analysis of tms and fmri evidence. Neuropsychologia. 2008;46:3–11.

[118] Carter AR, Astafiev SV, Lang CE, Connor LT, Rengachary J, Strube MJ, et al. Resting interhemispheric functional magnetic resonance imaging connectivity predicts performance after stroke. Ann Neurol. 2010;67:365–75.

[119] Parsons M, Li T, Barber P, Yang Q, Darby D, Desmond P, et al. Combined (1)h mr spectroscopy and diffusion-weighted mri improves the prediction of stroke outcome. Neurology. 2000;55:498–505.

[120] Pendlebury S, Blamire A, Lee M, Styles P, Matthews P. Axonal injury in the internal capsule correlates with motor impairment after stroke. Stroke. 1999;30:956–62.

[121] Talelli P, Greenwood RJ, Rothwell JC. Arm function after stroke: neurophysiological correlates and recovery mechanisms assessed by transcranial magnetic stimulation. Clin Neurophysiol. 2006;117:1641–59.

[122] Crafton K, Mark A, Cramer S. Improved understanding of cortical injury by incorporating measures of functional anatomy. Brain. 2003;126:1650–9.

[123] Bocti C, Swartz RH, Gao FQ, Sahlas DJ, Behl P, Black SE. A new visual rating scale to assess strategic white matter hyperintensities within cholinergic pathways in dementia. Stroke. 2005;36:2126–31.

[124] Hillis AE, Gold L, Kannan V, Cloutman L, Kleinman JT, Newhart M, et al. Site of the ischemic penumbra as a predictor of potential for recovery of functions. Neurology. 2008;71:184–9.

[125] Hyun I. The bioethics of stem cell research and therapy. J Clin Invest. 2010;120:71–5.

[126] Food and Drug Administration Center for Biologics Evaluation and Research. Guidance for industry potency tests for cellular and gene therapy products. http://www.Fda.Gov/ downloads/ biologicsbloodvaccines/guidancecomplianceregulatoryinforma tion/guidances/ cellularandgenetherapy/ucm243392.Pdf. 2011. Accessed 1 March 2015.